D1994822

Dr. Henning M. Schramm

Heilmittel-Fibel zur anthroposophischen Medizin

Dr. Henning M. Schramm

Heilmittel-Fibel zur anthroposophischen Medizin

Isabella Lutz
2006

Novalis

Adresse des Autors:
Dr. med. vet. Henning M. Schramm
staatl. dipl. Naturarzt
Ahornstr. 8
CH-4142 Münchenstein

Zur Beachtung:

Sofern der Leser aufgrund der Heilmittel-Fibel zur anthroposophischen Medizin bestimmte Präparate verordnen möchte, wird er gebeten, zuerst im gültigen Präparate-Verzeichnis der Weleda zu prüfen, ob sie im Lieferprogramm enthalten sind, und wenn ja, ob sie unter derselben Bezeichnung geführt werden. Der Autor hat sich bemüht, daß die in der Fibel erwähnten Präparate mit dem tatsächlichen Lieferprogramm der Weleda in der Schweiz zur Zeit der Drucklegung übereinstimmen. Gewöhnlich erfährt im Laufe der Zeit das Lieferprogramm der Weleda jedoch Änderungen, so daß Abweichungen zwischen der Fibel und dem gültigen Weleda Präparate-Verzeichnis entstehen können.

In anderen Ländern weisen die Präparate-Verzeichnisse der Weleda-Betriebe zum Teil abweichende Präparatebezeichnungen und Lieferprogramme auf, von denen nur auf diejenigen in Deutschland speziell in der Fibel hingewiesen werden kann.

Es soll noch besonders darauf aufmerksam gemacht werden, daß auch andere pharmazeutische Herstellungsbetriebe als die Weleda Heilmittel auf Grundlage anthroposophischer Erkenntnisse entwickeln und herstellen. Vor allem die Entwicklung und Herstellung von Mistelpräparaten wird in verschiedenen anthroposophischen Forschungsinstituten durchgeführt. Die Beschränkung auf Weleda-Präparate in der Fibel bedeutet also nicht, daß die Weleda als einziger pharmazeutischer Herstellungsbetrieb auf Grundlage anthroposophischer Erkenntnisse arbeitet, sondern vielmehr, daß die Beschreibungen der Heilmittel in ihren grundsätzlichen Aspekten nur beispielhaften Charakter haben und in entsprechender Weise auch auf Präparate anderer pharmazeutischer Betriebe zutreffen können.

Diejenigen Präparatebezeichnungen, die eingetragene Warenzeichen sind, werden nicht speziell als solche in der Fibel gekennzeichnet. Aus dem Fehlen eines solchen Hinweises kann also nicht geschlossen werden, daß es sich um einen freien Warennamen handelt.

© 1997
Alle Rechte vorbehalten
Novalis Verlag CH-8200 Schaffhausen
Satz nach dem Layout von Schneider, Berthoud Werbeagentur AG Basel
Umschlag: Schneider, Berthoud Werbeagentur AG Basel
Druck: Meier Schaffhausen, CH-8201 Schaffhausen
ISBN 3-7214-0519-6

Inhaltsverzeichnis

Geleitwort zur Heilmittel-Fibel

Henning Schramm hat für sein umfangreiches Buch, das jetzt in zweiter, wesentlich erweiterter Auflage vorliegt, den bescheidenen Titel einer Fibel beibehalten. Ich habe mich beim Lesen des Werkes wiederholt gefragt: Was ist der besondere Charakter dieser Darstellung des Heilmittelschatzes der anthroposophischen Medizin? Auf welche Zielgruppe ist sie hinorientiert? Welchen Eindruck gewinnt der interessierte Laie? Was entnehmen Studenten der Pharmazie und Medizin daraus? Mit welchen Erwartungen wird sie der Arzt in die Hand nehmen?

Dieses Buch umfaßt nicht nur die Heilmittel der anthroposophischen Medizin, so wie sie durch die Heilmittelbetriebe der Weleda hergestellt werden. Durch die neu verfaßte umfangreiche Einleitung ist darüber hinaus eine fundierte und anregende Einführung in die wissenschaftlichen Grundlagen der anthroposophischen Medizin entstanden.

Henning Schramm hat in seiner zwanzigjährigen Mitarbeit als Leiter der Ärzteabteilung in der Firma Weleda in Arlesheim, wie keiner vor ihm, alles gesammelt und gesichtet, was an Monographien und an Material zu den Heilmitteln der Weleda seit ihrer Begründung im Jahre 1921 entstanden und erarbeitet worden ist. Er hat es kompendiumartig zusammengefaßt, mit Indikationen und therapeutischen Hinweisen versehen und damit ein Nachschlagewerk geschaffen, mit dessen Hilfe sich der an der anthroposophischen Medizin Interessierte leicht eine gründliche Orientierung verschaffen kann. Es kann so auch dem Arzt in der Praxis dienen, der sein Wissen aktualisieren und rasch wesentliche Gedanken zu den einzelnen Heilmitteln aufnehmen möchte.

Das breite Indikationsverzeichnis macht jedoch deutlich, daß schon eine gewisse Vertrautheit mit den Grundlagen der anthroposophischen Medizin notwendig ist, um für den konkreten Einzelfall die richtige Wahl unter den empfohlenen Medikamenten treffen zu können.

Die angegebene Literatur lädt zum Studium dieser notwendigen Voraussetzungen ein. Sie ist im Gegensatz zur ersten Auflage auf bewährte Standardwerke beschränkt. Einzelnachweise, insbesondere bei den Heilmittelmonographien, müssen daher mit Hilfe der inzwischen erschienen »Dokumentation anthroposophisch-medizinischer Zeitschriften« aufgesucht werden.

Im Kontext der Publikation zur anthroposophischen Medizin gibt die Heilmittel-Fibel den aktuellen Stand des Wissens wider, wie ihn der Praktiker braucht und wie ihn auch der interessierte Laie benötigt, wenn er sich gründlich informieren möchte.

Und so sei dieses Buch mit herzlichem Dank an den Autor und mit den besten Wünschen für das Wohl der Patienten den Lesern übergeben.

Medizinische Sektion am Goetheanum
April 1997 **Dr. med. Michaela Glöckler**

Vorwort zur zweiten Auflage

Man lernt nichts kennen, als was man liebt,
und je tiefer und vollständiger
die Kenntnis werden soll,
desto stärker, kräftiger und lebendiger
muß Liebe, ja Leidenschaft sein.
Goethe

Liebe, ja Leidenschaft, ist auch der tiefste Grund
der Artzeney.
Paracelsus

Die Überarbeitung und Erweiterung der »Heilmittelfibel» wurde aus verschiedenen Gründen notwendig. Seit dem Erscheinen der ersten Auflage sind zahlreiche neue Studien zu anthroposophischen Heilmitteln durchgeführt und publiziert worden, die zu berücksichtigen waren. Weiterhin konnte das für die erste Auflage zusammengestellte therapeutische Erfahrungsmaterial aus der Fachliteratur wesentlich erweitert und für die zweite Auflage bei den Indikationen verwertet werden. Ferner ergaben sich bei der Aufarbeitung der publizierten Untersuchungen und Erfahrungen zu den Heilmitteln sowie aus den geisteswissenschaftlichen Angaben Rudolf Steiners zahlreiche neue Gesichtspunkte, die in die zweite Auflage Eingang finden konnten.

Aufbau und Stil der einzelnen Monographien wurden nicht verändert. Die Darstellungen der Substanzen und Substanzverbindungen beschränken sich weiterhin auf die für eine Therapie im anthroposophischen Sinne wesentlichen Aspekte. Die Monographien erlauben dem Leser somit auch in der neuen Fassung, sich schnell einen Überblick über das jeweils Charakteristische eines Präparates, seine Anwendungsgebiete sowie die therapeutischen Gesichtspunkte zu verschaffen. Kurze Angaben zur Gebrauchsanweisung unterstreichen den Praxisbezug der Monographien.

Zu den bereits früher erschienenen, zum Teil neu redigierten Monographien wurden zahlreiche weitere erarbeitet, so daß nun beinahe alle Substanzen, die zu anthroposophischen Heilmitteln verarbeitet werden, in der Fibel berücksichtigt sind. Hierdurch hat sich ihr Umfang beträchtlich erweitert, und sie erscheint neu unterteilt. Bei den Monographien wurde z. B. eine Dreiteilung in metallisch-mineralische, pflanzliche und tierische Heilmittel vorgenommen. Weiterhin werden die Heilmittelkompositionen Rudolf Steiners insgesamt in einem eigenen Kapitel monographieartig dargestellt.

Gerne benütze ich die Gelegenheit, um Freunden und Fachkollegen für ihre wertvollen Hinweise zu danken. Meinen besonderen Dank möchte ich Herrn Dr. med. E. von Eiff aussprechen, der die Mühe auf sich genommen hat, das Indikationsregister durchzusehen und mit wertvollen Ergänzungen zu versehen. Ebenso danke ich dem Novalis Verlag für die ansprechende, sorgfältige Gestaltung und der Firma Weleda AG, Arlesheim, für die großzügige Unterstützung bei der Erstellung des farblichen Layouts des Buches. Besonders möchte ich der Leiterin der Medizinischen Sektion am Goetheanum, Dornach, Frau Dr. med. Michaela Glöckler, meinen Dank für ihre Ermutigung und Unterstützung – u. a. in Form des Geleitwortes – ausdrücken.

Hochwald, Mai 1997
Dr. Henning M. Schramm

Vorwort zur ersten Auflage

Die vorliegende »Heilmittel-Fibel zur anthroposophischen Medizin« stellt einen Versuch dar, häufig verwendete anthroposophische Heilmittel in Monographieform kurz zu beschreiben. Die hierbei erstellten Charakterisierungen der einzelnen Heilmittel basieren auf Erkenntnissen, die von Rudolf Steiner selber angegeben wurden, sowie auf den seitdem in der medizinisch-anthroposophischen Fachliteratur zahlreich veröffentlichten Erfahrungen und den hierzu entwickelten Einsichten. Ferner erhielt ich vielfältige Hinweise und Anregungen von anthroposophisch orientierten Ärzten in der Schweiz, ohne die die Fibel in der vorliegenden Form nicht zustande gekommen wäre. Meinen ausdrücklichen Dank möchte ich den Herren Dres. med. F. Baur, Basel, W. Frischknecht, Gempen, P. Heusser, Arlesheim, und M. Kropf, Genf, für ihre wertvolle Hilfe, die sie durch ihre Vorschläge und Hinweise bei der Entstehung der vorliegenden Fibel geleistet haben, aussprechen.

Diese Heilmittel-Fibel beschränkt sich also bei den einzelnen Charakterisierungen auf Erkenntnisse, die auf der Methodik der Geisteswissenschaft Rudolf Steiners und der hiermit erarbeiteten Forschungsergebnisse beruhen. Die Beschränkung auf spezifisch anthroposophische Gesichtspunkte bedeutet jedoch nicht, daß rein naturwissenschaftliche Erkenntnisse auf der einen Seite und der Erfahrungsschatz der Naturheilkunde und der Homöopathie auf der anderen Seite in der anthroposophischen Medizin überhaupt unberücksichtigt blieben. Ebenfalls ist hiermit in keiner Weise gemeint, daß genaue Diagnosen im üblichen Sinne unter eventueller Zuhilfenahme aller verfügbaren technischen Mittel vernachlässigt werden könnten. Auch in der anthroposophisch orientierten Medizin sind sie eine selbstverständliche Voraussetzung für die adäquate Therapiefindung.

Die anthroposophische Medizin bleibt jedoch nicht bei dem mit den naturwissenschaftlichen Methoden erarbeiteten Krankheitsverständnis stehen, sondern ist bestrebt, diese Ergebnisse nach geisteswissenschaftlichen Gesichtspunkten zu einem methodisch erarbeiteten, wesenhaften Verständnis zu erweitern. Erst hierdurch kann eine das ganze Wesen des Menschen umfassende Wissenschaft und damit eine wirklich menschengemäße Heilkunst entwickelt werden, ohne daß dabei das eigentliche methodisch-wissenschaftliche Vorgehen im naturwissenschaftlichen Sinne aufgegeben werden muß.

Damit auch für den mit der Anthroposophie nicht oder wenig vertrauten Arzt die Möglichkeit besteht, die vorliegenden Charakterisierungen in ihren Grundzügen nachzuvollziehen und ihre Verbindlichkeit beurteilen zu können, werden den Monographien einige allgemeine und grundsätzliche Erläuterungen als Einleitung vorangestellt. In ihnen werden die spezifischen Aspekte der den Monographien zugrunde liegenden Methodik behandelt.

Die Erläuterungen nehmen wegen ihrer grundsätzlichen Bedeutung für das Verständnis der nachfolgenden Monographien einen breiteren Raum ein, als es sonst in einem Kompendium üblich ist. Sie entsprechen damit jedoch der Zielsetzung dieser Fibel, die nicht bestimmte Erkenntnisse gleichsam als »gesichertes Wissen« im Sinne einer Information vermitteln, sondern vielmehr dem Arzt Anregungen bei der eigenen erkenntnismäßigen Arbeit an den anthroposophischen Heilmitteln geben und somit als Arbeitsmaterial dienen soll.

Das Heilmittelkompendium kann keinen vollständigen Überblick zu der Therapie mit anthroposophischen Heilmitteln geben und noch weniger als Einführung in die anthroposophische Medizin dienen, sondern jeweils nur bestimmte Teilaspekte der anthroposophischen Heilmittel darstellen. Alle therapeutischen Hinweise in dieser Fibel können nur unter Berücksichtigung dieser Unvollständigkeit und Einschränkung aufgefaßt werden. Ist der Arzt sich jedoch bewußt, daß die anthroposophische Medizin erst in dem Moment entsteht, wo er seine medizinischen Erfahrungen in ihrer Vielschichtigkeit erkenntnismäßig zu durchdringen beginnt, und er so aus den beiden Elementen – der Erfahrung und der Erkenntnis – eine Einheit bildet, dann kann auch die vorliegende Fibel ihren Zweck erfüllen.

Hochwald, Ostern 1983
Dr. Henning M. Schramm

Grundlegende Aspekte der anthroposophisch orientierten Medizin und Pharmazeutik

1. Die erkenntnismäßigen Voraussetzungen zum Verständnis der anthroposophischen Medizin

Die anthroposophische Medizin in der Medizingeschichte

Die anthroposophische Medizin basiert in ihren Erkenntnisgrundlagen auf der Geisteswissenschaft Rudolf Steiners (1861–1925) und geht u. a. auf die von ihm in Dornach gehaltenen Ärztekurse von 1920–1924 zurück. Die Erkenntnisse der naturwissenschaftlichen Medizin werden in ihr nicht übergangen, sondern vielmehr durch geisteswissenschaftliche Gesichtspunkte erweitert. Sie werden damit in einem umfassenden Zusammenhang gesehen, der den Menschen nach Körper, Seele und Geist erfaßt. Die Grenzen der naturwissenschaftlichen Medizin werden somit bewußt überschritten, und es wird der Weg einer spirituellen Gesamterkenntnis von Krankheit und Gesundheit angestrebt.

Die anthroposophische Medizin steht in einem Geistesstrom der Medizin, der sich bis in die Antike zurückverfolgen läßt. So hat die anthroposophische Medizin z. B. wesentliche Aspekte der 200 Jahre alten Homöopathie übernommen und weiterentwickelt wie z. B. das Potenzieren. Weiterhin sind in der anthroposophischen Medizin auch Beziehungen zum Krankheits- und Gesundheitsverständnis von Paracelsus nachzuweisen. Paracelsus wiederum knüpft an die alte Mysterienmedizin der Antike an, so daß die Wurzeln der anthroposophischen Medizin wie an einem roten Faden bis in die Antike zurückverfolgt werden können.

Wesentlich ist hierbei, daß die anthroposophische Medizin nicht nur das bereits spirituell Erkannte wieder aufgreift, sondern daß sie diese Erkenntnisse aus dem modernen naturwissenschaftlich geprägten Bewußtsein heraus neu entwickelt und somit in methodischer Weise für den heutigen Arzt zugänglich und überprüfbar macht. Was früher rein intuitiv erkannt wurde, wird in der anthroposophischen Medizin in begrifflich nachvollziehbarer Weise neu entwickelt, so daß Kriterien gegeben sind, nach welchen die ärztlichen Erfahrungen beurteilt und überprüft werden können. Hierzu gehört zunächst auch eine Auseinandersetzung mit den Erkenntnismöglichkeiten des Menschen im allgemeinen und mit dem Wirklichkeitsbezug des medizinischen Denkens im besonderen. Die nächsten Kapitel dieser Einführung werden sich dieser Aufgabe stellen.

Die Problematik der Wissenschaftlichkeit in der praktischen Medizin

Im Laufe dieses Jahrhunderts hat die naturwissenschaftliche Methodik auch in der Medizin eine so überragende Bedeutung eingenommen, daß ihr Wissenschaftsverständnis zum allgemeinen Maßstab für die Beurteilung von medizinischen Behandlungsmethoden geworden ist. Die Anerkennung einer Behandlungsmethode als wissenschaftlich, wobei wissenschaftlich gleich naturwissenschaftlich gesetzt wird, ist nicht nur die Voraussetzung dafür, daß sie durch die Vergabe von öffentlichen Forschungsgeldern und Lehrmöglichkeiten gefördert und weiterentwickelt werden kann, sondern auch häufig die Bedingung für ihre Vergütung im Behandlungsfalle durch die Krankenkassen. Die Bedeutung, die damit dem Begriff der Wissenschaftlichkeit beigemessen wird, sollte Anlaß geben, diesen auf seinen Wirklichkeitsbezug zu überprüfen. Schon die Tatsache, daß die Therapie in der Praxis es vor allem mit dem Einzelnen, dem Individuellen zu tun hat, während die Naturwissenschaft vom Repetitiven, Allgemeinen handelt, weist darauf hin, daß ihr Wirklichkeitsbezug in der Medizin nicht einfach als gegeben vorausgesetzt werden darf.

Der Wirklichkeitsbezug einer Methode kann nur in Kenntnis ihrer methodischen Voraussetzungen und des für sie notwendigen erkenntnismäßigen »Rüstzeuges«, also nur unter Einbeziehung auch des Arztes selber als Erkennendem, beurteilt werden. Mit den hierfür notwendigen erkenntnistheoretischen Überlegungen kommt man zur zentralen Frage jedes Wissenschaftsverständnisses, nämlich nach der wissenschaftlichen Erkenntnisfähigkeit des Menschen überhaupt und ihren Grenzen.

Es sollen auch hier, bevor die Methoden und Erkenntnisse der anthroposophischen Medizin dargestellt werden, ihre erkenntniswissenschaftlichen Voraussetzungen und das für sie notwendige methodische »Rüstzcug« in einigen grundsätzlichen Aspekten beschrieben werden, um damit u. a. die Frage nach ihrer Wissenschaftlichkeit, d. h. nach ihrem Wirklichkeitsbezug und Wahrheitsgehalt, zu beantworten.

Die erkenntnismäßigen Voraussetzungen der Naturwissenschaft und ihre Erkenntnismethode

Bevor auf die methodischen Grundlagen der anthroposophischen Geisteswissenschaft eingegangen wird, sollen zunächst die erkenntnismäßigen Voraussetzungen der Naturwissenschaft dargestellt werden. Diese Gegenüberstellung der Voraussetzungen der Naturwissenschaft und der anthroposophischen Geisteswissenschaft soll den wissenschaftlichen Unterschied zwischen beiden Erkenntniswegen verdeutlichen und verständlich machen. Zunächst mag die Gegenüberstellung an den alten Methodenkampf, wie er im Mittelalter im sogenannten Universalienstreit vehement ausgefochten wurde, erinnern.

In der damaligen Auseinandersetzung standen sich der Realismus, nach dem im menschlichen Bewußtsein sich Geistig-Universales offenbart und somit in ihm erfaßte Ideen etwas Reales, d. h. in der Wirklichkeit Wirkendes sind, und der Nominalismus, für den Ideen nur im Bewußtsein erzeugt werden und somit keine Realität außerhalb des Bewußtseins haben, gegenüber. Dieser Erkenntnisstreit soll aber keineswegs durch die anthroposophische Erkenntniswissenschaft wiederbelebt, sondern vielmehr durch ihre Methodik auf der Grundlage der Selbstbeobachtung im Denken in seinem Ansatzpunkt überwunden und somit neue Wege der objektiven Erkenntnis aufgezeigt werden. Dies wird in den folgenden Kapiteln kurz ausgeführt.

Die erkenntnismäßigen Voraussetzungen der Naturwissenschaft knüpfen an die Gedankengänge des Nominalismus an. Die Naturwissenschaft geht in ihrer typischen Form von der Überzeugung aus, daß der Mensch bei der Erkenntnis der Welt einen Abgrund zu überbrücken habe, der beide voneinander trennt. Dieser Abgrund sei durch die Sinnesorgane bedingt, die durch ihre physiologische Organisation die Wahrnehmung überhaupt erst in einer bestimmten und prägenden Weise auftreten lassen. Es wird hier also erkenntnismäßig nicht weiter differenziert zwischen der Form der Erscheinung der Sinneswahrnehmung im Bewußtsein und der Sinneswahrnehmung selber. Vielmehr wird das Bewußtsein als eine von der Sinneswahrnehmung allein geprägte Vorstellungswelt verstanden. Der Mensch kann dadurch über das Ding an sich, über die so verstandene Wirklichkeit, auf Grund der subjektiven Art der Wahrnehmung keine verbindliche Erkenntnis haben und damit nichts Sicheres, d. h. Objektives, hierüber aussagen.

Die Annahme der Naturwissenschaft, daß Wahrnehmung grundsätzlich nur sinnlicher Art und letztere selbst subjektiver Natur sei, führt zu der Folgerung, daß objektive Erkenntnis nur auf Grund von Experimenten erlangt werden kann, die möglichst unabhängig vom Untersucher durchgeführt und reproduzierbar sein müssen. In der Medizin ist der doppelte Blindversuch ein charakteristisches Beispiel dafür. In diesem Versuch soll weder der behandelnde Arzt noch der Patient wissen, welches von zwei oder mehreren verschiedenen Heilmitteln genommen wird und ob das genommene Heilmittel ein wirkstoffhaltiges oder wirkstofffreies, ein sogenanntes Placebo, ist. Die Absicht dieser Versuchsanordnung ist, alles Subjektive auszuschalten, um so zu objektiven Behandlungsergebnissen zu kommen.

Dieses Beispiel zeigt deutlich, daß die naturwissenschaftliche Methodik zur Erlangung von Erkenntnissen einschneidende Maßnahmen zur Umwandlung einer realen Lebenssituation zu einer Versuchsanordnung beinhaltet. Zwischen dem Patienten als Objekt und dem Forscher als Subjekt werden die Versuchsbedingungen eingefügt und damit die individualtherapeutische Behandlungssituation, wie sie in der Praxis Wirklichkeit ist, für den Versuch in eine kollektiv-alternative Behandlungsanordnung umgewandelt. Somit wird der Patient in der Versuchssituation nicht mehr in seinen vielschichtigen und vielseitigen – somatischen, psychodynamischen, psychosozialen oder anthropologischen – insgesamt individuellen Krankheitsgegebenheiten berücksichtigt. Es werden hieraus vielmehr einige quantifizierbare Aspekte unter Ausklammerung aller anderen Gegebenheiten in den Mittelpunkt gestellt, um der für das Experiment vorformulierten Frage zu genügen. Diese erfordert nämlich, daß alternativ entschieden werden kann. Dadurch werden von vornherein die vielschichtigen Krankheitsgegebenheiten in einer bestimmten quantifizierbaren Richtung interpretiert und entsprechend für die Versuchsanordnung manipuliert. Aus den Ergebnissen des Versuches wird dann aber wieder auf die reale Behandlungssituation zurückgeschlossen, die in ihrem Wesen eine ganz andere ist. Der Einfluß der Versuchssituation auf die Ergebnisse wird meist nicht weiter untersucht und somit die Frage ihrer Übertragbarkeit auf die reale Situation gar nicht erst gestellt.

Die Naturwissenschaft geht also einerseits von den erkenntnismäßig nicht näher überprüften Vorstellungen einer im Prinzip subjektiven Art der Erkenntnis aus und andererseits bei der Verallgemeinerung ihrer Resultate in einer Weise vor, die selbst nicht kritisch auf ihre Adäquatheit untersucht wird.

In der Untersuchungsmethode selber wendet die Naturwissenschaft jedoch höchste Exaktheit an und berücksichtigt strengste Objektivitätskriterien. Auch kann nicht übersehen werden, daß die in der Naturwissenschaft gewonnenen Ergebnisse einen gewissen Wirklichkeitsbezug aufweisen können, hat doch dieses Vorgehen überhaupt außerordentliche Errungenschaften gezeitigt und unser Verständnis für quantifizierbare Vorgänge, auch im biologischen Bereich, sehr erweitert.

Auf der anderen Seite ist jedoch offensichtlich, daß diese Methodik das Ausschließen wesensmäßiger Fragen bedingt. So bleibt z. B. das Wesen des Menschen in der naturwissenschaftlichen Methodik ganz unberücksichtigt, da die Frage hiernach von vornherein ausgeklammert bzw. als unwissenschaftlich abgetan wird. Mit dem Siegeszug der Naturwissenschaft in fast alle Lebensbereiche hinein zeigen sich die hieraus sich ergebenden Konsequenzen immer deutlicher, und der Mensch selber beginnt, die entstehende Diskrepanz zwischen seinem Wesen und den von der Naturwissenschaft geprägten Lebensumständen immer klarer zu bemerken.

Diese Situation kann sich so weit zuspitzen, daß auf der einen Seite die Anforderungen der Wissenschaftlichkeit und auf der anderen Seite der Anspruch z. B. des Patienten auf eine Berücksichtigung seiner geistig-seelischen Lebenssphäre sich konträr gegenüberstehen. Diese Konflikte finden z. B. ihren Ausdruck in der Diskussion um den doppelten Blindversuch und überhaupt in der Kritik an der heutigen »Labormedizin«.

Mit dieser Problematik wird ein grundsätzliches Dilemma der Naturwissenschaft deutlich. Ihre Erfolge und Errungenschaften beruhen gerade auf der Begrenzung der Erkenntnis auf das Quantitative, also auf die quantifizierbare, kausalgebundene Sachkenntnis, und schließt von vornherein die Erkenntnis des Wesensbereiches in experimentell-wissenschaftlicher Form aus.

Mit dieser Charakterisierung soll die naturwissenschaftliche Methodik als solche nicht verurteilt werden, sondern ihre Bedeutung und Berechtigung wird voll anerkannt, und zwar in dem Sinne, wie es äußerst treffend von dem Arzt und Dichter Gottfried Benn charakterisiert wurde: »Und eines lehrte sie« – die Naturwissenschaft – »Kälte des Denkens, Nüchternheit, letzte Schärfe des Begriffes, Bereithalten von Belegen für jedes Urteil, unerbittliche Kritik, Selbstkritik, mit einem Worte die schöpferische Seite des Objektiven ... wer nicht durch die naturwissenschaftliche Epoche durchgegangen war, konnte gar nicht mitreifen mit dem Jahrhundert.«[1]

System- oder Wesensganzheit in der Erkenntnismethode

Im Laufe des 20. Jahrhunderts wurde die Einseitigkeit des naturwissenschaftlichen Weltverständnisses immer deutlicher und von einer ständig zunehmenden Anzahl von Naturwissenschaftlern und Ärzten erkannt. Dies führte aber nicht zu einer grundsätzlichen Überprüfung der erkenntnismäßigen Grundlagen der Naturwissenschaft im allgemeinen und der der Medizin im speziellen. Vielmehr wurde in diesen Bereichen die Grundvorstellung vom Menschen als einem System, welches allein aus sich heraus erforscht und verstanden werden kann, als gegebenes Erkenntnisverständnis weiterhin bewußt oder unbewußt akzeptiert. So wurden in der Medizin zur Überwindung der offensichtlichen Einseitigkeiten nur leichte Modifikationen in der Wissenschaftsmethodik vorgenommen, die es erlaubten, einen breiteren Rahmen für die wissenschaftlich

1 Zitiert nach H. Schipperges: Moderne Medizin im Spiegel der Geschichte. Deutscher Taschenbuch Verlag und Georg Thieme Verlag, Stuttgart 1970, S. 290

zu erfassende Realität abzustecken als bisher. Es rückten in der Medizin neben den somatischen Krankheiten auch psychosomatische und psychische Ursachen als Erkrankungsmöglichkeiten in das wissenschaftlich zu berücksichtigende Blickfeld. Auch Fragen, die sich überhaupt dieser Methode und ihren zugrunde liegenden Vorstellungen entziehen, wie Fragen nach dem Wesen und Sinn des Lebens, wurden nicht durchwegs übergangen, sondern je nach persönlicher Einstellung, z. B. insofern als Elemente des reinen Glaubens akzeptiert, als sie erfahrungsgemäß von Bedeutung für einen Krankheitsverlauf sein können. Hierbei wird dann u. U. die Meinung vertreten, daß man so den Menschen ganzheitlich wahrnimmt. Dieses Verständnis der Ganzheit bezieht sich jedoch nur auf eine Systemganzheit entsprechend der Grundvorstellung der Naturwissenschaft vom Menschen und muß von einer Wesens- und Sinnganzheit unterschieden werden.

Diese Unterscheidung muß auch bei den sogenannten Alternativmethoden gemacht werden, die vermehrte Beachtung sowohl bei Ärzten wie auch bei Laien finden. In den Alternativmethoden wird in der Regel entweder von der Erfahrungsseite, der Überlieferung und/oder rein phänomenologisch im Sinne des Simileprinzipes der Homöopathie vorgegangen. Da sich auf diesen Wegen alle Äußerungen und Symptome des Patienten, also auch die rein subjektiven, weitgehend in einer einheitlichen Methode erfassen lassen, verstehen sich diese Richtungen als ganzheitliche Methoden. Die Frage nach dem erkenntnismäßigen Wirklichkeitsbezug dieser Methoden wird aber von ihren Vertretern in der Regel nicht gestellt oder als unbeantwortbar eingestuft. Sie wird von ihnen gewöhnlich allein auf Grund der Behandlungserfolge als gegeben angenommen. Damit wird eine wesentliche Seite jedes wissenschaftlichen Strebens, nämlich Beobachtungen und Erfahrungen erkenntnismäßig zu durchdringen und zu verstehen, ausgeklammert und ein wissenschaftliches Verständnis des Menschen nicht angestrebt. Diese Methoden stellen somit ebenfalls kein Vorgehen im Sinne der Wesensganzheit dar, sondern nur im Sinne ihres methodischen Systems.

In den folgenden Kapiteln soll nun versucht werden, die erkenntnismäßigen Grundlagen der anthroposophischen Geisteswissenschaft darzulegen, durch die eine Wesensganzheit – im Gegensatz zur Systemganzheit – in der Erkenntnis angestrebt wird.

Das Prinzip der Erkenntnis

Die in der Naturwissenschaft vorausgesetzte Trennung von »objektiv-dinglichen« und »subjektiv-seelischen« Erscheinungen führt erkenntniswissenschaftlich in eine Sackgasse und zu Widersprüchen. Denn diese Spaltung bedeutet zwangsläufig, daß auch die Wahrnehmung als Ganzes als relativ und subjektiv anzusehen ist, da ihr seelische Erscheinungen wesensimmanent sind. Es ist konsequenterweise keine wahrgenommene Erscheinung denkbar, die nicht auch als subjektiv angesehen werden kann. Das dualistische Prinzip führt letztlich zur Aufhebung der eigenen Voraussetzungen des Naturwissenschaftlers, durch welche er überhaupt erst objektive, wissenschaftliche Erkenntnisse erlangen kann.

Aus diesem erkenntnistheoretischen Widerspruch führt allein eine möglichst voraussetzungslose Untersuchung des phänomenalen Wirklichkeitsbereiches der Wahrnehmung und Erkenntnis heraus. Es zeigt sich hierbei, daß ein echtes, absolut grenzunterscheidendes Kriterium der zwei angenommenen Welten von Subjekt und Objekt, von innen und außen, im Erkenntnisbereich überhaupt fehlt. Wir erleben z. B. Sehwahrnehmungen einer umgebenden Landschaft nicht in uns, sondern in der Landschaft, also dort, wo wir sie sehen. Farbe ist z. B. nicht im Auge oder im Gehirn, sondern an der erblickten Farbfläche. So können auch beispielsweise die Naturgesetze von den Gegenständen, auf die sie bezogen sind, nicht absolut getrennt werden, da die Beobachtung diese Gesetze schon impliziert. So würde beispielsweise niemand einen ihm richtig erscheinenden Gedanken eines anderen Menschen als »nur subjektiv« bewerten und zurückweisen. Grundsätzlich sind Gedanken und Begriffe, gleichgültig, worauf sie sich beziehen, nirgends in unserem »Inneren« anzutreffen, sondern sind als Vorstellungsqualität überhaupt delokalisiert und prinzipiell überräumlich bzw. überzeitlich.

Diese Beobachtungen lassen sich nicht mit dem naturwissenschaftlichen Objektivismus erklären, der die lokalen Phänomene in den Sinnesorganen und Nervensystemen zu den Ursachen des Gesamtwahrnehmungsbereiches überhaupt erklärt und den Denkbereich als etwas von der Wahrnehmung Getrenntes und Ausgeklammertes versteht. Sie lassen sich jedoch erklären, wenn die Wahrnehmung überhaupt als Oberbegriff der Erkenntnis angesehen wird, der alle einzelnen Arten der Wahrnehmung umfaßt und auch das Denken mit einschließt. Die Bewußtwerdung von Begriffen und Gedanken wird also unter dem Aspekt des Wahrnehmungsprozesses gesehen. Hierbei ist jedoch die Wahrnehmung zunächst nichts anderes als das Gegebensein der Phänomene, wozu auch die Existenz der Gedankeninhalte gehört. Das Gegebene ist in diesem Zustand noch zusammenhanglos und inhaltsleer und hat damit keine Wirklichkeit. Diese entsteht erst im Erkenntnisschritt, wenn der Beobachter das Gegebene inhaltlich und begrifflich in dem Sinne faßt, daß die Inhalte und Begriffe im Bewußtsein auftreten, die sich zugleich im unmittelbar Gegebenen entsprechend finden lassen. Für das übliche Erfassen der Wirklichkeit geschieht dieser Erkenntnisakt spontan, wenn auf das

Gegebene Aufmerksamkeit gelenkt wird. Die Elemente dieses Erkenntnisprozesses werden daher nicht bewußt erlebt und als solche nicht erkannt.

Mit dieser Darlegung wird der Erkenntnisprozeß im Prinzip durch zwei Elemente charakterisiert, nämlich durch das Element der eigentlichen Wahrnehmung und dasjenige der Entwicklung geeigneter Inhalte, Begriffe und Gedanken, die beide Anteile eines Gesamtwahrnehmungsprozesses darstellen. Erst die bewußtgewordene Einheit beider Elemente läßt die Wirklichkeit entstehen.

Dieses Erkenntnisprinzip wird von Rudolf Steiner an folgendem Beispiel verdeutlicht: »Mit welchem Rechte«, so fragt Rudolf Steiner die Naturwissenschaftler, »erklärt ihr die Welt für fertig, ohne das Denken? Bringt nicht mit der gleichen Notwendigkeit die Welt das Denken im Kopfe des Menschen hervor, wie die Blüte an der Pflanze? Pflanzet ein Samenkorn in den Boden. Es treibt Wurzel und Stengel. Es entfaltet sich zu Blättern und Blüten. Stellet die Pflanze euch selbst gegenüber. Sie verbindet sich in eurer Seele mit einem bestimmten Begriffe. Warum gehört dieser Begriff weniger zur ganzen Pflanze als Blatt und Blüte? Ihr saget: die Blätter und Blüten sind ohne ein wahrnehmendes Subjekt da; der Begriff erscheint erst, wenn sich der Mensch der Pflanze gegenüberstellt. Ganz wohl. Aber auch Blüten und Blätter entstehen an der Pflanze nur, wenn Erde da ist, in die der Keim gelegt werden kann, wenn Licht und Luft da sind, in denen sich Blätter und Blüten entfalten können. Gerade so entsteht der Begriff der Pflanze, wenn ein denkendes Bewußtsein an die Pflanze herantritt.«[2]

Und weiter: »Nicht an den Gegenständen liegt es, daß sie uns zunächst ohne die entsprechenden Begriffe gegeben werden, sondern an unserer geistigen Organisation. Unsere totale Wesenheit funktioniert in der Weise, daß ihr bei jedem Dinge der Wirklichkeit von zwei Seiten her die Elemente zufließen, die für die Sache in Betracht kommen: von seiten des *Wahrnehmens* und des *Denkens*.«[3] »Im Gegensatz zum Wahrnehmungsinhalte, der uns von außen gegeben ist, erscheint der Gedankeninhalt im Innern. Die Form, in der er zunächst auftritt, wollen wir als *Intuition* bezeichnen. Sie ist für das Denken, was die *Beobachtung* für die Wahrnehmung ist. Intuition und Beobachtung sind die Quellen unserer Erkenntnis. Wir stehen einem beobachteten Dinge der Welt so lange fremd gegenüber, solange wir in unserem Innern nicht die entsprechende Intuition haben, die uns das in der Wahrnehmung fehlende Stück der Wirklichkeit

2 Rudolf Steiner: Die Philosophie der Freiheit. Verlag der Rudolf Steiner-Nachlaßverwaltung, Dornach 1977, tb 627, S. 69
3 Rudolf Steiner: a. a. O., S. 70

ergänzt. Wer nicht die Fähigkeit hat, die den Dingen entsprechenden Intuitionen zu finden, dem bleibt die volle Wirklichkeit verschlossen.«[4]

Wahrnehmung bei der Denktätigkeit

Um die Erkenntnistätigkeit des Menschen verstehen zu können, muß vom Prinzipiellen, wie es im vorausgehenden Kapitel beschrieben wurde, zu detaillierten Beobachtungsresultaten, wie sie durch die Selbstbeobachtung in bezug auf das eigene Denken möglich sind, fortgeschritten werden.

Von allen übrigen Funktionen im menschlichen Organismus unterscheidet sich die menschliche Denktätigkeit wesentlich durch eine Eigenart. Nirgendwo im menschlichen Organismus besteht ein zweifacher Wesenszustand, wie er in der Denktätigkeit dadurch gegeben ist, daß über das Denken selbst nachgedacht werden kann. Durch das »Denken über das Denken« ist der Mensch in gewissem Sinne Zuschauer und Akteur zu gleicher Zeit. Die reflexive Denktätigkeit muß neben der aktiven Seite eine passive, aufnehmende beinhalten, die sich gegenseitig bedingen.

Gegen diese Darstellung kann der Einwand erhoben werden, daß der Mensch beim reflexiven Denken über das Denken selber gar nicht nachdenkt, sondern nur über den in irgendeiner Form gespeicherten Prozeßverlauf oder Informationsinhalt. In beiden Fällen müßte dann der Mensch in der Reflexion nur registrierend-vergleichend im Hinblick auf ein ihm offensichtlich Vorgegebenes tätig sein. Hierbei wäre er im Grunde doch wiederum aktiv tätig und müßte danach in diesem Prozeß untergehen. Die Frage, wieso hierbei Selbstbewußtsein entstehen kann, bliebe vollkommen offen.

Tatsache ist, daß wir uns in der reflexiven Denktätigkeit als vollkommen eins – sowohl im Hinblick auf das aktuelle wie auch auf das bereits faktische Denken – erleben und dadurch beide Denkelemente ihrem Inhalte nach als dasselbe erkennen.

Wir unterscheiden nur ihren Formzustand, indem wir das Denken einerseits als aktuellen Prozeß erleben, den wir tätigen, und andererseits als einen bereits faktischen, zu Ende gedachten, wie er in unserem Bewußtsein voll erscheint. Will man über die aktuelle Denktätigkeit selbst reflektieren, kommt man jedoch zu einem Grenzerlebnis, indem das aktuelle Denken stets zurückweicht, wenn wir es in der Reflexion voll ins Bewußtsein bringen möchten. Uns wird immer nur das bereits Gedachte bewußt.

Wir können also die Denktätigkeit nicht selber wie einen Gegenstand im Bewußt-

4 Rudolf Steiner: a. a. O., S. 76

sein beobachten, wir erleben aber diesen Aktualzustand, wohl nur in undifferenzierter Weise, in Form unseres Selbstbewußtseins. Hiermit ist die gewöhnliche Grenze in der bewußten Erkenntnis geschildert und damit gleichzeitig aufgezeigt worden, daß auch darüber hinaus ein Bereich existiert, der nur undifferenziert erlebt wird und gewöhnlich nicht ins Bewußtsein tritt. Rudolf Steiner hat in vielfacher Weise nachgewiesen, daß diese Erkenntnisgrenze nicht unumstößlich ist, sondern durch methodische Übungen überschritten werden kann. Auch ist von zahlreichen weiteren Persönlichkeiten belegt, daß sie zeitweilig die gewöhnlichen Erkenntnisgrenzen zu überschreiten vermochten.

Bevor auf die Überschreitung der Erkenntnisgrenzen eingegangen werden kann, muß noch dargelegt werden, wodurch diese Grenzen überhaupt bedingt sind.

Der individuelle Bezug im Bewußtsein

Begriffe und Ideen stellen in der Erkenntnis etwas Objektives dar, das in der Denktätigkeit als ein Teil der universellen Geistigkeit entwickelt wurde. Sie gehören somit zur objektiven Wirklichkeit, werden aber im Bewußtsein nicht unbedingt so erlebt, da sie hier nur in abstrahierter Form auftreten. Während Begriffsinhalte in der Wirklichkeit als Kräfte wirken und die Gegenstände ihren Gesetzen unterliegen, erleben wir sie nicht in dieser Unmittelbarkeit in unserem Bewußtsein, sondern nur in ideeller, abstrahierter und somit in gewisser Weise »kraftloser« Form. Begriffe und Ideen sind ihrem Inhalte nach wohl reell, in ihrem Auftreten im Bewußtsein jedoch nur ideell. Durch dieses Abstrahieren in der Erkenntnis erlebt der Mensch die Wirklichkeit in einer gewissen Distanz und sich in seinem Bewußtsein als Subjekt gegenüber der Außenwelt als Objekt.

Bei der »Herablähmung« spielt noch ein weiteres Erkenntnismoment hinein, ohne welches die Individualität im Denken nicht verstanden werden kann. Der Mensch ist in seinem Bewußtsein nicht nur zur universellen Geistigkeit hin orientiert, sondern auch zu einem Gefühls- und einem Willensleben, die in seiner Individualität wurzeln und für welche der physische Leib die Grundlage bildet. Auch diese Bereiche kommen im Bewußtsein zur Geltung, indem jeder intuitiv erfaßte Gedankeninhalt bei seiner Bewußtwerdung sofort zum eigenen Seelenleben in Bezug gesetzt wird. Hierbei geschieht die Individualisierung der Gedankeninhalte, und dies um so ausgeprägter, je mehr sie das individuelle Seelenleben berühren. Sie bekommen so ihre Lebendigkeit, persönliche Färbung und Bedeutung für den einzelnen.

Der intuitiven Denktätigkeit, durch die der Mensch am Universellen teilhat, steht also ein anderes Element gegenüber, welches als Erfahrungs-, Erinnerungs-, Vorstellungs- und Spekulationsdenken in den Bewußtwerdungsprozeß hineinwirkt. Erst in eine individuelle Form geprägt, treten die Gedankeninhalte voll in unser Bewußtsein. Da die Vereinigung beider Elemente – des intuitiven und des selbstbezogenen – im Vorbewußten bzw. bei der Bewußtwerdung geschieht, erscheinen sie als ein Einheitliches. Entsprechend der Individualität des einzelnen wird sein Bewußtsein mehr von dem einen Elemente oder mehr von dem anderen in unterschiedlicher Tiefe geprägt. Insgesamt weist es daher die Vielschichtigkeit und Vielfältigkeit auf, wie wir sie bei den einzelnen Menschen antreffen können.

Aufgrund der persönlichen Prägung und der Einheitlichkeit der individuellen Gedankenwelt kann nun die Meinung entstehen, daß der Mensch die Wirklichkeit überhaupt nur in seiner eingeschobenen Vorstellungswelt erlebt. Je nach Erkenntnisart und Erkenntnistiefe trifft dies in unterschiedlichen Graden als Möglichkeit zu. Es bedeutet aber nicht, daß damit überhaupt keine unmittelbare Wirklichkeitserkenntis möglich ist und daß diese nicht in methodischer Weise erarbeitet werden kann. Wie oben dargelegt, werden Gedankeninhalte nur in ihrer inneren Gesetzmäßigkeit entwickelt, und in der Denktätigkeit selber besteht grundsätzlich der universelle, objektive Bezug. Erst im Prozeß des vollen Bewußtwerdens der Gedankeninhalte, wobei diese in entsprechende sprachliche Begriffe übergeführt werden, erfahren sie die individuelle Färbung. Hierbei werden sie erfahrungs-, gefühls- und willensmäßig mit der eigenen Individualität in Bezug gebracht, und ein großer Erfahrungsschatz und ein ausgeprägtes Vorstellungsdenken können dabei das Bewußtwerden der Gedankeninhalte in Form der sprachlichen Begriffsbildung erleichtern helfen. Je lebendiger das Denken ist, um so besser kann es den Gedankeninhalt gleichsam von verschiedenen Seiten widerspiegeln und um so mehr von seiner ursprünglichen Gesetzmäßigkeit erfassen.

Ist eine direkte Erkenntnis auch im Hinblick auf die Kräfte des Anorganischen, des Lebendigen, des Seelischen und des Geistigen möglich?

Ein Kritiker könnte die bisherige Darstellung der »Intuition beim Denken« als Spiel mit Begriffen abtun. Bei der Frage der verbindlich-sicheren Erkenntnisfähigkeit hinsichtlich sinnlich nicht wahrnehmbaren und auch physikalisch-chemisch nicht direkt erfaßbaren Geschehens, also von Prozessen, in denen die Kräfte des Anorganischen, Lebendigen, Seelischen und Geistigen selber unmittelbar bestimmt werden sollen, erweist sich das dargelegte Verständnis der Denktätigkeit als prinzipiell *intuitiver Erkenntnisvorgang* in seiner grundlegend neuen und weitreichenden Bedeutung. Denn das hier dargestellte Verständnis der Denktätigkeit bedeutet, daß eine verbindlich-sichere

Erkenntnis auch für die im rein geistigen Bereich wirkenden Kräfte möglich ist. Hierbei spielt aber die Überwindung des Vorstellungsdenkens eine entscheidende Rolle. Dies muß erkannt werden, um die wesentlichen Aspekte dieser Erkenntnisart zu verstehen.

Bei der bisher dargestellten üblichen Erkenntnisart der Wirklichkeit handelt es sich um die Zusammenführung von Wahrnehmung und Gedankeninhalt, der durch die intuitive Denktätigkeit als Begriff oder Idee ins Bewußtsein tritt. Durch diese Zusammenführung und die hierbei vollbrachte Herablähmung der kraftenden Gedankeninhalte zum Begriff und zur Idee erlebt sich der Erkennende gegenüber dem erkannten Objekt als Subjekt und kann somit ein Selbstbewußtsein entwickeln. Diese Grundlage des Selbstbewußtseins entfiele jedoch, wenn durch die intuitive Erkenntnis die Kräfte des Anorganischen, des Lebendigen, des Seelischen und des Geistigen unmittelbar im Bewußtsein auftreten würden. Hierdurch würde nämlich das Bewußtsein direkt an der universellen, real wirkenden Geistigkeit teilnehmen, d. h. das Bewußtsein würde nicht über die Geistigkeit verfügen, sondern von ihren Kräften ergriffen und daher mit ihr eins werden. Hierdurch träten nun in der betroffenen Person zwei verschiedene Bewußtseinszustände auf. Neben dem gewöhnlichen Bewußtsein, in dem das Selbstbewußtsein seine Grundlage findet, würden ebenfalls Momente auftreten, wo das Bewußtsein in der universellen Geistigkeit aufgeht und damit der Selbstbezug vollkommen aufgehoben wird. Wegen der grundlegenden Verschiedenartigkeit der beiden Bewußtseinszustände würde ihr Auftreten für den betroffenen Menschen eine außerordentliche Belastung seiner Persönlichkeit bedeuten. Die Übereinstimmung von Denken, Fühlen und Wollen untereinander und gegenüber der Wirklichkeit könnte im Menschen dadurch grundlegend gestört werden. Es sei hier nur nebenbei bemerkt, daß aus dieser Sicht sich überhaupt erst die Möglichkeit ergibt, bestimmte Aspekte im Erscheinungsbilde von psychiatrischen Erkrankungen wie z. B. der Schizophrenie zu verstehen.

Dieser Gefahr für das einheitliche Selbstbewußtsein wird daher im gewöhnlichen Zustande von der Seelenorganisation entgegengewirkt, wobei dies durch die Herabdämpfung der Gedankeninhalte zu ideell auftretenden Begriffen einerseits und durch die Bildung von Vorstellungen anstelle der Bewußtwerdung der geistigen Wahrnehmung andererseits geschieht. Also nicht die außermenschliche Natur verbirgt dem Menschen die geistige Wirklichkeit, sondern der Mensch ist in seinen Seeleneigenschaften so organisiert, daß er selbst sich die geistige Wirklichkeit vor seinem Bewußtsein verbirgt.

Die Rolle der Sinnesorgane im Erkenntnisprozeß

Zum besseren Verständnis des hier dargelegten Erkenntisprozesses soll noch einmal auf den prinzipiellen Aspekt zur Bedeutung und zur Rolle der Sinnesorgane für die Wahrnehmung hingewiesen werden. Erkenntniserscheinungen können, wie dargelegt, nicht durch die Funktionen des Nervensystems erklärt werden. Solange nur chemisch-physikalische Vorgänge der Nervenfunktion berücksichtigt werden, können nur organphysiologische Prozesse und Abläufe erkannt werden, jedoch zur Wahrnehmungswirklichkeit kann prinzipiell nicht vorgestoßen werden, es sei denn durch widersprüchliche und willkürliche Spekulationen. Sinneserlebnisse sind als Bewußtseinsvorgänge rein qualitativ. Sie sind erlebbar, aber räumlich nicht lokalisierbar. Somit ist die Sinneswahrnehmung in ihrem Wesen primär seelisch-geistiger Natur. Alle Sinnestätigkeiten enthalten daher als universelle Funktionen seelisch-geistige Erkenntniselemente und stellen so immaterielle Vorgänge dar. Die Sinnesorgane des Menschen müssen also viel universeller und differenzierter verstanden werden, als es heute in der Naturwissenschaft de facto üblich ist. Erst unter Berücksichtigung dieses Aspektes kann die hier dargestellte Sinnes- und Erkenntnislehre verstanden werden.

Der Schulungsweg in der Erkenntnis

Die Tiefe und Weite der Erkenntnis sind an unsere Seelenorganisation gebunden und nicht bedingt durch unsere Sinnesorgane, die nur für einen Teil der Wahrnehmung einen begrenzenden Faktor darstellen. Aus dieser Erkenntnis ergeben sich weittragende Konsequenzen. Da Seeleneigenschaften sich wandeln können und sich entwickeln lassen, kann auch die Erkenntnisfähigkeit in methodischer Weise erweitert werden. Während bei der Psychoanalyse u. a. durch gewisse Entspannungsübungen das Unterbewußte ins Bewußtsein gehoben werden kann, so handelt es sich hier darum, das Überbewußte durch ein aktives Denken ins Bewußtsein treten zu lassen. Hierzu muß das Denken so aktiviert werden, daß sich in der reinen Denktätigkeit selber ein Selbstbewußtsein oder vielmehr ein verstärktes Ich entwickeln kann, welches ein allmähliches Ergriffensein im Bewußtsein ermöglicht und dabei selbst voll bewußt bleibt. Damit kann die so gewonnene Erkenntnis von der betroffenen Persönlichkeit mit ihrem ganzen Wesen aufgenommen und verarbeitet werden. Dieser Weg beinhaltet, wie aus dem bisher Dargestellten verständlich wird, die Umwandlung der gesamten Persönlichkeit in ihrem Denken, Fühlen und Wollen; ein geistiger Schulungsweg wird so beschritten.

Als erster Schritt auf diesem Schulungsweg wird durch bestimmte Denk- und Konzentrationsübungen das Verhältnis zwischen individuellem Erfahrungs- und Vorstellungsdenken einerseits und dem intuitiven Denken, das sich im rein Geistigen bewegt, andererseits zugunsten des letzteren verschoben. Schließlich zielt dieser Weg darauf hin, die jedem bewußten Denken vorausgehende Intuition ins Bewußtsein zu heben, also zum reinen Denken zu kommen, und damit den Einfluß des individuellen Fühlens und Wollens in den Denkprozeß hinein vom Ich her kontrollierbar zu machen.

Wissenschaft und Weltanschauung

Die von der Naturwissenschaft vorausgesetzte dualistische Trennung von Subjekt und Objekt trifft also nicht grundsätzlich für den ganzen Erkenntnisbereich zu, sondern nur für einen Teilaspekt. Gedankeninhalte lassen sich daher in unmittelbarer Weise so erarbeiten, daß sie selber als Teile einer umfassenden Wirklichkeit erkannt werden und damit verbindlichen, d. h. wissenschaftlichen Charakter zeigen. So erweist sich im Grunde der Streit, wie er unter den verschiedensten Bezeichnungen, z. B. Realismus versus Idealismus, Monismus versus Dualismus, Naturalismus versus Szientifismus, oder unter anderen Bezeichnungen verfochten worden ist, als ein Scheinproblem. Es steht also nicht Wissenschaft versus Weltanschauung in notwendigem Gegensatz oder in beziehungsloser Wirklichkeitsbegegnung, vielmehr stellt die Naturwissenschaft im Grunde nur einen speziellen Fall der umfassenderen intuitiven Wirklichkeitserkenntnis dar, wie sie hier kurz beschrieben wurde. Demzufolge stehen naturwissenschaftliche Befunde nicht im Widerspruch oder in Zusammenhangslosigkeit zu den geisteswissenschaftlichen Erkenntnissen. Dies nur dann, wenn sie in einer inadäquaten Weise auf wesensfremde Zusammenhänge verallgemeinert werden. Die Naturwissenschaft stellt zweifellos eine berechtigte Methode zum Erfassen eines Bereiches der vielschichtigen Wirklichkeit dar, und zwar dort, wo es sich um kausal-einlinige, deterministische Zusammenhänge handelt, wie sie in der artifiziellen Welt der Technologie und unter Ausklammerung der Komplexität auch in entsprechend präparierten Bereichen der Natur zu finden sind. Aber auch hier ist der Forscher bei der Fragestellung auf die intuitive Erkenntnis angewiesen. Ohne sie würde er sonst den produzierten Phänomenen verständnislos gegenüberstehen, da er die passenden Begriffe nicht entwickeln und damit auch das weitere Vorgehen nicht sinnvoll planen könnte.

Die Naturwissenschaft erlaubt zwar, zahllose Einzelbefunde in präziser und exakter Form zu erheben, aber nicht, allein aus ihrer Methodik heraus die hierzu übergeordneten Begriffe und Ideen zu entwickeln, da diese sich nicht aus Einzelergebnissen in induktiver Form ableiten lassen. So können z. B. Gestaltphänomene in ihrer Dynamik und Regelmäßigkeit nicht durch die naturwissenschaftliche Methodik, d. h. durch Experimente, gelöst werden, weil experimentelles Vorgehen die Form zerstört. Das ganze Leben vollzieht sich jedoch unter bestimmten Gestaltaspekten, und entsprechend spielen sie in einer Erkenntnismethode, die den Gesamtbezug aufweist, eine wichtige Rolle. Hier deutet sich in einem gewissen Grade bereits eine Komplementarität zwischen den naturwissenschaftlichen Ergebnissen und einem ganzheitlichen Vorgehen an, indem die eine Methode die Einzeltatsachen aufdeckt und die andere den Gesamtbezug und damit erst ein sinnvolles und zugleich wissenschaftliches, d. h. verbindliches, Wirklichkeitsverständnis ermöglicht.

Die anthroposophische Erkenntnismethode stellt somit keine eigentliche Alternativmethode zur Naturwissenschaft dar, sondern ist eine integrale Methode, die als grundlegende Erkenntniswissenschaft die Orientierung im Methodenpluralismus auf den jeweiligen Wirklichkeitsbezug ermöglicht.

2. Methodische Aspekte zum Menschen- und Weltverständnis der anthroposophischen Medizin

> Wer da sagt: »Ins Innere der Natur dringt kein erschaffner Geist«, der weiß nur nicht, daß überall in der Außenwelt dieses Innere der Natur vorhanden ist. Wir können den ganzen Menschen seinem Innenwesen nach studieren, wenn wir das verstehen, was im Kosmos außen webt und lebt. Wir können ihn studieren, diesen Menschen, vom Kopf bis zu den Gliedmaßen, wenn wir studieren, was in der Außenwelt vorhanden ist. Welt und Mensch gehören eben durchaus zusammen.
>
> **Rudolf Steiner (GA 230, Vortrag v. 28.10.1923)**

Die Analyse der Erkenntnis führt zu einem neuen Menschenbild

Im ersten Kapitel ist der Erkenntnisvorgang bei der Erfassung der Wirklichkeit analysiert und dargestellt worden. Es wurde gezeigt, daß die Wirklichkeit in ihrer Gesamtheit vom Menschen in verbindlicher Weise erforscht werden kann, weil im Erkenntnisbereich die Trennung zwischen Subjekt und Objekt in der wie bisher von der Naturwissenschaft verstandenen Weise nicht zutrifft. Damit ist die anthroposophische Erkenntnismethode im Wesen des Menschen begründet und führt zu dem Erkenntnisfundament, daß der Mensch Bürger zweier Welten ist, der physischen Welt, in der sein Körper lebt, und der geistigen Welt, in der sein höheres Ich lebt, dessen er sich in seiner Denk- und Erkenntnisfähigkeit bewußt werden kann. In der Mitte dieser beiden Welten entwickelt der Mensch seine seelischen Fähigkeiten und Eigenschaften. So wird der Mensch in seiner Gesamtwesenheit nach Körper, Seele und Geist als wirklich verstanden und kann sich als solcher selbst zum Mittelpunkt einer methodisch-wissenschaftlichen Erkenntnis machen.

Der Gesamtheitsbezug als Methode und Voraussetzung zugleich

Wird unter Ganzheit nicht Systemganzheit, sondern Wesens- und Sinnganzheit verstanden, wie es hier der Fall ist, dann bewegt sich der Gesamtheitsbezug in vielschichtigen, über die einzelnen zu erforschenden Aspekte hinausgehenden Bereichen. Bei einer methodischen Wesenserkenntnis werden neue Dimensionen betreten, und zwar wegen des Gesamtheitsbezuges jeweils unter ganzheitlichen Aspekten. Da die Ganzheit im Lebendigen immer mehr ist als die Summe ihrer Teile, bedingt dies, daß die Ganzheit als solche wenigstens im Umriß erkannt und begrifflich definiert sein muß, damit dieses Vorgehen als methodisch wissenschaftlicher Erkenntnisweg überhaupt möglich ist.

Hier wird die ungeheure Schwierigkeit eines wissenschaftlichen Gesamtheitsbezuges deutlich. Wie soll die Ganzheit der Wirklichkeit erkannt und im begrifflichen Umriß erarbeitet vorliegen, wenn das normale Bewußtsein erst am Anfang dieses Weges steht? Damit könnte von vornherein ein wissenschaftliches Vorgehen unter Berücksichtigung des Gesamtbezuges in der Erkenntnis der Wirklichkeit fragwürdig, wenn nicht hoffnungslos erscheinen.

Auf der anderen Seite ist z. B. der Arzt ständig vor die Aufgabe gestellt, den kranken Menschen in seiner gesamten Wirklichkeit zu erfassen, um die entsprechenden therapeutischen Maßnahmen und Hilfeleistungen ergreifen zu können. Wenn der Arzt seine wissenschaftlichen Erkenntnisse aus methodischen Überlegungen auf modellartige Teilaspekte beschränkt, bleibt er im Vorstellungsdenken verhaftet und verzichtet von vornherein auf das Bestreben, therapeutische Maßnahmen aufzufinden, die den Patienten seinem tatsächlichen Wesen gemäß ansprechen können.

Die Erforschung neuer Dimensionen im Erkenntnisbereich durch Rudolf Steiner

Unter diesem Gesichtspunkt wird die Bedeutung Rudolf Steiners deutlich, der in einzigartiger Pionierarbeit in neue Dimensionen der methodisch-wissenschaftlichen Erkenntnis der Wirklichkeit vorgedrungen ist. Die hierbei entwickelten Ergebnisse hat er in exakte Begriffe übergeführt und sie dadurch erst allgemein verständlich und intellektuell nachvollziehbar gemacht. Sie stellen so ein kommunizierbares Wissensfundament dar und bilden den Rahmen, innerhalb dessen jeder die Wirklichkeit, z. B. einen kranken Menschen, unter entsprechenden fachlichen Voraussetzungen erkenntnismäßig in methodischer Weise erforschen kann.

Daß der einzelne selbst noch kein Bewußtsein hat, um in alle Wesensbereiche erkenntnismäßig in entsprechender Weise vordringen zu können, darf kein Grund sein, diesen Wirklichkeitsbezug zu verneinen und sich auf ein scheinbar exaktes, aber doch modellartiges, teilinhaltliches Denken zu beschränken. Denn trotz des im allgemeinen noch nicht entwickelten höheren Bewußtseins für einen wissenschaftlichen Gesamtbezug kann Wissenschaftlichkeit im methodischen Vorgehen gewahrt und damit Spekulation vermieden werden. Die erarbeiteten Ergebnisse können vom normalen Bewußtsein überprüft und durchdacht werden und erlauben so eine Fortführung dieser Erkenntnismethode in neue Bereiche. Weiterhin stellen die Erfahrungen an sich und die naturwissenschaftlichen Ergebnisse in ihrer entsprechenden Komplementarität zu den geisteswissenschaftlichen Ergebnissen weitere Kriterien dar, ihre wissenschaftliche Exaktheit allgemein zu belegen bzw. zu überprüfen.

Einschränkung hinsichtlich der Darstellung praktischer Ansatzpunkte in der anthroposophischen Medizin

Da die geisteswissenschaftliche Methode in sich wirklichkeitsbezogen ist, führt sie konsequenterweise zu Ansatzpunkten für ein praktisches Vorgehen und Handeln auf den verschiedensten Gebieten. Die Forschungsergebnisse und Impulse von Rudolf Steiner zeigen z. B. den methodischen Weg, wie in der Medizin die Wirklichkeit der Krankheit in ihrer individuellen Ganzheit nach physischer, seelischer und geistiger Hinsicht erfaßt und hieraus eine entsprechende Therapie abgeleitet werden kann. Es braucht nicht besonders erwähnt zu werden, daß dies ein äußerst schwieriger Weg ist. So komplex schon die naturwissenschaftlichen Ergebnisse sind, so vielschichtig und vielfältig sind die Erkenntnisse auf dem geisteswissenschaftlichen Weg. So wie in der Naturwissenschaft die einzelnen Ergebnisse nur im Zusammenhang mit den Ergebnissen des ganzen Fachgebietes verständlich werden, so sind sie auf diesem Weg nur im Zusammenhang mit dem Gesamtbezug nachvollziehbar.

Die folgende Darstellung zur Einführung in die anthroposophische Medizin kann daher keineswegs umfassend sein, und für das eigentliche Verständnis der folgenden Aussagen zur anthroposophischen Medizin muß auf die Fachliteratur verwiesen werden.

3. Zum Verständnis von Gesundheit und Krankheit

Voraussetzung für ein wirkliches Verständnis einer Krankheit ist zunächst das Verständnis der Gesundheit. Das anthroposophische Menschenbild gibt hierfür die Grundlage. Wie die verschiedenen Wesensebenen im gesunden Zustand zusammen- und ineinanderwirken, soll hier näher dargestellt werden.

Die vier Wesensglieder

Unseren Sinnen direkt wahrnehmbar ist der physische Körper des Menschen. Durch physikalisch-chemische Analytik können wir ihn in seiner Materie definieren und durch die naturwissenschaftliche Methodik die hier wirkenden physikalisch-chemischen Gesetze erkennen. Wir besitzen heute eine enorme Sachkenntnis über diesen Bereich, und er bedarf somit hier keiner weiteren Erläuterung. Ein anderes Verständnis dieses Bereiches, als er der Naturwissenschaft zugrunde liegt, kommt in der Elementenlehre des Hippokrates zum Ausdruck. Hier wird er mit dem qualitativen Begriff »Erde« bezeichnet, was in diesem Zusammenhange von Bedeutung ist.

Auch die Form und Gestalt des Menschen wird sinnlich erfaßt, doch sind sie im naturwissenschaftlichen Sinne in ihren dynamischen Gesetzmäßigkeiten nicht objektivierbar. Die Gestaltung in ihrer Dynamik ist der naturwissenschaftlichen Methodik nicht zugänglich, denn diese beschäftigt sich in morphologischer Hinsicht nur jeweils mit ei-

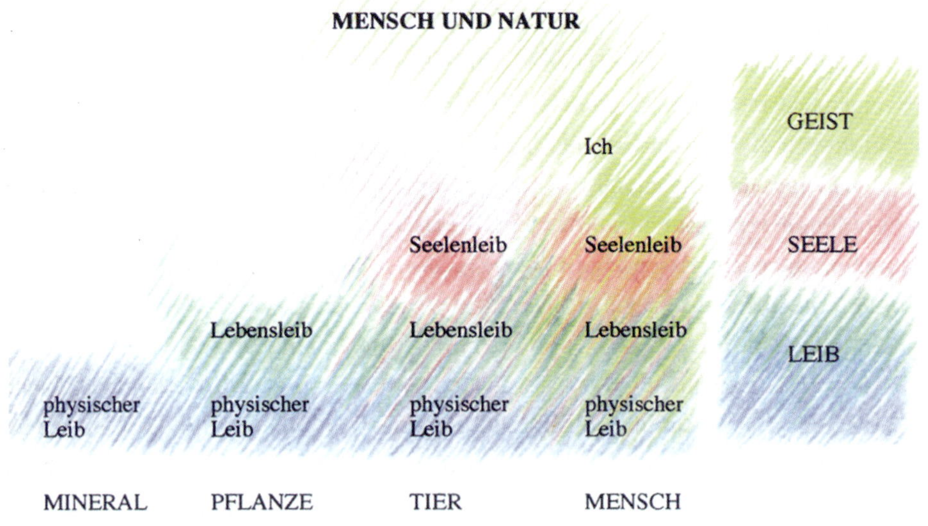

Die vier Wesensglieder.

nem »Ist-Zustand«, und zwar beschreibend. Die dynamischen Aspekte in der Gestaltung und Formung des Organismus können jedoch nur ideell erfaßt werden und führen damit direkt in den übersinnlichen Bereich über. In der Gestaltung und dem damit verbundenen Wachstum sowie in der Regenerationsfähigkeit kommen Kräfte zum Ausdruck, die den Gesetzmäßigkeiten der Physik und Chemie gegensätzlich sind. Während die letzteren immer eine Einlinigkeit in Richtung Ausgleich und Zerfall aufweisen, äußern sich die Lebensprozesse durch Gesetzmäßigkeiten des Aufbaues und der Fortpflanzung. Diese Kräfte werden in der Anthroposophie »Lebensleib« oder »Bildekräfteleib« genannt. Wie die physikalisch-chemischen Kräfte ihren Angriffspunkt in der Materie haben, die wir entsprechend dem Verständnis der Elementenlehre in qualitativer Hinsicht mit dem Begriff Erde bezeichnen können, so haben die Bildekräfte auch ein spezifisches Medium, in dem sie sich manifestieren. Dies ist das Wasser im qualitativen Sinne und entspricht dem entsprechenden Begriff der Elementenlehre.

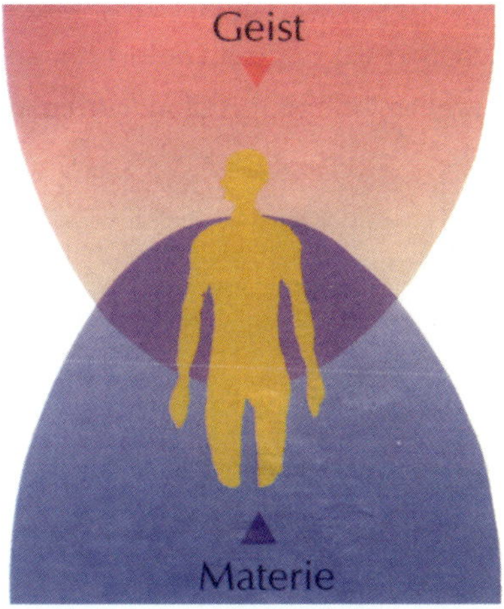

Der Mensch als Bürger zweier Welten in seinem Gleichgewicht zwischen Seelisch-Geistigem und Leiblich-Materiellem.

An der Pflanze, die ganz von diesen Lebensprozessen geprägt ist, können wir die Bedeutung des Wassers für die Bildekräfte sehr anschaulich beobachten. Ein Same kann über Jahre in trockener Umgebung ruhen. Kommt er jedoch mit Wasser in Berührung, können die Bildekräfte aktiv werden, und der Same fängt an zu sprießen; das Leben in ihm gestaltet sich.

Gehen wir von der Pflanze zum Tier, so können wir hier verschiedene Eigenschaften beobachten, die auf das Wirken eines neuen Wesensbereiches hindeuten. Das Tier ist in seiner Formgestalt vom Jahreslauf unabhängig; es folgt einer inneren Gesetzmäßigkeit und nicht mehr einer äußeren. Kräfte, die bei der Pflanze noch von außen wirken, sind beim Tier verinnerlicht worden. Dieses zeigt sich räumlich bei der Keimentwicklung durch die Gastrulation. Mit der Verinnerlichung können wir auf der einen Seite die freie Fortbewegungsmöglichkeit der Tiere sowie auf der anderen Seite ihr Seelenleben, wie Empfindung von Antipathie und Sympathie, in Verbindung bringen.

Dieser gesamte Wesensbereich wird in der Anthroposophie der »Astralleib« genannt, dessen Wirkensbereich das Luftelement ist. Seine Verbindung zu seelischen Erregungen sowie zur Bewegung wird in der Atmung offensichtlich.

Durch diese drei Ebenen ist der Mensch verwandt mit den Kräften der ihn umgebenden Naturreiche. Wie das Mineral baut er seinen Leib aus den Stoffen der Natur auf, wie die Pflanzen wächst und pflanzt er sich fort, und wie die Tiere nimmt er die Gegenstände um sich herum wahr und bildet aufgrund ihrer Eindrücke innere Erlebnisse.

Der Mensch jedoch ragt durch seine individuelle Geistnatur, sein »Ich«, über diese drei Wesensebenen hinaus. Diese individuelle Geistwesenheit des Menschen gestaltet auch die anderen Wesensglieder um, wodurch die leibliche Substanz auf das Menschenwesen und sein Selbstbewußtsein hin gerichtet wird. In seinem Selbstbewußtsein und Denken kann sich der Mensch seiner Geistnatur bewußt werden. Dadurch ragt er aus der übrigen Natur heraus und bildet durch seine spezifisch-menschliche Daseinsform ein Reich für sich.

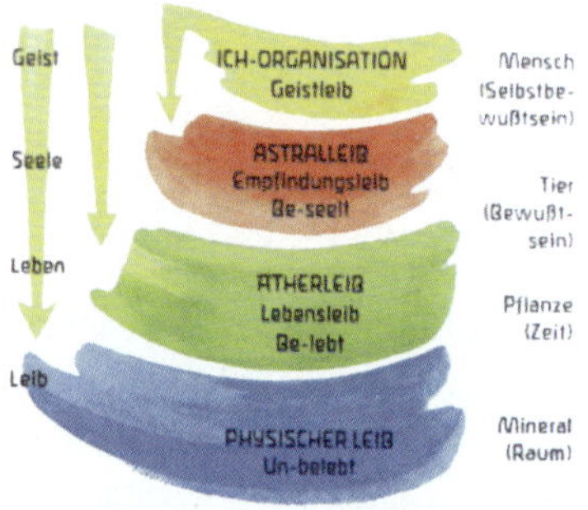

Die vier Seinsbereiche des Menschen. Bei Krankheit ist die Harmonie zwischen ihnen gestört.

Die vier Wesensglieder stehen somit in einer hierarchischen Ordnung zueinander. Das jeweils höhere Wesensglied überwindet die Eigenschaften des unteren und nimmt seinerseits die Wirkung des nächst höheren auf. Dadurch entsteht erst die lebendige Vielseitigkeit der einzelnen Ebenen und die Komplexheit des Ganzen in seinen Erscheinungsformen.

Die vier Wesensglieder befinden sich jedoch nicht fortwährend in einem gleichartigen Verhältnis zueinander. Im Wachzustand des Menschen bilden sie eine Einheit, im Schlafzustand jedoch lösen sich die oberen, d. h. die Ich-Organisation und der Astralleib, aus dem Körper heraus, so daß nur die unteren, nämlich der physische Leib und der Ätherleib, in der Leibes-Organisation wirken. So stehen jeweils die beiden oberen und die beiden unteren in einem lockeren Verhältnis zueinander, während beide Paare untereinander jeweils ein enges Verhältnis haben. Der Wach- und Schlafrhythmus des Menschen ist der Ausdruck dafür.

Die funktionelle Dreigliederung

An den unterschiedlichen Stoffwechsellagen während des Wach- und Schlafzustandes läßt sich die polare Wirkung der oberen – Ich-Organisation und Astralleib – auf die unteren Wesensglieder – physischer Leib und Ätherleib – in ihrer Charakteristik erkennen. Sie sind der Ausdruck zweier entgegengesetzter Funktionsbereiche, die im Organismus wirken. Dort, wo sie aufeinanderstoßen, entsteht ein weiterer, dritter Bereich, der eine rhythmisch ausgleichende Funktion ausübt. Die damit entwickelte funktionelle Dreigliederung stellt ein im Gesamtorganismus wirkendes geistiges Prinzip dar und kann als solche nur ganzheitlich erfaßt werden, d. h. nicht durch experimentelle Einzelbefunde im naturwissenschaftlichen Sinne. Dieses Prinzip soll hier kurz charakterisiert werden.

Im oberen, im sogenannten Sinnes-Nervensystem, überwiegen die mehr ablähmenden und abbauenden Kräfte, die die organische Substanz in Richtung einer Mineralisierung hin konfigurieren und durchgestalten. Die Nervensubstanz als Grundlage dieses oberen Poles des Menschen ist schon frühzeitig in ihrer Vitalität gelähmt worden und hat ihre Teilungs- und Vermehrungsmöglichkeiten verloren. Dadurch kann sie aber erst die Grundlage für die geistige Tätigkeit des Menschen abgeben. Diesen abbauenden Tendenzen stehen im Organismus die aufbauenden gegenüber, die vor allem im Stoffwechselbereich vorherrschen, d. h. im unteren Pol des Menschen. Während der Kopf ganz von Knochen in sphärischer Form umgeben ist, konfigurieren sich diese in den Gliedmaßen radiär. Der Bauchraum selbst, von der Lendenwirbelsäule abgesehen, beansprucht keine besonderen Schutzhüllen des Skelettes für die verdauenden und ernährenden Organe. Wie die abtötenden Prozesse des oberen Poles die Grundlage für das Bewußtsein sind, so sind die Umsetz- und Aufbauprozesse des Stoffwechselpoles die Grundlage für den Willen.

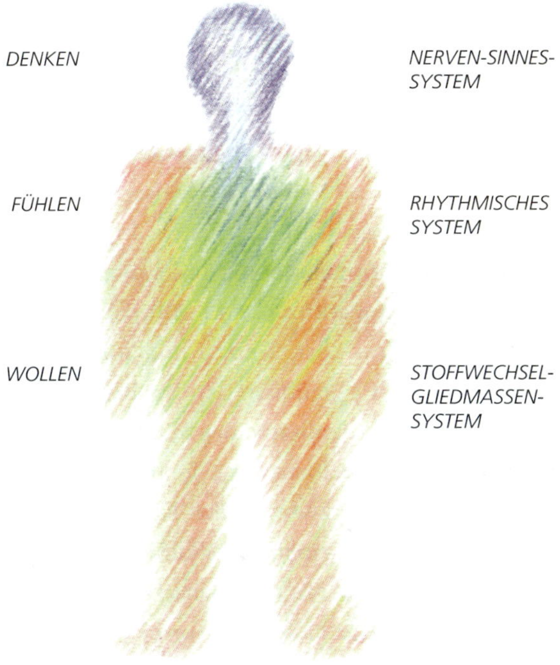

Der dreigliedrige Mensch.

Diese beiden polaren Prozesse werden im Gleichgewicht gehalten durch rhythmische Prozesse. Diese herrschen vor allem im Brustbereich vor und finden ihren Ausdruck in der Rhythmik der Atmung und des Kreislaufes. Sie bilden die Grundlage für das Gefühlsleben.

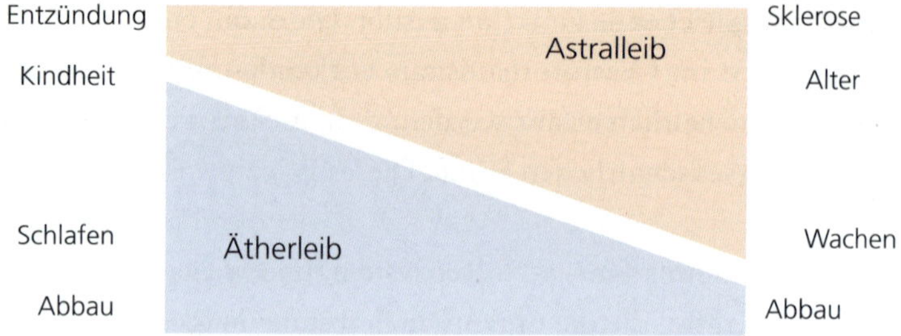

Das polare Zusammenwirken von Äther- und Astralleib in Kindheit und Alter.

Die drei Prozesse durchziehen den ganzen Organismus, aber schwerpunktmäßig herrscht jeweils eine Tätigkeit in den beschriebenen Bereichen vor. Auch jeder Schwerpunkt an sich weist wiederum eine Dreigliederung auf. Im Kopf z. B. haben wir vor allem im Stirnbereich Sinnesnerventätigkeit, im Nasenbereich rhythmische Tätigkeit und im Mund- und Kinnbereich Stoffwechsel- und Bewegungstätigkeit.

Die spezifischen Qualitäten der drei funktionellen Bereiche lassen sich auch in der außermenschlichen Natur erkennen. In Anlehnung an alchemistische Überlieferung, jetzt aber mit rationaler Sinngebung, werden die drei Qualitäten in der Anthroposophie als salartig, merkuriell und sulfurisch bezeichnet. Die Eigenschaften der entsprechenden Elemente – Sal, Merkur und Sulfur – stehen in diesem Zusammenhang stellvertretend für die Qualitäten der drei Bereiche und beschreiben z. B. im Pflanzenreich mit sulfurisch die Qualitäten der Blüte, mit merkuriell die des Blattwerkes und mit salartig die des Wurzelbereiches. In ihrer Beziehung zur menschlichen funktionellen Dreigliederung entspricht Sal den Kopfqualitäten, Merkur den Qualitäten des mittleren, rhythmischen, Systems und Sulfur den Stoffwechselqualitäten. Die Dreigliederung durchzieht also nicht nur den Menschen, sondern ist in ihrer qualitativen Entsprechung auch im außermenschlichen Naturreich vorhanden. So ergeben sich erkennbare Wesensbeziehungen zwischen dem Menschen und der außermenschlichen Natur, die z. B. zu bestimmten Heilmittelfindungen und pharmazeutischen Herstellungsprozessen führen können, auf die wir später noch eingehen werden.

Die Metamorphose von Organ- in Seelenkräfte

Im Verlaufe des Lebens zeigt der Mensch in seiner Erscheinung wie auch in seinen Eigenschaften und Fähigkeiten Veränderungen, die bestimmten Gesetzmäßigkeiten folgen. Die Veränderungen sind Ausdruck dafür, daß die Wesensglieder nicht in einem statischen Verhältnis zueinander stehen, sondern sich jeweils in einem dynamischfließenden Gleichgewicht befinden. Wegen der Dynamik dieses Gleichgewichtes ergeben sich Phasen, in denen das Verhältnis der Glieder zueinander sich so ändert, daß sie in ihrer Wirkung neue Qualitäten annehmen, d. h. der Organismus metamorphosiert sich.

In der Wachstumsphase des Kindes müssen z. B. die durchgestaltenden Kräfte besonders intensiv eingreifen, damit trotz des Vorherrschens der zentrifugalen Wachstumskräfte die formbewahrenden zentripetalen Kräfte zur Wirkung kommen. Hört das Wachstum auf, werden diese Kräfte frei und können damit auf einer anderen Ebene wirken, wie im Gedächtnis und im Denkvermögen.

Diese Dynamik beinhaltet auch, daß der Mensch im Laufe seines Lebens Phasen besonderer Krankheitsanfälligkeit durchmachen muß. Indem er sich seelisch-geistig weiterentwickelt, entstehen tiefgreifende Veränderungen in seinem Wesensgliedergefüge, was Krankheiten auslösen kann.

Die Erkenntnis der menschenkundlichen Zusammenhänge, die sich durch die Metamorphose von Organ- und Gestaltungskräften in seelisch-geistige Fähigkeiten ergeben, ist für die Diagnostik und für die therapeutischen Maßnahmen in der anthroposophischen Medizin von außerordentlicher Bedeutung. Die anthroposophische Medizin kann nur auf Grund dieser Zusammenhänge verstanden werden. Wir werden daher das Metamorphoseverständnis noch näher beschreiben.

4. Das menschengemäße Krankheitsverständnis

Krankheit als Störung im Wesensgliedergefüge

Wir haben uns somit die Begriffe für ein grundsätzliches Verständnis von Gesundheit erarbeitet und wollen sie hier noch einmal zusammenfassen, um dann das entsprechende Krankheitsverständnis zu erläutern. Gesundheit kann aus der Sicht der vier Wesensglieder und aus der Sicht der funktionellen Dreigliederung beschrieben werden. Aus der ersteren wird Gesundheit als ein Zustand des richtigen Zusammenwirkens der vier Wesensglieder verstanden. Das Seelisch-Geistige steht in einem richtigen Verhältnis zum Körperlich-Funktionellen. Aus der Sicht der funktionellen Dreigliederung beruht Gesundheit auf dem richtigen Zusammenwirken des oberen und des unteren Poles unter der vermittelnden Rolle des mittleren, rhythmischen, Systems. Beide Betrachtungsweisen erfassen dasselbe Geschehen, nur von verschiedenen Standpunkten.

Gesundheit als Gleichgewichtszustand wird also immer zwischen den polaren Reaktionsvermögen des menschlichen Organismus errungen. Im folgenden werden wir die entsprechenden Geschehnisse auf den vier Wesensebenen genauer betrachten. Für jede Ebene lassen sich spezifische Bestrebungen zur Wahrung des Gleichgewichtes beschreiben. Wir bezeichnen diese Reaktionsmöglichkeiten auf der körperlichen Ebene als Entzündung und Sklerose, im funktionellen Bereich als Hysterie und Neurasthenie, im seelischen Bereich als Sympathie und Antipathie und schließlich auf der Ebene des Ich, also im geistigen Bereich des Menschen, als Extraversion und Introversion. Diese Begriffe umfassen eine Vielfalt von Reaktionen und Erscheinungen, auf die wir in den folgenden Kapiteln und in den Heilmittelmonographien näher eingehen werden.

Beim gesunden Menschen befinden sich die vier polaren Reaktionsmöglichkeiten in einem jeweils spezifischen Gleichgewichtszustand zueinander. Aus diesem Gesundheitsverständnis ergibt sich direkt ein entsprechend vielschichtiges Krankheitsverständnis. Ein einseitiges Überwiegen eines Poles auf Kosten eines anderen ergibt zunächst gewisse Schwächen und Krankheitsdispositionen und kann dann zu funktionellen Störungen führen. Schließlich, wenn alle vier Ebenen betroffen sind und kein Ausgleich mehr möglich ist, tritt die eigentliche körperliche Erkrankung auf. Hierbei kommt es in der jeweiligen Krankheitsphase zum deutlichen Vorherrschen eines Poles auf jeder Ebene, wobei sich dies in sehr differenzierter Art äußern kann und die enorme Vielfalt der Krankheitsbilder ergibt. Die Kenntnis der Ebenen und ihrer entsprechenden Reaktionsmöglichkeiten erlaubt dem Arzt, bei der Beurteilung der Vielfalt der Krankheitsbilder Kriterien anzuwenden, die eine methodische Erfassung des Krankheitszustandes unter individuellen Gesichtspunkten ermöglichen. Jeder Befund wird so unter Berücksichtigung des hierarchischen Wesensaufbaus des Menschen erhoben, und der Bezug zu den Wesensebenen wird im individuellen Falle möglich. Krankheit wird so als individuelles Geschehen erfaßt.

Gesundheit und Krankheit unter dem Aspekt der Metamorphose

Wie bereits ausgeführt, dürfen wir uns das Wesensgliedergefüge nicht als etwas Statisches vorstellen. Vielmehr unterliegt es ständig grundlegenden Metamorphosen, so daß die Kräfte der einzelnen Wesensglieder auf allen Ebenen wirken bzw. sich ständig ineinander verwandeln und miteinander korrespondieren. Besonders tiefgreifende Metamorphosen, sozusagen Metamorphosenschübe im Wesensgliedergefüge, treten in bestimmten Lebensphasen auf. Diese Verwandlungen und ihre Beziehung zur Diagnose und Therapie wollen wir hier kurz charakterisieren.

Die Kräfte, die beim Kind im Wachstum und bei der Gestaltung der Organe tätig sind, werden teilweise um das siebente Lebensjahr frei, weil die Organe nun einen gewissen Abschluß in ihrer Ausbildung erreicht haben. Die hierbei tätig gewesenen Kräfte gehen nun nicht verloren, sondern werden auf einer anderen Ebene wirksam. Sie entfalten sich als freie Ätherkräfte im Seelisch-Geistigen und verleihen dem Kind die Fähigkeit der Gedächtnisbildung und anderer Denktätigkeiten. Jetzt erst kann das Kind schulische Leistungen erbringen. Wird das Kind jedoch schon vorzeitig schulisch gefordert, dann lösen sich die entsprechenden Kräfte ebenfalls zu früh von ihren Aufgaben beim Wachstum und bei den Organgestaltungen, was dann zu bestimmten Organschwächen führen kann.

Um das vierzehnte Lebensjahr werden erneut Gestaltungs- und Organkräfte frei, da wiederum ein gewisser Abschluß in der körperlichen Entwicklung erreicht worden ist. Die frei werdenden Kräfte verwandeln sich und bilden nun die Grundlage für die seelischen Fähigkeiten, die zusammengefaßt als Charakter verstanden werden können. Eine selbständige Urteilsfähigkeit kann der junge Mensch nun entwickeln. Er erlangt dadurch dasjenige, was in der Anthroposophie als Erdenreife bezeichnet wird. Um das zwanzigste Lebensjahr geschieht der nächste Metamorphosenschub, wodurch wiederum Organbildungs- und Gestaltungskräfte frei werden, die nun einerseits in der Sinnestätigkeit wirken und andererseits die Entwicklung von individuellen Geisteshaltungen ermöglichen.

Was beim Tier lebenslang als Lebenskräfte voll an seine Leibesorganisation gebunden bleibt und u. a. sein weisheitsvolles instinktives Verhalten ermöglicht, ist also beim Menschen nur in den ersten Lebensphasen ganz im Körperlichen wirksam, verwandelt sich dann jedoch teilweise in seelische Kräfte, die ihm im Denken, Fühlen und Wollen frei zur Verfügung stehen. Die seelischen Fähigkeiten des Menschen basieren also auf metamorphosierten Lebenskräften seines Organismus. Für das Verständnis von Krankheiten, ihrer Diagnose und ihrer Therapie sind diese Zusammenhänge außerordentlich bedeutsam; denn für die Organbildungen stehen ab den beschriebenen Lebensabschnitten nicht mehr die vollen Lebenskräfte, somit auch die Regenerationskräfte, zur Verfügung; hieraus ergibt sich die besondere Anfälligkeit des Menschen für Krankheiten.

Betrachten wir ein Beispiel, um die Zusammenhänge zu verdeutlichen. Bei einem Menschen, der den Charakter eines Jupitertypus zeigt – wir werden diesen später noch beschreiben –, haben sich zum Beispiel die Lebenskräfte der Leber vermehrt oder in besonderer Art in seelische Fähigkeiten umgewandelt und bedingen so seine Charakterveranlagung, die sich u. a. durch eine besonders objektive Urteilsfähigkeit auszeichnet. Der Leber jedoch fehlen nun diese Kräfte für ihre Regeneration, und damit entsteht eine besondere Anfälligkeit für Lebererkrankungen. Die folglich auftretenden Beschwerden müssen sich jedoch nicht unbedingt an der Leber selber zeigen; hier kann die Schwäche u. U. noch kompensiert werden, indem von anderen Organen Kräfte herangezogen werden. Diese Organe werden dadurch jedoch in Mitleidenschaft gezogen und können dann erkranken; vor allem ist die Niere häufig betroffen. Würde der Arzt nun allein die Niere behandeln, so hätte dies auf die Dauer keinen Erfolg. Durch Kenntnis der Charaktertypologie und ihrer Zusammenhänge zu bestimmten Organkräften kann der Arzt erkennen, daß primär die Leber behandelt werden muß, und dies erst wird den dauerhaften Erfolg bringen.

Zeigt also ein Mensch bestimmte hervorragende seelisch-geistige Fähigkeiten, so kann an diesen erkannt werden, von welchen Organen oder Organsystemen sie als metamorphosierte Kräfte abgezogen worden sind. Sie weisen entsprechende Krankheitsanfälligkeiten auf. Diese Zusammenhänge sind von besonderer Bedeutung für die Diagnostik, auf die wir in den folgenden Kapiteln eingehen werden. Unter Umständen genügt es also, nur bestimmte besondere seelisch-geistige Fähigkeiten des Patienten zu erkennen, um entscheidende Hinweise für die Diagnose von vorliegenden Organerkrankungen oder Organschwächen zu erhalten. Auf Grund dieser Zusammenhänge kann verständlich werden, wieso häufig der homöopathische Arzt, wenn er nach der Methodik der klassischen Homöopathie vorgeht, allein besondere Gemüts- und Geistessymptome erkennen muß, um die notwendigen Heilmittel zu finden, die dann auf die erkrankten Organe des Patienten gesundend wirken. Während der homöopathische Arzt rein empirisch diese Zusammenhänge feststellt und sie therapeutisch nutzt, wird hiermit in der anthroposophischen Medizin – wie auch in der anthroposophischen Pädagogik und Heilpädagogik – menschenkundlich bewußt umgegangen.

Das seelisch und geistig subjektive Verhalten des Patienten steht also nicht beziehungslos neben den Organerkrankungen, sondern ist die entsprechende Kehrseite der geschwächten Lebensprozesse. Unter diesem Aspekt ist die Erfassung der Befindlichkeit des Patienten für die Diagnostik mindestens ebenso wichtig wie die Befunderhebung. Auf beide Aspekte wird daher im folgenden kurz methodisch eingegangen.

Ergänzend soll noch darauf hingewiesen werden, daß auch der umgekehrte Weg, also die Metamorphose von seelisch-geistigen Kräften in Organkräfte möglich und bedeutungsvoll ist. Dies geschieht bei der Selbstheilung im Organismus und spielt auch bei der Heilung z. B. durch potenzierte Heilmittel und durch Heilmethoden wie die Heileurythmie eine entscheidene Rolle.

Anamnesefragen und Wesensgliedergefüge

Bevor wir die vier Wesensebenen unter dem Aspekt der Diagnostik betrachten, wenden wir uns den Anamnesefragen zu, die es ermöglichen, methodisch zu erkennen, mit welcher Ebene der Arzt sich besonders zu befassen hat, um das Krankheitsgeschehen diagnostizieren und die entsprechende Therapie finden zu können. Es werden zunächst grundsätzliche Fragen gestellt, die erhellen sollen, wie die vier Wesensglieder zusammenwirken und von welcher Wesensebene das krankhafte Geschehen ausgeht, bzw. wo man therapeutisch ansetzen sollte.

Hierzu hat Rudolf Steiner eine Anamnesetechnik angegeben, wie sie in der Homöopathie z.T. auch angewandt wird. In seinem ersten Kursus für Ärzte, der unter dem Titel »Geisteswissenschaft und Medizin« erschienen ist, gibt er verschiedene Anamnesefragen an, und zwar betreffend Alter, Konstitution (z. B. kurz und gedrungen oder lang und aufgeschossen), Wachstumsverlauf in der Jugend, Intensität des Traumlebens, Temperament (träge oder fleißig, beweglich oder phlegmatisch), Kurz- oder Weitsichtigkeit, Zahnwuchs und Zahnbeschaffenheit, Vorlieben für bestimmte Geschmacksrichtungen (z. B. salzig, süß, sauer, bitter), Schwindelsymptome bzw. Schwindelanfälligkeit, Absonderungen (Art und Beschaffenheit der Schweiße), Lebensweise und anderes mehr.

Durch diese prinzipiellen Fragen soll erkannt werden, wie die Wesensglieder untereinander wirken und wie sie einzeln beschaffen sind. Liegt z. B. eine Störung in den Absonderungen vor, dann deutet dies auf eine Störung im Zusammenhalt des Ich und des astralischen Leibes mit dem Ätherleib und dem physischen Leib. Aus der Bevorzugung einer bestimmten Geschmacksrichtung, z. B. des Salzigen, kann geschlossen werden, daß eine zu starke Verbindung der höheren Wesensglieder mit den unteren Wesensgliedern vorliegt. Ein zu starkes Traumleben weist darauf hin, daß die höheren Wesensglieder sich nicht allzu intensiv mit dem physischen Leib befassen. Die Frage zum Zahnstatus ergibt gewisse Hinweise zur Beschaffenheit des Ätherleibes, d. h. wo hier eventuell Schwächen vorliegen. An dem Zahnbefund kann nach Rudolf Steiner überhaupt eine Gesundheitssignatur erkannt werden. Auch durch die Beurteilung der Wachstumsintensität in der Jugend und der Konstitution lassen sich Hinweise über das Wirken des Ätherleibes und damit über funktionelle Störungen im physischen Leibe gewinnen. Die Frage zu den Augen ergibt Hinweise, wie das Ich des Menschen sich zur

Tabelle 1

Nerven-Sinnessystem Kopfpol	Stoffwechselsystem Bauch-Gliedmaßenpol
Denken/Ruhe/Distanz	Wollen/Bewegung/Distanzlosigkeit
Kälte/Introversion	Wärme/Extravertiertheit
Wachheit der Sinne	Verlebendigung der Sinne
Pedanterie	Großmut
Antipathie zur Umwelt	Sympathie zur Umwelt
»Eichhörnchen-Typus«	»Kuh-Typus«
Humorale Immunantwort	Zelluläre Immunantwort
Atopiker	Tuberkuliniker

Welt stellt. Auch die Lebensweise kann hierzu Erkennntnis bringen. Am Temperament erkennt man, wie träge bzw. wie beweglich der Ätherleib ist und wie sich entsprechend die höheren Wesensglieder verhalten.

Die Fragen zielen also immer darauf hin, festzustellen, wie sich die oberen mit den unteren Wesensgliedern verbunden haben und welche Bedeutung die einzelnen Wesensglieder für das Krankheitsgeschehen haben. Das Seelisch-Geistige taucht mit der Geburt in das Körperliche ein und erfährt dann während des Lebens Verwandlungen, um sich beim Tode schließlich wieder von ihm zu lösen. In jedem Alter liegt eine spezifisch andere Verbindung vor, die zu bestimmten Krankheitsbildern führen kann und deswegen erkannt werden sollte. Die Anamnesefragen geben also Hinweise, wie diese Verhältnisse bei dem Patienten sind und in welche Richtung die eigentliche Diagnostik gelenkt werden soll. Hier unterscheidet sich die anthroposophische Medizin von der homöopathischen, die die Anamnesetechnik ohne den menschenkundlichen Hintergrund durchführt. Der homöopathische Arzt hat als Ziel, sie so eingehend zu erheben, bis sich ein bestimmtes Heilmittel als indiziert ergibt. Hierbei wird rein empirisch vorgegangen und eine Technik angewandt, die sich auf die Arzneimittelbilder stützt. Durch eine Hierarchisierung der Symptome und Verhaltensweisen kommt der homöopathische Arzt dann zu einer Bewertung, die eine Heilmittelwahl ermöglicht.

In der anthroposophischen Medizin werden die Symptome und Verhaltensweisen, die anamnestisch erhoben werden, immer im Hinblick auf die Beurteilung des Gesamtzusammenhanges der Wesensglieder beurteilt. Danach ist der nächste Schritt, die Krankheitssymptome in der erkannten Richtung näher zu erfassen, um die Thera-

piemöglichkeiten zu erkennen. In den folgenden Kapiteln wird für die einzelnen Wesensebenen das mögliche Vorgehen geschildert.

Die Diagnostik auf der körperlichen Ebene – Entzündung und Sklerose

Behandeln wir als erstes die körperlichen Erkrankungen, bevor wir uns der funktionellen, der seelischen und der geistigen Ebene zuwenden, um das entsprechende diagnostische Vorgehen aufzuzeigen. Auf der körperlichen Ebene verlaufen die Krankheitserscheinungen zwischen der Polarität von Entzündung und Sklerose, wie wir dies bereits angeführt haben. Entzündung und Sklerose werden hier als zwei Krankheitsdimensionen verstanden, zu denen sich die Erscheinungen eines Einzelfalles in Beziehung setzen lassen. Hiermit können Krankheitstypen diagnostiziert und der individuelle Bezug zu den übrigen Wesensebenen des Menschen methodisch erfaßt werden.

Entzündung im gesamtheitlichen Geschehen

Bei Celsus umfaßt der Entzündungsprozeß die vier Qualitäten: Calor, Dolor, Tumor und Rubor. Dies sind die Wirkenssphären der vier Wesensglieder des Menschen auf der körperlichen Ebene. Die Wärme (Calor) ist das Wirkenselement des Ich, der Schmerz (Dolor) entsteht dann, wenn ein zu starkes Bewußtsein in einem Organ entseht, wo es normalerweise so nicht auftreten sollte; dies drückt das verstärkte Eingreifen des Seelenleibes, des Astralleibes, aus. Die Schwellung (Tumor) entsteht durch die Ansammlung von Flüssigkeit, welche das Wirkenselement des Ätherleibes ist und damit auf sein verstärktes Eingreifen hinweist. Schließlich ist die Rötung durch vermehrte Durchblutung und damit vermehrte Ansammlung von Erythrozyten im Entzündungsgebiet bedingt, was auf verstärkte Tätigkeit des hierarchisch untersten Wesensgliedes, des physischen Leibes, hinweist.

Die naturwissenschaftliche Methodik erlaubt nicht die Entwicklung dieses Gesamtbezuges, da sie sich auf die Erhebung von Einzelbefunden beschränkt. Ihre Aussagen werden vom Naturwissenschaftler jedoch auf die Gesamtheit der Erscheinungen bezogen, womit die Naturwissenschaft zu einer Vorstellung vom Entzündungsgeschehen kommt, in der alle Vorgänge sich auf zellulärer oder subzellulärer Ebene selbst zu regeln scheinen. Bei dieser Interpretation werden Resultate, die als Einzelbefunde verifiziert worden sind, als allgemeingültig betrachtet und damit dem vielschichtigen Geschehen des menschlichen Organismus als Interpretation gleichsam übergestülpt. Die naturwissenschaftliche Methodik als determiniertes Vorgehen hat durchaus ihre Berechtigung, nur muß bei der Interpretation der Ergebnisse ihre methodische Einseitigkeit mitberücksichtigt werden. Hierbei kann sich zeigen, daß zwischen dem ganzheitlichen, anthroposophischen Erkenntnisweg und der naturwissenschaftlichen Methodik eine Komplementarität in ihren Ergebnissen dort entsteht, wo sie beide auf phänomenologischem Gebiet verglichen werden können. Am Beispiel der Entzündung wollen wir dies etwas verdeutlichen.

Die Vielzahl der vorliegenden naturwissenschaftlichen Ergebnisse zum Verständnis des Entzündungsgeschehens lassen die Schlußfolgerung zu, daß die hierbei ablaufenden immunologischen Vorgänge Prozesse zur Abwehr des Fremden, also des Nicht-Selbst, sind und die Wahrung des Selbst bezwecken. In den immunologischen Vorgängen läßt sich somit die Einprägung und Durchsetzung des ganzen Organismus mit seiner Individualität erkennen. In dem individuellen Abdruck und in der individuellen Durchsetzung bis ins Physische des Organismus wird das Wirken der Ich-Organisation als ein hierarchisch höheres Prinzip erkennbar. Damit kann eine Entsprechung zwischen dem Wesen der Ich-Organisation in seiner hierarchischen Durchdringung des Organismus auf der einen Seite und den immunologischen Prozessen auf der anderen Seite aufgezeigt werden.

Dies beinhaltet jedoch nur einen Aspekt in dem insgesamt vielschichtigeren Entzündungsgeschehen, denn auch die anderen Wesensebenen wirken gemäß ihren Eigenheiten und hierarchischen Funktionen in diesen Prozeß hinein und verleihen ihm damit die Komplexität, wie sie uns die Wirklichkeit zeigt.

Immunologische Forschungen zeigen weiterhin, daß die Entzündung nicht nur ein zeitlich begrenztes pathologisches Geschehen ist, sondern als ein fortwährender immanenter Prozeß der menschlichen Organisation abläuft. Immunologische Prozesse, und damit auch in ihrer umfassenderen Entsprechung Entzündungsprozesse, finden kontinuierlich mit rhythmischen Schwankungen statt. Nicht nur im Tageslauf schwanken sie, auch im Lebenslauf ändern sie ihre Intensität. In der Kindheit und Jugend sind sie intensiver ausgeprägt als im Alter. Hierauf beruht die Neigung von Kindern und Jugendlichen zu Entzündungskrankheiten, während diese im Alter abnehmen und daher in dieser Lebensphase sklerotische Krankheiten häufiger auftreten.

Sklerose im gesamtheitlichen Geschehen

So umfassend wie, hier die Entzündung verstanden wird, ebenso weitreichende Bedeutung hat auch der hierzu polare Prozeß, der als Sklerose bezeichnet wird. Phänomenologisch liegt bei der Sklerose das Gegenteil zur Entzündung vor. Während die Entzündung in ihrer Erscheinung als ein zentrifugaler, warmer, auflösender und reaktiver

Prozeß charakterisiert wurde, haben wir mit der Sklerose einen zentripetalen, kalten, mineralisierenden und tolerierenden Prozeß vor uns. Wenn das Wesen der Entzündung als ein Prozeß zur Wahrung des Selbst mit einem vorübergehenden Formverlust erkannt wurde, so liegt bei der Sklerose ein Prozeß zur Wahrung der Form mit einem vorübergehenden Verlust des Reaktionsvermögens vor.

Naturwissenschaftlich sind hiermit u. a. die verschiedenen Mechanismen der Immunsuppression verbunden. Ebenso wie die Entzündung stellt auch die Sklerose ein dem Organismus immanentes Geschehen dar, das erst bei Überwiegen klinisch manifest wird.

Die methodische Charakterisierung körperlicher Krankheiten als individuelle Diagnostik

Der einzelne Krankheitsfall stellt in der Regel eine spezifische Mischung von Reaktionen dar, die sich aus dem Spannungsverhältnis der Polarität von Entzündung und Sklerose ergeben. Der Krankheitsprozeß beinhaltet somit ein dynamisches Verhältnis von Reaktionen, die unter dem Kräftewirken von Entzündung und Sklerose stehen. So zeigt eine organische oder Systemerkrankung in ihrem Verlaufe Entzündungs- wie auch sklerotische Erscheinungen. Für die Einleitung einer Therapie ist es von wesentlicher Bedeutung zu erkennen, welche Tendenz ursächlich vorliegt und wie der vorliegende klinische Entzündungs- bzw. sklerotische Prozeß gesamthaft zu beurteilen ist.

Primär entzündliche Prozesse liegen vor allem bei Kinderkrankheiten und Krankheiten im Jugendalter vor, entsprechend der in diesem Altersabschnitt vorherrschenden Entzündungstendenz. Die in der Abheilungsphase auftretende Narbenbildung, Verschorfung und die abklingenden Prozesse sind Manifestationen des einsetzenden Gegenprozesses, also ein verstärktes Wirken von zentripetalen Formkräften. Können die zentripetalen Formkräfte nicht eingreifen, so wird die Entzündung chronisch, und der Prozeß kann sich bis zur Wucherung steigern. Der Entzündungsprozeß hat sich nun verselbständigt und steht somit nicht mehr unter Kontrolle des Gesamtbezuges der höheren Wesensglieder.

Auf der anderen Seite können zentripetale Formkräfte in einem bestimmten Organ zu stark eingreifen. Es resultieren sklerotisierende Vorgänge, die zu Verhärtung und Stockung führen. Hierdurch können Ablagerungen oder Ausfällungen auftreten, die reaktiv Entzündungsprozesse hervorrufen. Insgesamt kann dieses Geschehen zu Deformierung und Zerstörung von Geweben führen.

Bei einer Therapie, die nicht allein Symptome unterdrücken will, sondern zu einer

Heilung führen soll, muß berücksichtigt werden, daß der Entzündungsprozeß eigentlich ein Selbstheilungsversuch des Organismus ist. Die Entzündung ist die Reaktion des Organismus, um z. B. die dem Krankheitsgeschehen zugrunde liegende zu starke sklerotisierende Tendenz auszugleichen. Der ursächlich vorliegende sklerotische Prozeß ist aber wiederum bedingt durch eine zu schwache Wärmeorganisation und das entsprechend nicht genügende Eingreifen der Ich-Organisation. Durch diese Schwäche können die Entzündungsprozesse oft nicht in eine Heilphase übergeführt werden. Die Ich-Organisation greift nicht genügend durchgestaltend ein, und die Entzündungsprozesse können sich verselbständigen (»entgleister Immunapparat« – im naturwissenschaftlichen Sinne). Krankheiten wie z. B. Colitis ulcerosa oder Rheumaerkrankungen lassen sich in ihrem Verlauf erst unter diesen Gesichtspunkten verstehen. Die Therapie sollte daher nicht die Entzündungsprozesse einfach unterdrücken und so die ursächliche Sklerosetendenz noch fördern, sondern in subtiler Weise versuchen, der Sklerosetendenz entgegenzuwirken und zugleich die Entzündungsprozesse unter die Kontrolle der Ich-Organisation zu bringen.

Das Verständnis von organischen Krankheiten über ihre Symptomatologie hinaus ist also auf dem Hintergrunde der Polarität von Sklerose und Entzündung möglich. Von dieser Polarität ausgehend können nach der einen Seite der Bezug zu den höheren Wesensgliedern hergestellt und nach der anderen Seite die Einzelbefunde in sinnvoll methodischer Form erhoben und bewertet werden.

Die Diagnostik von funktionellen Krankheitsdispositionen als Grundlage für das Verständnis individueller Krankheitsfälle: Hysterie und Neurasthenie

Laufen Krankheitsstörungen primär in dem Kräftebereich des Ätherleibes ab, dann treten sie als funktionelle Unregelmäßigkeiten auf, die erst in einer weiteren Phase zu den körperlichen Krankheitserscheinungen wie Sklerose und Entzündung führen können. Bei der Diagnostik von funktionellen Krankheitsstörungen befinden wir uns also zunächst auf der Ebene des Lebensleibes, des Ätherleibes.

Betrachten wir das Geschehen im Ätherleib. Wirken im menschlichen Organismus der obere und der untere Pol, d. h. das Sinnes-Nerven- und das Stoffwechsel-Gliedmaßen-System in ausgeglichener Weise, dann befindet sich der Mensch in einem Zustand, den wir Gesundheit nennen. Treten aber Disharmonien auf, so kommt es zu bestimmten Krankheitsdispositionen und funktionellen Krankheitserscheinungen, die wir als Neurasthenie oder Hysterie bezeichnen. Bei der Neurasthenie wirken die Kräfte, die vom Kopfpol zum Stoffwechselpol herunterströmen und die als Licht- und Wärmeäther bezeichnet werden, relativ oder absolut zu stark, was bestimmte funktionelle Krankheitserscheinungen auslöst. Bei der Hysterie dagegen wirken die Kräfte vom unteren Pol, dem Stoffwechsel-Gliedmaßenpol, zum oberen Pol, dem Sinnes-Nervenpol, wiederum absolut oder relativ zu stark und führen zu entgegengesetzten Krankheitsanlagen.

Die Schwierigkeit in der Unterscheidung und Beurteilung der beiden Krankheitsdispositionen besteht darin, daß bei beiden die entsprechenden klinischen Krankheitssymptome sehr ähnlich sein können. Allein an Hand der Symptomatik läßt sich oft nicht unterscheiden, ob eine hysterische oder neurasthenische Krankheitsanlage vorliegt. Zur Krankheitssymptomatik müssen daher durchwegs weitere Kriterien des Patienten, wie sein geistiges und seelisches Verhalten, dazugenommen werden, um zu erkennen, welche Veranlagung vorherrscht. So können z. B. Kopfschmerzen auf hysterischer wie auch neurasthenischer Veranlagung beruhen. Für die Beurteilung der Therapie ist es jedoch unerläßlich zu erkennen, ob eine hysterische oder neurasthenische Veranlagung den Beschwerden zugrunde liegt.

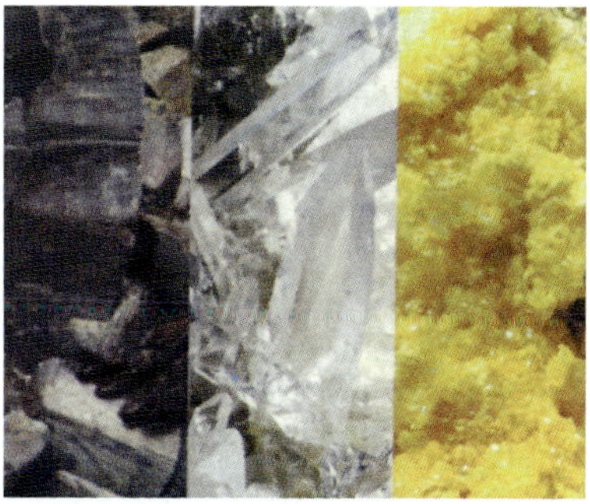

Eisen, Quarz, Schwefel (Ferrum, Quarz, Sulfur): Bestandteile des Migränemittels Biodoron/Kephalodoron.

Für die Unterscheidung der beiden Krankheitsanlagen ist es hilfreich, sich zunächst ein Gesamtbild zu erarbeiten, um die Äußerungen auf den verschiedenen Wesensebenen erkennen zu können. Wesentliche Aspekte sind hierzu in den Tabellen 1 und 2 zusammengefaßt. Die Tabelle 1 charakterisiert an einigen Beispielen das unterschiedliche Wirken des Kopfpoles gegenüber demjenigen des Stoffwechselpoles. In der Tabelle 2 sind für die verschiedenen Wesensebenen die entsprechenden Krankheiten und Heilmittel aufgeführt. Die umfassende Bedeutung der beiden Krankheitsdispositionen wird so deutlich. In den folgenden Kapiteln bzw. bei den einzelnen Monographien wird daher immer wieder auf diese Aspekte eingegangen.

Ist eine Unterscheidung an Hand der klinischen Symptomatik nicht möglich, bzw. versucht man, sie durch weitere Kriterien zu verifizieren, dann eignet sich hierfür besonders die Beurteilung des seelischen Verhaltens des Patienten. Wir wollen daher diesen Aspekt speziell herausgreifen. Auf der seelischen Ebene entsteht durch das Zusammenwirken der oberen und unteren Ätherarten die Polariät von Sympathie und Antipathie. Hier zeigt sich, wie eng der Ätherleib mit dem seelischen Verhalten verwoben ist und wie dieses damit ganz wesentliche Kriterien zur Beurteilung des Ätherleibes liefern kann. Mit dem Vorherrschen der unteren Ätherarten, also des chemischen und des Lebensäthers, wird die Seele von Kräften durchzogen, die Sympathie zur Umwelt entstehen lassen bzw. verstärken. Der Patient zeigt eine optimistische Grundeinstellung zur Welt. Steigern sich die unteren Ätherkräfte in ihrem Wirken nach oben, wie dies im Krankheitsfalle auftreten kann, dann verwandelt sich die Sympathie in Euphorie. Mit der Zeit kann sich dieser Zustand wiederum erschöpfen und sich in sein Gegenteil verkehren. Die euphorische Phase wird durch eine Phase der Niedergeschlagenheit und der Erschöpfung abgelöst.

Herrschen dagegen beim Patienten die oberen Ätherarten – der Wärme- und der Lichtäther – vor, dann wird die Seele mit antipathischen Gefühlsregungen durchzogen. Der Patient kennzeichnet sich durch eine pessimistische Grundeinstellung und durch ein distanziertes Verhalten zur Umwelt aus. Der so veranlagte Mensch ist überkritisch, kann nichts »schlucken«, erlebt seine Umwelt in psychischer Kälte. Er neigt zur Introversion, ist eher phantasielos, nüchtern-klar.

Ein Ungleichgewicht der beiden Pole zueinander erschwert das eigentliche Identitätserleben im Menschen, welches sich erst in der Gefühlsmitte durch ein ausgeglichenes Ineinanderwirken der oberen und unteren Ätherarten entwickeln kann. Bei beiden Abweichungen entsteht daher im Gefühl eine Unsicherheit im Erleben der eigenen Identität. Dies führt häufig zu kompensatorischen Reaktionen, um das Ich-Sein, die eigene Identität, dennoch erleben zu können. Hierbei können z. B. besondere Reizmittel und Süßigkeiten für den Gaumen zu Hilfe genommen werden. Der Hysteriker wird Schokolade bevorzugen, während der Neurastheniker eher Verlangen nach sauren oder scharf gewürzten Speisen zeigt. Im Seelischen selber entstehen kompensatorische Verhaltensweisen, die sich beim Hysteriker vor allem durch Anhänglichkeit, wenn nicht sogar Hörigkeit gegenüber bestimmten Menschen äußern. Beim Neurastheniker wird man dagegen eher feststellen, daß er gern bestimmte Menschen vor anderen bloßstellt. Indem er andere erniedrigt, fühlt er sich selber erhöht. Beide Verhaltensweisen bezwecken, zu einem gesteigerten Ich-Erlebnis zu kommen, um den eigenen Mangel im Ich-Erleben zu kompensieren.

Ein Vergleich zur traditionellen chinesischen Medizin zeigt, daß die beiden Krankheitsanlagen Hysterie und Neurasthenie analog das beinhalten, was in dieser Medizin unter Yin/Yang verstanden wird. Die oberen Ätherarten entsprechen dem Wirken der Yang-Ströme und die unteren dem der Yin-Ströme. In der Regel haben beim Mann die oberen Ätherarten gegenüber den unteren Übergewicht, bei der Frau ist es umgekehrt. Folglich treten neurasthenische Erkrankungen häufiger beim Mann als bei der Frau auf, wogegen hysterische Erkrankungen häufiger bei der Frau als beim Mann zu beobachten sind. Entsprechend werden in der traditionellen chinesischen Medizin die Yang-Ströme dem Männlichen und die Yin-Ströme dem Weiblichen zugeordnet.

Beispiele zur Charakterisierung der Krankheitsanlage Hysterie

Die Stoffwechselprozesse werden bei der Verdauung in ihrer Vitalität und Eigendynamik von den Kräften des oberen Nerven-Sinnes-Systems begrenzt. Geschieht dies zu schwach, so entwickelt sich eine zu starke Vitalität im Stoffwechselbereich, insbesondere in der Verdauung. Dieses Geschehen spielt sich zunächst rein im funktionellen Kräfteverhältnis ab und führt erst bei Belastung zu Unregelmäßigkeiten wie z. B. Motilitätsstörungen des Darmes, Blähungen, Durchfall oder allgemeinem Unwohlsein.

Wenn im Organismus insgesamt die Vitalität und die Eigendynamik der Stoffwechselprozesse in ungenügender Weise durch die Sinnes-Nerventätigkeit begrenzt und gestaltet werden und die rhythmische Mitte zwischen beiden Polen keinen Ausgleich mehr zu bewirken vermag, können die Stoffwechselprozesse auch dort überhandnehmen, wo eindeutig Nerven-Sinnes-Tätigkeit vorherrschen sollte, nämlich im Gehirn. Stoffwechselprozesse können dann zu stark in den Kopf hinaufwirken, und es entstehen reaktiv die Beschwerden einer Migräne. Im Flimmerskotom äußert sich die Überflutung des Nerven-Sinnessystems mit humoraler Stofflichkeit, und es kommt zur Entzündung und Ödembildung in bestimmten Bezirken des Gehirns und damit z. B. zum passageren Sehausfall. Mit Beginn der Schmerzphase treten diese Symptome meist zurück. Der Schmerz ist Ausdruck der nun reaktiv und zu tief eingreifenden Kräfte des oberen Poles, die das Gleichgewicht wiederherzustellen versuchen, womit z. B. der Krampf und das Erbrechen verbunden sind.

Aus den bisherigen Ausführungen wird verständlich, daß mit der Migräne, wie bei jeder anderen inneren Krankheit, auch bestimmte seelische Verhaltensweisen verbunden sein müssen. Diese können sehr vielseitig sein, aber bestimmte charakteristische Tendenzen sind doch erkennbar. Zunächst ist zu bemerken, daß Frauen viel stärker und häufiger an Migräne erkranken als Männer. Da bei Frauen von Natur aus die unteren Ätherarten überwiegen, kann hier leichter als bei Männern ein Ungleichgewicht im Sinne der Hysterie entstehen und eine Migräne ausgelöst werden. An der Charakterisierung der seelischen Eigenschaften der Frau gegenüber dem Mann würde man daher bereits auch die Migränepatienten in ihrem allgemeinen seelischen Verhalten beschreiben.

Damit wird das breite Spektrum des Verhaltens der Migränepatienten deutlich, wie auch die Schwierigkeit, dieses spezifisch zu erfassen, wenn es überhaupt innerhalb der hysterischen Erkrankung für die Migräne ein spezifisch seelisches Verhalten gibt. Die folgenden Hinweise beschreiben Verhaltensweisen, die auch bei anderen hysterischen Erkrankungen anzutreffen sind. Die Migränepatienten sind weniger abgegrenzt zur Umwelt, emotional verletzlicher und z.T. auch seelisch unausgeglichener als gesunde Menschen. Die Extraversion des Migränepatienten führt dazu, daß er eher kontaktfreudig ist und sich in Gesellschaft wohl fühlt. In seinem Verhalten zeigt er etwas Verbindliches und selten Aggressionen. Im typischen Falle kann bei der Anbahnung eines Migräneanfalles ein verstärkter Aktivitätsdrang und ein eher euphorisch geprägtes Verhalten auftreten. Bei längerer Erkrankung ändert sich oft das charakterisierte Verhalten grundlegend, und der Patient leidet dann mehr unter depressiven Verstimmungen. In diesem Falle ist es bedeutsam zu wissen, wie der Patient sich vor seiner Erkrankung verhalten hat.

Rudolf Steiner hat als beispielhafte Erkrankung zum Verständnis der Hysterie die Tuberkulose angegeben. Die prinzipielle Natur dieser Erkrankung für das Verständnis der Hysterie wurde ebenfalls z. B. von dem Homöopathen T. Kent – unter ganz anderen Voraussetzungen als bei Rudolf Steiner – intuitiv erkannt. Er hat das Krankheitsbild der Hysterie durch Erstellen des Arzneimittelbildes zur Nosode Tuberkulinum in Selbstversuchen und durch therapeutische Erfahrungen erarbeitet. In diesem Arzneimittelbild sind alle die Erkrankungen aufgeführt, die durch ein absolutes oder relatives Übergewicht der unteren Ätherarten gegenüber den oberen Ätherarten bedingt sind und belegen damit quasi experimentell, welche Krankheitsformen zur Hysterie im anthroposophischen Sinne zu zählen sind. Hierdurch bestätigt sich der Hinweis Rudolf Steiners auf die zentrale Rolle der Tuberkulose zum Verständnis der Hysterie, was auf den ersten Blick nicht offensichtlich ist.

Beispiele zur Charakterisierung der Krankheitsanlage Neurasthenie

Bei Überwiegen des Nerven-Sinnespoles herrschen im Organismus die Prozesse der Sinnestätigkeit gegenüber denen des Stoffwechsels vor. Diese Disposition liegt z. B. dem Heuschnupfen zugrunde. Durch das übermäßige Vorherrschen der peripheren Sinnestätigkeit und deren ungenügender Paralysierung durch Stoffwechselprozesse besteht beim Heuschnupfen lokal an den Nasen- und Augenschleimhäuten eine erhöhte Empfindlichkeit. Bei besonderer Belastung, z. B. durch Blütenpollen im Frühling, reagiert der Organismus mit Entzündung und wäßriger Sekretion in diesen Gebieten.

Die Entzündungsprozesse und die starke Sekretion stellen also nicht das primäre Krankheitsgeschehen dar, sondern allein die reaktiven Symptome. Die Grundlage, auf der sich der Heuschnupfen entwickeln kann, ist ein funktionell-dynamisches Geschehen, das in einem übermäßigen lokalen Wahrnehmungsvermögen infolge eines nicht ausgeglichenen Vorherrschens von Sinnes-Nerventätigkeit gegenüber den Stoffwechselprozessen besteht. Hierzu entspricht auf der seelischen Ebene folgendes Verhalten: Der Heuschnupfenpatient weist ein schnelles Reaktions- und Auffassungsvermögen auf und ist u. U. sehr schlagfertig. Gemäß den antipathischen Grundkräften des oberen Poles hat er eine eher pessimistische Einstellung zur Umwelt, wie wir dies bereits als allgemeines Charakteristikum des Neurasthenikers ausgeführt haben. Vor allem Erregbarkeit und Nervosität sind zu beobachten. Auffallend ist auch oft die reichliche Schweißabsonderung bei kühler und feuchter Haut. Häufig klagt er über kalte Hände und Füße sowie Frösteln im Rücken.

Bei genauer Beobachtung wird deutlich, daß die Sinnestätigkeit nicht nur beim Heuschnupfenpatienten, sondern überhaupt beim Neurastheniker – bei ihm ohnehin intensiviert – die verstärkten Ausscheidungs- und Abbauprozesse des Organismus bedingt. Mit den in ihrer Eigenheit gesteigerten Sinnestätigkeiten tritt im ganzen Organismus eine vermehrte Abscheidung auf. Nicht nur die Schleimhäute des Magen-Darmtraktes sind hiervon oft betroffen, sondern z. B. auch die der Nase und der Augen (Bindehaut-Entzündungen), wodurch allergische Erkrankungen mit starker Sekretion, wie der bereits erwähnte Heuschnupfen, auftreten können. Ebenso können die Schleimhäute des Urogenitaltraktes in Mitleidenschaft gezogen werden mit entsprechenden Krankheitsbildern in den Nieren und/oder der Gebärmutter. Kommt es zur chronischen Phase, manifestieren sich Organerkrankungen mit Verhärtungsprozessen.

Tabelle 2

Unterscheidung von Krankheitsbildern und Heilmitteln unter dem Aspekt Hysterie / Neurasthenie

Hysterie	**Neurasthenie**
Nerven-Sinnespol/Geistiger Bereich/ Weltwahrnehmung, Weltanschauung und Einstellung	
Extraversion; Vertreter der oberen Weltanschauungen; Verlebendigung	Introversion; Vertreter der unteren Weltanschauungen; Kühle, Wachheit

der Sinne	der Sinne
Seelischer Bereich	
Sympathie zur Umwelt; Distanzlosigkeit; Großzügigkeit; romantisch; geduldig, optimistisch; euphorisch; lustbetont; mit sexuell getönter Symptomatik; Wahnsinn; ideenflüchtig; verliert sich in Einzelheiten	Antipathie zur Umwelt; Distanziertheit; pedantisch; kühl; nüchtern; aggressiv; Schwarzseher; fürchtet drohende Gefahr, exzessive Nervosität; Mißmut; Depression; Angst; Zwangsneurose
Funktioneller Bereich	
Nachtschweiß; Schweiß bei geringer physischer Anstrengung; Hypotonie; Durchfall; Reizhusten; Herzklopfen; Arrhythmie; Müdigkeit; Migräne; Schulkopfschmerz; Aphonie; Bettnässen; Zähneknirschen im Schlaf (Bruxismus)	übelriechender Tagesschweiß; Asthma, bei Kindern vor allem nachts; nachts schlaflos; morgens müde; Verstopfung; plötzlich kommende und gehende neuralgische Schmerzen; Empfindlichkeit gegen Luftzug; Zähneknirschen im Wachzustand; irritables Kolon
Prozessual-organischer Bereich	
Allergische Reaktionen vom Spättyp; zellulär betonte Immunantwort; Allergien in Verbindung bakterieller und virusbedingter Infektionen; Tuberkulose; Aids; Kontaktekzeme; Impetigo; Morbus Hodgkin; Chronische Lymphatische Leukämie; Lupus erythematodes; Psoriasis; schuppende und juckende Ekzeme; Bronchitis; Angina; Akne; Akne rosacea; Colitis ulcerosa; Pubertätsgingivitis; Parodontose; Vitiligo; Iritis; Keratitis; Basedow; Ulcerationen am Kehlkopf; aufsteigende Harnwegsinfekte; Fettleber; Pyelonephritis; Morbus Boeck; Diabetes	allergische Reaktionen vom Soforttyp, Typ I; Atopie; humoral betonte Immunantwort; Heuschnupfen; Urticaria; Neurodermitis; nässende Ekzeme; Windeldermatitis; Gesäßekzeme; Sinusitis mit Verstopfung der Nase; Bleichsucht und schlechtes Gedeihen der Kinder; Morbus Crohn; Cox-Gonarthrose; Glomerulonephritis; Pemphigus vulgaris; Morbus Bechterew; Erythema nodosum; Gehörsturz; rheumatoide Arthritis; Thyreoiditis

Modalitäten	
Besserung durch Bewegung; schlimmer durch die geringste geistige Anstrengung; besser im Gebirge; Besserung in Gesellschaft; Eiweißnahrung verschlechtert; Kohlenhydraternährung bessert	besser durch Ruhe; besser durch geistige Anstrengung und Konzentration; besser am Meer; Besserung wenn allein; Kohlenhydrate; Verschlimmerung durch Berührung
Konstitution	
Phosphor-, Sulfur-, Ferrum-, Aurum-Konstitution, gezähnelte Schneidezähne	Conchae-, Arsen-, Plumbum-, Quarz-, Natrium muriaticum-, Fluor-Konstitution

Unterscheidung der Heilmittel unter dem Aspekt Hysterie / Neurasthenie	
Hysterie	**Neurasthenie**
Heilmittel-Kompositionen (Solutio »Prozeß-Präparate«) Rhus toxicodendron; Ferrum; Ferrum hydroxydatum; Sulfur; Phosphorus; Rosmarinus; Melissa; Betonica; Pulsatilla; Lycopodium; Cyclamen; Dulcamara; Mercurius; Aurum; Absinthium/Resina Laricis; Berberis aquifolium; Bufo Rana (Formica); Bryophyllum; Astragalus exscapus; Lachesis	Heilmittel-»Substanzpräparate« (z. B. Gencydo) Calcium/Conchae; Staphisagria; Cactus grandiflorus; Quarz; Bryonia; Bismutum; Thuja; Arsenicum album; Realgar; Aconitum napellus; Nux vomica; Natrium muriaticum; Plumbum; Apis; Apis cum Levistico; Argentum nitricum; Fluor; Barium; Acida; Stannum; Gencydo; Prunus spinosa; Kalium bichromicum; Myrrhe; Sepia; Succinum; Aesculus; Magnesium; Fluor; Spigelia; Asa foetida; Formica

Die methodische Charakterisierung funktioneller Störungen als individuelle Diagnostik

Funktionelle Krankheiten entstehen also in einem gestörten Spannungsverhältnis zwischen oberem Sinnes-Nervenpol und unterem Stoffwechselpol. Dieses Spannungsverhältnis beinhaltet beim gesunden Menschen ein jeweils für Alter und Individualität spezifisch dynamisches Gleichgewicht, beim kranken Menschen weist es dagegen zunächst rein im Funktionellen ein Ungleichgewicht in die eine oder andere Richtung auf; bei Belastungen kann dann reaktiv eine entsprechend entgegengesetzt ausgerichtete Krankheitssymptomatik auftreten. Der einzelne Krankheitsfall kann nur unter Berücksichtigung dieser Dynamik richtig diagnostiziert und behandelt werden. Dies geschieht so, daß auf der einen Seite die klinischen Symptome exakt als Einzelbefunde erhoben und auf der anderen Seite diese innerhalb des gesamtheitlichen Bezuges unter dem Aspekt der Polarität von »Hysterie« und »Neurasthenie« beurteilt werden.

Während die Einzelbefunde sich mit naturwissenschaftlicher Methodik und Exaktheit erheben lassen, müssen bei der Beurteilung ihrer Beziehung zum Kräftewirken der Pole »Hysterie« und »Neurasthenie« direkte, gesamtheitliche Erkenntnismethoden angewandt werden. Dieses Vorgehen stellt die adäquate Methode dar, um den Menschen als seelisch-geistiges Wesen, wie er sich in seiner Form, Gestalt, seinen Funktionen und Tätigkeiten äußert, auch im Krankheitsfalle methodisch erfassen zu können.

Wirken die funktionellen Unregelmäßigkeiten zu stark oder zu lange, so können sie in entsprechende organische Erkrankungen übergehen.

Die Diagnostik der Seelenkonfiguration und der entsprechenden Erkrankungsmöglichkeiten

Wir kommen nun zur dritten Ebene im Wesensgliedergefüge, dem Seelischen, wo die Kräfte der Sympathie und Antipathie wirken. Wir haben schon im Kapitel über Neurasthenie und Hysterie dargestellt, wie funktionelle Störungen immer mit bestimmten seelischen Verhaltensweisen verbunden sind. Damit haben wir bereits wesentliche Aspekte der seelischen Dynamik im Organismus geschildert. Es sollen nun weitere seelische Elemente betrachtet werden, und auch hier wird sich zeigen, wie eng das Seelische mit den anderen Wesensebenen verwoben ist. Auch wenn wir nun die Seelenkräfte in den Mittelpunkt stellen, müssen wir uns immer bewußt sein, daß sie umgewandelte Gestaltungs- und Organkräfte sind. Also die Kräfte, die unser Denken, Fühlen und Wollen ermöglichen, waren ursprünglich als Aufbauprozesse des Körpers und seiner Organe tätig. In dem Moment, wo der Aufbau einen gewissen Abschluß erreicht hat, können sich diese Kräfte in seelische Fähigkeiten umwandeln. Aus diesem Grunde werden wir zur Beschreibung der Seelenkonfiguration auch immer wieder auf Organprozesse verweisen und die entsprechenden Beziehungen schildern.

Die Farbe unserer Seelenstruktur wird von den Kräften des Charakters bestimmt und ist durch bestimmte Grundkräfte des Astralleibes bedingt, welcher seine besondere individuelle Entwicklung zwischen dem 14. und 21. Lebensjahr erfährt. In dieser Phase wird das Innenleben wie das Verhalten nach außen in hohem Maße durch die Gestaltung des Astralleibes gemäß der Veranlagung geprägt, wie der Mensch sie schicksalsmäßig von Geburt an mitbringt. In seiner Gestaltung wird der Astralleib beeinflußt durch die Siebenheit der Planeten – Saturn, Jupiter, Mars, Sonne, Venus, Merkur, Mond –, und entsprechend der besonderen Ausprägung können somit sieben Charaktertypen unterschieden werden. Nach den Forschungen Rudolf Steiners sind die meisten Menschen von einem bestimmten Planeten geprägt, so daß der Betroffene den entsprechenden Charaktertyp aufweist. In einzelnen Fällen kann ein Charakter auch durch intensives Zusammenwirken mehrerer Planeten geprägt sein. Um das Besondere eines Charakters zu erkennen, ist es wichtig, zwischen Temperament und Charakter zu unterscheiden. Einzelne Charaktertypen gleichen nämlich einem bestimmten Temperament, wie beispielsweise der Saturntyp (Charakter) dem Melancholiker (Temperament). Auch kann der Charaktertypus in seiner bestimmten Qualität durch ein gleichgerichtetes Temperament verstärkt werden, während er durch ein entgegengesetztes überdeckt wird. So betont das melancholische Temperament einen Saturncharakter, während das sanguinische ihn ganz oder zeitweise überdecken, scheinbar sogar aufheben kann. Da dem Temperament eine bestimmte Struktur des Ätherleibes zugrunde liegt, beinhaltet es u. a. auch ein pulsierendes Zeitelement. Es kommt daher mehr in spontanen Reaktionen zum Ausdruck. Der Charakter dagegen ist dem Astralleib verwoben und besitzt dadurch eine Stimmungsqualität, in welcher sich das Ich bewußt manifestieren kann. Der Charakter beeinflußt bewußte Entscheidungen, die für die Biographie bedeutsam sind. Daher werden Lebenskonflikte, die im Beruf oder in der Partnerschaft entstehen und von schicksalshafter Bedeutung sein können, mehr durch die Charakterveranlagung bestimmt als durch das Temperament.

Während das Temperament vor allem am Augenausdruck eines Menschen erkannt werden kann – es blickt gleichsam durch die Augen nach außen –, findet der Charakter seinen besonderen Ausdruck in der Stimme und kann an dieser wahrgenommen werden. Sie ist daher ein wichtiges Element, um eine Seelenstruktur zu erfassen und sollte diagnostisch viel stärker berücksichtigt werden, als dies heute üblicherweise der Fall ist.

Betrachten wir nun die einzelnen Charaktertypen, beginnend mit dem Saturntypus. Seine Seelenstruktur wird besonders durch die in seinem Organismus wirkenden Bleiprozesse geprägt. Er zeichnet sich aus durch Treue, begriffliches Denken und Tiefsinnigkeit. Seine ernste Seelenstimmung sucht in allem nach dem Sinn. Dabei erfaßt er stets schnell das prinzipiell Wesentliche einer Situation, aber die Gefahr besteht, daß er seine offensichtliche Bedeutung für die alltäglichen Belange und ihre Vielfältigkeit nur abstrakt und damit wirklichkeitsfremd erlebt.

Ein Beispiel für die Wirklichkeitsentfremdung des Saturntypus ist der Fachspezialist. Dieser übersieht sein Fachgebiet souverän und weiß eine Menge mehr oder weniger wichtiger Einzelheiten, doch in alltäglichen Belangen ist er oft hilflos und verloren. Er möchte – gelegentlich in pedantischer Weise – allem auf den Grund gehen und vertritt meist seine Ansichten äußerst konsequent. Dabei nimmt er auf ungewohnte Umstände keine Rücksicht und kann so leicht in ein rechthaberisches Gehabe verfallen. Mit der Zeit kann ihm die Umwelt nichts mehr recht machen, und er hat an allem etwas zu kritisieren.

Sein Gemüt ist niemals sorglos, fröhlich, unbekümmert jung, sondern immer, von Kind auf, von Ernst, Tiefe und Verantwortungsgefühl geprägt. Durch die Abstraktheit seiner Vorstellungswelt erkaltet jedoch mit der Zeit sein Gefühlsleben, und es kommt zu Kontaktarmut und innerer Einsamkeit. Wenn aber der Saturntypus sich mit der ideellen Seite der Welt zu verbinden und seine eigenen Probleme zurückzustellen vermag, dann entwickelt er eine große Begeisterungsfähigkeit und nimmt zur Verwirklichung seiner Ideen Opfer bereitwillig auf sich.

Entgegengesetzt dem Saturntypus verhält sich der Mondentypus, der besonders von den im Organismus ablaufenden Silberprozessen beeinflußt wird. Bei ihm sind es nicht abstrakte Begriffe, Prinzipien oder Ideen, in welchen seine Seele aufgeht, sondern Bilder, Situationen und Phantasien. Überbordende Phantasiekräfte prägen sein Seelenleben. Dieser Menschentypus hat etwas Gedeihliches an sich. Er ist sehr naturverbunden und liebt Tiere und Kinder. Dem Familienleben ist er darum besonders zugetan, weil die Familie für seine Seele etwas Konkretes, ihn Erfüllendes bedeutet. Er kann die wunderbarsten Geschichten erzählen, kann sich auch vollständig in die Kinderwelt hineinleben. Überhaupt erlaubt ihm seine Phantasie, fremde Situationen in äußerst lebendiger Weise nachzuempfinden. Eine solche Veranlagung neigt aber auch dazu, sich eine Phantasiewelt zu erbauen, welche die eigenen bewußten und unbewußten Sehnsüchte und Wünsche zum Inhalt hat. Damit begibt sich der Mensch im Grunde jedoch in eine Scheinwelt. Deshalb ist es auch die Welt der Medien, besonders Film und Fernsehen, welche den Mondentypus in besonderer Weise ansprechen. Diese Scheinwelt kann sogar zum Lebensinhalt werden; der Mondentypus wird dann danach streben, selbst im »Zentrum des Glamours« zu stehen. Die Gefühlswelt hat so nur sich selber zum Mittelpunkt, und wiederum entsteht Isolierung gegenüber den Mitmenschen, die innere Einsamkeit und Leere nach sich zieht.

Werden dagegen die Silberkräfte vom Ich in der richtigen Weise – als bildhafter Ausdruck geistiger Potenzen – ergriffen, nicht nur als Wunschträume oder Abdrücke der Außenwelt, dann können sie in schöpferische Kräfte umgewandelt werden. Der Begeisterungsfähigkeit des Saturnmenschen entsprechen beim Mondcharaktertypus die schöpferischen Kräfte. Hierbei kann wirkliche Gefühlswärme entstehen, die die Scheinwelt überwindet und dem Menschen wieder einen erfüllenden Lebenssinn gibt.

Beim Jupitertypus treten neue Motive in den Vordergrund des Seelenlebens, das hier von zwei polaren Aspekten geprägt ist. Die Zinnprozesse im Organismus veranlagen das abwägende Denken und eine damit verbundene Urteilsfähigkeit. Unter ihrem Einfluß entwickelt sich der ausgewogene Charakter, der nicht Empfindungen hingegeben ist, sondern besonnen zu handeln vermag. Ausgeglichenheit im Denken, Fühlen und Wollen ist somit charakteristisch für den Jupitertypus. Diese Ausgewogenheit ist jedoch nicht selbstverständlich, sie muß errungen werden, und zwar durch die Aktivität des Ich zwischen entgegengesetzten Seelenkräften. Im Denken sind solche beispielsweise Intellektualität und Intuition; befinden diese sich im Gleichgewicht, dann können sie sich zu weisheitsvoller Einheit ergänzen. Wenn es aber dem Jupitermenschen nicht gelingt, zwischen den polaren Kräften seiner Seele einen Ausgleich zu schaffen, dann kann z. B. die Intellektualität die Oberhand gewinnen und allein bestimmend werden. Da zudem der Jupitercharakter besonders befähigt ist zum Denken, erlebt er in diesem Fall in der Intellektualität seine Überlegenheit über andere, und in seinem Seelenleben können sich Gefühle der Arroganz, Anmaßung, Überheblichkeit einschleichen. Er kann herrschsüchtig werden und das Recht auf Machtausübung als selbstverständlich beanspruchen. Dies ist eine Schattenseite des Jupitercharakters und das eigentliche Krisenmotiv in der Biographie eines solchen Menschen.

Beim Merkurtypus geht es nicht um den Ausgleich zweier polarer Seeleninhalte, sondern um ihren Austausch und ihre Verwandlung. Entsprechend weist dieser Charakter äußerste Wechselhaftigkeit auf. Er schlüpft sozusagen in immer neue Rollen und kann ohne weiteres entgegengesetzte Standpunkte gleichzeitig einnehmen. Dies ist aber auch die Grundlage dafür, daß er besondere vermittelnde Fähigkeiten entwickeln kann. Er vermag, wenn er sich nicht in den verschiedenen Rollen verliert, hinter den wechselhaften und wandelbaren Gegebenheiten das Wesentliche zu erleben. Aus dieser Seelenqualität heraus kann sich bei ihm der echte Humor bilden, der befreiende Eigenschaften besitzt.

Im Gegensatz zum Jupitercharakter versucht beim Merkurtypus nicht, eine äußerliche Seelenveranlagung die inneren Seeleninhalte zu beherrschen und dadurch den Menschen sich selbst zu entfremden, sondern hier bleiben die beiden unterschiedlichen Seelenveranlagungen nebeneinander bestehen. Der Merkurcharakter führt ein Tag- und ein Nachtleben, wobei er jeweils seine polaren Seelenveranlagungen auslebt. Er hat gleichsam zwei Seelen in seiner Brust.

Beim Marstypus, der die Eisenprozesse in seinem Organismus besonders stark ausgebildet hat, und beim Venustypus, der insbesonders von den Kupferprozessen beeinflußt wird, richten sich die Seelenmotive ganz auf die Außenwelt, sie hinnehmend oder sie gestaltend. Dabei ist der Charakter des Marstypus durch Aggressivität geprägt; er ist der Willensmensch schlechthin, der sich unter allen Umständen behaupten will. Er greift initiativ in die Umwelt ein, um sie nach seinen Ideen zu verwandeln; er braucht die Umwelt sozusagen als Widerstand, um seine Gestaltungskräfte entfalten zu können. Wie das Eisen erst durch den Kohlenstoff hart und zu Stahl wird, so braucht der Eisenmensch die Widerstände, den Kampf, um seinen Willen zu stählen. Hierbei läßt er sich jedoch leicht von seinem Selbstbestätigungsdrange fortreißen, und es fehlt ihm häufig an Objektivität, um seine eigenen, meist nüchtern-banalen Motive zu durchschauen. Er provoziert Widerstände um ihrer selbst willen, wird so zum Haudegen, der sich überall Feinde schafft.

Auch beim Venuscharakter steht die Beziehung zur Umwelt im Mittelpunkt des Seelenlebens, nur in vollkommen anderer Weise. Nicht Selbstbehauptung, sondern Selbsthingabe ist bei ihm das Leitmotiv der Seele. Durch den Einfluß der Venussphäre lebt in seiner Seele eine Ahnung von göttlicher Vollkommenheit und Schönheit und bedingt ein unstillbares, hingebungsvolles Sehnen danach. Aber die Sehnsüchte des Venustypus können durch die trivialen Versuchungen aus der Alltagswelt usurpiert werden. Seinen Seelenkräften fehlt häufig die Objektivität, er läßt sich viel zu gerne täuschen und erkennt nicht die Gefahr der Versuchung als solche.

Das gemeinsame Seelenmotiv dieser beiden Charaktere ist daher die ständige Gefährdung der Selbstseinsbewahrung. Beide wenden sich der Umwelt voll zu, ja, leben in dieser Zuwendung zur Umwelt. Darum ist ein ständiges Bemühen, in der Zuwendung nicht das Selbst zu verlieren, für diese beiden Menschentypen unabdinglich.

Während also beim ersten Planetenpaar (Saturn – Mond) Zentrum bzw. Hülle für die geistige Ich-Wesenheit geschaffen wird, beim zweiten Paar (Jupiter – Merkur) dieser abgeschlossene und einheitliche Bereich sich in innere und äußere Gegensätze formiert und beim dritten Paar (Mars – Venus) der Austausch zwischen der Innen- und der Außenwelt gewährleistet ist, faßt schließlich der Sonnentypus in seiner Charakterveranlagung diese drei Aspekte zusammen und überbrückt sie. Dies ist möglich, weil hier Zentrum und Umkreis zusammenfallen.

Der Sonnenmensch, der geprägt ist durch die in seinem Organismus besonders aktiven Goldprozesse, besitzt die Kraft, aktiv und engagiert als soziales Wesen in die Umwelt einzugreifen. In ihm wirkt pulsierende Wärme, die sich zur Hitze steigern, aber auch an der eigenen Substanz zu stark zehren und in die Erschöpfung, vor allem im seelischen Bereich, führen kann. Dazu kommt, daß die Goldprozesse zunächst mehr auf die äußerliche Seite der Dinge Einfluß nehmen. Daher richten sich bei aller Aktivität für Umwelt und Mitmenschen seine Wünsche doch auf Geltung und Anerkennung für die eigene Person. Er identifiziert den Wert des eigenen Selbst gleichsam mit dem des Goldes, das er als Anlagewert anhäufen kann. Dieser Charaktertypus fühlt sich als Teil seines Werkes. Alles, was er mitaufgebaut hat, ist sozusagen ihm zugehörig, weil er in den Aufbauprozeß ganz eingegangen ist. Scheitert sein Werk, dann fühlt sich der Sonnentypus selber im Innersten zerstört. Dies stürzt ihn in die Verzweiflung, und er fällt dabei häufig in eine tiefe Depression. Dem sozialen Umfeld besonders verbunden, will der Sonnenmensch gestalterisch in die sozialen Verhältnisse eingreifen, dies aber in anderer Weise als der Marstypus. Da er sich selbst als Mittelpunkt des sozialen Geschehens fühlt, wirkt er immer von innen heraus auf die sozialen Verhältnisse ein. Als Teil des Ganzen muß er sich auch selber verändern, wenn die Verhältnisse sich bessern sollen. Innenraum bedeutet hier zugleich Außenwelt, und somit ist eine Brücke zwischen den Charakterveranlagungen der verschiedenen geschilderten »Metallpaare« geschlagen.

Die Diagnostik auf der Geistesebene und der entsprechenden Erkrankungen

Wenn wir uns mit der Diagnostik der Geistessymptomatik befassen, dann sind nicht in erster Linie psychiatrische Erkrankungen gemeint, sondern sie wird bei jeder Erkrankung als ein Wesensaspekt des Menschen mitberücksichtigt. Hierbei muß es sich nicht um eigentlich krankhafte Symptome im schulmedizinischen Sinne handeln, sondern es geht vor allem um ihre Charakterisierung und damit um ihren Bezug zur Wesenheit des Patienten. Wie bei der Beurteilung der Seelenkonfiguration ist zudem bei der Diagnostik der Geistessymptomatik zu berücksichtigen, daß die geistigen Fähigkeiten ebenso wie die seelischen umgewandelte Gestaltungskräfte des Organismus sind. Während die Seelenkräfte vor allem durch die Metamorphose von Organkräften bedingt werden, besteht auf der geistigen Ebene die entsprechend enge Beziehung zur Konstitution; eine bestimmte Körperkonstitution zieht also eine entsprechende Geisteshaltung nach sich.

Wir haben anfangs angedeutet, daß auf der Geistesebene des Menschen die Polarität von Extraversion und Introversion das Spannungsfeld abgibt, auf dem sich die Dynamik der Geisteshaltung abspielt. Hiermit ist gemeint, daß der Mensch in seiner geistigen Lebenshaltung sich gleichzeitig der Umwelt zuwendet und dabei auch jeweils eine entgegengesetzte Haltung einnimmt, bei der er sich auf die Wahrnehmung der eigenen geistigen Tätigkeiten konzentriert. Je nachdem, in welcher Richtung er seinen Schwerpunkt setzt, wird man sein Verhalten als extravertiert oder introvertiert bezeichnen. Dies sind zwei Geisteshaltungen, die zunächst unterschieden werden können. Für die Therapiefindung genügt dies jedoch nicht, sondern hier muß wesentlich weiter differenziert werden. Im folgenden werden wir hierbei das methodische Vorgehen kurz ansprechen.

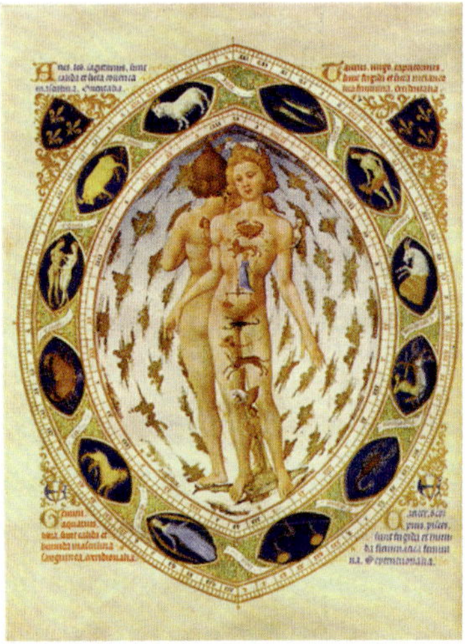

Der Mensch im Kräftefeld der Tierkreisbilder. Buchmalerei aus dem »Stundenbuch« des Herzogs von Berry, 15. Jahrhundert.

Nach Rudolf Steiner können die Geisteshaltungen des Menschen in zwölf Typen eingeteilt werden, die er die zwölf Weltanschauungen nennt. Die Wahrnehmungen und Denkgewohnheiten eines Menschen lassen sich danach also einer der zwölf Weltanschauungen zuordnen. Diese Weltanschauungen hat Rudolf Steiner wie folgt bezeichnet: Idealismus, Rationalismus, Mathematismus, Materialismus, Sensualismus, Phänomenalismus, Realismus, Dynamismus, Monadismus, Spiritualismus, Pneumatismus und Psychismus. Die zwölf Weltanschauungen ergeben zusammen ein umfassendes Bild der Welt. Jede einzelne dieser zwölf Weltanschauungen ist ein Standpunkt, der durchaus berechtigt ist, aber eben nur einen Teilausschnitt der Welt wiedergibt und der Ergänzung durch die übrigen Weltanschauungen bedarf. Der jeweilige Standpunkt ist für den betroffenen Menschen jedoch meist so selbstverständlich, daß er sich dessen Einseitigkeit gar nicht bewußt wird. An zwei Beispielen soll aufgezeigt werden, welche Symptome und Verhaltensweisen sich aus einer bestimmten Weltanschauung ergeben.

Die Weltanschauungen hat Rudolf Steiner den Tierkreiskräften zugeordnet. Die oberen Tierkreiskräfte, also diejenigen vom Widder bis zum Skorpion, bedingen dabei die Weltanschauungen, die mehr der äußeren Welt zugewendet sind, und die Menschen, die diese Standpunkte einnehmen, können als extravertiert bezeichnet werden. Die unteren Tierkreiskräfte stehen zu den Weltanschauungen in Beziehung, die sich mehr auf die eigene Geistestätigkeit konzentrieren und als introvertierte Denkarten charakterisiert werden können.

Wie auf der seelischen Ebene, so stehen auch hier einseitige Ausprägungen mit bestimmten Krankheitsbildern in Beziehung. Wird in bestimmter einseitiger Weise die Welt wahrgenommen und werden entsprechende Denkgewohnheiten gebildet, dann bedeutet dies – wie wir es wiederholt ausgeführt haben –, daß sich die jeweiligen konstitutionellen Kräfte vermehrt in die entsprechende Geisteshaltung metamorphosiert haben und so Anfälligkeiten für bestimmte Erkrankungen nach sich ziehen können. Daher eignet sich auch diese Ebene zur Therapiefindung, und wegen ihrer hierarchischen obersten Stellung ist sie hierfür von besonderer Bedeutung. Die Krankheitsbilder in ihrer Beziehung zu den Denkgewohnheiten und Verhaltensweisen werden in sehr plastischer und lebendiger Art in vielen homöopathischen Arzneimittelbildern geschildert. Vor allem in den Arzneimittelbildern der Mineralien erscheinen bestimmte Denkgewohnheiten, Wahrnehmungsarten und entsprechende Verhaltensweisen.

Betrachten wir nun ein Beispiel. Wenden wir uns hierfür den Weltanschauungen zu, die den Tierkreiszeichen des Krebses und des Steinbocks zugeordnet werden, nämlich dem Materialismus und dem Spiritualismus. Wie die beiden Tierkreiszeichen, so stehen auch diese beiden Weltanschauungen sich polar gegenüber. Sie sind Gegensätze, und doch müssen sie innerlich auch etwas Gemeinsames besitzen. Der Materialismus ist eine mechanistische Weltanschauung, die keinen Zugang zum Geistigen in der Welt findet. Der Mensch, der dieser Weltanschauung anhängt, anerkennt nur die äußere Seite, das sogenannt objektiv Erfaßbare der Welt. Sein eigenes Wertgefühl mißt er am Materiellen, welches er sein Eigen nennen kann. Je nachdem zeigt er einen Hang zu großspuriger Geschäftigkeit, die unterschwellig mit der Angst um den Verlust des Geldes verbunden ist. Äußerlich erfolgreiche Vertreter dieses Typus erwarten oft von ihrer Umwelt ein gebührendes Hofieren bzw. inszenieren dieses selbst, um ihren Eigenwert voll erleben zu können.

Die so beschriebenen Denk- und Verhaltensdeformationen tauchen im Arzneimittelbild der Fluorverbindungen auf. Menschen mit den erwähnten Eigenschaften, die hier nur angedeutet werden können, benötigen entsprechende potenzierte Heilmittel, die ausgleichend wirken und auch die Einseitigkeiten in der Weltwahrnehmung überwinden helfen. Die Rückverwandlung bestimmter Geisteskräfte in konstitutionelle Kräfte wird hierbei gefördert, und entsprechende Krankheitserscheinungen können nun überwunden werden.

Entgegengesetzt dem Materialismus verhält es sich bei der Weltanschauung des Spiritualismus, die dem Tierkreiszeichen des Steinbocks zugeteilt ist. Der durch diese Weltanschauung geprägte Typus ist durch seine Innerlichkeit von vornherein dazu veranlagt, auch im Materiellen eine Offenbarung des Geistigen zu sehen. Obwohl er selbstverständlich ebensogut wie der Materialist weiß, daß äußerlich Materielles vorhanden sein muß, faßt er es in erster Linie als Manifestation des zugrundeliegenden Geistigen auf. Solche Menschen interessieren sich meist nicht besonders für die äußere Welt und ihre Gesetze. Sie besitzen jedoch eine große Sensibilität, und ein Hauptcharakteristikum ist ihre Introvertiertheit. Dies erschwert z. B. die Identitätsfindung in der eigenen Körperlichkeit. Sie erleben in widersprüchlicher Weise das Verhältnis ihres Geistigen, mit dem sie sich voll identifizieren möchten, mit ihrer Körperlichkeit, zu welcher sie ein zwiespältiges Verhältnis haben. Dies kann letztendlich so weit führen, daß sie ihren physischen Leib als etwas durchaus Fremdes empfinden und ablehnen. Besonders in der Pubertät kann diese Desintegration zwischen Geist und Körper im Identitätserleben akut werden und als Folge eine Pubertätsmagersucht auftreten.

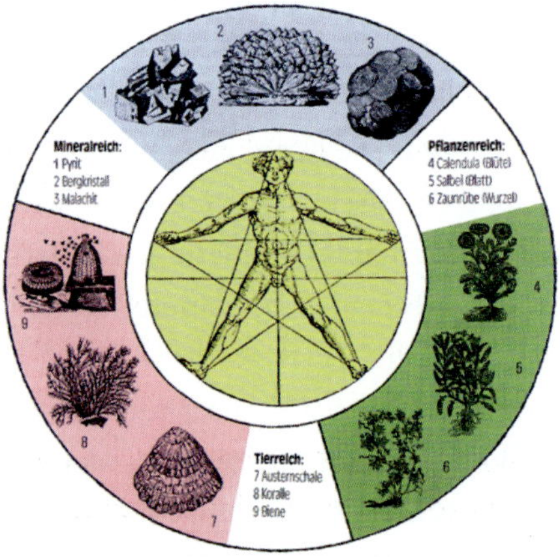

Der Mensch ist die Zusammenfassung der Natur, die Natur ein breit gefächerter Mensch. »Ich habe alle Wesen betrachtet: Steine, Pflanzen, Tiere, und sie sind mir wie zerstreute Buchstaben erschienen, dazu der Mensch das vollständigste, lebendige Wort darstellt.« (Paracelsus)

Diese spezifischen Ausprägungen haben eine enge Beziehung zum Arzneimittelbild von Natrium muriaticum (Kochsalz), und wir ordnen dieses Präparat dem Tierkreiszeichen des Steinbocks zu.

Für die übrigen 10 Weltanschauungen können wir in gleicher Weise Beziehungen zu den entsprechenden Heilmitteln aufzeigen. Zusammengefaßt sind diese Beziehungen in der Tabelle 3. Auf die verschiedenen Aspekte der Weltanschauungen, der Weltwahrnehmung und der Denkgewohnheiten in Verbindung mit diesen Heilmitteln wird in der Einleitung zu den Monographien der Mineralien sowie in den entsprechenden Monographien näher eingegangen.

5. Grundlagen zum Verständnis einer rationellen Therapiefindung

Beziehung der Wesensbereiche des Menschen zur Umwelt als Grundlage der Therapiefindung

So wie Francesco Redi (1625–1697) das bis dahin allgemein anerkannte Prinzip der Urzeugung ablehnte, nämlich daß sich aus Schlamm spontan niedere Tiere bilden könnten, so weist die Anthroposophie den spekulativen Glauben zurück, daß sich zur unbelebten Materie quasi aus dem Nichts Leben und Bewußtsein dazu gebildet hätten. So wie dem physischen Leib des Menschen die sinnlich wahrnehmbare außermenschliche Welt entspricht, so liegen auch für die anderen Wesensbereiche des Menschen entsprechende außermenschliche Sphären vor. Diese Grundbeziehungen sind möglich, weil sie jeweils aus einer Einheitlichkeit hervorgegangen sind, wie dies ein evolutives Verständnis der Mensch- und Weltentwicklung erkennen läßt und mit größter Präzision von Rudolf Steiner dargestellt worden ist. Hierbei geht es nicht um Spekulationen, sondern um das methodische Erkennen und Berücksichtigen der Vielschichtigkeiten der Wirklichkeit und ihrer Beziehungen zueinander.

Durch die entwicklungsgeschichtliche Beziehung zwischen dem Menschen und seiner natürlichen Umwelt liegen den Natursubstanzen prozessuale Kräfte zugrunde, die jeweils eine bestimmte Grundbeziehung und Entsprechung im Menschen aufweisen und daher bei Krankheiten überhaupt therapeutisch verwendet werden können.

Die Auffindung dieser therapeutischen Beziehung zwischen bestimmten Natursubstanzen und Krankheiten ist auf verschiedene Weise möglich. Die Homöopathie und die Erfahrungsheilkunde entwickeln sie rein empirisch, sei es aufgrund des Arzneimittelselbstversuches und der nach dem Simileprinzip gemachten Erfahrungen oder aufgrund von in der Volksmedizin gemachten Beobachtungen. Einen rationellen Weg zum eigentlichen Verständnis dieser Beziehungen und damit auch eine entsprechende Weiterentwicklung des rein empirischen Weges der Homöopathie und der Erfahrungsheilkunde ermöglicht die anthroposophische Medizin. Rudolf Steiner hat durch seine geisteswissenschaftlichen Forschungsergebnisse aufgezeigt, welche Möglichkeiten sich hierdurch überhaupt ergeben können, und hat zahllose methodische Ansatzpunkte zur Weiterentwicklung dieses Weges gewiesen.

Die Brücke von der Pathologie zur rationellen Therapie

Die für die Therapie zur Verfügung stehenden Natursubstanzen weisen bestimmte Kräfte auf, die wir therapeutisch nutzen. Diese Kräfte waren ursprünglich rein geistiger Natur und liegen heute in den Substanzen zu Form und Stoff erstarrt vor. Durch wesensgemäße Betrachtung der Erscheinungen der Substanzen können diese Kräfte erkannt werden. Das Prozessuale der Substanz kann so in seiner ursprünglichen Beziehung zum Menschen erforscht und die spezifisch therapeutischen Eigenschaften erfaßt werden. In den Monographien werden daher die Natursubstanzen immer so betrachtet, daß an Hand der Phänomene ihre Besonderheiten deutlich werden. An ihnen wird versucht, die geistigen Kräfte, für die die Natursubstanz Ausdruck und Abdruck ist, näher zu beschreiben und damit die therapeutischen Beziehungen zu bestimmten Krankheitsprozessen aufzuzeigen.

Aus den so festgestellten Verwandtschaftsbeziehungen läßt sich als erstes verstehen, daß Heilmittel aus dem Mineral- und Metallbereich andere Ebenen des menschlichen Gesamtorganismus ansprechen als solche aus dem Pflanzen- und dem Tierreich. So wie sich beispielsweise das pflanzliche Wesensreich als Ganzes dem Tierreich entgegenhebt, das durch seine Beseeltheit bereits eine Stufe höher steht als die Pflanzenwesen, so haben Heilmittel aus dem Pflanzenreich auch eine allgemeine Tendenz, sich an die Sphäre der Beseeltheit im Menschen zu wenden.

Dies ist jedoch nur eine allgemeine Regel, die je nach Pflanze noch spezifiziert werden muß oder auch Abweichungen erfährt. So ergreifen einige Pflanzen schon selber überpflanzliche, im gewissen Sinne bereits tierische Gesetzmäßigkeiten. Diese finden ihren Ausdruck in der Alkaloidbildung, die mit ihrem Stickstoff auf vorzeitig aufgenommene Kräfte hinweist, die sich erst auf der Tierstufe im Eiweißstoffwechsel voll entfalten können. Heilmittelzubereitungen aus diesen Pflanzen zeigen entsprechende Wirkungen, die ähnlich denjenigen der Heilmittel aus dem Tierreich sind.

Auch ist es für die Wirkung der pflanzlichen Präparate nicht unwesentlich, ob sie aus der ganzen Pflanze oder nur aus einem Teil derselben hergestellt worden sind. Von der Dreiteilung im Sinne der sal-, merkur- und sulfurartigen Qualitäten ausgehend, können auch an der Pflanze eine entsprechende Dreiteilung festgestellt und ihre spezifischen Beziehungen zur menschlichen Organisation aufgezeigt werden. Die Wurzel der Pflanze weist in ihrer Salqualität vor allem Beziehungen zum Sinnes-Nervensystem auf, das Blatt spricht als mittlerer Merkurbereich vor allem das rhythmische System an, und die Blüte wirkt mit ihren sulfurischen Eigenschaften vor allem auf das Stoffwechsel-Gliedmaßensystem des Menschen.

Was sich schon bei den alkaloidhaltigen Pflanzen angebahnt hat, kommt nun im Tierreich ganz zum Durchbruch. Heilmittel aus diesem Reich, wie z. B. Apis, Formica oder die verschiedenen Organpräparate, sprechen die Lebensfunktionen und das sie tragende Wesensglied, den Bildekräfteleib (Ätherleib), selber an.

Heilmittel aus dem Mineralreich wenden sich vor allem an den geistigen Wesenskern des Menschen, an sein Ich. Dieser Wesenskern allein vermag das Mineral aus seiner unbelebten Stufe auf die belebte des Menschen zu heben, daß es einerseits in Beziehung zu den Sinnes- und Bewußtseinskräften treten, andererseits aufbauend im Körper wirken kann.

6. Die anthroposophische Pharmazeutik

Durch den pharmazeutischen Prozeß werden die Natursubstanzen so aufbereitet, daß sie im kranken Organismus als Heilmittel wirken können. Je nach der erwünschten Wirkung bei einer vorliegenden Erkrankung werden spezifische pharmazeutische Prozesse angewendet. Grundlage für die Entwicklung und das Verständnis dieser Prozesse bildet das anthroposophische Menschen- und Weltbild. Somit weist auch der pharmazeutische Herstellungsprozeß den Gesamtbezug zum Menschen auf.

Gemäß der Vielschichtigkeit der menschlichen Wesenheit sind verschiedene Heilprinzipien möglich und entsprechend auch unterschiedliche pharmazeutische Prozesse anwendbar.

Zwei wesentliche pharmazeutische Verfahren sollen hier kurz beschrieben werden.

Wärmeverfahren

In der anthroposophischen Pharmazeutik werden verschiedene Wärmeverfahren angewandt, um Substanzen so aufzuschließen, daß sie im kranken Organismus als spezifisches Heilmittel wirken können. Bei den Wärmeprozessen handelt es sich entweder um Anwendung trockener oder feuchter Wärme. Bei beiden Arten der Wärmeanwendungen wird je nach Temperatur das Sulfurische der Substanz im Sinne der drei Qualitäten Sal, Merkur und Sulfur in unterschiedlichem Grade herausgelöst. Bei der trockenen Wärmeanwendung wird jedoch die verbleibende Substanz mehr zum Salartigen umgewandelt und dann als Heilmittel verarbeitet. Anders verhält es sich bei der Anwendung der feuchten Wärme, wo die Substanz insgesamt durch ihre Auflösung und Ausdehnung im Wasser mehr sulfurischen Charakter erhält und diejenigen Bestandteile zum Heilmittel verarbeitet werden, die diesen Prozeß am stärksten vollzogen haben.

Entsprechend diesem prinzipiellen Unterschied zwischen den beiden Arten der Wärmeanwendung können auch die so hergestellten Heilmittel in ihrer therapeutischen Wirkung allgemein charakterisiert werden. Die durch trockene Wärme gewonnenen Heilmittel weisen mehr eine anregende Wirkung auf den Organismus auf, weil sie die oberen Wesensglieder in ihrem Wirken verstärken. Dagegen sprechen die Heilmittel, die mit feuchter Wärme hergestellt wurden, die oberen Wesensglieder so an, daß diese in ihren Funktionen entlastet werden und der kranke Organismus insgesamt geschont wird.

Zum eigentlichen Verständnis der verschiedenen Wärmeprozesse muß jedoch jede Wärmestufe für sich studiert werden, da sie jeweils ganz spezifische Qualitäten aufweist und dem Heilmittel eine charakteristische Wirkungsrichtung verleiht. Die einzelnen qualitativen Aspekte der verschiedenen Wärmestufen sollen hier kurz beschrieben werden:

Trockene Wärmeprozesse:

Trocknen: Beim Trocknungsprozeß wird der Reifungsprozeß der Pflanze weitergeführt. Der Aroma- und Zuckerprozeß wird damit verstärkt, wobei diese aber noch nicht aus dem Gesamtgefüge der Pflanze herausgelöst werden. Die Herstellung z. B. von Hepatodoron geschieht durch den Trocknungsprozeß.

Rösten: 170–200 °C Hierbei werden die sulfurischen Bestandteile der Substanz herausgelöst, jedoch nur so weit, daß sie sich wieder an der Oberfläche mit dem Präparat verbinden. Heilmittel wie Spongia tosta, Coffea tosta, Equisetum cum Sulfure tostum werden so pharmazeutisch hergestellt.

Verkohlung: über 200 °C Die sulfurischen Bestandteile entweichen bei diesem Prozeß ganz aus der Ausgangssubstanz, deren Struktur aber noch erhalten bleibt. Die so behandelte Substanz gewinnt dadurch eine ausgesprochene Affinität zum Luftigen (und Gasigen überhaupt). Entsprechend hergestellte Heilmittel werden zur Regulierung des Luftorganismus verwendet. Hierzu zählen die verschiedenen Carbo-Präparate.

Veraschen: 500–700 °C Die gesamten organischen Bestandteile entweichen bei dieser Wärmestufe, und die Struktur der Ausgangssubstanz wird ausgelöscht. Eine rein mineralische Komposition, die bei jeder Pflanze anders ist, bleibt zurück. Die so gewonnenen Präparate werden mit dem lateinischen Namen Cinis bezeichnet; sie werden bei Störungen der Atmung (Lunge) und überhaupt der Durchatmung anderer Organgebiete angewendet.

Nasse Wärmeprozesse:

Mazeratio: 15–20 °C

Durch den kalten Auszug werden aus der Frischpflanze der Saft und andere lösliche Substanzen in Lösung gebracht und zum Heilmittel verarbeitet. Kalte Auszüge erfordern zur Überwindung ihrer Fremdstofflichkeit durch den menschlichen Organismus die gleiche Kraft, wie dies vergleichsweise bei Rohkosternährung der Fall ist. Deswegen wird durch die orale Verabreichung von Mazeraten nicht nur das Stoffwechselsystem, sondern vor allem auch das Sinnes-Nervensystem in seiner durchgestaltenden Funktion angesprochen.

Digestio: 37 °C

Charakteristisch für die Anwendung des Digestionsverfahrens sind Heilmittel wie Cardiodoron und Digestodoron. Mit der Erwärmung auf 37 °C, also auf die Körpertemperatur, wird gewissermaßen eine Vorverdauung vorweggenommen. Die löslichen Substanzen werden nicht nur in Lösung gebracht, sondern auch z.T. durch einen beginnenden Gärprozeß umgewandelt. Bei dieser Wärmestufe wird ein Gleichgewichtszustand zwischen den in Lösung haltenden und den verflüchtigenden Tendenzen angestrebt, und entsprechend hergestellte Heilmittel weisen eine besondere Beziehung zur mittleren, rhythmisch ausgleichenden, Organisation des Menschen auf.

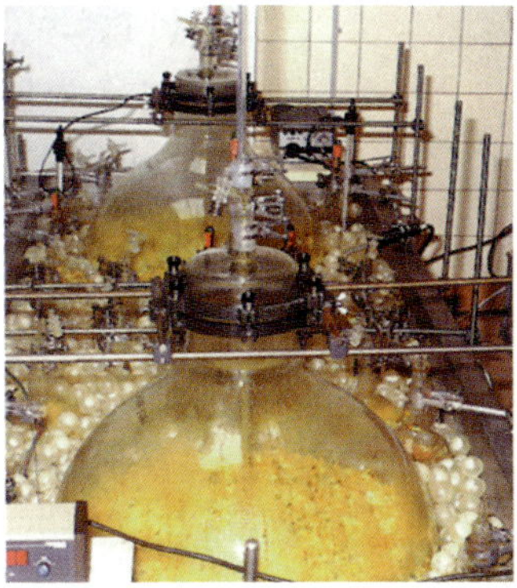

Digestio von Blüten der Primula officinalis.

Infusum: ca. 90 °C

Das Übergießen mit sprudelndem, kochendem Wasser nennt man infundieren. Dieser Prozeß wird vor allem bei getrockneten Blättern und

Blüten angewendet. Durch den Aufguß werden deren sulfurische Qualitäten in Lösung gebracht und finden z. B. in Form von Kamillen- oder Lindenblütentee therapeutische Anwendung im Gebiet der gröberen Verdauung und der Drüsenabsonderung.

Decoctum: 100 °C: Hierbei werden vor allem Wurzeln, Rinden, Hölzer, gewisse Früchte und Samen und solche Pflanzen, die vorwiegend Gerbstoffe, Bitterstoffe und Extraktivstoffe enthalten, kalt angesetzt und dann über längere Zeit gekocht. Damit werden auch schwer lösliche Stoffe in Lösung gebracht. Beim Kochvorgang verflüchtigt sich ein Teil der Lösung, wird dann aber wieder durch Kondensation in die Lösung zurückgeführt. Dadurch wird die Substanz gleichsam verdaut, und die Heilmittelwirkung kann sich direkt im Stoffwechselbereich entfalten, ohne diesen zu belasten. Das Kombinationspräparat Carduus benedictus D2/Paeonia officinalis D2 aa ist ein Beispiel für diese Heilmittelherstellung.

Destillatio: über 100 °C Bei der Destillation geht es um die vollkommene Herauslösung der flüchtigen sulfurischen Bestandteile aus dem pflanzlichen Ausgangsmaterial. Bekannt sind u. a. die ätherischen Öle, die so gewonnen werden. Innerlich angewendet, wirken sie besonders im Gebiet der feineren Verdauung.

Die Anwendung spezifischer Wärmestufen auf Urtinkturen bzw. Ausgangssubstanzen ist in der anthroposophischen Medizin erstmals rationell entwickelt worden. Ihre Bedeutung für das Heilmittel wird durchschaubar, wenn die Zusammenhänge zwischen den Organprozessen innerhalb des dreigliedrigen menschlichen Organismus und den Naturprozessen erkannt sind. Durch die Wärmeprozesse wird eine bestimmte Beziehung zwischen Natursubstanz und Krankheit herausgearbeitet, die es dem Heilmittel ermöglicht, die Selbstheilungskräfte des Organismus gezielt zu unterstützen. Der pharmazeutische Wärmeprozeß dient also nicht der besseren Ausbeute von bestimmten Inhaltsstoffen, sondern dazu, innere wesenhafte Beziehungen der Natursubstanz zu bestimmten Krankheitsprozessen des Menschen zu verstärken.

Potenzierung

Ein bedeutsamer weiterer pharmazeutischer Prozeß, der auch in der anthroposophischen Medizin eine große Rolle spielt, ist das Potenzieren. Dieser pharmazeutische Herstellungsprozeß wurde vor ca. 200 Jahren von dem Arzt Dr. Samuel Hahnemann zur Herstellung von homöopathischen Heilmitteln entdeckt und entwickelt.

Für die Potenzierung muß zunächst die Substanz, die zu einem Heilmittel verarbeitet werden soll, in Lösung oder Pulverform gebracht werden. In der anthroposophischen Pharmazeutik wird dies häufig unter Anwendung bestimmter Wärmeverfahren, wie sie im letzten Kapitel dargestellt sind, durchgeführt.

Das Potenzieren selber geschieht durch wiederholtes, rhythmisches Verdünnen der hierfür vorbereiteten Substanz in einem passenden Medium. Ein Verdünnungsschritt besteht gewöhnlich in einem rhythmischen Schütteln oder Verreiben einer Lösung bzw. eines Pulvers, indem 1 Teil Substanz und 9 Teile Medium miteinander gemischt werden. Für die nächste Verdünnungsstufe wird von dieser Mischung 1 Teil genommen und durch rhythmische Bewegung in 9 Teilen vom Medium weiter verdünnt. Die Anzahl der Verdünnungsschritte wird durch den Buchstaben D für Dezimalverdünnung (D = Dezimal = 1 + 9) mit der Zahl der angewandten Verdünnungsschritte angegeben, also D1, D2, D3 usw.

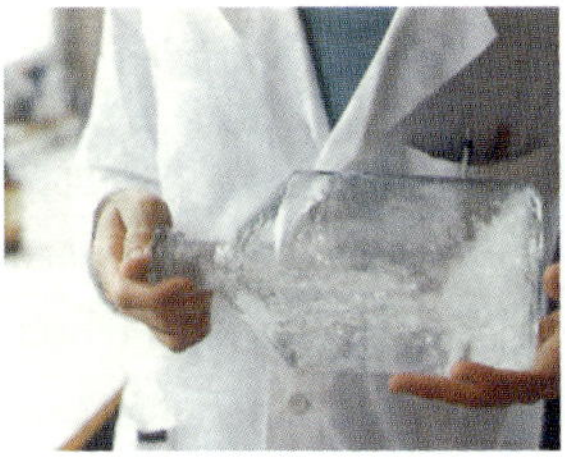

Potenzieren von Heilmitteln in flüssiger Form. Rhythmus spielt in allen Lebensprozessen eine wichtige Rolle. Hier wird dieses Urprinzip bei der Heilmittelherstellung angewandt.

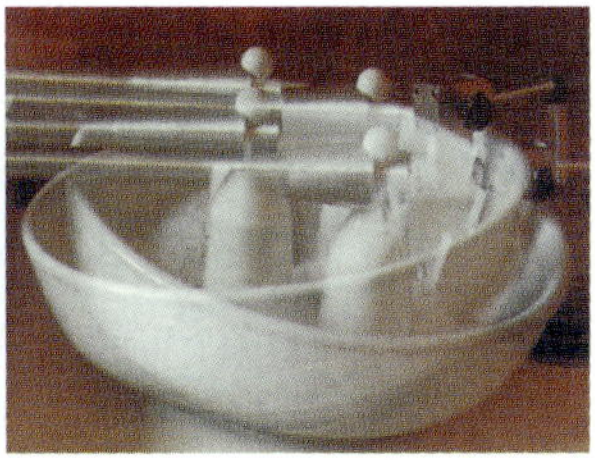

Potenzieren von Heilmitteln in Pulverform.

Durch die rhythmische Verdünnung wird nach und nach die Kohärenz der Ausgangssubstanz und damit ihre Form, Struktur und Stofflichkeit aufgelöst. Hierdurch wird auf der anderen Seite das Prozessuale der Substanz, d. h. die Bildekräfte, frei und auf das Medium übertragen. Beim Fortschreiten im wiederholten Potenzieren gelangt man schließlich stofflich immer mehr an einen Punkt, wo die Ausgangssubstanz im Präparat nicht mehr enthalten sein kann. Wird hierüber hinaus potenziert, so schlägt das Verhältnis von Medium und Ausgangssubstanz um, und die Zubereitung erhält eine neue Qualität.

Beim Potenzieren verschwinden mit den höheren Verdünnungsgraden also nicht alle Eigenschaften der Zubereitung, sondern sie erlangen eine andere Qualität. Die verschiedenen Qualitäten des Heilmittels können je nach Potenzierungsgrad zu den unterschiedlichen qualitativen Aspekten der menschlichen Organisation im Sinne der funktionellen Dreigliederung in Beziehung gesetzt werden. Potenzierte Heilmittel weisen je nach Schüttelungsgrad eine spezifische Wirkung auf die menschliche Organisation auf. Ganz allgemein kann gesagt werden, daß

- niedrig potenzierte Heilmittel, d. h. bis etwa D10, mit ihrer Stofflichkeit vor allem das Stoffwechsel-Gliedmaßen-System ansprechen;
- Präparate in mittlerer Potenz von etwa D11 bis D20 eine Affinität zum rhythmischen System haben und
- Präparate in hoher Potenz (über D20) in ihrer Qualität zu dem Sinnes-Nerven-System in Beziehung treten.

Je nach Schüttelungsgrad kann also dem Heilmittel eine spezifische Wirkungsrichtung im Sinne der funktionellen Dreigliederung des Menschen gegeben werden.

Damit sind zwei wesentliche Seiten des Potenzierungsprozesses dargestellt worden. Zunächst wird also durch die rhythmisch wiederholten Schüttelungen bzw. Verreibungen das Prozessuale der Substanz herausgearbeitet, wodurch diese oft erst ihren eigentlichen Heilmittelcharakter erhält, d. h. das Wirken ihrer inneren Kraft und ihres inneren (Heil-)Vermögens wird ermöglicht. Vom kranken Organismus aus gesehen, weist dieser Verdünnungsprozeß einen weiteren wesentlichen Aspekt auf. Je nach Stufe wird das Heilmittel in seiner Qualität auf eine Ebene gehoben, in der es jeweils eine spezifische Affinität zu einem der drei funktionellen Bereiche der menschlichen Organisation – Stoffwechsel-Gliedmaßensystem, rhythmisches System oder Nerven-Sinnessystem – aufweist. Damit bekommt das Heilmittel die direkte Wesensbeziehung zu den vorliegenden Krankheitsprozessen, womit der Potenzierungsvorgang auch ein eigentliches Homöopathisieren der Substanz darstellt.

Die pharmazeutische Verarbeitung der Metalle und Mineralien

Metalle und Mineralien werden meist im Potenzierverfahren zu Heilmitteln verarbeitet. Je nach Potenzstufe wird dabei aus dem Metall oder Mineral eine der drei Grundqualitäten im Sinne von Sal, Merkur, Sulfur herausgelöst. Die Herausarbeitung dieser drei Prinzipien kann aber auch auf anderem Wege geschehen, nämlich, indem die Substanz chemisch verwandelt wird. Solche »chemischen Verwandlungen« verstehen sich jedoch nicht im Sinne der üblichen Chemie, sondern entsprechen vielmehr der Chemiatrie oder Spagyrik des Paracelsus. Durch verschiedene pharmazeutische Verfahren wie Digerieren, Soluieren, Fermentieren, Calcinieren, Destillieren usw. kann eine Substanz in bestimmter Weise umgeformt und das für die Therapie Unnütze abgeschieden werden. Das Freiwerden des Wesenhaften einer Substanz beinhaltet auch die Herausarbeitung der drei verborgenen Prinzipien Sal, Merkur, Sulfur, welche alsdann im Heilmittel zur therapeutischen Anwendung kommen können.

Bei der Herstellung von Heilmitteln im Sinne der drei Prinzipien werden verschiedene Methoden angewandt, die den jeweiligen Qualitäten der Substanz angepaßt sein müssen. Dieses Vorgehen scheint prinzipiell zunächst einfach zu sein, ist aber doch für das heutige Bewußtsein schwer nachvollziehbar. Es ist daher kaum möglich, diese Vorgänge adäquat zu beschreiben, denn es fehlen dem heutigen Wortschatz, vor allem auch im Bereich der Wissenschaften, entsprechende gültige Begriffe, während Überlieferungen, z. B. jene des Paracelsus, vom modernen Bewußtsein nicht ohne weiteres nachvollzogen werden können. Eine gewisse Schematisierung findet sich hierdurch auch in den folgenden Darstellungen, die nur als ein vorläufiger Versuch, Hinweise zu den entsprechenden Herstellungsweisen zu geben, anzusehen sind.

Prinzipiell geht es in der Chemiatrie darum, die drei genannten Grundqualitäten aufzuschließen und zu trennen, um so die gewünschte zu erhalten. Soll z. B. das Sal-Prinzip einer Substanz zu einem Heilmittel verarbeitet werden, wird z. B. durch Verbrennen unter Flammenbildung ihr Sulfurartiges (die innere Lichtkraft) freigesetzt, dann ihr Merkurartiges (das Flüssig-Dampfförmige) abgeschieden, so daß das Salartige (der Rückstand) zurückbleibt und zum Heilmittel weiterverarbeitet werden kann. – Will man dagegen das Sulfurartige einer Substanz erfassen, dann muß versucht werden, ihre innere Lichtkraft in einer geeigneten Form zu binden. Eine Möglichkeit da-

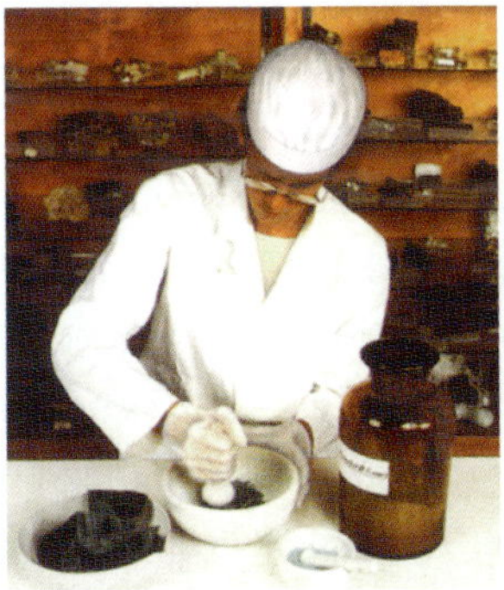

Zubereitung von Mineralien für die Heilmittelherstellung.

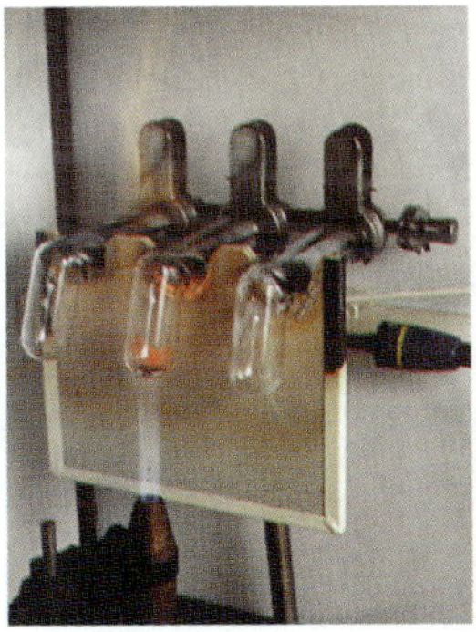

Herstellung von Metallspiegeln durch Verdampfung und anschließende Kondensation an der Glaswand.

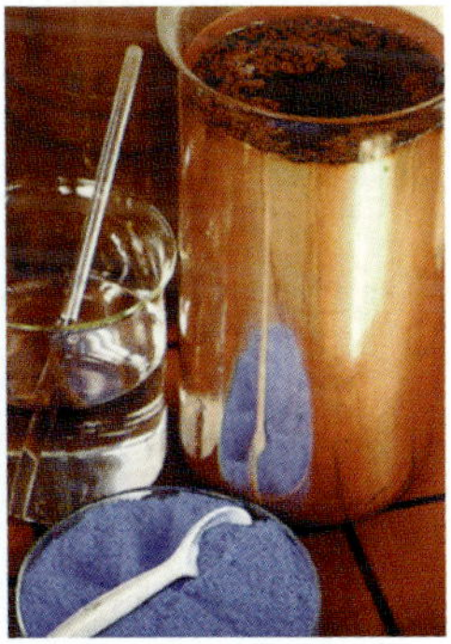

Herstellung eines Metallspiegels (Kupfer) aus der flüssigen Phase.

zu ist bei der Darstellung der vegetabilisierten Metalle (siehe dort) beschrieben. Um das Merkurartige, d. h. jenen Bereich einer Substanz, der kolloidale, rauchartige oder ähnliche Zwischeneigenschaften aufweist, zu isolieren und im Heilmittel zu konkretisieren, regte Rudolf Steiner die Herstellung von Metallspiegeln an (auf die weiter unten näher eingegangen wird). Überhaupt sind viele Rezeptangaben Rudolf Steiners erst verständlich, wenn sie unter dem Aspekt der drei Prinzipien Sal, Merkur, Sulfur betrachtet werden.

Um die Bedeutung dieser Dreiheit besser zu verstehen, soll noch einmal auf Paracelsus zurückgegriffen werden.

Im »Opus Paramirum« führt er aus, daß alle Krankheiten letztlich auf ein gestörtes Verhältnis der drei Prinzipien zurückzuführen sind. Bei diesen Prinzipien handelt es sich um grundlegende Kräfte, die im Menschen wie im Weltganzen wirken. Vermag der Arzt die drei Prinzipien im Makrokosmos zu erkennen, dann nimmt er sie auch im Mikrokosmos wahr. Dann erst weiß er, welche Krankheitsursache vorliegt und was er therapeutisch ausrichten kann. Der Arzt hat daher nur diese drei Prinzipien zu erforschen, denn da liegt der Ursprung aller Krankheiten. Sind die drei Prinzipien im Menschen vollkommen miteinander verbunden, dann steht es gut mit seiner Gesundheit. Wenn sie aber zerfallen, sich trennen, so bedeutet dies den Anfang einer Erkrankung.

Rudolf Steiner hat dieses von Paracelsus als Sal, Merkur und Sulfur bezeichnete dreifache Prinzip also ebenfalls als wichtig erkannt und deshalb in einer dem modernen Bewußtsein gemäßen Weise neu erschlossen. Danach ist beim Menschen das Sal-Prinzip primär tätig im Sinnes-Nervensystem und bildet die Grundlage für das Denken, das Merkur-Prinzip wirkt vor allem im rhythmischen System und ermöglicht das Fühlen, und das Sulfur-Prinzip herrscht vor im Stoffwechsel-Gliedmaßensystem und läßt den Willen entstehen. Die sich so ergebende funktionelle Dreigliederung haben wir bereits dargestellt.

Aus diesem neuen Verständnis der Dreigliederung kann nun das Ineinanderwirken der drei Prinzipien rational verstanden werden. Ebenso ist es möglich zu durchschauen, wie sich Störungen dieser Dreiheit in den verschiedenen Bereichen des menschlichen Organismus als Krankheiten manifestieren können. Will man einen Heilungsprozeß auslösen oder unterstützen, dann muß auf denjenigen Bereich der funktionellen Dreiheit eingewirkt werden, von welchem aus die Krankheit ihren Ausgang genommen hat. Durch die pharmazeutischen Verarbeitungen der Spagyrik wird die Substanz dem betreffenden menschlichen Bereich gleichsam zugeordnet, es wird eines der drei Prinzipien rein herausgearbeitet, so daß es auf die Krankheit im Sinne der ihr zugrunde liegenden gestörten Dreiheit einwirken kann. Bei richtiger Auswahl bekommt eine Substanz, z. B. Kupfer oder Kalium, welche schon an sich mit entsprechenden Krankheitsprozessen verwandt ist, eine spezifische Beziehung zur ursächlichen krankhaften Störung.

Die Umformung der Metalle und Mineralien in das Sulfurartige

Der Begriff Umformung, wie er hier gebraucht wird, geht auf Rudolf Steiner zurück; er bezeichnete die Herstellung vegetabilisierter Metalle und Mineralien als »Umformung der mineralischen Kräfte«. Aus diesem Grunde werden diese Präparate auch zu den Metall- bzw. Mineral-Heilmitteln gezählt und nicht zu den pflanzlichen, obwohl Pflanzen hierbei eine wichtige Rolle spielen.

Die pharmazeutische Herstellung teilt sich in zwei Abschnitte. Im ersten wird das Metall oder Mineral über verschiedene Phasen und Wiederholungen in Säuren aufgelöst, dann destilliert, mit Weinessig versetzt, geglüht und schließlich wieder als Doppelsalz mit Ammoniumnitrat gebunden. Es folgt der zweite Abschnitt der pharmazeutischen Verarbeitung: die »Metallmasse« wird gelöst und als Dünger einer bestimmten Pflanzenart, die zu dem verwendeten Metall oder Mineral eine spezifische Beziehung hat, zugesetzt. Wurde beispielsweise vom Eisen ausgegangen, so wird die Brennessel gewählt, die den Eisenprozeß besonders in sich ausbildet. Nach einer Vegetationsperiode wird die Pflanze im Herbst kompostiert, und dieser Kompost wird im nächsten Frühjahr mit einer neuen Pflanzengeneration derselben Pflanzenart als Dünger beigegeben. Zum zweiten Mal wird im Herbst die neue Pflanze kompostiert (zweite Vegetationsperiode) und im Frühjahr einer dritten Pflanzengeneration als Dünger zugesetzt. Im dritten Herbst erst wird die so behandelte Pflanze zum Heilmittel verarbeitet.

Versuchen wir das Ungewöhnliche dieses Verarbeitungsprozesses zu charakterisieren. Durch die Lösung des Metalls in einer Säure, durch Abdestillieren, Glühen und Ausfällen entsteht eine »Metallmasse«, die keine metallischen Eigenschaften mehr aufweist. So wurden z. B. durch diese Verarbeitungsprozesse die für die Metalle typische lichtabweisende Tendenz sowie die Leitungsfähigkeit vollständig überwunden. Das betroffene Metall hat damit seine charakteristischen irdischen Potenzen verloren – wir können jedoch vermuten, daß dafür die innere Lichtnatur in besonderer Weise aktiviert werden konnte. Während der folgenden Vegetationsperioden wird nun diese spezielle Daseinsform eines Metalls durch die Verbindung mit einer Pflanze, die eine besondere Beziehung zum betreffenden Metall besitzt, in den ätherischen Lichtbereich übergeführt. Dieser Umformungsprozeß währt insgesamt drei mal vier Jahreszeiten. Damit sind die Metallkräfte im Lichtbereich der Pflanze vollkommen umgewandelt worden und können nun zum Heilmittel verarbeitet werden.

Die Umformung der Metalle in das Merkurartige: Metallspiegelpräparate

Zur Gewinnung dieser Heilmittelform empfahl Rudolf Steiner folgendes Vorgehen: Zuerst ist das Metall durch sehr starke Erwärmung in einen dampfartigen oder auch rauchartigen Zustand zu bringen, bei dem es zu leuchten beginnt. Aus dieser Feinstofflichkeit heraus soll ein möglichst unkristallisierter hauchdünner Spiegel zubereitet werden. Dies geschieht, indem der Rauch oder Dampf an einer kalten glatten Fläche abgeschreckt wird. Hierbei entsteht ein hauchdünner Niederschlag in Spiegelform. In diesem instabilen Zustand ist das Metall energiereicher als gewöhnlich und hält etwas von seiner kosmischen Natur zurück. Anderseits jedoch hat es sich neu verfestigt und weist dadurch auch irdische Eigenschaften auf. Diese Doppelnatur des Metallspiegels zeigt u. a. an, daß das Metall in seinen Merkur-Zustand umgeformt wurde.

Auf diese Weise hergestellte Metallpräparate werden von der Weleda als »metallicum praeparatum« bezeichnet. Sie finden für alle Darreichungsformen Verwendung; für Salben jedoch wird der Spiegel aus der flüssigen Phase – nicht aus dem Dampfzustand – abgeschieden, um die hier notwendigen großen Mengen zu erhalten.

Die Umformung der Metalle und Mineralien in das Salartige

Um ein Metall oder Mineral in den Sal-Zustand überzuführen, werden – wie bereits früher an einem Beispiel beschrieben – erst deren innere Lichteigenschaften freigesetzt, dann die Merkurqualitäten als Dampf oder Rauch entfernt und schließlich im Zurückbleibenden die Sal-Potenzen erfaßt und zum Heilmittel verarbeitet. Da in jeder Substanz die Dreiheit in sich ein anderes Verhältnis aufweist, waren Paracelsus und seine Anhänger darum bemüht, für jede Substanz den ihr gemäßen spezifischen Weg der Umformung durch die spagyrischen Prozesse zu finden, die das Salartige einer Substanz entstehen lassen. In neuerer Zeit hat Rudolf Steiner verschiedene Rezepte zur Heilmittelherstellung angegeben, die ebenfalls in dieser Weise verstanden werden können. Hierbei handelt es sich um Präparate wie Kalium aceticum comp., Biodoron (in Deutschland Kephalodoron), Unguentum vulnerarium (in Deutschland Vulnodoron). Nähere Ausführungen zu diesen Präparaten sind den entsprechenden Monographien zu entnehmen.

Die Nachbildung der Pflanze auf mineralischer Stufe

Auf ein weiteres spezielles Verfahren zur Heilmittelherstellung, welches ebenfalls auf Rudolf Steiner zurückgeht, soll abschließend noch hingewiesen werden. Hierbei handelt es sich um die sogenannten »Kompositionen nach dem Modell von Heilpflanzen«. Bei der Herstellung dieser Präparate werden bestimmte Prozesse der Pflanze, die für ihre Heilbeziehung zum Menschen eine wesentliche Rolle spielen, durch entsprechende mineralische Substanzen labormäßig-synthetisch nachgeahmt. Jedoch bekommt der Begriff der Synthese hier einen völlig anderen Inhalt, als wir ihn sonst von der Chemie her verstehen. Es werden nicht bestimmte Wirkstoffe der Pflanze synthetisiert, sondern es wird ihr Wesenhaftes auf mineralischer Stufe nachgeahmt. Das Wesenhafte einer Substanz, also auch einer Pflanze, beinhaltet nämlich in einem bestimmten ausgewogenen Verhältnis die drei Prinzipien oder Qualitäten Sal, Merkur, Sulfur. Erfaßt man dieses Verhältnis, wie es in der für die Pflanze spezifischen Weise zum Ausdruck kommt, dann hat man auch ihr Wesen begriffen. Damit wird bei diesem Herstellungsprozeß mit mineralischen Stoffen dasjenige nachvollzogen, was in der Pflanze als innere Qualität lebt. Dafür ein Beispiel:

In seinem Vortrag vom 15. November 1923 (gehalten in Den Haag) sprach Rudolf Steiner über Equisetum arvense, dessen Heilkraft er auf das Verhältnis der Kieselsäure und der Schwefelprozesse zueinander zurückführte. Aus diesem besonderen prozessualen Verhältnis und Wirken entwickelte Rudolf Steiner das mineralische Modell, das – laboratoriumsmäßig hergestellt – den Namen Solutio siliceae comp. bekam und bei bestimmten Nierenerkrankungen eingesetzt wird.

Die Präparate dieser Herstellungsart werden also direkt aus der Erkenntnis von Naturprozessen und damit aus dem Geiste der Natur heraus als etwas Neues geschaffen. Sie weisen gleichsam die Charakteristik eines Gemäldes auf. In einem Gemälde läßt der Künstler das von ihm als wesentlich Erlebte, z. B. einer Landschaft, sichtbar hervortreten, wobei allerdings die Wiedergabe durch die Überführung des räumlich Wahrgenommenen in die Fläche eine Dimension weniger beinhaltet. Im Vergleich dazu erreicht die Photographie lediglich eine äußerlich exakte Wiedergabe ohne innere Beziehung zum Geschauten. Wie also ein Gemälde den Betrachter tiefer zu beeindrucken vermag als eine Photographie, da es u. U. erst die Empfindung für die verborgene innere Beziehung weckt, so ermöglicht auch die Komposition eine tiefere und nachhaltigere Wirkung auf den menschlichen Organismus, als es das entsprechende Pflanzenpräparat vermag.

Somit hat die Steigerung der Wirksamkeit solcher nach Pflanzenmodellen auf der

Mineralstufe realisierten Präparate, die sie häufig gegenüber den rein pflanzlichen aufweisen, eine große therapeutische Bedeutung. Diese beruht u. a. auch darauf, daß mineralische Stoffe bis in die Ich-Organisation hineinwirken, während pflanzliche ihre Wirkung mehr im Seelenbereich ausüben.

Die Qualität der pflanzlichen Heilmittel

Von den anthroposophischen Heilmittelherstellern (Weleda und Wala) werden ca. 300 Heilpflanzen verarbeitet, wobei die meisten an ihren natürlichen Standorten geerntet werden. Die Bodenbeschaffenheit, die Pflanzengemeinschaft und die dort lebenden Insekten sind für ihr gesundes Wachstum und damit für ihre therapeutischen

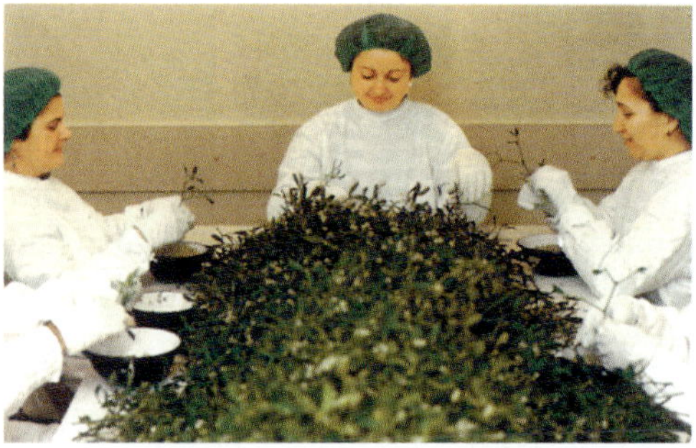

Verlesen der Pflanze. Die gepflückte Pflanze wird nach der Ernte so schnell wie möglich »verlesen«, d. h. unter qualitativen Gesichtspunkten sortiert. Dabei werden auch die speziellen Pflanzenteile, welche in die weitere Verarbeitung gehen, ausgewählt.

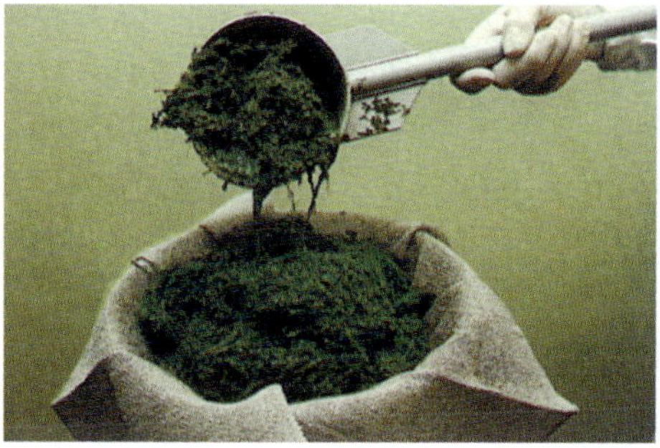

Fermentierte Mistelpflanze vor dem Abpressen.

Eigenschaften außerordentlich wichtig. Um einen geeigneten Standort zu bewahren, kauft oder pachtet die Weleda entsprechende Plätze, wie z. B. Arnikawiesen im Fichtelgebirge. Viele Rohstoffe müssen auch importiert werden. So kommen Olivenöl aus Spanien, Lavendel- und Rosmarinöl aus Südfrankreich, Orangen- und Zitronenöl aus Sizilien. Im Umkreis von Schwäbisch Gmünd und Arlesheim werden ca. 180 Heilpflanzenarten selbst angebaut.

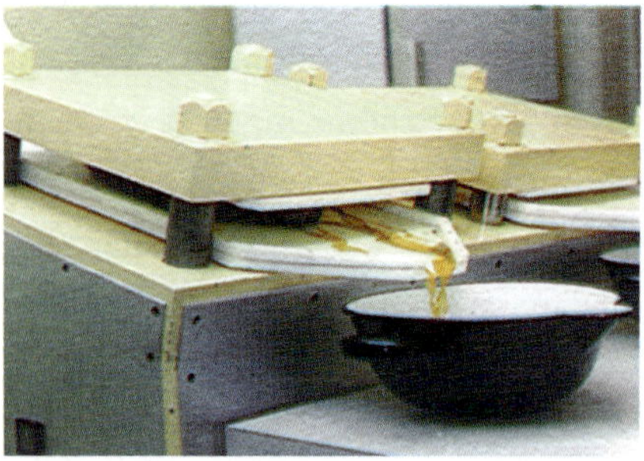

Abpressen des Mistelextraktes.

Im Heilpflanzenanbau müssen verschiedene Bodenarten wie Kalk, Kiesel, Ton sowie Wasser- und Moorgrundlage vertreten sein und den typischen Standortverhältnissen für die verschiedenen Heilpflanzen so nahe wie möglich kommen. Eine ausgewählte Pflanzenfruchtfolge mit Hülsenfrüchten (Leguminosen), Zwischenfrüchteanbau und ergänzende Randpflanzen fördern gegenseitig das Wachstum und schützen vor störenden Einflüssen. Durch gründliche Hackarbeiten und Bodenbedeckungen entsteht der gewünschte Garzustand, der sonst nur unter einer geschlossenen, natürlichen Pflanzendecke zu finden ist.

Eine entscheidende Rolle für die Qualität und potentielle Wirkung der pflanzlichen Heilmittel spielt der biologisch-dynamische Anbau. Rudolf Steiner wies Landwirte und Gärtner darauf hin, daß sie bei der Bodenpflege, beim Pflanzenanbau und bei der Tierzucht ihren Betrieb so gestalten müssen, daß ein ausgeglichener Organismus entsteht. Das Kräftegleichgewicht eines ungestörten Naturzusammenhanges wird durch gezielte pflanzliche Kulturmaßnahmen unter Berücksichtigung irdischer und kosmischer Gesetzmäßigkeiten gefördert. Um den rechten Dung zu erhalten, wurde eine spezielle Kompostzubereitung entwickelt. Hierbei spielt auch der tierische Dünger eine wesentliche Rolle. In den Kompostanlagen sorgen die spezifisch zubereiteten Heilpflanzen wie Kamille, Schafgarbe, Löwenzahn, Baldrian, Brennessel, zusammen mit Eichenrinde, als Kompostpräparate für die schnelle Verrottung und Verlebendigung des Dungs.

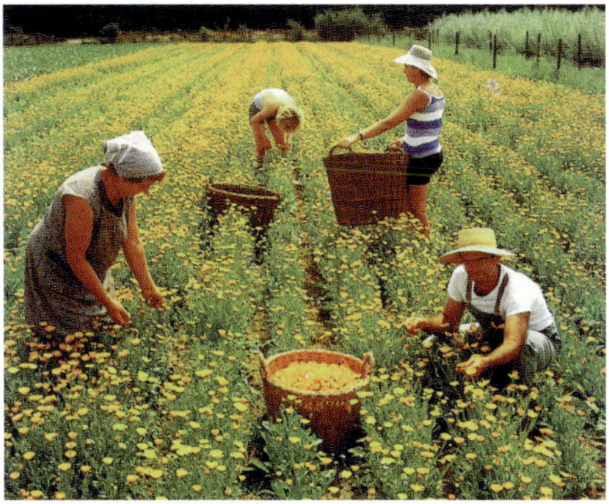

Ernte der Blüten von Calendula officinalis.

Um die vegetativen Entwicklungsphasen von der Keimung über die Hauptblattentfaltung bis zur Blüten- und Fruchtentwicklung zu unterstützen, werden die sogenannten Spritzpräparate Hornmist und Hornkiesel angewandt. In Gegenden mit hohen Jahresniederschlägen und in feuchten Sommermonaten hilft besonders das lichtvermittelnde Kieselpräparat bei der Bildung der inneren Qualität. So konnte bei Mentha piperita (Pfefferminze) und Valeriana officinalis (Baldrian) eine Erhöhung des ätherischen Ölgehaltes festgestellt werden. Die entscheidenden kosmischen Impulse für die Entwicklung im jeweiligen Jahr nimmt die Pflanze zum Zeitpunkt der Keimung auf. Unter besonderer Beachtung der kosmischen Konstellation mit den Mond- und Planetenrhythmen werden Aussaattage gewählt, um hierdurch beispielsweise eine spezielle Förderung des Blüten- oder Wurzelwachstums zu erreichen.

Es gilt also, im Heilpflanzenanbau durch gezielte Anwendung des differenzierten irdisch-kosmischen Kräftespieles jeder einzelnen Heilpflanze soweit gerecht zu werden, daß sie bis zum Zeitpunkt der Ernte und Verarbeitung ein Höchstmaß an Heilkraft entwickeln kann.

7. Die anthroposophische Medizin als Einheit von Erkenntnis und Erfahrung

Durch den methodischen Einbezug der Wesensseite der Wirklichkeit in die anthroposophische Medizin wird nicht nur die Erarbeitung ganz neuer therapeutischer und pharmazeutischer Maßnahmen möglich, sondern auch der Arzt selber ist in seiner ganzen Persönlichkeit angesprochen. Die anthroposophische Medizin lebt erst in der Einheit, die der Arzt durch eine bewußte, erkenntnismäßige Durchdringung der therapeutischen Erfahrungen in ihrer Vielschichtigkeit vollzieht.

Dies bedeutet aber, daß die anthroposophisch orientierte Medizin nicht wie die rein naturwissenschaftliche erlernt werden kann, sondern daß ein eigentlicher bewußter Schulungsweg damit verbunden ist. Hierdurch werden die Grenzen der Fibel, wie sie hier vorliegt, deutlich. Es soll daher zum Abschluß dieser Einleitung auf die verschiedenen Möglichkeiten zur Einarbeitung und Fortbildung in der anthroposophischen Medizin, wie sie an verschiedenen anthroposophischen Kliniken und anderen Institutionen bestehen, hingewiesen werden. Im Anhang sind diese aufgeführt.

Heilmittelcharakterisierungen

1. Einige Erläuterungen zu den Monographien

Präparate- und Substanzmonographien

Die folgenden Monographien stellen Beschreibungen einer Auswahl von in der anthroposophisch orientierten Medizin häufig verwendeten Heilmitteln dar, wie sie u. a. von der Weleda AG, Arlesheim, hergestellt werden. Zwei Arten von Monographien sind in der Heilmittel-Fibel zu unterscheiden. Die eine enthält an erster Stelle den Arzneinamen, so wie er rezeptiert wird. Dann folgt die Zusammensetzung des Präparates. In den weiteren Abschnitten werden seine Eigenschaften, Indikationen, Angaben zur Anwendungsart und Dosierung aufgeführt.

Die andere Art der Darstellung, die Substanzmonographie, nennt eine Substanz, die in verschiedenen Heilmitteln vorkommt. Diese Heilmittel werden einzeln aufgeführt, so wie sie rezeptiert werden. Dabei ist wiederum bei den Potenzen und Darreichungsformen eine Auswahl der am häufigsten verwendeten getroffen worden. Ferner sind die allgemeinen therapeutischen Eigenschaften der Substanz beschrieben. Hierbei wird jedoch nicht auf die einzelnen spezifischen therapeutischen Unterschiede, die die Substanz in den verschiedenen Verbindungen erfährt, eingegangen. Es folgen die Indikationen. Trifft die Indikation vor allem für eine bestimmte Verbindung der Substanz zu, so ist diese hinter ihr in Klammern aufgeführt. Danach folgen die Angaben zur Dosierung und Anwendung.

Terminologie der Monographien

Die Monographien beschränken sich auf spezifisch anthroposophische Aspekte. So sehr es wünschenswert wäre, diese durch naturwissenschaftliche und gegebenenfalls durch homöopathische oder allgemein erfahrungsheilkundliche Gesichtspunkte zu ergänzen und damit auf Übereinstimmungen, Entsprechungen oder Unterschiede hinzuweisen, so würde dies doch den Rahmen der Fibel sprengen und muß einzelnen Abhandlungen überlassen bleiben. Das Fehlen dieser Gesichtspunkte bedeutet also keinesfalls, daß sie in der anthroposophisch orientierten Medizin unberücksichtigt blieben (siehe auch Vorwort). Besonders im jeweiligen Abschnitt »Charakterisierung und allgemeine Eigenschaften« der Monographien werden Ausdrücke und Darstellungen zur Beschreibung der Heilmittel gegeben, die nur auf Grund der anthroposophischen

Erkenntnismethodik, wie sie kurz in der Einleitung als Abriß dargestellt ist, verständlich werden können. Die hier verwendete Terminologie sprengt den naturwissenschaftlichen Rahmen, bleibt aber durchaus wirklichkeitsbezogen. In den Monographien wird versucht, die Wirklichkeit in ihrer Ganzheit zu erfassen und damit dem vielschichtigen Wesen der menschlichen Natur auch in der medizinischen Wissenschaftsmethodik gerecht zu werden. Hierzu gehört u. a. die Berücksichtigung von Formaspekten in ihrer biologischen Dynamik. Die Naturwissenschaft kennt keine eigentliche Formforschung des Lebendigen, da in ihrem analytisch-induktiven Vorgehen die Dynamik der Formgestaltung nicht erfaßt werden kann. Wohl werden z. B. in der Onkologie zur Beurteilung der Malignität eines Tumors morphologische Aspekte histologisch entscheidend berücksichtigt und rein empirisch die sich hier offenbarenden Gesetzmäßigkeiten in ihrer Bedeutung für die Beurteilung des Krankheitsverlaufes voll anerkannt. Darüber hinaus werden jedoch morphologische Aspekte, z. B. in der Grundlagenforschung zur Krebsentstehung, nicht berücksichtigt. Hier wird vielmehr in rein naturwissenschaftlichen Parametern geforscht und in der Annahme verharrt, daß sich von hier aus irgendwie auf die morphologische Ebene vorstoßen ließe und diese von daher verstanden werden könne. So wendet die wissenschaftliche Onkologie auf der einen Seite in empirischer Weise direkte, die morphologisch-histologischen Kriterien unmittelbar beurteilende Methoden an, und auf der anderen Seite forscht sie rein in naturwissenschaftlich messenden Kriterien, ohne sich über diese unterschiedlichen Methoden und ihre Beziehungen zueinander Rechenschaft abzulegen.

In der anthroposophischen Medizin werden dagegen Formaspekte in ihrer Eigengesetzmäßigkeit voll berücksichtigt. In den Monographien wird auf die Formaspekte durch Begriffe wie z. B. Durchgestaltung, Strukturierung, Organisierung, zentrifugale Ausformung oder zentripetale Gestaltung hingewiesen. Diese Wirkungsrichtungen müssen im Zusammenhang mit anderen Eigenschaften der Präparate gesehen und können erst dann in ihrer Spezifität verständlich werden.

Als Indikationen sind in den Monographien die heute üblichen Begriffe angegeben. Ihre Anwendbarkeit auf den individuellen Krankheitsfall ist nur unter Berücksichtigung des den Charakterisierungen zugrundeliegenden Krankheits- und Heilmittelverständnisses möglich. Die Indikationen und Anwendungshinweise können also nur im jeweils dargestellten Gesamtzusammenhang verstanden und beurteilt werden. Ihre isolierte Betrachtung als Anwendungsempfehlung für das betreffende Präparat im üblichen Sinne muß zu Fehlschlägen in der Praxis führen und läßt sich mit dem hier dargestellten methodischen Vorgehen und Krankheitsverständnis nicht vereinbaren. Die Anwendungshinweise können jeweils nur einen einseitigen Aspekt wiedergeben und immer nur auf einen Teil der Anwendungsmöglichkeiten des betreffenden Präparates hinweisen.

Generell ist zu beachten, daß im Arzneimittelbild der Homöopathie die Konstitutionstypen, Charaktertypen und geistigen Reaktionsweisen von anderen Gesichtspunkten aus beschrieben sind als in der anthroposophischen Medizin. Ein wichtiger Unterschied besteht darin, daß in der Homöopathie die Konstitutions- und Charaktertypen sowie die geistigen Reaktionsweisen – obwohl sie häufig nicht als Krankheiten angesehen werden können – bereits selber Teilaspekte der Indikationen sind, bei denen die entsprechenden Metalle und Mineralien als Heilmittel eingesetzt werden können. Die im homöopathischen Arzneimittelbild enthaltenen Angaben zum Konstitutions-, Charaktertypus und zur geistigen Reaktionsweise stellen also Aspekte dar, die auf einen bestimmten gestörten, krankhaften Mineral- oder Metallprozeß hinweisen und durch das entsprechende Mineral- oder Metallheilmittel günstig beeinflußt werden können. Damit werden dann häufig auch die eigentlichen krankhaften Befunde, wie z. B. eine Diarrhöe oder Migräne, geheilt oder wenigstens gelindert.

In der anthroposophischen Medizin dagegen, vor allem in den medizinischen Angaben Rudolf Steiners, sind die Konstitutions- und Charaktertypen sowie die geistigen Reaktionsweisen meist so beschrieben, daß die entsprechenden Mineral- und Metallprozesse in ihrer gesunden, ungestörten Ausprägung im Menschen erfaßt sind. In vielen Monographien wird immer von diesen Gesichtspunkten ausgegangen und erst dann der gestörte Prozeß beschrieben. Zum Verständnis dieser Aspekte ist es notwendig, daß die »Wesensglieder« im Sinne der anthroposophischen Terminologie bekannt sind und erkenntnismäßig gehandhabt werden können.

Applikationsart der Heilmittel

Wie andere, allgemein verwendete Heilmittel, so werden auch die anthroposophischen Heilmittel oral, parenteral oder äußerlich appliziert. Neben den üblichen quantitativ erfaßbaren Kriterien, nach denen sich die Entscheidung zur Applikationsart richtet, bestehen bei den anthroposophischen Heilmitteln weitere qualitative Gesichtspunkte zur Applikationsart, die sich aus dem umfassenden anthroposophischen Menschenbild und dem Heilmittelverständnis ergeben. Für die drei Applikationsarten sind dies folgende Kriterien:

- Orale Verabreichung: Hier wird das Heilmittel vom Organismus über den Verdauungsapparat als Repräsentant des Stoffwechselbereiches im Sinne der funktionellen Dreigliederung aufgenommen. Damit es jedoch aufgenommen werden kann, muß es hier erst »verstoffwechselt« werden. Die orale Applikation wird also vor allem den Stoffwechselbereich ansprechen. In die übrigen Funktionsbereiche des Organismus gelangt das Heilmittel in bereits »verstoffwechselter« Form.

- Parenterale Applikation: Auf diesem Wege wird das Heilmittel direkt in den Kreislauf gebracht. Im Sinne der funktionellen Dreigliederung stellt der Kreislauf zusammen mit der Atmung das rhythmische System dar. Das Heilmittel wird daher bei der parenteralen Verabreichung die Funktionen dieses Bereiches, nämlich die rhythmischen Funktionen, vor allem ansprechen.
- Äußerliche Anwendung: Die äußerliche Verabreichung geschieht in Form von Salben, Ölen, »äußerlichen Flüssigkeiten« für Umschläge oder Badezusätzen. Durch diese Applikationsart werden die feinen Wahrnehmungsprozesse der Haut angesprochen. Die Sinnesprozesse der Haut stehen mit dem ganzen übrigen Organismus in enger Beziehung, wodurch eine umfassende Wirkung erzielt werden kann. Es geht also hierbei nicht um eine grobstoffliche Wirkung, sondern um eine Anregung der Sinnes-Nervenprozesse des Organismus in einer bestimmten Weise.

Potenzwahl

Die allgemeinen Kriterien zur Potenzwahl sind bereits beschrieben worden. Hier sei nur wiederholt, daß tiefe Potenzen (D1–D10) vor allem auf das Stoffwechselsystem, die mittleren (D11–D20)auf das rhythmische System und hohe Potenzen (über D20) auf das Sinnes-Nervensystem im Sinne der funktionellen Dreigliederung wirken.

Hierzu ist allerdings grundsätzlich zu bemerken, daß dies nur eine allgemeine Regel darstellt, daneben aber im Einzelfall verschiedene andere Gesichtspunkte je nach Präparat, Erkrankung, Konstitution und Ansprechbarkeit des Patienten Berücksichtigung finden müssen, die die Potenzfrage häufig zu einer schwierigen therapeutischen Entscheidung machen.

Dosierung

Die Dosierung wird bei anthroposophischen Heilmitteln nicht durch die therapeutische Breite des Wirkstoffes wie bei chemisch definierbaren Präparaten bestimmt, sondern richtet sich allein nach der Reaktionslage des Patienten. Wegen der mehr qualitativen als quantitativen Wirkungsweise und der damit verbundenen guten Verträglichkeit anthroposophischer Präparate bestehen für sie in der Regel sehr große Dosierungsbreiten.

Die besondere Kunst des Arztes ist es, sich mit der richtigen Potenz und Dosierung des Arzneimittels in die Krankheit einzuschalten. Als allgemeine Richtlinie hat sich bei der Dosierung folgende Empfehlung bewährt. Potenzen von D1 bis etwa D10 werden 3mal täglich zu 5 bis 10 (evtl. bei Mischungen bis 20) Tropfen, 1 bis 2 Tabletten, einer Messerspitze voll Pulver oder – je nach Herstellungsart – 5 bis 15 Globuli vor dem Essen eingenommen. Höhere Potenzen werden weniger oft gegeben, und zwar von 1mal täglich bis 1mal wöchentlich und seltener. Im akuten Falle werden jedoch Hochpotenzen häufig in kurzen Abständen wiederholt. Injektionen werden allgemein 2mal wöchentlich bis 1mal täglich verabreicht.

2. Monographien Metalle, Mineralien u. a.

Metalle als Heilmittel

> Es ist also so, daß der Mensch zu allen Metallen, auch zu denjenigen, von denen die grobe Physiologie nicht spricht, seine Beziehung hat. Die Kenntnis dieser Beziehungen ist die Grundlage für eine wirkliche, echte, wahre Therapie. Und intim unterrichten über die Beziehungen der Metalle zum Menschen kann nur die Sprache, welche die poetische Sprache der Metalle in der Erde ist.
> **Rudolf Steiner (GA 232, Vortrag v. 30. 11. 1923)**

Die Metalle nehmen als Heilmittel in der anthroposophischen Medizin eine wichtige Rolle ein. Hierbei handelt es sich vor allem um die sieben Haupt- bzw. Planetenmetalle Plumbum, Stannum, Ferrum, Aurum, Cuprum, Mercurius, Argentum – und ihre Verbindungen. Die Zusammenhänge zwischen diesen Metallen, bestimmten Planeten und Organen waren bereits im Altertum bekannt, sie sind aber aus geisteswissenschaftlicher Forschung von Rudolf Steiner in einer dem heutigen Bewußtsein nachvollziehbaren Weise neu dargestellt worden. Danach stehen in Zusammenhang:

Planet	Metall	Organ
Saturn	Blei	Milz
Jupiter	Zinn	Leber
Mars	Eisen	Galle
Sonne	Gold	Herz
Venus	Kupfer	Niere
Merkur	Quecksilber	Lunge
Mond	Silber	Gehirn

Noch heute weisen gewisse gebräuchliche Begriffe auf diese Zusammenhänge hin, z. B. wird eine Bleivergiftung häufig auch »Saturnismus« genannt, und »Merkur« bezeichnet sowohl den Planeten als auch das Metall. Zum besseren Verständnis der Wirksamkeit der Metalle im Menschen muß noch auf einen für den heutigen Leser eher ungewöhnlichen Aspekt der menschlichen Leibesentstehung hingewiesen werden. Auf dem Wege zur Inkarnation durchzieht die Individualität des Menschen vorgeburtlich die

Planetensphären. Wenn also das Ich sich »auf den Weg zur Erde« begibt, um sich hier mit bestimmten Erbanlagen zu verbinden, durchlebt es als erstes die Saturn-Sphäre. Der Saturn ist so für das sich verkörpernde Menschenwesen das Tor, durch welches es in den Planetenbereich der Erde eintritt. Wenn das Ich sich mit den Wesenheiten der Saturn-Sphäre verbinden kann, dann nimmt es bestimmte Gesetzmäßigkeiten für die Bildung der Organe und ihre Funktionsfähigkeit auf. Hierdurch werden auch gewisse Seelenveranlagungen, z. B. ein bestimmter Charakter, organisch vorgebildet. Entsprechendes geschieht alsdann auch in der Jupiter-Sphäre und ebenso in der Mars-, Sonnen-, Venus-, Merkur- und Mond-Sphäre. Beim Durchschreiten der Planetensphären zur Erde hin nimmt also das Ich die jeweiligen charakteristischen Qualitäten der sieben Planetensphären in sich auf, wobei es sich in unterschiedlicher Weise, entsprechend seinen individuellen, schicksalsmäßig zwingenden Gegebenheiten mit ihnen verbinden kann und muß. Insgesamt ergeben sich aus diesen Einflüssen die Kräfte für die Organbildungen und ihrer Funktionen sowie für die Charakterveranlagung. Die Kenntnis dieser Beziehungen ist von wesentlicher Bedeutung für das Verständnis der Heilmittelbilder der Metalle, wie sie in den Monographien dieser Fibel dargelegt sind.

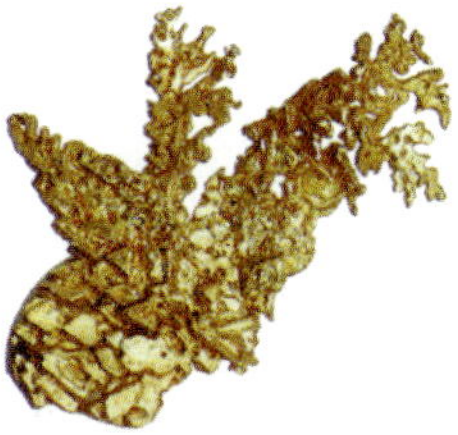

Gold kommt in der Natur meist in reiner Form vor. Fast allen chemischen Einflüssen gegenüber ist es unveränderlich.

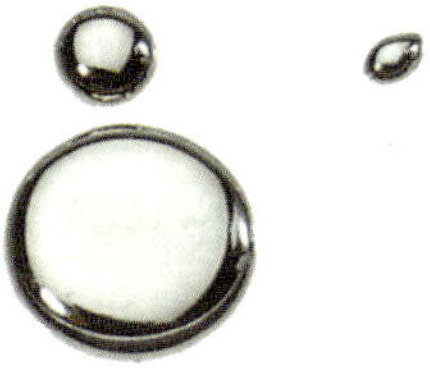

Quecksilber ist das einzige unter den irdischen Wärmebedingungen flüssige Metall.

Mineralien als Heilmittel

> Wir erinnern uns daran, daß wir das mineralische Reich so charakterisieren konnten, daß auf dem physischen Plan, in der physischen Welt von ihm nur der physische Leib vorhanden ist, daß wir dagegen dasjenige, was als ätherischer Leib dem Mineral entspricht, zu suchen haben in der sogenannten astralischen Welt, den astralischen Leib in der niederen devachanischen Welt und das eigentliche Gruppen-Ich des Mineralreiches auf dem höheren Devachanplan.
> **Rudolf Steiner (GA 136, Vortrag v. 14. 4. 1912)**

Im Vergleich zu den sieben Hauptmetallen betrachten wir hier die Mineralien, Elemente und anorganischen Stoffverbindungen, die als Heilmittel therapeutisch eingesetzt werden. Diese Gruppe wollen wir einfachheitshalber insgesamt als Mineralien bezeichnen, auch wenn dies bei einzelnen Elementen und Verbindungen nicht zutrifft.

Obwohl es nicht möglich ist, in der therapeutischen Wirkung zwischen den Mineralien und den Metallen eine deutliche Grenze zu ziehen, zeigen doch beide Gruppierungen prinzipielle Unterschiede. Dies wird an ihren Arzneimittelbildern deutlich. Die homöopathischen und anthroposophischen Arzneimittelbilder der typischen Minera-

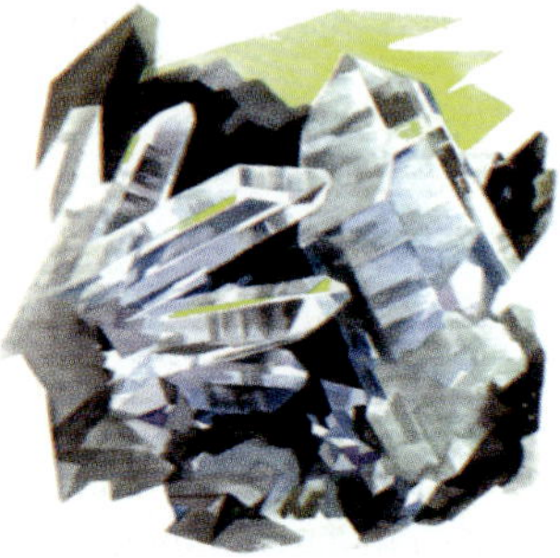

Bergkristall. Die Beziehung des Kiesels zu den Sinnesorganen, zur Haut und zum Bindegewebe geben die Richtung für seine vielfältige Verwendung in der Therapie und der unterstützenden Pflege.

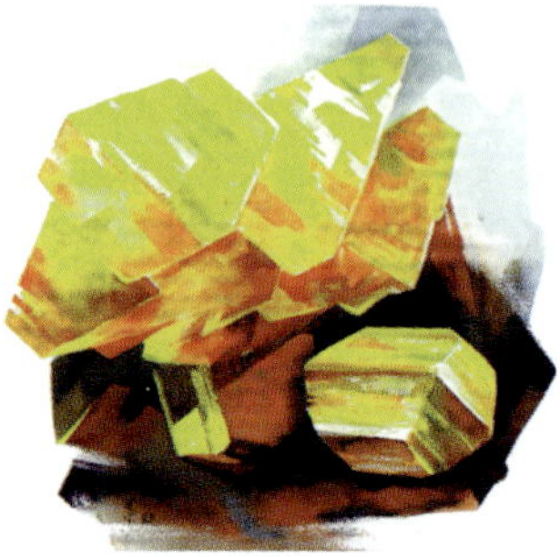

Der Schwefel zeigt im Mineralreich eine starke Beziehung zu den Schwermetallen, mit denen er in Form der Sulfide die wichtigen, meist schön gefärbten oder metallisch glänzenden Verbindungen bildet.

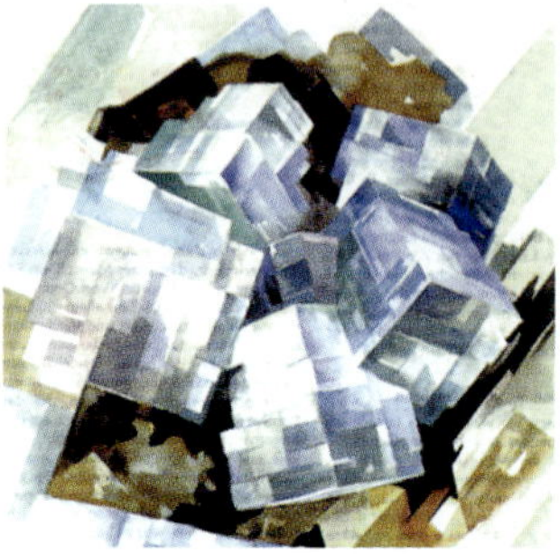

Halit oder Steinsalz ist chemisch eine Verbindung von Natrium und Chlor. Das Steinsalz ist das Minderal, das – lebensnotwendig – mit der Entwicklung des Menschen untrennbar verbunden ist.

lien wie Quarz, Sulfur, Kalk oder dem auf Mineralienstufe stehenden Phosphor beinhalten in einem ausgeprägten Maße konstitutionelle Aspekte, während diese sich in den Arzneimittelbildern zu den Hauptmetallen nicht so klar abzeichnen. So gibt es z. B. eine Kalk-, Sulfur-, Quarz- und Phosphor-Konstitution, dagegen ist keine in den Arzneimittelbildern der Hauptmetalle wie z. B. Cuprum oder Stannum zu erkennen. Allein im Arzneimittelbild des Aurum lassen sich konstitutionelle Aspekte deutlicher aufzeigen. Ausageprägte konstitutionelle Aspekte des Patienen können bei Erkrankungen wichtige Hinweise für die Verwendung des entsprechenden Mineralprozesses als Heilmittel ergeben.

Die Arzneimittelbilder der Mineralien beinhalten jedoch noch einen weiteren wesentlichen Aspekt. Auch die bewußte Haltung des Ich in der Wahrnehmung der Welt und in ihrer gedanklichen Verarbeitung nimmt in den Arzneimittelbildern eine wichtige Rolle ein. Die Welt kann in sehr unterschiedlicher Weise erfaßt werden, was zu den verschiedenen Weltanschauungen des Menschen führt. Grundsätzlich können nach Rudolf Steiner zwölf Weltanschauungen unterschieden werden (siehe Tabelle 3), wie wir bereits in der Einleitung ausgeführt haben. So z. B. versucht der eine alle Geschehnisse wissenschaftlich-rational zu verstehen, der nächste erlebt sie wiederum mehr psychologisch-irrational, während ein weiterer alles mathematisch-statistisch zu erklären versucht. Diese unterschiedlichen Wahrnehmungs- und Denkarten tauchen in den Arzneimittelbildern der Mineralien in z. T. prägnanter Weise auf.

In den Monographien zu den einzelnen Mineralien werden daher die beiden Aspekte der Konstitution und Weltanschauung – soweit bekannt – berücksichtigt. Als Beispiel wollen wir hier auf drei Heilmittel hinweisen. Die wissenschaftliche Wahrnehmung der Welt und ihre forschungsmäßige Ergründung treffen wir vor allem beim Sulfur-Typ an, also bei dem Menschen, der gegenüber dem Heilmittel Sulfur eine besondere Reaktionssensibilität aufweist oder im anthroposophischen Sinne diesen Mineralprozeß in besonderer Weise in sich ausgeprägt hat. In seinem Erkenntnisstreben weist er häufig den charakteristischen Zug auf, daß er allem auf den Grund gehen will. Er ist belesen, an allem interessiert und ein tiefer philosophischer Denker. Er ist immer danach bestrebt, noch mehr Wissen anzuhäufen. Vergleichen wir hierzu den Kalk-Typ, der dann noch gemäß den verschiedenen Kalk-Präparaten zu differenzieren wäre. Er ist ein ebenso ausgeprägter Denker wie der Sulfur-Typ, aber er denkt mehr exakt mathematisch, nicht philosophisch wie dieser. Das »mathematische« Denken des Kalk-Typs kann sein Verhalten so prägen, daß es auf andere Menschen den Eindruck von Sturheit macht. In Beziehung zum Geld können sich beide z. B. darin unterscheiden, daß der Sulfur-Typ auf Geld wenig Wert legt, wenn ihm sonst genügend ideelle Anerkennung zuteil wird, während der Kalk-Typ durchaus an Geld als Anerkennung für seine Arbeit interessiert ist und es dann mit möglichst guter Verzinsung anlegt.

Streifen wir noch kurz den Konstitutionsaspekt beider Typen. Es ist schwierig, dies für den gesunden Typus darzustellen, da die Arzneimittelbilder vor allem die krankhaften Veränderungen beschreiben. Der Sulfur-Typ weist entweder eher eine hagere oder eine vollblütige Konstitution auf und hat häufig blonde, gelegentlich rote Haare. Auch der Kalk-Typ hat häufig blonde Haare, besonders als Kind, insgesamt ist er vielleicht körperlich etwas fester gestaltet und wirkt abgeschlossener.

Die Konstitution steht mit den Gestaltungskräften des Leiblichen in Zusammenhang. Dies zeigt sich deutlich, wenn mit bestimmten Konstitutionsschwächen auch Dysplasien oder Dysmorphismus verbunden sind. Von alters her wird die leibliche Gestaltung des Menschen mit den Tierkreiskräften in Zusammenhang gebracht wie auch Wahrnehmungsweisen und Denkarten. Rudolf Steiner hat darauf hingewiesen, daß es zwölf Konstitutionstypen gibt. Weiterhin hat er im einzelnen ausgeführt, wie die verschiedenen Denkarten und entsprechenden Weltanschauungen mit den Tierkreiskräften zusammenhängen (siehe Tabelle 3). Das mathematische Denken z.B. hängt danach mit den Tierkreiskräften der Zwillinge zusammen. Somit können wir vermuten, daß der Calciumprozeß, der das exakte mathematische Denken bedingt, mit diesem Tierkreiszeichen in Beziehung steht. Entsprechende andere Aussagen Rudolf Steiners über die Beziehungen des Menschen zu den Tierkreiskräften der Zwillinge stützen diese Vermutung. Die philosophisch grüblerische Denkart des Sulfur-Typen kann man der Weltanschauung des Dynamismus zuordnen, die, nach Rudolf Steiner, zu den Tierkreiskräften des Skorpion zu zählen ist.

Zusammenfassend können wir folgern, daß die Mineralienprozesse im menschlichen Organismus in typischer Weise mit den Tierkreiskräften in Beziehung stehen. Edelsteine als vollendete Mineralien, von denen aber nur wenige als Heilmittel verwendet werden, sind von alters her diesen Kräften zugeordnet worden. Rudolf Steiner hat hierzu auch entsprechende Angaben gemacht. Während also die Hauptmetalle in ihrem prozessualen Wirken zu den Planetensphären in Beziehung stehen, zeigen die Mineralien Beziehungen zu der Fixsternwelt. Zwischen beiden Gruppierungen besteht ein fließender Übergang, indem die Tierkreiskräfte mit den Planetenkräften in bestimmter Weise zusammenwirken. Während die Hauptmetalle, wie wir ausgeführt haben, im Astralleib wirken, wo sich das Ich seinen Ausdruck im Charakter verschafft, sowie im Ätherleib, wo sie in umfassender Weise die physiologischen Prozesse lenken, wirken die Mineralien als Heilmittel vor allem auf das Ich in der Wahrnehmung und in der Denktätigkeit einerseits und in der Körpergestaltung und Konstitution andererseits.

Tabelle 3

Die zwölf Weltanschauungen und ihre Tierkreis- und Substanzbeziehungen

Tierkreiszeichen	Weltanschauung	Arzneistoff
Steinbock	Spiritualismus	Kochsalz, Steinsalz
Wassermann	Pneumatismus	Quarz
Fische	Psychismus	Salpetersäure bzw. Stickstoff
Widder	Idealismus	Phosphor
Stier	Rationalismus	Alumina (Ton)
Zwillinge	Mathematismus	Calcium
Krebs	Materialismus	Fluor

Löwe	Sensualismus	Graphit
Jungfrau	Phänomenalismus	Magnesium
Waage	Realismus	Arsen
Skorpion	Dynamismus	Sulfur
Schütze	Monadismus	Kalium

Die sieben Hauptmetalle

Plumbum

Plumbum metallicum praeparatum (metallisches, speziell verarbeitetes Blei)

Präparate

Aconitum napellus	
Plumbo cultum	Dilutio 0,1 %
Cerussit	Ampullen D8, D20
	Pulvis D6
Cichorium Plumbo cultum	Ampullen 1 %
	Dilutio 1 %, 0,1 %
Galenit	Ampullen D20
	Pulvis D4, D6
Galenit comp.	Dilutio
Minium	Pulvis D3, D4, D5, D6
Plumbum	Ampullen D10, D20, D30
	Dilutio D10, D14, D20, D30
	Pulvis D6, D8, D20
	Unguentum 0,4 %
Plumbum aceticum	Ampullen D6
	Dilutio D3, D4
Plumbum chloratum	Ampullen D3
	Dilutio D4, D6
Plumbum jodatum	Unguentum 5 %
Plumbum mellitum	Ampullen D12, D20
	Dilutio D12, D20

	Globuli D6, D10, D15, D30
Plumbum silicicum	Ampullen D10, D20
	Dilutio D10, D15, D20
	Pulvis D6, D20
Pyromorphit	Ampullen D8
Scleron	Tabletten

Charakterisierung und allgemeine Eigenschaften

Blei zeigt – außer der Schwere – keine typischen metallischen Eigenschaften. So vermag es Licht nur schlecht zu reflektieren, Wärme und Elektrizität kaum zu leiten und besitzt nur eine geringe Elastizität. Diese »Schwächen« machen andererseits seine besonderen nützlichen Eigenschaften aus. Durch seine Trägheit bringt Blei beinahe alle Einflüsse zum Erstarren, in ihm stockt die Bewegung im Raum. Jede Einwirkung wird im Blei als Abdruck festgehalten und bewahrt.

Hiermit verbunden sind seine begrenzenden, isolierenden und beschützenden Eigenschaften. So kann man z. B. recht aggressive Substanzen wie Schwefelsäure und Flußsäure in Bleigefäßen aufbewahren. Bleifarben schützen Metalle vor dem Rosten. Ferner ist die innere Leuchtkraft des Bleis bedeutsam für ein Verständnis seiner Wesenseigenschaften. In verschiedenen Verbindungen offenbart Blei diese Qualität, indem es Farben, vor allem dem Weiß, Leuchtkraft und Deckglanz verleiht. Diese Qualitäten können auch Hinweise geben auf die Wirkungen des Bleiprozesses im Menschen.

Im menschlichen Organismus sind mit dem Bleiprozeß zwei scheinbar nicht zusammenhängende Funktionen verbunden, nämlich zentripetale Formung mit ihrer abbauenden Tendenz auf der einen Seite und selbständiges Eigenbewußtsein sowie Bewußtseinsentfaltung auf der anderen Seite. Der zentripetale Formprozeß bedingt die Verhärtung und schließlich die Mineralisierung im Organismus, welche im Gesunden zur Ossifikation, im Pathologischen zur Sklerotisierung führt. Dieser Abbau- und Sterbeprozeß bildet aber die physiologische Grundlage dafür, daß der Mensch sich von der Welt abgesondert erleben kann. Er läßt Kräfte freiwerden, die ein Selbstbewußtsein – Ich-Bewußtsein – und damit eine Bewußtseinsentfaltung überhaupt erst ermöglichen.

In der Erkenntnisfähigkeit führt der Bleiprozeß spezifisch zum exakten wissenschaftlichen Denken. Die Dynamik des Erkenntnisprozesses wird unter seiner Wirkung in begrifflich definierte Gedanken übergeführt. Eindrücke und Erlebnisse werden so in abstrahierten Vorstellungen, sozusagen in geronnener Form, im Bewußtsein erfaßt und können damit auch als Erinnerungen bewahrt werden, was eine wesentliche Seite des

Bleiprozesses beinhaltet. Die Bleiprozesse sind somit Kräfte, die in jeder Phase des menschlichen Seins unentbehrlich sind und bei zu schwacher oder einseitiger Entwicklung zu bestimmten Krankheitserscheinungen führen, bei denen dann Blei in potenzierter Form als Heilmittel eingesetzt werden kann. Hierdurch wird die Ich-Organisation im Menschen entweder in Richtung einer definierten Bewußtseinsentfaltung oder einer begrenzenden, konturenbildenden und abbauenden Funktion angesprochen. Im Seelischen zeigen sich entsprechende Störungen dadurch, daß sich der Patient entweder in abstrakten, starrsinnigen Vorstellungen verliert oder ungenügende Reife und Abgrenzung sowie mangelhaftes Selbstbewußtsein zeigt.

Mit dem Abbau bis zur Mineralisierung im Knochen einerseits und der leibfreien Gedankenbildung andererseits ist der Bleiprozeß noch nicht abgeschlossen, sondern nur die erste Phase seines Wirkens, die nun in eine zweite umschlägt. Die Umkehrung des Bleiprozesses findet in der Blutbildung im Knochenmark statt. Hier geschieht eine Wiederbelebung, ja eine Art Auferstehung, die ebenfalls mit dem Bleiprozeß zusammenhängt. Vor allem die Erythropoese, wodurch die roten Blutzellen gebildet werden, die dem Organismus seine pulsierende Lebendigkeit mit ermöglichen, verläuft geschützt innerhalb des Knochens als dem am weitestgehend abgestorbenen Gewebe des Organismus und wird durch den Bleiprozeß mit bedingt. Das Absterbende, Mineralisierende des Bleiprozesses schlägt somit im Knochenmark in eine Verlebendigung der Substanz um. Hier ist der »Jungbrunnen des Organismus«, aber wiederum von vornherein verknüpft mit dem Todesprozeß, den die kernlosen roten Zellen in sich tragen und damit voll mit dem zeitlichen Lebensstrom behaftet sind.

Ist dieser zweite Bleiprozeß gestört, dann können z. B. entsprechende Anämie- oder Hypertonieformen auftreten, häufig verbunden mit mangelhafter innerer Wärme.

Die Erythrozyten verlieren ihre irdisch körperliche Gestalt in der Milz; diese ist das andere spezifische Organ für die Bleiwirkung. Hier erreicht der Bleiprozeß seinen Endpunkt im Organismus und vergeistigt sich ganz im Willensbereich. Dabei bildet sich der eigentliche Quell der Begeisterungsfähigkeit. Das begriffliche intellektuelle Denken kann nun ideell durchgeistigt und damit der Abstraktionsprozeß im Denken vom Ich durchlebt und somit überwunden werden. Mit diesem geistigen Durchwärmungsprozeß ist verbunden, daß auf der Stoffwechselebene die Milz in richtiger Weise aufgenommene Nahrungsstoffe den körpereigenen Stoffwechselprozessen anpaßt und dabei individualisiert. Hierbei schickt die Milz der Leber Energie zu, so daß hier insbesondere der Fettstoffwechsel intensiviert wird.

Bei Störungen in dieser dritten Phase des Bleiprozesses kann es z. B. zu Depressionen,

Vereinsamung oder ausgeprägten arteriosklerotischen Prozessen sowie zu Allergien, insbesondere Nahrungsmittelallergien, und anderen stoffwechselbedingten Entzündungsprozessen kommen.

Der Bleiprozeß ist so insgesamt durch drei Phasen charakterisiert worden. Die erste Phase führte zur räumlichen Erstarrung im Knochen, die zweite zur Verlebendigung im Blut, und die dritte ermöglicht die Begeisterung in der Gedanken- und Ideenwelt.

Wirksamkeitsbereiche und therapeutische Anwendungsgebiete		
Gesteigerte oder einseitige Bleiprozesse und die entsprechenden Heilmittel	Ausgeglichene Bleiprozesse und ihre Funktionsbereiche	Schwache, mangelhafte Bleiprozesse und die entsprechenden Heilmittel
	Geistig-seelischer Bereich	
Unbewegliches, abstraktes egozentrisches Seelenleben starrsinnig, nachtragend, Rechthaberei, Zwangsvorstellungen (Plumbum D30), Vergeßlichkeit, Zerstreutheit (Scleron); Autismus (Plumbum silicicum D20); Vereinsamung/Depression, Begeisterungsunfähigkeit, Hypochondrie (Plumbum D20); perverse Instinkte (Plumbum silicicum D20); Demenz (Plumbum D30)	Melancholische Charakterterzüge gutes Gedächtnis, abstraktes Denken; Prinzipientreue, gründliches Handeln; lebt nach seinen Überzeugungen; begeisterungsfähig, inneres Feuer; urteilsfähig; »In-sich-Geschlossensein«; Tiefsinn; Gerechtigkeitssinn	Mangelhafte Entwicklung der Reife, ungenügende seelische Abgrenzung, keine Distanz, Infantilität, Süchte, Trunksucht (Minium D4, D6); mangelndes Selbstbewußtsein, kein Selbstvertrauen; Erregungszustände (Plumbum chloratum D4–D6)
	Funktionell-prozessualer Bereich **I**	
Zu starke Erstarrung und	Einheitlichen Eigenraum	Der Eigenraum ist unge-

Verfestigung im Eigenraum bei zerstörerischer innerer Wärme, Entzündungen Magerkeit, Mattigkeit mit trockener, faltiger Haut (Plumbum D14–D30); Allergien insbesondere Nahrungsmittelallergien, Autoaggressionserkrankungen, Entzündungen, (Plumbum D14–D20); Blutungen (Plumbum D30); Claudicatio intermittens; blasser Bluthochdruck (Plumbum mellitum D20); Krämpfe, Epilepsie (Plumbum D20); Hydrosis; Aphonie, Stimmritzenkrampf, kindliche Aphasie (Plumbum D30); Schlaflosigkeit (Plumbum D20); chronische Nephritis, Nephrosklerose (Galenit D20)	schaffend; Erstarrung in den Raum und Wiederbelebung durch innere Wärme	nügend abgeschirmt bei mangelhafter innerer Wärme; Spasmus; Adipositas (Plumbum D6–D8); Epilepsie (Plumbum D6); Krämpfe, Koliken (Plumbum aceticum D3–D6); chronische, spastische Obstipation (Plumbum D10); chronische Polyarthritis (Plumbum D6, Cerussit D6, Galenit comp.)
	II	
Zu starke oder dislozierte Mineralisation Arteriosklerose, Sklerose Plumbum mellitum D20); Tinnitus (Plumbum mellitum D20); Macula Dege-	Ossifikation und Blutbildung, Sterbeprozeß im Raum und Wärmeprozeß im zeitlichen Blutstrom	Zu schwache Mineralisation Rachitis, Osteomalazie (Galenit D6, Plumbum

neration (Galenit D20); Sklerodermie (Plumbum D20, Plumbum silicicum D15); Arthrosis deformans, Bandscheibendegeneration (Plumbum silicicum D15); Neuropathie (Plumbum D30); Herzinfarkt, Angiospasmen (Plumbum mellitum D12)		D10); Arthrose, Gichtrheuma (Galenit D4); Adipositas (Plumbum D6, D8); Bänderschwäche; Pruritus senilis (Plumbum silicicum D10); Sensibilitätsstörungen (Plumbum chloratum D4–D6)
	Organbereiche	
Hyperchrome Anämie (Blei-); Craniotabes (Plumbum 0,4 % Ungt.); Morbus Paget, Sudeck Syndrom (Plumbum silicicum D20); Scheuermann Krankheit, Schlatter-Krankheit, Perthes-Krankheit (Cerussit D20, Plumbum 0,4% Ungt.); Knochenmetastasen (Pyromorphit D8); Nahrungsmittelallergie (Plumbum 0,4% Ungt.)	Milz; Knochengerüst; Knochenmark-Blutbildung; Leber	Leukämie (Galenit D6, Plumbum D10); mangelhafte Ossifikation, Osteoporose, Osteomalazie (Galenit D6); Osteogenesis imperfecta (Plumbum silicicum D10, Cerussit D8)

Dosierung und Anwendung

Wegen der außerordentlich tiefgreifenden Wirkung von potenzierten Bleipräparaten darf eine Bleimedikation, besonders in tieferen Potenzen, nur mit Vorsicht und begrenzt gegeben werden. Dies trifft insbesondere auch für die Salbenanwendung zu.

Ampullen:	2mal wöchentlich bis 1mal täglich 1 ml subcutan injizieren;
Dilutio, Pulvis:	tiefe Potenzen 3mal täglich 5–10 Tropfen bzw. 1 Messerspitze voll; hohe Potenzen 1mal täglich 5–10 Tropfen bzw. 1 Messerspitze voll;
Globuli:	Erwachsene 3mal täglich 3–5 Globuli, Kinder 3mal täglich 1–3 Globuli,
Tabletten (Scleron):	3mal täglich 1 Tablette;
Unguentum:	1- bis 2mal wöchentlich dünn auftragen.

Stannum

Stannum metallicum praeparatum (metallisches, speziell verarbeitetes Zinn)

Präparate

Arandisit	Ampullen D15 Dilutio D15 Pulvis D6
Cichorium Stanno cultum	Ampullen 1 %, 0,1 % Dilutio 1 %, 0,1 %
Cichorium Stanno cultum, Radix	Dilutio 1 %, 0,1 %
Cichorium Stanno cultum 1 %/Hepar Bovis D4 aa	Ampullen
Hepar-Stannum D4	Ampullen Dilutio
Kassiterit	Ampullen D10 äußerl. Flüssigkeit 0,1 % Pulvis D6
Mixtura Stanni comp.	Dilutio
Stannum	Ampullen D8, D20 Dilutio D8, D10, D14, D15, D20, D30 Gelatum 0,4 % Pulvis 5 %, D3, D6, D8, D10

	Unguentum 5 %, 0,4 %
Stannum comp.	Pulvis
Stannum mellitum	Ampullen D10, D20
	Pulvis D3, D6, D15
Stannum D8/Succinum D6 aa	Augentropfen
Taraxacum Stanno cultum	Ampullen 1 %, 0,1 %
	Dilutio 1 %, 0,1 %
Taraxacum Stanno cultum 1 %/Hepar Bovis D4 aa	Ampullen
Taraxacum Stanno cultum 0,1 %/Hepar Bovis D4 aa	Ampullen

Charakterisierung und allgemeine Eigenschaften

Stannum kommt in der Natur nur selten gediegen vor, dagegen findet man es vor allem in gebundener Form als Zinnstein (Kassiterit und Arandisit) sowie Zinnkies. Es ist ein silbrig-weiß glänzendes Metall, welches wesentlich durch drei Eigenschaften charakterisiert ist: Zinn ist einerseits leicht verformbar, dehnbar und läßt sich gut auswalzen bzw. gießen, andererseits aber weist es eine merkwürdige innere Geformtheit auf. Verbiegt man einen Zinnstab, hört man das sogenannte »Zinngeschrei«, denn Zinn hat eine kristalline Struktur, und beim Verbiegen entsteht durch Verschieben der Kristalle dieses sonderbare Geräusch. Zinn weist weiterhin eine besondere Beeinflußbarkeit durch Wärme oder Kälte auf. Wenn man Zinn abkühlt, geht es ab ca. 13 °C in einen amorphen Zustand über, wobei es pulverförmig werden kann. Dies geschieht unter Beulenbildung, weshalb der Vorgang auch als »Zinnpest« bezeichnet wird. Beim Erhitzen geht Zinn andererseits bei ca. 160 °C von der tetragonalen Kristallstruktur in eine rhombische, härtere über. Dann tritt es bereits bei 232 °C in die flüssige Phase ein und verbleibt in dieser extrem lang (bis über 2000 °C).

Im menschlichen Organismus umfaßt das Wirkungsfeld des Zinnprozesses die Organbildungen, welche sich aus dem Flüssigkeitsorganismus zum Festen hin organisieren. Die Wirkenssphäre des Zinnprozesses richtet sich zunächst an die im astralen Bereich verlaufende Durchgestaltung des menschlichen Gehirns. Das Nervenleben wird im Großhirn durch die Kräfte des Stannumprozesses organisiert, differenziert und die Gehirnzentren in weisheitsvoller Zusammengehörigkeit und Ausgewogenheit herangebildet. Schwächen und Einseitigkeiten in diesem Prozeß führen zu bestimmten Erkrankungen wie z. B. Hydrocephalus.

Die plastische Tätigkeit des Zinnprozesses wirkt auch besonders stark in allen Knorpel-, Binde- und Stützgeweben sowie insbesondere in den serösen Häuten. Auch hier schafft er ein Gleichgewicht zwischen Flüssigem und Festem, wobei er die Konturen entsprechend den abrundenden Formen des Kopfbildeprinzips plastiziert, als ob das Himmelsgewölbe nachgebildet werden sollte.

Bei Störungen in dieser Phase wird Zinn daher überall dort als Heilmittel Anwendung finden, wo die Gestaltung zwischen Flüssigem und Festem das Gleichgewicht verloren hat. Die beiden Abweichungsmöglichkeiten bei Verlust dieses Gleichgewichtes können sich unter verschiedenen Krankheitsbildern zeigen. Die Pleuritis sicca oder die Pleuritis exsudativa weisen z. B. auf entsprechende Störungen hin. Weiterhin fallen hierunter auch die Gelenkserkrankungen der Arthritis wie auch Arthrosis deformans, sowie Schlottergelenke und Bindegewebsschwäche.

Der Zinnprozeß beinhaltet also die kosmische Verwobenheit der organischen Gestaltungs- und Organisationskräfte. Er erlaubt aber noch keine individuelle Kraftentfaltung. Hierzu muß er in seinem Wirken in der Leber auf der ätherischen Ebene in die chemische Feinstofflichkeit der verschiedenen Prozesse umschlagen. Die Leber wird so zum zweiten Wirkensort für den Stannumprozeß, und die verschiedenen chemischen Prozesse werden hier durch ihn weisheitsvoll geordnet und gelenkt, so daß ein Nebeneinander ohne Chaos möglich wird. Diese Stoffwechseltätigkeit ermöglicht auch die Kraftentfaltung in diesem Organ, die dann z. B. dem Muskelsystem für die individuelle Bewegungsgsmöglichkeit zur Verfügung gestellt wird. Der Mensch kann nun mit seinen Gliedern in der Umwelt tätig eingreifen. Durch die Bewegung der Gliedmaßen wird auf die Gehirntätigkeit zurückgewirkt und damit geistige Erkenntnisprozesse angeregt. Das, was beim ersten Zinnprozeß im Vorderhirn weisheitsvoll gestaltet wurde, kann nun mit Gedanken und Selbsterkenntnissen durchlebt werden.

Bei Störungen in dieser zweiten Phase wird Zinn sowohl als Heilmittel bei überschießender ätherischer Verselbständigung wie bei mangelhafter Kraftentfaltung eingesetzt werden können. Solche Erkrankungen sind z. B. Allergien oder allgemeine Schwäche und Erschlaffung des Muskelsystems, aber auch die verschiedenen Krankheitsbilder der Leber und hiermit in Verbindung stehende Hautkrankheiten.

Somit beinhaltet der Zinnprozeß die Polarität von kosmischer Gestaltung, d. h. die Verwandlung von Licht in Form, und irdisch-individueller Kraftentwicklung, womit auch im Seelischen entsprechend polare Qualitäten – Spiritualität und Zugewandtsein zum Irdischen – sich entwickeln können. Diese Kräfte machen sich in der Seele geltend, und das Ich wird aufgerufen, bei der Gleichgewichtsfindung zu einem Urteil zu kommen. Dies bedeutet, daß zwischen links und rechts, zwischen intuitiver und intellektueller Seite Harmonie entwickelt wird. In diesem ausgeglichenen Kräftefeld entsteht auch die durchseelte Bewegung. Durch die Bewegung wird, wie erwähnt, wieder auf die geistige Tätigkeit des Gehirns zurückgewirkt und das Denken verlebendigt. Hiermit ist die dritte Phase des Stannumprozesses erreicht. Erkrankungen in dieser Phase können sich z. B. als Schizophrenie oder als entsprechende Erregungszustände mit motorischer Unrast äußern. Zinn kann auch hier, wo das Ich zwischen den polaren Aspekten seiner seelischen Doppelnatur die Einheit bewahren muß, als Heilmittel eingesetzt werden.

Durch die Wechselwirkungen und die entsprechende Wechselhaftigkeit der Beschwerden ist die Potenzwahl bei Stannum eine außerordentlich schwierige und scheinbar voller Widersprüche. Wir wollen dies kurz erläutern.

Es kann ein hypochondrisch-depressives Verhalten durch ein Stocken des Zinnprozesses in der ersten Phase, also bei seiner Verwandlung von Licht in Form, bedingt sein. Der Zinnprozeß wirkt nun nicht genügend hinunter zur Leber, und damit werden die Stoffwechselprozesse fehlgelenkt. Dies wiederum bewirkt Kraftlosigkeit in den Gliedern und Willenshemmung. Die Glieder bewegen sich nicht richtig, und von ihrer Tätigkeit geht kein genügender geistiger Impuls zur Verlebendigung des Denkens zum oberen Pol zurück. Die Denktätigkeit vertrocknet, obwohl der Zinnprozeß hier sehr stark wirkt.

Ein äußerlich vergleichbarer Stimmungszustand kann aber auch auftreten, wenn der Zinnprozeß zu schnell hinunterwirkt und sich mit den Stoffwechselprozessen verbindet. Hierdurch verliert der Stoffwechselbereich seinen kosmischen Bezug, und die entsprechenden Formkräfte wirken hier ungenügend. Es treten nun verschiedene Entzündungen und Formstörungen auf. Auch die Leber kann in diesem Fall Funktionsstörungen aufweisen. Dadurch ist nun ebenfalls keine richtige Impulsierung der Gliedmaßenbewegung möglich, was wiederum auf das Bewußtsein zurückwirkt. Es kommt zu einer gewissen Austrocknung der Denktätigkeit und einer depressiven Verstimmung. In diesem Falle wäre eine tiefe Potenz von Stannum indiziert, während im ersteren Falle eher eine höhere Potenz in Frage käme.

Die folgenden Potenzempfehlungen geben diese Wechselwirkungen nicht wider, und in der therapeutischen Situation muß die Unterscheidung von Hoch- und Tiefpotenzen von Stannum differenzierter gehandhabt werden, als in dem folgenden Schema angegeben ist.

Wirksamkeitsbereiche und therapeutische Anwendungsgebiete		
Gesteigerte oder einseitige Zinnprozesse und die entsprechenden Heilmittel	Ausgeglichene Zinnprozesse und ihre Funktionsbereiche	Schwache, mangelhafte Zinnprozesse und die entsprechenden Heilmittel
	Geistig-seelischer Bereich	
Lebensangst, Willenshemmung, entscheidungsunfähig, mutlos, menschenscheu, hypochondrisch (Taraxacum Stanno cultum 1 %); Depression (Arandisit D15); Halluzinationen, Visionen (Stannum D15); hepatogene Schizophrenie (Arandisit D15); Zyklothymie (Arandisit D15); Denkschwäche verträumter großköpfiger Kinder (Stannum D15–D20)	Ausgeglichenes, maßvolles Gemüt; seelisches Gleichgewicht, abwägendes Denken und Fühlen; umsichtiges Handeln, weisheitswirkende Tätigkeit	Lebenssucht, Rücksichtslosigkeit, Anmaßung, Herrschsucht Hochstapelei, Prunksucht, Großtuerei, Jähzorn, manische Erregung (Stannum D3–D6, Arandisit D6); hepatogene Depression (Hepar-Stannum D4, Stannum D6–D12); Konzentrationsschwäche kleinköpfiger Kinder (Stannum D8)
	Funktionell-prozessualer Bereich **I**	
Einseitige Umwandlung der peripheren Gestaltungskräfte bei zu starkem Tonus und Vertrockungstendenz, zu starke Konturenbildung; Scharlach (Kassiterit, äußerl. Flüssigkeit	Kosmische peripherische Gestaltungskräfte wandeln sich in Stoffwechselkräfte um und ermöglichen die fließende Bewegung; Verhältnis von Plastik und Tonus, von Form und Leben;	Dysplastik, Stauung bei zu schwachem Tonus; mangelhafte Umwandlung; Verflüssigung; Adipositas (Stannum D10–5 %); Arthritis (Stannum D3); Arthrosis deformans (Stannum 5 % Ungt.);

0,1 %); Glaukom (Stannum D20, Stannum D8/Succinum D6 aa Augentropfen); Neurodermitis, Lichen ruber planus, Schrunden, Risse (Stannum D20, D30, Taraxacum Stanno cultum 1 %); Leberzirrhose (Taraxacum Stanno cultum 1 %, Stannum D20); Lumbago (Stannum D20); Multiple Sklerose (Stannum 5 % Ungt., Stannum mellitum D20)	Durstregulation	Schlottergelenke (Stannum D6); Bindegewebsschwäche, Uterusprolaps, Ergüsse, Hydrozele, Hydrops (Stannum D8); Ovarialzysten (Mixtura Stanni comp.); Megacolon (Stannum D6); Serositis, Pleuritis, Pericarditis (Stannum D10); Bronchitis, Emphysem (Stannum D8); Hüftdysplasie (Stannum D10)
	II	
Überschießende Stoffwechselchemie; Spannungszustände; Epilepsie (Stannum D20, Arandisit D15, Stannum 0,4 % Ungt., Taraxacum Stanno cultum 1 %); Allergie (Stannum D14, D20)	Stoffwechselchemie; Gleichgewicht zwischen Festem und Flüssigem; Lenkung der aufbauenden Stoffwechselprozesse der Leber; Wasserregulation; Regulation des Quellens und Entquellens	Mangelhafte Stoffwechselchemie, Adynamie, Myasthenie, seelische und körperliche Schwäche, progressive Muskelatrophie, Erschlaffung (Stannum D3–D6)
	Organbereich	
Hydrocephalus (Stannum D20); Hirnödem (Stannum D20–D30); Migräne, Wetterfühlig-	Leber, seröse Häute; Zentralnervensystem; Muskulatur	Migräne, Grippekopfschmerz (Stannum mellitum D3); Hepatopathie, hepatogenes Ekzem, Aszites

keit (Stannum D20–D30); Neuralgien, Trigeminusneuralgie, Neuritis (Stannum D20–D30); Leberzirrhose (Taraxacum Stanno cultum 1 %, Stannum D20)	(Stannum D8); Hepatitis (Stannum D6–D8)

Dosierung und Anwendung

Ampullen:	2mal wöchentlich bis 1mal täglich 1 ml subcutan injizieren;
Augentropfen:	morgens und abends 1–2 Tropfen in den Bindehautsack geben;
äußerl. Flüssigkeit:	für Umschläge und Kompressen;
Dilutio, Pulvis:	tiefe Potenzen 3mal täglich 5–10 Tropfen bzw. 1 Messerspitze voll, hohe Potenzen 1mal täglich 5–10 Tropfen bzw. 1 Messerspitze voll oder seltener;
Gelatum, Unguentum:	2mal täglich auftragen.

Ferrum

Ferrum metallicum praeparatum (metallisches, speziell verarbeitetes Eisen)

Präparate

Berthierit	Ampullen D10, D30 Pulvis D6
Biodoron* (bzw. Ferrum sulfuricum/Quarz)	Kapseln 150 mg Tabletten 5 %, 0,1 %
Cerit	Ampullen D6 Pulvis D4, D6
Chelidonium Ferro cultum	Ampullen 1 % Dilutio 1 %
Chelidonium Ferro cultum 0,1 %/Hepar Bovis D4 aa	Ampullen

Cinis Urticae Ferro cultae	Ampullen D6
	Pulvis D3
Ferrum	Ampullen D8
	Dilutio D8, D10, D20
	Pulvis D3, D6, D10, D20
	Unguentum 0,4 %
Ferrum/Acidum cholalicum D3 aa	Ampullen
	Pulvis
Ferrum 5 %/Anisum 10 %	Unguentum
Ferrum arsenicosum	Dilutio D10
	Pulvis D6
Ferrum chloratum comp.	Dilutio
Ferrum chloratum oxydulatum	Dilutio D4
Ferrum citricum	Dilutio D6
Ferrum hydroxydatum	Ampullen D6, D20**
	Dilutio D8, D20**
	Pulvis 5 %, 2 %, D3
Ferrum phosphoricum	Ampullen D8
	Pulvis D3, D6
	Tabletten D6
Ferrum phosphoricum comp.	Globuli
Ferrum pomatum	Dilutio D1
Ferrum rosatum	Dilutio D4
Ferrum rosatum D3/Graphit D15	Ampullen
Ferrum sesquichloratum	Dilutio D3
Ferrum sidereum	Ampullen D10, D20
	Dilutio D10, D20
	Pulvis D6, D10
Ferrum sidereum comp.	Ampullen
	Dilutio
Ferrum sidereum D10/Pankreas D6 aa	Ampullen
Ferrum ustum	Pulvis D3

Ferrum ustum comp.	Pulvis
Hämatit	Ampullen D6
	Pulvis D6
Katoptrit	Ampullen D10, D20
	Pulvis D6 **
Levico	Ampullen D3, D6
	Dilutio D3, D6
	Globuli D3, D30
Nontronit	Ampullen D15
	Dilutio D12
	Pulvis D6, D10
Pyrit	Ampullen D8
	Dilutio D10
	Globuli D6
	Pulvis D3, D6
	Tabletten D3
	Unguentum 5 %
Siderit	Ampullen D8
	Dilutio D6
	Pulvis D1, D3, D6
Skorodit	Dilutio D8, D10, D20
	Globuli D6, D10
	Pulvis D6, D10
Solutio Ferri comp.	Ampullen D3, D6
	Dilutio D3, D6
Urtica dioica Ferro culta	Ampullen 1 %
	Dilutio 1 %
Vivianit	Ampullen D6, D8
	Dilutio D8
	Pulvis D6

* Weleda Schweiz; in Deutschland: Kephalodoron

** Weleda Schwäbisch Gmünd

Charakterisierung und allgemeine Eigenschaften

Eisen ist in allen Gesteinsarten zu finden; es ist das auf Erden am häufigsten vorkommende Metall. Reines Eisen findet sich jedoch nicht in der Natur, sondern muß technisch erarbeitet werden. Es ist ein silber-weißes, weiches, zu feinstem Draht oder Blech ausdehnbares Metall. Als dünnes Blech ist es so schlaff wie Papier. Jedoch schon kleine Zusätze von anderen Elementen modifizieren die Eigenschaften des Eisens. Vor allem die Verbindungen mit Kohlenstoff bedingen seine Qualitäten und machen es fast edel. Durch Kohlenstoff wird Eisen hart und kann als Material für Werkzeuge und Maschinen – auch Waffen – gebraucht werden. Eisen ermöglicht so dem Menschen, seine Umwelt zu bearbeiten und neu zu gestalten. Mit dem Wesen des Eisens ist Kraftentfaltung für die Gestaltung der Umwelt, aber auch Tendenzen zu Gewalt und Unterjochung der Mitmenschen verbunden.

Im Unterschied zu den übrigen Metallen kommt Eisen im menschlichen Organismus in beträchtlichen Mengen (ca. 5 g) vor, womit es eine wichtige physiologische Rolle spielt. Dies soll aber hier nicht behandelt werden, sondern vielmehr das prozessuale Wirken der Eisenkräfte im Menschen.

Das Blut, und hierbei vor allem die arterielle Kreislauf-Impulsierung, ist zunächst der Wirkensort des Eisenprozesses. In der arteriellen Blutbewegung bewirkt er u. a. eine ausgeglichene Dynamik zwischen Beschleunigung und Hemmung, zwischen Leichte und Schwere. Vom Blut aus durchstrahlt der Eisenprozeß den ganzen Organismus und ermöglicht, daß Geist und Seele die Leibessubstanzen durchdringen und zu ihrem Instrument machen können. Hierbei kommt es zu Stau- und Umwandlungsprozessen, die für den Eisenprozeß charakteristisch sind.

Im Stoffwechselbereich wird der Eisenprozeß gestaut, und zwar in den Leber-Gallenfunktionen, wobei einerseits die Kräfte für die Eiweißbildung sich gestalten und andererseits die Galle gebildet wird. Die Galle stellt sich dem Ernährungsstrom entgegen, durchdringt nicht nur die aufgenommene Nahrung, sondern entkleidet sie auch ihrer Eigenheit. Weiterhin begleitet sie bei der Resorption der Nahrungsstoffe deren Revitalisierung und »Durchatmung« sowie ihre Aufnahme in die Wärme- und damit letztlich in die Ich-Organisation.

Bei der Gallenbildung in der Leber werden die Eisenkräfte freigesetzt und geben die Grundlage ab für die Entfaltung des freien Willens. In ihrer speziellen Ausprägung bedingen sie das cholerische Temperament.

Polarisch zu diesem Eisenprozeß im Stoffwechselbereich findet eine entsprechende Impulsierung im Kopfbereich, d. h. im Sinnes-Nervensystem, statt. Das Nervensystem wird dadurch in seinen Stoffwechselprozessen belebt.

Seine volle Vergeistigung erfährt der Eisenprozeß im Kehlkopforgan. Hier bewirkt er, daß durch Stauprozesse die hinausströmende Luft zur Sprache gestaltet und damit Träger und Vermittler der individuellen menschlichen Geistigkeit werden kann. Der Kehlkopf ist somit neben dem Gallenwegsystem ein weiteres spezifisches Eisenorgan im menschlichen Organismus.

Die Dynamik des Eisenprozesses in ihren drei Phasen – Beschleunigen, Stauen, Umwandeln – zeigt sich auch in der physiologisch-biographischen Entwicklung eines jeden Menschen. In der Embryonalzeit, bei der Geburt und beim Gehenlernen sowie um das dritte, das neunte und das vierzehnte Lebensjahr herum treten besondere Umwandlungsphasen auf, die eng mit dem Eisenprozeß verbunden sind.

Faßt man aus therapeutischer Sicht die Wirkung des Eisenprozesses zusammen, so ergeben sich drei Heilbereiche, nämlich schwerpunktmäßig im oberen, im mittleren und im unteren Menschen. Im oberen Menschen sind es die vom Nervensystem ausgehenden Krankheitstendenzen, die als »Eiweiß-Zerfallsprozesse« immer neu durch den Eisenprozeß geheilt werden müssen. Hierunter fallen degenerative Nervenkrankheiten mit Lähmungen wie z. B. die Multiple Sklerose. Im mittleren Menschen ist es das Blut selbst, welches durch das direkte Hereinwirken der Ich-Organisation in seiner Struktur erkrankt und daher einer dauernden Heilung durch das Eisen bedarf. Hierzu zählen vor allem die verschiedenen Formen der Anämie, bei denen Eisenpräparate therapeutisch angezeigt sind. Im unteren Menschen sind es die albuminisierenden Kräfte, die durch eine übermäßige Aktivität in den betreffenden Organen, ausgelöst u. U. durch zu langen Schlaf, wuchernd geworden sind und die Gegenwirkung des Eisens bei der Durchstrukturierung des Eiweißes notwendig machen. Dies betrifft insbesondere Erkrankungen, wo die albuminisierenden Kräfte übermäßig in das rhythmische System hineinwirken und zu einer Verschleimung in diesem Organbereich führen, was sich als Bronchitis, Laryngitis oder grippale Infekte äußern kann.

Im seelischen Bereich – im Denken, Fühlen und Wollen – sind drei entsprechende Fähigkeiten mit dem Eisenprozeß verbunden: Im Denken ermöglicht er Wachheit, Geistesgegenwart und gefestigtes Selbstbewußtsein. Im Fühlen bedingt der ausgeglichene Eisenprozeß die Beherrschung von Leidenschaften und verhindert haltloses Mitgerissenwerden. Im Wollen schließlich bildet er die Grundlage zum Sich-Durchsetzen und zur Selbstverwirklichung; d. h. er ermöglicht das kraftvolle Eingreifen in die Umwelt und ihre Gestaltung nach eigenen Vorstellungen. Bei manifesten Störungen in diesen seelischen Bereichen können entsprechende Eisenpräparate ebenfalls indiziert sein.

Wirksamkeitsbereiche und therapeutische Anwendungsgebiete		
Gesteigerte oder einseitige Eisenprozesse und die entsprechenden Heilmittel	Ausgeglichene Eisenprozesse und ihre Funktionsbereiche	Schwache, mangelhafte Eisenprozesse und die entsprechenden Heilmittel
	Geistig-seelischer Bereich	
Selbstüberschätzung, tollkühnes Draufgängertum, Größenwahn, illusionärer Wahn (Cinis Urticae Ferro cultae D3); Hysterie, Jähzorn, Tobsucht, Aggressivität (Katoptrit D20); Managerkrankheit/Zeitnot (Katoptrit D20)	Vollblütige, kräftige Feuernatur; praktischer, realistischer Verstand; eigenständiges und zielgerichtetes Handeln; sich behaupten, beherrschen und durchsetzen können; Rednergabe; heißblütiges Gemüt; eiserner Wille	Kein Selbstvertrauen, erschöpfter, aschfahler Chlorotiker, überforderter, furchtsamer Schwächling, nervöse depressive Erschöpfungszustände (Ferrum sidereum D6); Angst, angstvolle Depression (Skorodit D6); willenlos, antriebslos, cholagene Depression, Konzentrationsschwäche, Zwangsneurose (Ferrum arsenicosum D6)
	Funktionell-prozessualer Bereich **I**	
Überschießende Dynamik der inneren, in den Raum gerichteten Bewegung	Durchsetzung der seelischen Dynamik in zielgerichtete, gelenkte Aktivität zur Behauptung des Raumes;	Zu schwache Dynamik der inneren Bewegung zur Behauptung des Raumes
Degenerative Erkrankungen des Nervensystems, Lähmungen (Skorodit D20, Katoptrit D20, Berthierit D30);	Sprechen; Durchblutung; Bewegung	Kreislauflabilität mit Blutandrang zum Kopf, Gefäßerethismus (Ferrum D6); Schwindelanfälle

Ménière-Krankheit (Ferrum sidereum D20, Ferrum hydroxydatum D20); Apoplexie, Hypertonie (Ferrum hydroxydatum D20)		(Ferrum hydroxydatum D8); Hypotonie (Sol. Ferri comp. D3, D6); Stottern (Pyrit D3)
	II	
Mangelhafte Assimilation bei zu starker Gestaltung	In der Stauung umwandelnd, neu ordnend und gestaltend	Assimilation und Stauung ohne genügende Gestaltung
Pruritus, Urtikaria (Ferrum D20); Allergie (Ferrum sidereum D20); Asthma mit starker Verschleimung (Nontronit D15); Encephalitis, Meningismus (Ferrum sidereum D20); Pemphigus (Urtica dioica Ferro culta 1 %)		überschießende Eiweißprozesse, Bronchitis, Laryngitis (Pyrit D3, Ferrum phosphoricum D6–D8); Colitis gravis (Katoptrit D6); Grippe (Ferrum phosphoricum D6); Migräne (Biodoron); Lungentuberkulose, exsud. (Ferrum phosphoricum D6); Varizen, Hämorrhoiden (Hämatit D6, Skorodit D10); Gelenkrheumatismus (Hämatit D6)
	Organbereich	
	Galle, Kehlkopf; Blutkreislauf; Wärmeorganisation; Blutbildung	Cholepathie, Acholie, Cholecystitis (Chelidonium Ferro cultum 5%); Hepatitis (Ferrum D6);

	Eisenmangelanämie (Hämatit D6); Schwangerschaftsanämie (Ferrum pomatum D1, Ferrum ustum comp., Biodoron 150 mg)

Dosierung und Anwendung

Ampullen:	2mal wöchentlich bis 1mal täglich 1 ml subcutan injizieren;
Dilutio, Pulvis, Tabletten:	tiefe Potenzen 3mal täglich 5–10 Tropfen bzw. 1 Messerspitze voll bzw. 1–2 Tabletten, hohe Potenzen 1mal täglich 5–10 Tropfen bzw. 1 Messerspitze voll bzw. 1 Tablette oder seltener;
Globuli:	tiefe Potenzen für Erwachsene 3mal täglich 3–5 Globuli, für Kinder 1–3 Globuli, hohe Potenzen seltener und in geringeren Dosen;
Kapseln:	täglich 1–2 Kapseln;
Unguentum:	2mal täglich auftragen.

Aurum

Aurum metallicum praeparatum (metallisches, speziell verarbeitetes Gold)

Präparate

Arnica D15/Aurum D10 aa	Ampullen
Aurum	Ampullen D6, D10, D15, D20, D30 Dilutio D10, D12, D15, D20, D30 Pulvis D4, D6, D10, D12, D15, D20, D30 Tabletten D10 Unguentum D5
Aurum/Belladonna comp.	Ampullen
Aurum D10/Cor D4 aa	Ampullen
Aurum D12/Crataegus D3 aa	Ampullen

Aurum D30/Equisetum arvense D20 aa	Ampullen
Aurum D10/Ferrum sidereum D10 aa	Ampullen
Aurum D30/ Plumbum D20 aa	Ampullen
Aurum D10/Stibium D8	Ampullen
Aurum D15/Stibium D15 aa	Ampullen
Aurum D10/ Strophanthus D6 aa	Ampullen
Aurum/Hyoscyamus comp.	Ampullen Dilutio
Aurum naturale D10/Prunus spinosa D5 aa	Ampullen
Hypericum Auro cultum	Ampullen 1 %, 0,1 % Dilutio 1 %, 0,1 %
Mercurius auratus	Ampullen D15 Pulvis D6
Myrrha comp.	Ampullen D8 Dilutio D8, D10 Pulvis D6
Primula Auro culta	Ampullen 1 %, 0,1 % Dilutio 0,1 %
Primula Auro culta comp.	Ampullen
Primula Auro culta 0,1 %/ Cor D3 aa	Ampullen

Charakterisierung und allgemeine Eigenschaften

Von allen Metallen ruht das Gold am stärksten in sich selber, getragen von stofflicher Schwere und selbstgenügsamer Beständigkeit. Die Schwere drückt sich aus im hohen spezifischen Gewicht – Gold ist fast doppelt so schwer wie Blei – und die Beständigkeit im edlen Charakter des Metalls. Dabei ist Gold nicht hart und widerstandsfähig, sondern besitzt eine enorme Geschmeidigkeit und Schmiegsamkeit sowie eine unvorstellbare Dehnbarkeit.

In diesen drei Eigenschaften äußern sich drei prinzipielle Aspekte des Goldes: Der edle Charakter weist auf den kosmischen Ursprung hin, die Schwere dagegen auf ein Erdhaft-Materielles, dazwischen stellt die Weichheit und Dehnbarkeit ein mittleres verbindendes Element dar. Diese Dreiheit zeigt Gold aber als Einheit in seiner Erscheinungsform und nicht, wie andere Metalle, erst in verschiedenen Formzuständen, Verbindungen oder auch Bedingungen. Das leuchtend gelbe Gold kann somit als ein Metall erkannt werden, in dem sich Geistig-Kosmisches und Irdisch-Materielles vollkommen durchdringen.

Die Dynamik und Spezifität der umfassenden Mittelstellung des Goldes ist an seinen Farbphänomenen erlebbar. Dünn gehämmertes Blattgold erscheint im Durchlicht grün. In kolloidaler Lösung nimmt Gold eine grünblaue, violettblaue bis rötliche Farbe an. Höhere Verdünnungen ergeben eine Steigerung dieser Farbphänomene zum Pfirsichblüt und zum Purpur. Somit kann am Farbspektrum des Goldes der ganze Farbenkreis in seiner aktiven Seite erlebt werden. In den Farberscheinungen – vom warmen Goldgelb über Grün, Blaurot bis zum Inkarnat und der Steigerung im Purpur – ist in den verschiedenen Stufen die Dynamik einer Durchdringung der Materie, der Finsternis mit Licht als einem aktiven Geschehen enthalten. Nur das reine Blau als passive Farbe tritt in diesem Farbenkreis nicht auf.

An den Eigenschaften des Goldes kann auch der Goldprozeß, wie er im Menschen wirkt, nachvollzogen werden. Er ist es, der es dem Organismus ermöglicht, eine umfassende Mittelstellung einzunehmen zwischen den in ihm wirkenden Aspekten des Irdischen und des Kosmischen. Der Goldprozeß läßt hierbei aktiv das Erdenhaft-Finstere mit dem Lichthaft-Leichten durchdringen. Die Polaritäten des Goldprozesses sind im wesentlichen dieselben, wie sie in den Herzphänomenen zum Ausdruck kommen. Im Goldprozeß sind die Polaritäten ineinander verwoben, beim Herzen erleben wir sie als funktionelles Geschehen in der rhythmisch geordneten Folge von Systole und Diastole. Zwischen diesen funktionellen Polaritäten von Zusammenziehung und Ausdehnung, Stauung und Beschleunigung hält der Goldprozeß das Gleichgewicht, das vom Ich aus bewahrt bzw. ständig neu entwickelt werden muß. Das Herz in seiner umfassenden Mittel- und Vermittlungs- wie auch Gleichgewichtsstellung zwischen oberer und unterer sowie zwischen zentraler und peripherer Organisation wird durch den Goldprozeß ermöglicht. Hierbei sind alle vier Seinsebenen unmittelbar miteinbezogen.

Der Goldprozeß verläuft dabei in drei Phasen, wie dies auch bei den anderen Metallprozessen der Fall ist. Die erste Phase des Goldprozesses wirkt vom Herzen als Zentrum zur Peripherie hin. Im Physiologischen bewirkt dieser Prozeß die Blutfülle und die rege warme Stoffwechseltätigkeit des Aurum-Menschen; er bedingt in seiner vollen

Ausprägung eine vollblütige, lebenskräftige Konstitution. Der Aurum-Mensch ist voller Tatendrang, sein Seelenleben ist ganz nach außen gerichtet, die Umwelt ergreifend, wobei er sich selber als Mittel- und Drehpunkt erlebt. Er unternimmt alles, um Stellungen und Funktionen einnehmen zu können, die diesem Selbstgefühl entsprechen. Da diese Seelenbedürfnisse aber mit der irdischen Seite des Goldprozesses verbunden sind, wird der Aurum-Mensch auch seine Funktion bzw. Stellung mit dem Erwerb von materiellen Gütern verbinden.

Ist nun der erste Goldprozeß gestört oder einseitig entwickelt, dann kann es entsprechend zu Hypotonien, Herzrhythmusstörungen, leichten Depressionen oder Erregungszuständen kommen.

Der erste, zentrifugale Goldprozeß findet in der Peripherie sein Ziel und wird hier in einen zweiten, zentripetalen, umgewandelt. Jetzt wird vor allem die spirituelle Seite des Goldprozesses wirksam. Infolge dieser Umkehrung empfindet sich der Aurum-Mensch nicht mehr als Mittelpunkt, sondern als Teil eines Ganzen; er erlebt sich nun sozusagen von der Peripherie her. Dadurch wird sein bisheriges Selbstverständnis sehr erschüttert, und es können sich tiefgreifende Wandlungen anbahnen. Ist dieser zweite Aurumprozeß beispielsweise zu schwach oder einseitig ausgebildet, dann kann die Umkehrung als entwicklungsbedingter Schwellenübertritt nicht frei vollzogen werden. Es entstehen in der Folge u. U. tiefgreifende Gefühle des Versagens, akute Angstzustände, Herzgefäßverengungen, Hypertonien, Herzrhythmusstörungen oder tiefe Depressionen.

Die dritte Phase wird erreicht, wenn der zentripetale Aurumprozeß wieder zur Peripherie umschlägt und dann der erste und zweite Prozeß zusammenfallen und zusammen erlebt werden. Hierbei kann ein Umweltbewußtsein entstehen, das zugleich Selbstbewußtsein ist. Es entwickeln sich besondere Fähigkeiten im sozialen Bereich, da der Aurum-Mensch zu seiner Engagiertheit nun Güte und Herzenswärme errungen hat. Im Physiologischen wirkt dieser Aurumprozeß von der Blutbildung im Knochenmark bis zur Peripherie der Haut durchwärmend und harmonisierend. Ist die dritte Phase des Aurumprozesses gestört, dann kann es z. B. zu entsprechend bedingten Anämien, Hauterkrankungen oder sklerotisch-rheumatischen Krankheiten kommen. Das Selbstgefühl ist in solchem Fall zu stark in eine körperlich-physische Beengtheit eingebunden, wodurch Angst oder Depressionen auftreten, oder nach der anderen Seite zu einer seelischen Haltlosigkeit führen, wodurch Erregungszustände ausgelöst werden.

Wirksamkeitsbereiche und therapeutische Anwendungsgebiete		
Gesteigerte oder einseitige Goldprozesse und die entsprechenden Heilmittel	Ausgeglichene Goldprozesse und ihre Funktionsbereiche	Schwache, mangelhafte Goldprozesse und die entsprechenden Heilmittel
	Geistig-seelischer Bereich	
Seelische Verdunkelung durch zu starke Verhaftung am räumlich begrenzten Materiellen bei seelischer Selbstzentriertheit	Vitaler, vollblütiger sozial engagierter Pykniker; cholerische Charakterzüge	Seelische Lockerung durch zu starke Extravertiertheit; Manie, Erregungszustände, Tobsucht
Positivität, Offenheit, Zwangsneurosen mit Selbstvorwürfen, Angst, Depressionen (Aurum D15–D30, Mercurius auratus D15); Beengung, Klaustrophobie (Hypericum Auro cultum 0,1 %); Suizidgefahr (Aurum D20–D30); Autismus (Myrrha comp.)	Idealismus, Zuversicht, mutig, herzlich, enthusiastisch	(Aurum D6–D10); Expansionsdrang, Euphorie (Aurum D4–D6); Schizophrenie (Aurum D6/Stibium D6); Jähzorn (Aurum D4–D6); Angst, fehlende Lebenszuversicht (Aurum D12–D15)
	Funktionell-prozessualer Bereich **I**	
Erstarrung der inneren Mitte, Beengung, Verfestigung Stenokardie, Angina pectoris (Aurum D30); Herzinfarkt, Hypertonie mit Plethora (Aurum D30);	Ausdehnung – Zusammenziehung, Diastole – Systole; funktionelles Gleichgewicht und innere Mitte schaffend	Verlust der inneren Mitte Schwindel, Ohnmachten, Bewußtseinstrübungen, Hypotonie und venöse Stauungen (Aurum D6–D10); vegetative Kreislaufstörungen (Aurum D10);

akutes Erythem seelischer Genese (Primula Auro culta 0,1 %, Hypericum Auro cultum 0,1 %); Stauungsniere, chronische Nephritis (Aurum D15); Nephrosklerose (Aurum D20–D30)		Herzklopfen, Herzangst, Extrasystole, Tachykardie, Arrhythmie (Aurum D10/Stibium D8); Basedow-Krankheit (Aurum D10); Wetterfühligkeit (Aurum D10/Stibium D8/Hyoscyamus D5)
	II	
Hitzige Destruktion, gesteigerter Abbau, Verfestigung,Verhärtung	Materialisation und Spiritualisation, verfestigend und auflösend; Auf- und Abbau im Gleichgewicht	Hitzige Hypertrophie, zu stark lösend, auflösend
Autoaggressionserkrankungen, Lupus vulgaris (Aurum D15, Aurum D5 Ungt.); Sklerose (Aurum D20/ Betula Cortex D2); Multiple Sklerose (Aurum D30); trockene juckende Ekzeme, schuppende Keratosen, Erythema nodosum, Neurodermitis (Aurum D15–D30); Zysten und Fibrome der Thyreoidea, der Mamma und der Genitale (Aurum D20–D30); Sonnenallergie (Aurum D30)		chronische Entzündungen der Schleimhäute, der Drüsen und der Genitalien (Aurum D6–D10); Karditis, Arteriitis, Aortitis (Aurum D15); Allergie (Aurum D15); Acne Rosacea (Aurum D5 Ungt.); Blutfülle der Haut, Erythem (Aurum D4–D10); infektiöse Hepatitis und Leberzirrhose (Aurum D6)

	Organbereich	
Myodegeneratio cordis (Aurum D20–D30); benigne Genital-Tumore (Fibroma Uteri, Myom, Prostatahypertrophie) (Aurum D20–D30); Knochenmetastasen (Aurum D20–D30)	Herz, Kreislauf; Genitale	Abortus imminens (Aurum D6); Genitalhypoplasie, chronische Entzündungen der Genitale (Aurum D6, D8)

Dosierung und Anwendung

Ampullen:	2mal wöchentlich bis 1mal täglich 1 ml subcutan injizieren;
Dilutio, Pulvis, Tabletten:	tiefe Potenzen 3mal täglich 5–10 Tropfen bzw.1 Messerspitze voll bzw. 1 Tablette, hohe Potenzen 1mal täglich 5–10 Tropfen bzw. 1 Messerspitze voll bzw. 1 Tablette oder seltener;
Unguentum:	2mal täglich auftragen.

Cuprum

Cuprum metallicum praeparatum (metallisches, speziell verarbeitetes Kupfer)

Präparate

Chalkopyrit	Pulvis D6
Chalkosin	Ampullen D6 Pulvis D3
Chamomilla Cupro culta	Ampullen 1 %, 0,1 % Dilutio 1 %, 0,1 % Globuli D6
Chamomilla Cupro culta 0,1 %/Ren D3 aa	Ampullen
Cuprit	Ampullen D8

	Dilutio D6, D10
	Pulvis D3, D6
Cupro-Stibium	Ampullen D6
	Pulvis D3, D6
Cuprum	Ampullen D8, D30
	Dilutio D6, D15, D20, D30
	Pulvis D6
	Unguentum 0,4 %
Cuprum aceticum	Dilutio D3, D4, D6
Cuprum aceticum D5/ Zincum valerianicum D5 aa	Ampullen
Cuprum citricum	Unguentum 0,4 %
Cuprum-Ren	Ampullen D4, D6
Cuprum sulfuricum	Ampullen D6
	Dilutio D3, D6
Cuprum sulfuricum 20 %	äußerl. Flüssigkeit
Cuprum 0,1 %/ Hyoscyamus D6 aa	Unguentum
Cuprum D5/Tabacum D6 aa	Suppositorien
Dioptas	Ampullen D20, D30
	Augentropfen
	Dilutio D10
	Pulvis D6
Malachit	Pulvis D4, D6
Melissa Cupro culta	Ampullen 1 %, 0,1 %
Olivenit	Ampullen D8, D30
	Dilutio D6, D8, D10
Phosphorochalcit	Pulvis D6,
	Unguentum 0,4 %
Tabacum Cupro cultum	Ampullen 0,1 %
	Dilutio aquosa 0,1 %

* Weleda Schwäbisch Gmünd, Deutschland

Charakterisierung und allgemeine Eigenschaften

Am auffälligsten am reinen Kupfer ist seine kräftige Farbe. In früheren Zeiten wurden Spiegel vor allem aus Kupfer hergestellt, indem man es polierte; jeder, der in einen solchen Spiegel schaute, sah sich in schönem, rosigen Kupferglanz gespiegelt. Auch die Kupfermineralien bestechen uns durch ihre Leuchtkraft und Vielfarbigkeit: Blau, grün, rot und auch purpurn strahlen uns die Kupfererze entgegen. Diese Farbenvielfalt steht im Zusammenhang mit dem Wassergehalt der Kupfererze, denn diese tragen das Wasser in organisierter Form in sich. Die löslichen Kupfersalze, welche die wunderbaren blauen und grünen Kristalle bilden, wie z. B. das Kupfersulfat, enthalten bis zu 35 % Wasser. Wird das Wasser durch Erhitzen verdampft, so verschwinden auch die Farben und ebenso die Kristallform.

Neben der Farbigkeit sind die Fähigkeit zur Verwandlung und jene, Verbindungen eingehen zu können, wesentliche Eigenschaften des Kupfers.

Im Menschen treten höchste Kupferwerte vor allem in den Phasen auf, in denen eine erhöhte Aufbau- und Stoffwechseltätigkeit stattfindet, wie z. B. in der frühkindlichen Entwicklung und in der Schwangerschaft. Hierbei wirkt die Kupfersphäre durch ihre einhüllenden Eigenschaften aktiv anregend auf die Wärmeorganisation und stimuliert damit ihre aufbauenden Funktionen. Doch treten auch bei bestimmten Erkrankungen, wie z. B. bei Krebs oder spezifischen Leberkrankheiten, häufig erhöhte Serum-Kupferwerte auf.

Das Kupferwirken entfaltet sich vor allem in der Tiefe des Stoffwechsels in Verbindung mit dem Lymph- und Venensystem, wo es in das Wäßrige organisierend hineinwirkt. Auch zu den strukturierenden Aufbauprozessen des Eiweißstoffwechsels besitzt es eine besondere Beziehung. Der Kupferprozeß öffnet so in gewissem Sinne das Organische, damit höhere geistig-seelische Impulse innerhalb dieser Sphäre vermehrt organ- und substanzaufbauend eingreifen können. Dies ist die erste Phase des Kupferprozesses. Damit diese aber nicht letztlich zu einer »Entselbstung« des Organismus führt (wodurch u. a. eine Neigung zu Krämpfen ausgelöst würde), muß der aufbauende Kupferprozeß umschlagen. Dies geschieht in den Nierenfunktionen, in welche der Kupferprozeß in seiner zweiten Wirkensphase lenkend beim Abbau und bei der Ausscheidung mit eingreift.

Die Niere ist somit das »Kupferorgan« im menschlichen Organismus. Hier wird der lebendig gewordene Ernährungsstrom durchseelt, während das Nicht-Brauchbare u. a. in mineralische Substanz umgewandelt wird, damit es ausgeschieden werden kann. Hierbei entsteht unter dem Einfluß der Kupfersphäre im Nieren-Nebennierensystem eine rein dynamische Kraftentfaltung, die sogenannte Nierenstrahlung. Diese durchdringt den Aufbaustoffwechsel mit innerer Wärme und Lichtstrahlung, so daß der Organismus nicht nur durchastralisiert, sondern auch durchgeistigt werden kann, wob im Organismus der richtige Tonus entsteht.

Die Niere scheidet Stickstoff vereint mit Kohlensäure in Form von Harnstoff aus, wodurch sie in veränderter Form bestimmte Aspekte der Leber- und der Lungentätigkeit zusammenfaßt. Die Lebertätigkeit – insofern sie das dem Organismus Fremde, ja z. T. Feindliche der Nahrungsstoffe überwindet und in eine für ihn brauchbare »Innenwelt« verwandelt – und die Lungentätigkeit – insofern sie die Außenwelt, den Sauerstoff, direkt und unverwandelt in den Organismus überleitet – beinhalten zwei polare Qualitäten, die in der Niere harmonisiert werden müssen. Übermäßige Belastungen bzw. ungenügende Funktionen eines dieser drei Organe können sich in einem anderen kompensatorisch als Krankheitserscheinungen äußern. So kann Asthma durch eine Überbeanspruchung des Nieren-Nebennierensystems, das nephrotische Syndrom durch eine ungenügende Lebertätigkeit bedingt sein.

Zum Nieren-Nebennierensystem tritt im oberen Organismus die Schilddrüse als Angriffsorgan für den Kupferprozeß hinzu. Während der Kehlkopf als Eisenorgan die Überwindung der physischen Leiblichkeit in der Sprache zu vollbringen vermag, hängt der Kupferprozeß über die Funktion der Schilddrüse mit der Gestaltung der physischen Leiblichkeit zusammen. Die Schilddrüsentätigkeit bestimmt einerseits den Grad der inneren Wärme und damit die Umschmelzungsprozesse im Stoffwechsel und andererseits das Absterben der physischen Leiblichkeit in der Körperperipherie. Die stoffwechselmäßige Eigengesetzlichkeit des physischen Körpers wird so überwunden, und die Leibesform kann zum Gefäß für eine übergeordnete Geistigkeit werden. Der Organismus kann nun innerlich durchlichtet werden. Die Leibesfunktionen treten hierdurch in einen höheren Daseinsplan über. Dies beinhaltet die dritte Phase des Kupferprozesses, und hier erreicht er seinen Endpunkt. Bei Störungen in dieser Phase tritt vor allem eine Überfunktion der Schilddrüse als Erkrankung auf.

Im Seelischen entspricht dem aufbauenden Kupferprozeß die Fähigkeit zu Hingabe, Liebe und Sehnsucht, dem abbauenden Prozeß entsprechen Leidensfähigkeit und Läuterungswille. Ist der Kupferprozeß in diesen Bereichen gestört, können z. B. seelische Kälte, Gleichgültigkeit, Narzißmus oder auch Suchtprobleme die Folge sein. In der dritten Phase wird ermöglicht, daß sich die Seele selbstlos dem Göttlich-Geistigen öffnen kann, womit der Astralleib sich dem Ich unterordnet. Dadurch erwachsen der Seele Kräfte der Andacht, Duldsamkeit, Opferbereitschaft. Im Denken entsteht die Fähigkeit, Geistiges durch Analogie zu erfassen. Bei Erkrankungen in dieser Phase tritt z. B. ein gesteigertes Eigenwirken des Astralleibes auf mit entsprechenden Erregungs- und Spannungszuständen.

Wirksamkeitsbereiche und therapeutische Anwendungsgebiete		
Gesteigerte oder einseitige Kupferprozesse und die entsprechenden Heilmittel	Ausgeglichene Kupferprozesse und ihre Funktionsbereiche	Schwache Kupferprozesse und die entsprechenden Heilmittel
	Geistig-seelischer Bereich	
Leibessucht, Seelenfieber	Liebend, hingebungsvoll, sorgfältig, haushälterisch,	Leibesangst, Seelenkälte
Patient erliegt seiner emotionellen Wunschnatur, Narzißmus, Autismus, Schizophrenie, schizophrene Halluzinationen (Dioptas D20); Kleptomanie (Cuprum D30); Hysterie (Cuprum 0,4 % Ungt.); Erregung bei Hypertonie (Chamomilla Cupro culta 1 %)	anmutig, taktvoll; umsorgen und pflegen anderer, altruistisch, einfühlsam; sehnsuchtsvoll; sanguinische Charakterzüge; analoges bildhaftes Denken; Schönheitssinn	Apathie, Stumpfsinn, Infantilismus, Phobien (Cuprum D6); Stottern (Cuprum aceticum D3–D6); Depression (Cuprum D6)
	Funktionell-prozessualer Bereich **I**	
Überschießende Hüllen- und Grenzbildung, Beeinträchtigung des Innenraums	Raum und Hülle schaffend zur Aufnahme des Höheren, Heilsamen, Schönen, Vollendeten	Ungenügende Hüllen und Grenzbildung, mangelhafte Innenraumbildung, Stauung
Krampf, Dystonie, Pylorospasmus (Chamomilla Cupro culta 1 %, Cuprum 0,4 % Ungt.); Hypertonie (Chamomilla		Lockerung, Atonie, Basedow (Cuprit D3, Chalkosin D3); Tachykardie (Cuprit D6); vegetative Dystonie

Cupro culta 1 %); Wadenkrampf (Cuprum D30); Epilepsie (Cuprum D20/ Chamomilla D3–D30); Migräne (Cuprum D20/ Chamomilla D30); nephrogene Hypertonie (Olivenit D30); Obstipation (Cuprum 0,4 % Ungt.); Asthma bronchiale, spastische Bronchitis (Tabacum Cupro cultum 0,1 %)		(Malachit D6); Ptose, Ösophagus Divertikel (Cuprum sulfuricum D6); Varizen, Hämorrhoiden, Varikosis, Stauung (Cuprum D6/Urtica dioica D3 aa); Grimassieren, Kopfwakkeln, Muskelzucken, Ticks (Cuprum aceticum D3); Spasmophilie (Cuprum aceticum D3–D6)
	II	
Zu starke Ausscheidung	Ernährung, Assimilation, Sekretion und Exkretion;	zu starke »Einscheidung«
Kachexie (Cuprum D15); Vitiligo (Cuprum 0,4 % Ungt.); Alopezie, Verdauungs- und Resorptionsstörung (Melissa Cupro culta 1 %); Erschöpfung bei Apathie, Hvpotonie, Frieren (Melissa Cupro culta 1 %)	Wachstum	Fettsucht, Gicht, Ekzem (Cuprum D8); Allergie, Urtikaria (Chalkopyrit D6)
	Organbereich	
Nephritis. Schrumpfniere (Cuprum 0,4 % Ungt.)	Niere, Schilddrüse, Lunge, Leber	Nephrose (Olivenit D6); Urämie (Olivenit D10); Basedow (Cuprit D3, Chalkosin D3); Hypothyreose, Struma (Olivenit D8) Schrumpfniere (Olivenit D6, D8)

Dosierung und Anwendung

Ampullen:	2mal wöchentlich bis 1mal täglich 1 ml subcutan injizieren;
Augentropfen:	morgens und abends 1–2 Tropfen in den Bindehautsack geben;
äußerl. Flüssigkeit:	als Badezusatz 1–2 Eßlöffel pro Vollbad;
Dilutio, Dilutio aquosa, Pulvis:	tiefe Potenzen 3mal täglich 5–10 Tropfen bzw. 1 Messerspitze voll, hohe Potenzen 1mal täglich 5–10 Tropfen bzw. 1 Messerspitze voll oder seltener;
Globuli:	Erwachsene 3mal täglich 3–5 Globuli, Kinder 3mal täglich 1–3 Globuli;
Suppositorien:	1- bis 2mal täglich einführen;
Unguentum:	2mal täglich auftragen oder als Salbenverband anwenden.

Mercurius

Quecksilber

Präparate

Bryophyllum Mercurio cultum	Ampullen 1 %, 0,1 % Dilutio 1 %, 0,1 %
Mercurius auratus	Ampullen D15 Pulvis D6
Mercurius bijodatus	Pulvis D4, D6
Mercurius cyanatus	Dilutio D4
Mercurius dulcis	Pulvis D3, D4
Mercurius solubilis	Dilutio D6 Pulvis D6
Mercurius sublimatus corrosivus	Dilutio D6

Mercurius vivus	Unguentum 0,1 %
Mercurius vivus comp.	Tabletten
Mercurius vivus naturalis	Ampullen D6, D8, D10, D30
	Dilutio D10, D15, D20, D30
	Globuli D6, D30
	Pulvis D3, D4, D15
	Tabletten D6
	Unguentum D6
Nasturtium Mercurio cultum	Ampullen 1 %
	Dilutio 1 %, 0,1 %
Pyrit D3/Zinnober D20	Tabletten
Thuja comp.	Pulvis
Zinnober	Tabletten D6, D20

Charakterisierung und allgemeine Eigenschaften

Von alters her gilt der Merkurprozeß als Repräsentant der vermittelnden und verbindenden Kräfte. Durch die Fähigkeit, in seinen Eigenschaften Extreme zu vereinigen, kann Quecksilber eine solche Mittelstellung einnehmen.

Das Auffälligste am Quecksilber ist, daß es als Metall in flüssiger Form auftritt und somit eine Beweglichkeit besitzt, die beim Zerfallen einerseits sofort zerspringt und zerstäubt, andererseits aber auch danach strebt, immer wieder abrundende, einschließende Kugelformen zu bilden. Der Merkurprozeß trägt entsprechend zwei Seiten in sich: er löst Geformtes und verleiht Aufgelöstem wieder Form. So kann Quecksilber andere Metalle in sich lösen, wie Wasser Salz löst. Andererseits kann es sich aber auch mit vielen Metallen zu den festen Amalgamen verbinden. Quecksilber weist also gegensätzliche Eigenschaften auf – es führt gleichsam ein Doppelleben.

Im menschlichen Organismus ist der Merkurprozeß vor allem dort tätig, wo keine festen Bahnen bestehen, nämlich im Lymphsystem. Hier bewirkt der strömende, fließende, zwischen Auflösung und Bindung hin und her pendelnde Merkurprozeß, daß gegensätzliche Kräfte ineinander übergeführt werden können. Dies bezieht sich nicht nur auf Prozesse innerhalb der Selbstheit im Organismus, sondern auch zwischen Selbst- und Fremdheit, zwischen Innen- und Außenwelt sowie zwischen individueller und kosmischer Geistigkeit.

Innerhalb der Selbstheit vermittelt der Merkurprozeß z. B. den Übergang zwischen den aus dem Vergangenen wirkenden Vorstellungskräften des Kopfes und den auf das Gegenwärtige und insbesondere das Zukünftige ausgerichteten Kräften des übrigen Körpers. Der organische Wirkensort des Merkurprozesses ist hierbei der Bereich der Halslymphdrüsen. Können die gegensätzlichen Kräfte nicht ineinander übergeführt und ausgeglichen werden, dann kann sich dies u. a. organisch als entsprechende Halslymphdrüsenentzündung (Mercurius-Angina) äußern.

Eine andere, mittlere Schicht des Merkurprozesses umfaßt das Verbindende zwischen Selbst- und Fremdheit. Die Lymphe ist das Organ der Offenheit wie auch der Selbstheit, also der Begegnung und der Abwehr. Während das Blut alles Fremde sofort abwehrt, nimmt die Lymphe das Fremde zunächst in sich auf, bevor es abgegrenzt wird. Sie ist, so gesehen, ein Sinnesorgan für das Fremde. So spielt das Lymphsystem bei der Hereinnahme und Auseinandersetzung der Nahrungsmittel, die für den Organismus zunächst Außenwelt darstellen, eine wichtige Rolle. Der Merkurprozeß ermöglicht auch bei diesen Körperfunktionen die Begegnung mit dem Fremden, dessen Wahrnehmung, Austausch und Abgrenzung. Im Seelischen entsteht in der Begegnung mit dem Fremden die Sicherheit der Selbstempfindung. Bei Störungen dieses Merkurprozesses kann es z. B. zu Autoaggressionskrankheiten kommen, weil zwischen Selbst- und Fremdheit im Organismus nicht sicher unterschieden werden kann. Es können auch allgemein Lymphdrüsenschwellungen oder Geschwülste auftreten infolge einer Überforderung in diesem Bereich.

Seinen Umschlagspunkt im unteren Stoffwechselpol erreicht der Merkurprozeß vor allem in den Schleimhäuten und Lymphdrüsen des Dickdarms. Hier vermittelt er zwischen den geistbefreienden Sulfur- und den geistbindenden Sal-Prozessen, wodurch das Ich – in unbewußter Weise – seine Selbstheit und seinen Selbstwert zwischen Körperlichkeit und Geistigkeit erlebt. Kommt es hier zu Störungen im Merkurprozeß, so äußert sich dies z. B. in Form einer Dickdarmentzündung mit chronischen Durchfällen.

An diese drei Wirkensrichtungen des Merkurprozesses sind entsprechende Qualitäten im Seelischen gebunden. Im oberen Menschen ermöglicht der Merkurprozeß die Verlebendigung festgefahrener Vorstellungen und macht das Denken beweglich und wandlungsfähig. Im mittleren Menschen ermöglicht er die Fähigkeit für seelische Begegnungen und verleiht die Kraft zu vermitteln. Im unteren Menschen bewirkt er Festigkeit, ein ausgeglichenes Selbstwertgefühl und ein In-Sich-Ruhen; er wirkt hier der Weltflucht als einem willensmäßigen Erlösungsstreben entgegen.

Zusammenfassend kann der Merkurprozeß soweit als zweiphasig charakterisiert werden. In der ersten – strömenden, auflösenden – Phase führt er zur Begegnung und Wahrnehmung entgegengesetzter Kräfte. Die Drüsen, vor allem die Lymphdrüsen, und die Schleimhäute, vor allem im Rachenbereich und im Dickdarm, sind hierbei seine Wirkensorte. In der zweiten Phase bewirkt er bei der Begegnung die Umwandlung, und es entsteht etwas Mittleres, Neues. Dieser Prozeß wird nun in der dritten Phase des Merkurprozesses, die ihren Wirkensort in der Lunge hat, wieder in einen umfassenden kosmischen Zusammenhang gestellt.

In der Lunge erreicht der Merkurprozeß seinen Endpunkt. Indem der Mensch atmet, verbindet er sich mit der Erdenumwelt in Sympathie und Antipathie, im Geben und Nehmen. Der Merkurprozeß ermöglicht die Vielfalt des seelischen Erlebens in Beziehung zur Erde. Der erste Atemzug trennt den Menschen von seinem mütterlichen Zusammenhang und macht ihn zu einem irdischen Sonderwesen. Hierbei wird der Mensch jedoch zugleich in einen neuen kosmischen Zusammenhang gestellt. Die Zahl der Atemzüge eines Menschen pro Tag – ca. 26 000 – entspricht der Zahl der Jahre, die der Frühlingspunkt der Sonne braucht, um einmal den Tierkreis (Ekliptik) zu durchwandern (Platonisches Weltenjahr). Dadurch wird die Eigenwesenheit des Menschen in der Lungentätigkeit im Ansatz wieder überwunden und das Ich in einen umfassenden, kosmischen Zusammenhang gestellt. Die Atemtätigkeit ist somit in uns der Wegbereiter und Vorläufer einer spirituell-kosmischen neuen Ich-Werdung.

Wirksamkeitsbereiche und therapeutische Anwendungsgebiete		
Gesteigerte oder einseitige Merkurprozesse und die entsprechenden Heilmittel	Ausgeglichene Merkurprozesse und ihre Funktionsbereiche	Schwache, mangelhafte Merkurprozesse und die entsprechenden Heilmittel
	Geistig-seelischer Bereich	
Unruhe, Erregtheit; zappeliger, hastiger, zerstreuter Neurastheniker	Beweglicher, sanguinischer schlanker Merkurtyp;	Trägheit, phlegmatisch; lymphatischer, adenoider Patient
Hysterie, Manie (Bryophyllum Mercurio cultum 1 %); illusionäre Vorstellun-	intelligenter, kombinierender Verstand; extravertiertes Gemüt; vermittelndes Handeln,	»Klebrigkeit«, Zwangsneurose, Zwangsvorstellungen, Zwangshandlungen, krankhafte

gen, Depression bei Zwangsneurosen (Mercurius auratus D15); Logorrhoe, Erethismus mercurialis (Bryophyllum Mercurio cultum 1 %);	seelische Begegnungsfähigkeit; Humor; Wandlungsfähigkeit; Festigkeit; »In-Sich Ruhen«	Egozentrik; Stumpfheit, Schwerfälligkeit (Mercurius vivus nat. D6)
Funktionell-prozessualer Bereich		
I		
Zu bewegte Säftezirkulation; Fremdes wird abgewehrt, Austausch oder Vermittlung findet nicht statt	Säftezirkulation (Lymphe); Wandlung und Vermittlung durch plastisches Gestalten sich begegnender Strömungen;	Zu träge Säftezirkulation, statt Austausch Täuschung, Fremdes wird nicht erkannt und nicht ausgeschieden
Allergien (Nasturtium Mercurio cultum 0,1 %); Lymphogranulomatose (Mercurius vivus nat. D15–D30); Herzinsuffizienz, Asthma cardiale (Mercurius vivus nat. D15–D30); kongestive Kopfschmerzen (Mercurius vivus nat. D20–D30)	Selbst- und Fremderkenntnis; Austausch	Ödeme, Stauung, Lymphangitis (Mercurius bijodatum D4, Mercurius dulcis D4); Lymphödem (Mercurius vivus nat. D8, Mercurius dulcis D4); Tachykardie, Hitzekollaps (Mercurius vivus nat. D10); Nephrose (Mercurius vivus nat. D6); Mumps (Mercurius vivus nat. D8)
II		
Zu stark bindend, Hypertrophie der Zellen	Binden und auflösen; nach innen gestalten, nach außen absondern	Ungenügend binden und nach innen gestalten,
Fibrom, Myom;	und lösen;	zu stark auflösen

Prostata-Hypertrophie (Mercurius auratus D15/ Helleborus niger D4); Papillom, Mastopathie, Adenom (Mercurius vivus nat. D15–D30)	durch Wandlung Geistiges offenbaren; Schwellenfunktion ausüben	Hypersekretion, Entzündung, Schleimhautentzündungen der Mundhöhle, Nasenhöhlen und des Colons (Mercurius sol. D6, Mercurius vivus nat. D8, Mercurius vivus comp.); Laryngitis (Zinnober D6); Sinusitis (Zinnober D3, Mercurius solubilis D4); Hepatitis (Mercurius dulcis D6); Colitis (Mercurius sublimatus corrosivus D6); Cholecystitis (Mercurius vivus nat. D6); Nephritis (Mercurius sublimatus corrosivus D4–D6)
	Organbereich	
Lymphogranulomatose, Hodgkin-Erkrankung (Mercurius vivus nat. D15–D30)	Lunge, Drüsen, Schleimhäute	Lymphangitis (Mercurius bijodatus D4); Diphtherie, Lymphknotenschwellung, Mumps (Mercurius vivus nat. D8)

Dosierung und Anwendung

Ampullen:	2mal wöchentlich bis 1mal täglich 1 ml subcutan injizieren;
Dilutio, Pulvis, Tabletten:	tiefe Potenzen 3mal täglich 5–10 Tropfen bzw. 1 Messerspitze voll bzw. 1 Tablette, hohe Potenzen 1mal täglich 5–10 Tropfen bzw.

	1 Messerspitze voll bzw.
	1 Tablette oder seltener;
Globuli:	tiefe Potenzen für Erwachsene 3mal täglich 3–5 Globuli, für Kinder 1–3 Globuli,
	hohe Potenzen seltener und in geringeren Dosen;
Unguentum:	2mal täglich auftragen.

Argentum

Argentum metallicum praeparatum (metallisches, speziell verarbeitetes Silber)

Präparate

Argentit	Ampullen D6
	Dilutio D6, D10, D12
	Pulvis D6
Argentum	Ampullen D6, D20, D30
	Dilutio D6, D10, D20, D30
	Pulvis D3, D4, D8, D12, D15, D20, D30
	Tabletten D6
	Tabulettae vaginalis 0,4 %
	Gelatum 0,4 %
	Unguentum 0,4 %
Argentum arsenicosum	Pulvis D6
Argentum/Berberis comp.	Ampullen
Argentum D30/Carbo Betulae D30 aa	Ampullen
Argentum comp.	Ampullen
Argentum D30/ Echinacea D6 aa	Ampullen
Argentum D8/ Hyoscyamus D3 aa	Ampullen
Argentum nitricum	Dilutio D4, D6, D20, D30
Bryophyllum Argento cultum	Ampullen 1 %, 0,1 %
	Dilutio 1 %, 0,1 %

	Dilutioaquosa 0,1 %
Chamomilla comp.	Suppositorien
Dyskrasit	Ampullen D6, D20
	Dilutio D30
	Pulvis D6
Pyrargyrit	Pulvis D6
Thuja Argento culta	Ampullen 0,1 %
	Dilutio 0,1 %
	Dilutio aquosa 0,1 %
Thuja comp.	Pulvis

Charakterisierung und allgemeine Eigenschaften

Silber hat eine einzigartige Beziehung zum Sonnenlicht, das es unverfälscht reflektiert. Das reine polierte Metall besitzt einen hellen Glanz und vermag wie kein anderes die Gegenstände getreu widerzuspiegeln; daher ist Silber auch das ideale Material für die Herstellung von Spiegeln. In Verbindung mit Halogenen bewahrt das Silber Lichteindrücke und bildet damit die Grundlage der Photographie. Es ermöglicht also ein Abbilden der Wirklichkeit, wie sie in einem bestimmten Moment äußerlich erfaßt werden kann, und hält so das Vergangene fest. Das Silber erlaubt jedoch nicht nur das äußerliche Festhalten eines Augenblickes, sondern auch seine endlose Vervielfältigung in Bildform.

Beim Menschen bewirkt der Silberprozeß Entsprechendes: Er ermöglicht die Regeneration und Reproduktion der Zellen. In der Reproduktion wirkt der mit dem Silberprozeß verbundene Vererbungsstrom, der danach strebt, unendlich oft denselben Menschentypus hervorzubringen. Das Vergangene wird so in den Nachfahren typusmäßig bewahrt.

Auf einer anderen Ebene wirken die gleichen Kräfte als Eigenregenerationskräfte. Jeder Organismus muß regelmäßige Phasen der Regeneration durchmachen, um die Ermüdungserscheinungen auszugleichen und verbrauchte Kräfte wiederherzustellen. Eine Voraussetzung hierfür ist, daß der Silberprozeß es dem Menschen ermöglicht, während des Schlafes sein eigentliches, ideelles Urbild im Kosmos wahrzunehmen, sich neu daran zu orientieren, womit auch die leibliche Erholung verbunden ist. Der Silberprozeß bewirkt hierbei den plastischen Aufbau des Organismus. Diese erste Phase des Silberprozesses kann als ständiger Werdeprozeß charakterisiert werden, daher spielt er vor allem beim Kind eine große Rolle.

Störungen in dieser Phase können sich sehr verschieden äußern, z. B. als Erschöpfungs- und Schwächezustände, als Sterilität, als Ausdehnungsgefühl im Kopf, als Geschwülste. Konstitutionell sind solche Krankheiten öfters mit einem unförmig-schwammigen oder asthenischen Körperbau verbunden. Psychisch dominiert häufig das Gefühl, immer in Eile zu sein und nie fertig zu werden oder ein verträumtes Verhalten ohne Zeitgefühl.

Die Silberkräfte sind zentrifugal vorzugsweise von den Genitalorganen zu den Grenzen des Organismus, zu Haut und Schleimhäuten, sowie zum Gehirn ausgerichtet. Dies sind außer den Reproduktionsorganen die spezifischen Wirkensorte des Silberprozesses. Hier findet jeweils der Umschlag statt und beginnt die nächste Phase des Silberprozesses. Der ewige Bildungsstrom wird in diesen Organen in der Zeit angehalten, in eine Differenzierung und damit in einen Absterbeprozeß übergeleitet. In der Haut und in den Schleimhäuten geht unter dem Einfluß des Silberprozesses eine Quellschicht unerschöpflicher Zellgenerationen in eine blutleere, z. T. verhornende Epithelschicht mit ständig ersterbenden Zellen über. Speziell zu den Magenschleimhäuten und zum Kehlkopf hat Silber eine enge Beziehung.

Auch im Gehirn wird der fortlaufende Werdeprozeß des Silbers angehalten und in das jeweils geltende Bewußtseinsbild umgewandelt. Bei seiner Differenzierung nach individuellen Gegebenheiten entsteht dabei das reflektierende Bildbewußtsein. Auch dieses ist eine Hülle, zwar nicht physischer, sondern geistiger Art, in welche das Ich seine unbewußten Inhalte hineinprojiziert. Das Bildbewußtsein dient somit dem Ich als Spiegel. Äußere Eindrücke verschmelzen hier mit inneren, aus dem Stoffwechsel frei werdenden Kräften und lassen unter dem Einfluß des Silberprozesses die individuellen Bewußtseinsinhalte in Bildform entstehen. Hierzu gehört vor allem die Phantasie.

Zu den Krankheitsbildern der zweiten Phase des Silberprozesses gehören Schleimhautentzündungen wie z. B. die Gastritis, Hautabszesse, vegetative Dystonie, Dysmenorrhöe oder Amenorrhöe. Psychisch kann einerseits eine visionäre Veranlagung mit Neigung zu Halluzinationen oder andererseits Phantasielosigkeit sowie intellektuelle Frühreife bei Kindern auftreten.

Durch die Entwicklung der Phantasie wird nun die dritte Phase des Silberprozesses eingeleitet, die von der Peripherie aus auf das Innere, auf Blut und Drüsen, zurückwirkt. Die Phantasiekräfte regen das Ich an, moralisch lenkend einzugreifen, eine »moralische Phantasie« zu entwickeln. Das eigentliche Instrument des Ich, das Blut, wird hierbei in richtiger Weise durchwärmt, die Drüsen zu gesunder Tätigkeit angeregt, was wiederum wesentlich zur Befreiung schöpferischer Kräfte beiträgt. Wie durch den Bleiprozeß die ideelle Durchdringung der Gedanken und damit die Begeisterungsfähigkeit ermöglicht werden kann, so durch den Silberprozeß die Entwicklung genialer schöpferischer Fähigkeiten.

Den Erkrankungen der dritten Phase, bei welchen Argentum als Heilmittel angezeigt ist, können z. B. Fieber oder innerlicher Schock, Zuckerunverträglichkeit, Schädigungen des roten Blutbildes usw. zugeordnet werden. Im Psychischen können Angst und Zwangsvorstellungen auftreten mit Verlust aller schöpferischen Fähigkeiten oder schaffenden Kräfte.

Wirksamkeitsbereiche und therapeutische Anwendungsgebiete		
Gesteigerte oder einseitige Silberprozesse und die entsprechenden Heilmittel	Ausgeglichene Silberprozesse und ihre Funktionsbereiche	Schwache oder mangelhafte Silberprozesse und die entsprechenden Heilmittel
	Geistig-seelischer Bereich	
Leben in einer illusionären Bilder- und Scheinwelt (z. B. Medien-/Glamourwelt, Playboywelt) visionäre Veranlagung, Halluzinationen, endogene Psychosen, Hysterie (Dyskrasit D20, Bryophyllum Argento cultum 0,1 %); Lockerungszustände (Argentum D20–D30); Phantomgefühl (Argentum D12–D30); Schwangerschaftspsychose, klimakterische Psychosen (Argentum	Phantasievoll, moralische Phantasie; selbständiges Denken; gemütvoll, fürsorgliches Gemüt, gesunder Familiensinn, warme Mütterlichkeit; »schaffende Fähigkeiten«	Mangelhafte moralische Phantasie und intellektuelle seelische Vertrocknung Phantasielosigkeit; intellektuelle Frühreife (meist kleinköpfiger Kinder), seelische Vertrocknung, Depression (Argentit D6, Argentum D6); Somnambulismus, hysterogene psychische Verstimmung, Ausdehnungsgefühl des Kopfes (Argentum D6); hastiges Wesen, »immer in Eile«, Angst,

D20); unruhiges, hastiges Wesen (Bryophyllum Argento cultum 0,1 %)		Zwangsvorstellungen (Argentum D6)
Funktionell-prozessualer Bereich		
I		
Überschießen des Silberprozesses im Stoffwechselbereich bei zu schwachem Wirken des Sinnes-Nervensystems Adipositas (Argentum D30); Hitzewallungen im Klimakterium (Dyskrasit D20); Linksmigräne, die allmählich beginnt und plötzlich abklingt, neurasthenische Migräne (Argentum D20); Epilepsie (Argentum D20–D30); Enuresis (Argentum 0,4 % Ungt.)	»Abbildung«, Formbildung; fördert Regeneration und körperliche Erholung; Regulation und Gestaltung des Wasserorganismus	In den Stoffwechselbereich verlagerter (Silber-) Nerven-Sinnesprozeß bei zu schwachem Aufbau in der Stoffwechseltätigkeit Schlafstörungen (Argentum D8/Hyoscyamus D3 aa); Schock (Argentum D6, Argentit D6); Ptose des Magen-Darm Traktes (Argentum D6); vegetative Dystonie, allgemeine vegetative Erregbarkeit; Magenneurose, Gastritis, Ulcus ventriculi (Argentum D6, Argentum nitricum D6); Zuckerunverträglichkeit (Argentum D6); Bettnässen (Argentum D6)
II		
Zu starker Abbau und zu starke Abscheidungen Fieber, Sepsis (Argentum D20, Argentum	Aufbau- und Abscheidungsprozesse im Gleichgewicht; Absonderung und Differenzierung;	Zu schwacher Aufbau, mangelhafte Gestaltung und Differenzierung Kachexie (Argentit D6,

D30/Echinacea D6 aa); Lochialstauungen (Argentum D20); chronische Entzündungen, Eiterungen (Argentum D20–D30); Paradontose, Alveolarpyorrhoe (Argentum nitricum D20–D30)	Strukturierung aufbauender Stoffwechselprozesse	Argentum nitricum D4); Sinusitis, Stomatitis (Argentum nitricum D4, D6); Diarrhöe/Obstipation, Colitis ulcerosa (Argentum nitricum D4, D6); Urethritis, Cystitis, Pyelitis (Argentum nitricum D6); akute Entzündungen, Furunkeln, Panaritien, Abszesse, Phlegmone (Argentum D6, Argentit D4–D6)
	Organbereich	
Neuralgie im Kopfbereich (Argentum D20); Aphonie, Laryngitis (Argentum D30)	Reproduktionsorgane; zentrales Nervensystem: Schleimhäute; Haut, Kehlkopf	Konzeptionsschwäche, Sterilität, habitueller Abort (Argentum D6); Dysmenorrhöe, Amenorrhoe, Uterushypoplasie (Argentit D6); Fluor vaginalis (Argentum D6)

Dosierung und Anwendung

Ampullen: 2mal wöchentlich bis 1mal täglich 1 ml subcutan injizieren;

Dilutio, Dilutio aquosa,
Pulvis, Tabletten: tiefe Potenzen 3mal täglich 5–10 Tropfen bzw.
1 Messerspitze voll bzw.
1 Tablette,
hohe Potenzen 1mal täglich 5–10 Tropfen bzw.
1 Messerspitze voll bzw.

	1 Tablette oder seltener;
Tabulettae vaginalis:	1- bis 2mal täglich einführen;
Gelatum, Unguentum:	2mal täglich auftragen.

Spezielle Substanzgruppe

Arsenicum album

Arsentrioxyd (Hüttenrauch)

Präparate

Arsenicum album	Ampullen D12, D20, D30
	Dilutio D6, D20, D30
	Pulvis D4, D6
Arsenopyrit	Pulvis D6
Arsenum jodatum	Dilutio D6
Chinetum arsenicosum	Pulvis D3, D4
Levico	Ampullen D3, D6
	Dilutio D3, D6
Olivenit	Ampullen D8
	Dilutio D6, D8
	Pulvis D3, D4, D6
Pharmakolith	Ampullen D6
	Dilutio D7
	Pulvis D4, D5, D6
Pharmakolith comp.	Ampullen
	Dilutio
Realgar	Ampullen D10, D30
Skorodit	Dilutio D8, D10, D20, D30
	Pulvis D6, D10

Charakterisierung und allgemeine Eigenschaften

Vereinzelt kommt metallisches Arsen gediegen als Scherbenkobalt in Bleierzgängen vor, aber häufiger tritt es in der Natur auf in Verbindung mit Schwefel als Auripigment, Realgar, Arsenkies, Arsenkobaltglanz. Darüber hinaus findet sich Arsen regelmäßig in wechselnder Menge im Erdreich, in verschiedenen Eisen-Arsenwässern wie Levico, Roncegno, sowie auch im Regenwasser und im Meerwasser.

Arsenicum album, das in der Therapie verwendet wird, ist Arsentrioxyd (Arsenik); es entsteht durch Verbrennen von Arsen an der Luft. Es ist ein weißes geschmackloses Pulver, das sich nur geringfügig in Wasser löst, größtenteils wie Mehl auf ihm schwimmt.

Arsen zeigt keine richtigen Metalleigenschaften. Es ist spröde (Scherbenkobalt) oder liegt als mehliges Pulver vor. Beim Erhitzen geht Arsen direkt in einen gelben Dampfzustand über ohne vorhergehende Verflüssigung. Durch schnelles Abkühlen des Arsendampfes erhält man die nichtmetallische Modifikation, das gelbe Arsen, welches in seinen Eigenschaften sehr dem weißen Phosphor ähnelt. Arsen steht an der Schwelle zwischen Metallen und Nichtmetallen und trägt in sich die Neigung zu Desintegration in Form einer staubigen Auflösung.

Im menschlichen Organismus wirkt Arsen im Sinne des Astralischen. Rudolf Steiner spricht von einem »Arsenisieren« als einem normalen Prozeß im menschlichen Organismus, der den Astralleib stärker in den physischen Leib hineindringen läßt. Hierdurch wirkt der Arsenprozeß entgegengesetzt zum Ätherleib, und zwischen beiden – Astralleib und Ätherleib – muß sich ständig ein neues Gleichgewicht bilden. Dieses dynamische Gleichgewicht kann unterschiedliche Verhältnisse aufweisen, besonders in der Tag- und Nachtphase des menschlichen Organismus, und es muß sich in rhythmischer Periodik immer wieder neu einpendeln.

Das Eindringen des Astralleibes in den physischen Leib bewirkt in der Seele das unmittelbare Erlebnis eines Sichverbindens des Ichs mit der Materie und damit mit dem Tod. Es entsteht so in der Tiefe des Organismus die Angst vor einem Selbstverlust. Diese Angst wird zwar auch vom gesunden Menschen bis zu einem gewissen Grade erlebt, kann aber in seinem Seelenleben durch eine geistige Durchlichtung wieder ausgeglichen werden. Bei einem Menschen jedoch, dessen Arsenprozeß gestört ist, spielt diese Angst eine wesentliche Rolle in seinem Verhalten, wobei die Ursache der Angst dem Betroffenen in der Regel nicht bewußt wird.

Andererseits entsteht durch das Durchdringen des Körperlichen mit dem Astralleib (Empfindungsleib) eine Durchseelung der Körperlichkeit und ein körperliches Empfindungsvermögen. Die Vitalität des Stoffwechsels wird hierbei zurückgedrängt, konturiert und dem Astralischen untergeordnet. Besonders nachts, wenn der Astralleib sich aus der oberen Organisation herauszieht, wirkt er umso intensiver in der unteren, und damit findet hier auch ein stärkerer Prozeß des Arsenisierens statt. Die hiermit verbundenen Erstarrungs- und Kälteprozesse würden zu einer Mumifizierung des Organismus führen, wenn nicht ein weiterer Arsenprozeß, der über den Fettstoffwechsel die Wärmeprozesse im Organismus anregt, dem entgegenwirken würde. Dieser zweite Arsenprozeß lenkt den Fettstoffwechsel so, daß gerade soviel Fett umgesetzt wird, als für den Energiebedarf der inneren Bewegung notwendig ist und durch die Ich-Organisation in Wärmevorgänge übergeführt werden kann. Die Ich-Organisation kann so auch im Schlaf ihre Verbindung mit den Stoffwechselprozessen bewahren, und es findet daher kein unbewußter Prozeß der Selbstauslöschung im Körperlichen statt. – Der erste Arsenprozeß führt also zur Selbstauslöschung im Körperlichen, während der zweite das Ich-Erlebnis und die Ich-Behauptung gegenüber dem Stoffwechselgeschehen weiterhin ermöglicht.

Diese beiden Prozesse finden auf der Ebene des Geschlechtlichen ihren Ausgleich und ihren Endpunkt. Hier strebt der Organismus – im Seelischen wie im Physiologischen – durch die Vereinigung mit dem Gegengeschlecht zur Selbstaufgabe wie auch zur Selbstbestätigung. Zu diesem Geschehen erlangt der Arsenprozeß eine Beziehung, wenn er schließlich, nach Durchdringung des Körperlichen, im Flüssigkeitsorganismus aufgehen kann.

Je nachdem, welche Seinsebenen betroffen sind, äußern sich Einseitigkeiten und Störungen im Arsenprozeß in unterschiedlicher Weise: Wirkt dieser zu schwach, kann es zu einer zu starken Vitalisierung des Stoffwechsels kommen, was sich z. B . in einer chronischen Diarrhöe auswirkt oder auch in einer Bewußtseinsdämpfung. Des weiteren kann ein zu schwacher Arsenprozeß zu einer fettigen Degeneration der inneren Organe und/oder zur Bildung von übermäßigen unkontrollierten Wärmeherden führen.

Bei einem zu starken Arsenprozeß dagegen wird das Seelische zu sehr in den Leib hineingezwungen – Todesängste und Unruhezustände sind die Folge. Sinken diese Ängste in den funktionellen Bereich hinunter, so können sie sich z. B. als Asthma äußern. Auf die Dauer führt ein zu starker Arsenprozeß zu Abmagerung, Austrocknung und Kältegefühl.

Wirksamkeitsbereiche und therapeutische Anwendungsgebiete	
Gesunde, ausgeglichene Arsenprozesse und ihre Wirksamkeitsbereiche	Krankhafte, einseitige Arsenprozesse und die entsprechenden Heilmittel

Geistig-seelischer Bereich	
Lebhaft, beweglich, reger Gedankenfluß, schöpferische, weiterführende Phantasie, Ordnungsliebe, Pünktlichkeit	Unruhig, von Angst (bis zu Todesangst) getrieben, insbesonders nächtliche Angstzustände (Arsenicum album D30); Gespenstersehen, sowohl bei Tag wie bei Nacht, Wahnideen, Selbstmordgedanken, Schizophrenie (Arsenicum album D6); Depressionen (Skorodit D10, Arsenicum album D30); »Sterbesituation« (Arsenicum album D20, D30)
Funktionell-prozessualer Bereich	
I	
Astralisieren des Organismus, die Wirkung des Astralleibes im Stoffwechselsystem verstärkend; Tonisierung des Organismus, Erhöhung der Spannkraft; Wirken gegen zu starkes »Wuchern der Organe«	Asthma (Realgar D10, D30); übermäßiges Schlafbedürfnis (Pharmakolith D7); Schlafstörungen (Arsenicum album D4, D6); Thyreotoxikose (Chinetum arsenicosum D6, Olivenit D6); katarrhalische oder nervöse Darmstörungen, Gastroenteritis (Arsenicum album D6); Hypertonie (Arsenicum album D30); Wetterfühligkeit (Skorodit D30); Cor nervosum (Skorodit D10)
II	
Verhindern des »Ranzig-Werdens« des Fettes im Organismus; Regulierung des Gleichgewichts zwischen Fettablagerung und Fettabbau; Bewirken der richtigen Durchwärmung	Dermatosen, Dermatiden, Ekzeme, Psoriasis (Arsenicum album D6–D30); fettige Degeneration in allen Organen, Hyperlipidämie (Arsenicum album D6); Durchfälle, Diarrhöe, Cholera (Arseni-

des Organismus	cum album D6); Entzündungsherde mit Gefühl von Brennen (Arsenicum album D6); Nephritis (Olivenit D6); Degeneration der Nerven (Skorodit D30); Entkräftung, Abmagerung (Arsenicum album D6–D30); Anämie (Chinetum arsenicosum D4)
Organbereich	
keine spezifische Organbeziehung	
Konstitutioneller Bereich	
Vital, kräftig, frisches blühendes Aussehen; grazil und beweglich	Schwach, kraftlos, graublasses ausgetrocknetes Aussehen, Haut unlebendig und trocken, Abmagerung, »Mumifizierung« der Organe (Arsenicum album D6–D30)

Dosierung und Anwendung

Ampullen:	2- bis 3mal wöchentlich bis 1mal täglich 1 ml subcutan injizieren;
Dilutio, Pulvis:	tiefe Potenzen 3mal täglich 5–10 Tropfen bzw. 1 Messerspitze voll, hohe Potenzen 1mal täglich oder seltener 5–10 Tropfen bzw. 1 Messerspitze voll;
Unguentum:	1- bis 2mal täglich einreiben.

Bismutum

Wismut

Präparate

Bismutum	Pulvis D6 Unguentum 1 %

Bismutum/Graphit/ Stibium 0,4 %	Unguentum
Bismutum 2 %/ Hyoscyamus 5 % aa	Unguentum
Bismutum/Stibium aa 0,4 %	Unguentum
Bismutum subnitricum	Dilutio D6, D10
	Pulvis D4, D6

Charakterisierung und allgemeine Eigenschaften

Wismut kann vor allem mit den zwei Metallen Blei und Antimon in Verbindung gebracht werden. Da Antimon wiederum in seiner therapeutischen Wirksamkeit zu zahlreichen anderen Metallen, so z. B. zu Quecksilber und Silber, in enger verwandtschaftlicher Beziehung steht, spiegelt sich dies auch im Arzneimittelbild von Wismut wider.

Wismut ist wie Blei ein verhältnismäßig weiches, bei niedriger Temperatur schmelzendes Metall und resorbiert stark Röntgenstrahlen. Eine charakteristische Eigenschaft des Wismuts ist ferner, mit Blei und Zinn eine Legierung bilden zu können, welche einen so niedrigen Schmelzpunkt hat, daß sie bereits in warmem Wasser schmilzt.

Als Erz kommt Wismut nur in sehr geringer Menge in der Erdrinde vor. Es findet sich vor allem als Wismutglanz oder Wismutocker oder auch in gediegener Form. Häufig tritt es zusammen mit Blei auf. So wird es auch aus den mexikanischen Bleierzen gewonnen. Der ganze Habitus des Wismuts erweckt wegen seiner »sklerotischen« Formen den Eindruck hohen Alters.

Andererseits besitzt Wismut ähnliche Eigenschaften wie Antimon. Es ist wie dieses diamagnetisch, meidet also das magnetische Feld und stößt in der Nachbarschaft eines solchen sogar die Elektrizität zurück.

Als Heilmittel erweist sich Wismut überall dort als wirksam, wo der Organismus seine Abgrenzung gegenüber der Außenwelt aufrecht erhalten muß. Dies trifft ebenfalls zu gegenüber der »inneren Außenwelt«, nämlich dem Magen-Darmkanal. Auf der anderen Seite hilft Wismut, die Erdenschwere, die Neigung zu Abkapselung und Verhärtung zu überwinden.

Therapeutische Anwendungsgebiete

Ulcus ventriculi et duodeni (Bismutum subnitricum D6);
Gastritis, Colitis, Ekzeme, Warzen (Bismutum/Stibium aa 0,4 % Ungt.)

Dosierung und Anwendung

Dilutio, Pulvis:	3mal täglich 5–10 Tropfen bzw. 1 Messerspitze voll; 1- bis 2mal täglich einreiben; bei Ekzemen als Salbenverband verwenden.

Phosphorus

weiße Modifikation des Phosphors

Präparate

Acidum phosphoricum	Dilutio D3, D4, D6 (siehe auch unter Acida)
Apatit	Pulvis D3, D6
Apatit/Phosphorus comp. S	Dilutio
Apatit/Phosphorus comp. K	Dilutio
Ferrum phosphoricum	Ampullen D6, D8 Tabletten D6
Ferrum phosphoricum comp.	Globuli
Infludo	Tropfen
Kalium phosphoricum	Dilutio D6
Magnesium phosphoricum	Ampullen D6 Dilutio D3, D6 Pulvis D4, D6
Melissa/Phosphorus comp.	Dilutio
Phosphorus	Ampullen D15, D30 Capsulae 0,05 mg Dilutio D5, D6, D10, D12, D20, D30 oleosum 0,1 %
Phosphorus D6/Malva 5 %	Dilutio
Phosphorus D25/Malva 5 %	Dilutio
Phosphorus D5/Tartarus stibiatus D3	Dilutio
Pyromorphit	Ampullen D8
Vivianit	Dilutio D8 Pulvis D6

Charakterisierung und allgemeine Eigenschaften

Phosphor tritt in drei Modifikationen auf: als weißer, als violetter und als schwarzer Phosphor. Therapeutisch wird der weiße Phosphor verwendet. Er ist eine höchst aktive Substanz von großer Giftigkeit. Im Dunkeln leuchtet er, und an der Luft entzündet er sich von selber. Unter Wasser gehalten, bleibt er jedoch inaktiv und kann nur in Schwefelkohlenstoff gelöst werden.

Im menschlichen Organismus findet sich Phosphor in den Nervenzellen und damit vor allem im Gehirn, ferner im Eiweiß, wo er als Energiespeicher wirkt, im Blut (an Calcium gebunden), in der genetischen Erbsubstanz, im Skelett und in den Zähnen (hier ebenfalls an Calcium gebunden). Zum Verständnis seiner Rolle im Organismus ist wesentlich, daß er Wärme und vor allem Licht in sich trägt und diese als Trägersubstanz dem Ich für dessen Aufgaben im Organismus zur Verfügung stellt. Hierbei spielt einerseits die Substanz Phosphor selber eine wesentliche Rolle, daneben aber ebenso ihre dynamisch-prozessualen Kräfte, die nicht direkt an die Substanz gebunden sind.

Im Menschen verläuft die Phosphor-Dynamik in zwei entgegengesetzten Richtungen. Einmal nach unten zentripetal, wobei Phosphor als Träger das Ich stufenweise in das Physische des Körpers hineinführt und hierbei verbrennend, mineralisierend wirkt. Zum andern nach oben zum Sinnes-Nervenpol, wo Phosphor den Wahrnehmungs- und Gedankenprozessen Selbstbewußtheit verleiht. Den zur Mineralisierung führenden Weg des Phosphors nannte Rudolf Steiner den Phosphorisierungsprozeß des Organismus. Um hierbei im Organismus ein Gleichgewicht zu halten zwischen Entzündungshemmung und zu starker Verbrennung, wird der Phosphor bis zur mineralischen Form des Knochens materialisiert.

Die hier ständig erfolgenden Verwandlungsprozesse im Organischen bedingen eine dauernde Veränderung der Verhältnisse der Wesensglieder, welche bei diesem Prozeß durch das Ich in einem dynamischen Gleichgewicht gehalten werden müssen. Nur gleichsam in statu nascendi werden hierbei kleine Mengen von Phosphor frei, die einen momentanen, jedoch normalerweise sofort wieder aufgefangenen Gleichgewichtsverlust bedingen, dabei andererseits besondere Bewußtseinskräfte freilassen. Im Knochen schließlich kann das Ich durch den Phosphor einen mineralischen Abdruck seiner Geistigkeit gestalten, wobei das Astralische und das Ätherische ganz verdrängt worden sind.

Der zweite Phosphorweg verläuft umgekehrt; er führt von der Materie aus über das Seelische ins Geistige, wo er bewußtseinsmäßig vom Menschen erlebt wird. Dieser Weg überwindet die Schwere und steigt als ätherischer Strom auf in die Leichte – er ist mit unserer Aufrichtekraft verbunden. Diese Kraft wirkt auch im warmen pulsierenden Arterienstrom zum Kopfe hin. Im Seelisch-Geistigen läßt sie uns des im Menschen verinnerlichten kosmischen Lichtes bewußt werden. Der Phosphorprozeß ermöglicht so das Selbstbewußtsein, weil er die Gedanken- und Sinneskräfte mit der im Seelischen erlebten Selbstheit verbindet. Sie werden dabei direkt vom Willen durchsetzt, der von der Ichheit ausgeht, und sind entsprechend mehr oder weniger stark auf das eigene Selbst bezogen. Das bewußte Ich kann durch den Phosphorprozeß die Sinnes- und Gedankenkräfte lenken und kontrollieren.

Beim Phosphorprozeß muß also zwischen den polaren Verhältnissen im oberen und unteren Menschen deutlich unterschieden werden. Im Stoffwechselpol verstärkt Phosphor die Eingliederung der Ich-Organisation. Geschieht dies nicht richtig, dann können die verschiedensten Formen von entzündlichen Prozessen auftreten. Im Nerven-Sinnessystem bewirkt der Phosphorprozeß die Lösung der Ich-Kräfte und des Astralleibes von der physiologischen Grundlage und ermöglicht das wache Selbst- und Tagesbewußtsein. Ist dieser Prozeß gestört, können Dämmerzustände, Ideenflucht, Hellsichtigkeit, Nervosität u. a. auftreten.

Wirksamkeitsbereiche und therapeutische Anwendungsgebiete	
Gesunde, ausgeglichene Phosphorprozesse und ihre Wirksamkeitsbereiche	Krankhafte, einseitige Phosphorprozesse und die entsprechenden Heilmittel
Geistig-seelischer Bereich	
Sensibel, feinfühlig, einfühlsam, extravertiert, phantasievoll; gesundes Selbstbewußtsein, optimistisch	Wahrnehmungs- und Gedankenprozesse zu stark selbstbezogen bzw. vom Ich nicht mehr kontrollierbar, Egozentrik (Phosphorus D6–D30); Manie, Ideenflucht, Lampenfieber, euphorisch (Phosphorus D30); Nervosität, Konzentrationsschwäche, Tobsucht (Phosphorus D30); bestimmte endogene Depressionen (Phosphorus D6); Angst, Furcht, Zwangsvorstellungen aus dem Sexualbereich (Phosphorus D6, D12, D30);

	Hellsichtigkeit, Größenwahn bei mangelhafter Selbstbewußtheit (Phosphorus D30)

Funktionell-prozessualer Bereich

I

Richtiges Lösen und Binden der höheren Wesensglieder im oberen und unteren Menschen; richtiger Tag- und Nacht-Rhythmus bzw. richtiger Rhythmus von Wachen und Schlafen	Tachycardie, Arrhythmien (Phosphorus D10, D20); Angina pectoris (Phosphorus D12); Schlafstörungen (morgens Phosphorus D6, abends Phosphorus D30 oder morgens Phosphorus D6/Malva 5 %, abends Phosphorus D25/Malva 5 %); Pavor nocturnus, Nachtwandeln, Bettnässen (Phosphorus D30)

II

Regen den Wärmeorganismus an; halten aufbauende und abbauende Stoffwechselprozesse im Gleichgewicht; »Phosphorisieren« des Organismus	Erschöpfungszustände (Kalium phosphoricum D6, Acidum phosphoricum D6); jugendlicher Diabetes (Phosphorus D6); chronische Polyarthritis, Rheuma, Arthrosis deformans (Phosphorus oleosum 0,1 %, Phosphorus D6, Phosphorus Capsulae 0,05 mg); Katarrhe, Bronchitis, Pneumonie (Phosphorus D5/Tartarus stibiatus D3); Leberzirrhose, Leberatrophie, fettige Leberdegeneration, fettige Nierendegeneration (Phosphorus D6–D30); Rachitis (Phosphorus D6); Kraniotabes (Phosphorus D30); Tuberkulose (Phosphorus D5); Basedow (Phosphorus D20); Schwindel (Phosphorus D30); Nasenbluten (Phosphorus D12, D30)

Organbereich	
Augen, Skelett	Optikus-Neuritis (Phosphorus D30); Hyperopie (Phosphorus D5); Strabismus, Chorioiditis (Phosphorus D10); Retinablutungen (Phosphorus D10); Osteomalazie, Osteoporosis (Phosphorus 0,05 mg Capsulae); Sudecksche Atrophie (Phosphorus D10)
Konstitutioneller Bereich	
Leptosome Konstitution, blond, helle durchscheinende Haut	Haltungsschäden, Blutungen, Unterhautblutungen (Phosphorus D12); Erschöpfungsneigung (Acidum phosphoricum D4, Kalium phosphoricum D6)

Dosierung und Anwendung

Vor allem freier Phosphor in niedriger Potenz wirkt allgemein belebend und aufweckend und sollte daher nicht abends eingenommen werden.

Ampullen:	2–bis 3mal wöchentlich bis 1mal täglich 1 ml subcutan injizieren;
Dilutio, Pulvis:	tiefe Potenzen 2- bis 3mal täglich 5–10 Tropfen bzw. 1 Messerspitze voll, hohe Potenzen 1mal täglich oder seltener 5–10 Tropfen bzw. 1 Messerspitze voll;
Capsulae:	1mal täglich 1 Kapsel (am besten vor dem Frühstück);
Phosphorus 0,1 % oleosum:	kann sowohl innerlich (2mal täglich 1 Tropfen in einem Eßlöffel Wasser oder auf einem Zuckerwürfel) genommen als auch äußerlich angewendet werden (2- bis 3mal täglich mit einigen Tropfen das betroffene Gelenk einreiben).

Stibium

Stibium metallicum praeparatum (metallisches, speziell verarbeitetes Stibium)

Präparate

Aethiops antimonialis	Dilutio D8, D10
	Pulvis D3, D6
Antimonit	Ampullen D6
	Dilutio D8
	Pulvis D3, D6
	Unguentum 0,4 %
Antimonit/Echinacea comp.	Ampullen
Antimonit D6/ Tuba uterina D6 aa	Ampullen
Aurum D10/Stibium D8	Ampullen
Aurum D15/Stibium D15 aa	Ampullen
Berthierit	Ampullen D10, D30
	Pulvis D6
Cichorium comp.	Dilutio
Cupro-Stibium	Ampullen D6
	Pulvis D6
Dyskrasit	Ampullen D6, D20
	Dilutio D30
	Pulvis D6
Hämorrhoidal-Suppositorien,	Weleda
Kalium aceticum comp.	– siehe eigene Präparate-Monographie
Katoptrit	Ampullen D20
Pulvis stomachicus cum Belladonna	Pulvis
Pyrargyrit	Ampullen D6
	Pulvis D6
Stibium	Ampullen D6, D20
	10-ml-Ampullen D6
	Dilutio D6, D8, D10
	Pulvis D6, D8, D10
	Oleum 0,4 % *

	Suppositorien 0,4 %
	Unguentum 0,4 %
Stibium arsenicosum	Ampullen D8, D15, D30
	Dilutio D10, D15
	Pulvis D4, D6
Stibium sulfuratum aurantiacum	Dilutio D8, D10
	Pulvis D3, D4
Tartarus stibiatus	Dilutio D4, D6
	Pulvis D3, D4

Charakterisierung und allgemeine Eigenschaften

Stibium, auch als Antimon bezeichnet, kann im menschlichen Organismus nicht nachgewiesen werden, und doch kann es für ihn ein bedeutsames Heilmittel sein. Zum Verständnis der therapeutischen Eigenschaften soll, wie bei den übrigen Monographien, das Charakteristische dieses Metalls erkenntnismäßig so erfaßt werden, daß es zu einem Wesensbild führt, welches zu bestimmten Prozessen im Menschen in Beziehung gesetzt werden kann.

Zum einen hat Stibium typische Eigenschaften eines Metalls, wie metallischer Glanz, Legierfähigkeit und Farbigkeit in verschiedenen Verbindungen. Dabei erinnert vor allem seine Farbigkeit an Kupfer, sein Glanz und besonders die Spiegelbildung an Silber und die Fähigkeit, Legierungen zu bilden, an Quecksilber. Zum andern weist Stibium aber auch ausgesprochene nicht-metallische Eigenschaften auf wie Sprödigkeit, diamagnetisches Verhalten und Widerstand gegenüber der Elektrizität. Eine besondere Beziehung besitzt es zum Gold, dessen Unreinheiten es auf sich zu nehmen vermag und damit den Edelmetallcharakter des Goldes erhöht. In der Natur kommt Stibium vor allem als Antimonit – eine Schwefelverbindung des Stibiums – vor, welches die auffällig »spießige« Gestalt eines Büschels aufweist. Seine Gestaltform zeigt an, daß dieses Mineral, linienförmig von der Erde wegstrebend, sich den Kräften des Umkreises einordnet.

Die für ein Metall besondere Empfänglichkeit für Umkreiskräfte drückt sich auch aus in der Beziehung zum Pflanzenreich, vor allem zur Weinrebe, mit deren Weinsäure Stibium die therapeutisch wichtige Verbindung des Tartrats eingeht. Ein Hereinwirken von pflanzenhaften Bildekräften zeigt der Antimonrauch, wenn er sich als »Antimonblume« niederschlägt.

Nach Rudolf Steiner repräsentiert Antimon das Zusammenwirken der untersonnigen Planeten, wenn diese sich gegenseitig in ihren Eigenheiten neutralisieren. Entsprechend umfassend sind auch die therapeutischen Wirkungen von Antimon. Als Heilmittel fördert es die Durchorganisation der aufbauenden Stoffwechselprozesse, indem es die strukturierenden Kräfte des Bildekräfteleibes (Ätherleibes) mit den seelisch-geistigen Organisationskräften verbindet. Dabei bewirkt der Antimonprozeß Verbindung und Ausgleich zwischen den unteren zentralen und den hierzu oberen polaren Prozessen des Organismus.

Diese Wirkung wird noch von einer anderen Seite des Antimonprozesses unterstützt. Antimon antwortet auf Kräftewirkungen aus der Umwelt und verinnerlicht sie. Unterliegen organische Prozesse zu stark den äußeren Einflüssen und entfremdet sich daher ein Organ dem Gesamtorganismus, so fängt der Antimonprozeß diese Fremdeinflüsse auf, indem er sie verinnerlicht und der Durchgestaltung des Gesamtprozesses wieder zuführt.

Mit seiner von innen heraus organisierenden Kraft hat Antimon aber nicht nur eine Beziehung zur Substanzformung, sondern auch zu den ordnenden Kräften in dem vorbewußten Seelenleben selbst. Hier stellt Stibium in der oberen Organisation die Kraft dar, die es dem Ich ermöglicht, geistige Wahrnehmungen zu ergreifen und zu einem Bild gerinnen zu lassen. Diesen unbewußten Gedankenkräften entsprechen in der Stoffwechselregion die Kräfte der Willensbildung.

Der Stibium-Prozeß bildet eine Grundlage dafür, daß Denken und Wollen im Gleichgewicht stehen und sich dadurch ein zielstrebiges, tatkräftiges Verhalten entwickeln kann. Ist dieses Gleichgewicht zugunsten der Willenskräfte gestört, dann können diese Kräfte sich als funktionell-organische Störungen, z. B. in Form einer Diarrhöe, äußern. Die innerliche Verabreichung von Stibium als Heilmittel strebt dann das Wiederherstellen des Gleichgewichts zwischen oberer und unterer Organisation an.

Bleiben dagegen die Seelenkräfte nur der oberen peripheren Organisation verhaftet, dann herrschen im seelischen Bereich die zentrifugalen, wahrnehmenden Prozesse zu stark vor, so daß sie der Willensbildung in der unteren Organisation entzogen sind. Verbunden mit den im Organismus vorherrschenden zentrifugalen Tendenzen können dann beispielsweise ekzematöse Ausschläge auftreten. Dieser Tendenz wirkt die äußerliche Anwendung von Stibium, z. B. als Salbenauflage, entgegen. Somit wirken nach Rudolf Steiner äußere Anwendungen von Stibium eher bei willensschwachen, innere dagegen mehr bei willensstarken Patienten.

Insgesamt spielt Stibium eine umfassende Rolle im Kräfteverhältnis zwischen oberer und unterer, zwischen peripherer und zentraler Organisation in der inneren Durchgestaltung und Strukturierung des Organismus.

Wirksamkeitsbereiche und therapeutische Anwendungsgebiete	
Gesunde, ausgeglichene Stibiumprozesse und ihre Wirksamkeitsbereiche	Krankhafte, einseitige Stibiumprozesse und die entsprechenden Heilmittel
Geistig-seelischer Bereich	
Zielstrebig, tatkräftig, konzentriert, »bewußter Wille«; Denken und Wollen im Gleichgewicht	Verdrießlich, reizbar, grantig, mag nicht reden; Willensschwäche bei Kindern (Stibium 0,4 % Ungt. in Magengegend); Hysterie, Manie (Stibium D6, Aurum D6/Stibium D6 aa); Halluzinationen, Schizophrenie (Stibium D6); Zwangsvorstellungen aus dem Sexualbereich (Stibium D6, D20); Depressionen, Apathie, Angst (Stibium D6, Stibium arsenicosum D8)
Funktionell-prozessualer Bereich **I**	
Richtiger Rhythmus bei allen Herz-Kreislauf- wie auch Atmungsfunktionen; ausgeglichenes Zusammenwirken zwischen oberem und unterem Pol sowie zwischen Astralleib und Ätherleib	Asthma (Stibium arsenicosum D10–D15); Arrhythmien und Extrasystolen (Aurum D10/Stibium D8); Herzneurosen (Stibium D6); Hypertonie (Stibium arsenicosum D30); Hypotonie (Stibium arsenicosum D8); Ödeme, Varicosis (Kalium aceticum comp., Stibium arsenicosum D8); Ptose (Antimonit D6, 0,4 % Ungt.)

	II
Strukturierung des Eiweißes und Durchgestaltung der Organe, vor allem von Haut, Bronchien, Verdauungstrakt; »antimonisierend« gegenüber den »albuminisierenden« Stoffwechselprozessen; Wirkung als »Ich-Phantom« im Organismus	<u>Haut:</u> Sklerodermie (Antimonit 0,4 % Ungt., Stibium 0,4 % Ungt.); Rhagaden (Antimonit D6); Ekzem (Stibium 0,4 % Ungt., Antimonit 0,4 % Ungt.); Akne vulgaris (Stibium 0, 4 % Oleum); Psoriasis (Antimonit 0,4 % Ungt.); Pruritus senilis (Antimonit D6); Pruritus vulvae (Antimonit D6); Warzen (Bismutum/Stibium aa Ungt. 0,4 %); Ulcus cruris (Antimonit 0,4 % Ungt.) <u>Bronchien:</u> Bronchitis (Tartarus stibiatus D6, Stibium sulfuratum aurantiacum D4); Emphysem (Stibium sulfuratum aurantiacum D8); <u>Verdauungstrakt:</u> Stomatitis (Stibium D10); Gastritis (Stibium D6); Ulcus ventriculi et duodeni (Stibium D6); Colitis (Aethiops antimonialis D6); Diarrhöe (Stibium D6); Appendicitis (Stibium arsenicosum D8, Antimonit D6); Cholecystitis (Antimonit D6); Fissura ani (Stibium 0,4 % Supp.) <u>Gynäkologischer Bereich:</u> Colpitis, Salpingitis (Pyrargyrit D6); Blutungen (Antimonit D6/Marmor D6 aa, Antimonit D6/Corallium rubrum D6 aa, Antimonit 0,4 % Ungt.);

Blut:

Hämorrhagien (Stibium D6 Inj., auch 10 ml i. v.);
Hämophilie (Stibium D6, D20, D30)
Icterus neonatorum (Stibium 0,4 % Ungt.)

Nerven:

Nervendegeneration, Multiple Sklerose (Katoptrit D20, Berthierit D30)

Organbereich

keine speziellen Organbeziehungen, jedoch Beziehung zum Blutsystem

Dosierung und Anwendung

Bei den Stibium-Präparaten werden seltener Hochpotenzen verwendet als bei den Hauptmetall-Heilmitteln. Entscheidender als die unterschiedliche Wirkung von Hoch- und Tiefpotenzen scheint hier diejenige von innerlicher und äußerlicher Anwendung zu sein.

Ampullen:	2mal wöchentlich bis 1mal täglich, nach Bedarf auch häufiger, 1 ml subcutan injizieren; 10-ml-Ampullen werden i. v. injiziert, bei Bedarf wiederholen;
Dilutio, Pulvis:	3mal täglich 5–10 Tropfen bzw. 1 Messerspitze voll;
Oleum, Unguentum:	2mal täglich einreiben bzw. dünn auftragen; Unguentum findet häufig auch als Salbenverband Verwendung. Von Vorteil ist eine längere Anwendung unter Luftabschluß (Okklusivverband).

Ammonium carbonicum

Ammoniumcarbonat

Präparat

Ammonium carbonicum Dilutio D3, D4, D6

Charakterisierung und allgemeine Eigenschaften

Ammoniumsalze – wie z. B. Ammoniumcarbonat – sind vor allem dadurch charakterisiert, daß sie als Salz paradoxerweise sulfurische Qualitäten aufweisen. Zwei sich im Grunde ausschließende Prinzipien – das Salartige und das Sulfurartige – äußern sich in den Ammoniumsalzen. So z. B. verflüchtigt sich Ammoniumcarbonat wie ein ätherisches Öl schon bei Zimmertemperatur. Sein Geruch ist stechend scharf und wirkt abrupt weckend über die Sinnesorgane.

Im Menschen weist Ammoniumcarbonat allgemein belebende, analeptische und vor allem im Bronchialbereich sekretionsfördernde, expektorierende Eigenschaften auf. Die Wirkung auf Atmung und Kreislauf, also auf den mittleren rhythmischen Bereich des Menschen, ist jedoch bereits eine Reaktion auf das veränderte Ineinanderwirken der oberen und unteren Organisation, auf welche Ammonium carbonicum als Heilmittel primär wirkt.

Seine Wirkung richtet sich zunächst über die Sinneswahrnehmung zum Stoffwechselbereich hin, wo die Verdauungsvorgänge – Ammonium carbonicum zielt auf diejenigen Prozesse, die im Sinne eines fortgesetzten Geschmacksvorganges bis zur totalen Auflösung der Nahrungsstoffe führen – angesprochen werden. Hierbei ist der Astralleib wesentlich beteiligt. Im Leberstoffwechsel wird dann die Auflösung in Eigengestaltung übergeführt. Parallel dazu werden im oberen Organismus als polarer Organisation entsprechende, jedoch umgekehrte Reaktionen ausgelöst, was wiederum anregende Einflüsse auf Kreislauf und Atmung bewirkt. Die Umkehrung der Lebensprozesse wird durch Ammonium carbonicum im Organismus zwischen oberem und unterem Pol gefördert.

Wenn von unten her die auflösenden Kräfte im Organismus gestört sind und daran anschließend ebenfalls die gestaltenden Kräfte des Stoffwechselbereiches, äußert sich dies in einem ungeordneten und unverarbeiteten Heraufdringen von Substanzen. Ist dies ein dauernder Vorgang, dann äußert sich dieser Schwächezustand in einer Stockung und Reaktionsschwäche im Herz/Kreislauf- und im Lungensystem und kann schließlich überhaupt zu einer korpulenten, hydrogenoiden Konstitution führen oder mit dieser verbunden sein. Besonders nachts, wenn die Stoffwechselkräfte am stärksten ungestaltet nach oben dringen, können daher Verschlimmerungen der Krankheitsbilder auftreten.

In diesem Zusammenhang ist wichtig zu wissen, daß der Stickstoff – ein wesentlicher Bestandteil in Ammonium carbonicum – nach Rudolf Steiner die Aufgabe hat, zwischen dem Seelisch-Geistigen des Menschen und dem Seelisch-Geistigen des Kosmos zu vermitteln. Dies wiederum ist besonders bedeutungsvoll während des Schlafes, wo beide Welten teilweise verschmelzen und der Stickstoff hierbei eine entscheidende Rolle spielt.

Therapeutische Anwendungsgebiete

Geistig-seelischer Bereich

Widersprüchliches Verhalten, verwirrt, häufiges Verschreiben, Verrechnen; Übellaunigkeit, weinerlich depressive Verstimmung bei Frauen, hysterische Abneigung gegenüber Männern

Funktionell-prozessualer Bereich

Erstickungsgefühl, Bronchialasthma, Schwäche, Kreislaufschwäche, Kollapsneigung, Ohnmachtsanfälle, adynamische Zustände mit Fieber, mangelnde Reaktionskraft, Hämorrhoidalstauung, Nasenbluten, Aufwachen um 3 Uhr morgens

Organischer Bereich

Rhinitis, Sinusitis, Heuschnupfen, allergische Schleimhautreaktionen, trockener Stockschnupfen, Laryngitis, Bronchitis, reichliche Schleimabsonderungen, Neigungen zu Blutungen an den Schleimhäuten, Nasenbluten morgens; Scharlach

Konstitution/Temperament

Blaß, phlegmatisch, korpulent-fett, schlaffe und kraftlose Frauen; Frostigkeit, Körper- und Gliederkühle, empfindlich gegen Kälte

Modalitäten

Verschlimmerung durch Kälte, Nässe, kaltes Wasser; Verschlimmerung des trockenen Reizhustens durch Anstrengung und Eintreten in warmes Zimmer; nächtliche Verschlimmerung gegen 3 Uhr, besonders der akuten Atmungs- und Kollapssymptome

Dosierung und Anwendung

Dilutio:	3mal täglich 5–10 Tropfen.

Halit und andere Natrium-Verbindungen

Präparate

Aqua Maris	Dilutio D1, D2, D3, D4, D5, D6, 5 %
Aqua Maris D3/ Prunus spinosa D5 aa	Ampullen Dilutio
Halit	Dilutio D3, D6, D30 Unguentum 40 %
Thenardit	Dilutio D6
Unguentum vulnerarium	Unguentum

Charakterisierung und allgemeine Eigenschaften

Am Kochsalz sollen der Natrium-Prozeß und damit die therapeutischen Eigenschaften der verschiedenen Natrium-Verbindungen charakterisiert werden. Es erscheint zunächst paradox, Kochsalz als Heilmittel einzusetzen, wenn es gleichzeitig Bestandteil der täglichen Nahrung ist und damit beträchtliche Dosen bereits mit dem Essen aufgenommen werden.

Die ärztlichen Erfahrungen, die gerade zum therapeutischen Einsatz von Natrium-Verbindungen zahlreich vorliegen, zeigen, daß beim Kochsalz klar zwischen der Substanz und dem prozessualen Geschehen unterschieden werden muß. Die physiologische Wirkung wird durch die Substanz bedingt, die ausgesprochen therapeutische hingegen durch das Prozessuale. Letzteres wird durch die besondere pharmazeutische Verarbeitung des Potenzierens angesprochen. In vielen Fällen kann die gewünschte Wirkung auch durch gezielte äußerliche Anwendungsweisen, wie z. B. Bäder, eintreten.

Der Salzprozeß kann in seinen prinzipiellen Aspekten an folgenden Phänomenen charakterisiert werden: Kochsalz bildet kleine weiße oder größere farblose, transparente Kristalle, vor allem in Kubusform. Das Charakteristische dieser Kristalle ist, daß sie sich bis zu einer bestimmten Menge im Wasser in Ionen auflösen. So verschwindet die Form, und Kochsalz wird eins mit der Umgebung. Andererseits offenbart es erst jetzt sein eigentliches Wesen – es verleiht dem Wasser Geschmack. In Nahrungsmitteln aufgelöst, ermöglicht Salz ein deutlicheres Wahrnehmen des Eigengeschmacks. Bei Abkühlung oder Verdunstung des Wassers verdichtet sich das Salz wieder zu seiner physischen, sichtbaren Form. Besonders bedeutsam ist weiterhin, daß Kochsalz in der Ernährung das einzige Salz ist, welches als mineralisches Element vom Organismus so aufgenommen wird. Alle anderen Elemente, Verbindungen und Salze nimmt der Mensch in Verbindung mit organischen Nahrungsbestandteilen, die aus Pflanze und Tier gewonnen werden, auf.

Im Menschen beeinflußt der Salzprozeß den dynamischen Spannungszustand zwischen den polaren Aspekten von Körper einerseits und Bewußtsein (Geist) anderseits. Der Körper als irdischer Aspekt des Menschen umfaßt das Feste, Begrenzte, Mineralisierte, Isolierte; Bewußtsein und Denken dagegen beinhalten das Regsame, Bewegliche, Sich-Verwandelnde, »Sich-immer-wieder-Auflösende«. Im Denken wird der Mensch sich seiner selbst als Geistwesen bewußt und besitzt die Fähigkeit zur Selbsterkenntnis, wodurch er sich ich-bewußt verwandeln und über die vorgegebene Natur erheben kann. Das menschliche Ich verbindet die geschilderten polaren Kräfte von Körper und Bewußtsein zu einer Einheit. Hier spielt der Salzprozeß eine wichtige Rolle und nimmt deswegen sowohl für die Prozesse im Kopfpol (Denkprozesse) wie im Stoffwechselpol (Funktionen von Schilddrüse, Hypophyse, Niere, Nebenniere und Leber) eine zentrale Stellung ein. Bei einem nicht ausgeglichenen Salzprozeß kann das Erlebnis der Einheit gestört sein, indem beispielsweise das Körperliche als ausgesprochene Polarität zur individuellen Geistigkeit erlebt wird. Dann kann es je nach Entwicklung und Reife zu den verschiedensten körperlichen und seelischen Erkrankungen sowie geistigen Behinderungen kommen. So äußert sich dies u. U. in der Pubertät in einer Negierung der Körperlichkeit, und es kann die Pubertätsmagersucht auftreten. Im Alter dagegen kann die ungenügende Verbindungskraft des Geistigen mit dem Körperlichen zu Verhärtungen wie Rheuma und Sklerose führen. In beiden Fällen können Salzpräparate als Heilmittel eingesetzt werden.

Dazu kommt, daß der Mensch – wenn die geschilderte Polarität nicht durch einen gesunden Salzprozeß ausgeglichen wird – dazu neigt, sein ganzes Seelenleben einseitig allein vom Denken geprägt zu erleben. Und da das Seelenleben im Denken prinzipiell der Vergangenheit verhaftet ist, können dann auch bestimmte vergangene Erlebnisse u. U. nicht verarbeitet werden und prägen daher immer noch in bestimmender Weise das gegenwärtige Verhalten. Als generelles Konstitutionsmittel besitzt Halit eine umfassende Wirksamkeit auf allen vier Wesensebenen, wobei je nach Entwicklungsphase im Lebenslauf bestimmte Krankheitsprozesse bevorzugt beeinflußt werden.

Wirksamkeitsbereiche und therapeutische Anwendungsgebiete	
Gesunde, ausgeglichene Halit (Natrium muriaticum) -Prozesse und ihre Wirksamkeitsbereiche	Krankhafte, einseitige Halit (Natrium muriaticum) -Prozesse und die entsprechenden Heilmittel
Geistig-seelischer Bereich	
Klare Denkfähigkeit, Sinneswachheit, zugleich einfühlsam und bewußt distanziert; fähig zum aktiven Verarbeiten von Problemen, zeigt die Entwicklungs- und Reifungsprozesse, eine antimaterialistische Einstellung sowie Innerlichkeit	Schwachsinn, Phantastereien hingegeben, Altklugheit bei Kindern (Halit D3–D30, Bäder mit Steinsalz*); Zwangsvorstellungen, Kleptomanie (Abreibungen mit Meersalz*); Neigung zu depressiven Verstimmungen, Verschlossenheit, Undurchschaubarkeit (Halit D6–D30); Magersucht, Freßsucht (Halit D30); seelische Verletzungen können nicht verarbeitet werden, nachtragend (Halit D30)
Funktionell-prozessualer Bereich **I**	
Verbinden in richtiger Weise das Seelisch-Geistige mit dem Körperlichen; ein zu starkes Wirken des Seelisch-Geistigen im unteren Menschen wird zum oberen Menschen gelenkt und in	Erschöpfungszustände, Abgespanntheit, allgemeine Neurasthenie (Aqua Maris D3/Prunus spinosa D5); nervöse Herzbeschwerden, vegetative Dystonie (Halit D6–D30);

Bewußtseinsprozessen absorbiert	Neigung zu Asthma bei Feuchtigkeitsempfindlichkeit (Thenardit D6); Zappeligkeit, Enuresis (Abreibungen mit Meersalz*); Ernährungsstörungen, Nahrungsverweigerung, Milchintoleranz bei Kindern (Halit D30); Verstopfung (Halit D3, D6); mangelnde Libido, verzögerte Geschlechtsreife, Anosmie (Halit D30)
II	
Verbinden in richtiger Weise Auflösungs- und Wiedergestaltungsprozesse; tragen zur Festigkeit der Gewebe bei	Leberstörungen, Nierenbeschwerden, Urtikaria, Ödeme (Halit D6); Akne, seborrhöische Ekzeme, Dyshidrosen (Halit D3); Amenorrhöe, Pubertätsmagersucht (Halit D30); Rheumatismus, Verhärtungsprozesse (Halit 40 % Ungt.); Rachitis (Bäder mit Meersalz*); Hyperthyreose (Halit D6–D30); Tuberkulose (Halit 40 % Ungt.); Adipositas (Bäder mit Meersalz*); Hautwunden (Ungt. vulnerarium)
* keine Weleda-Präparate	
Konstitutioneller Bereich	
Wach, vital; schlanker und fester Körperbau, hellhäutig	Mangelnde Vitalität, Blässe, allgemeine Neurasthenie, großköpfige blasse Kinder mit übermäßiger Phantasie (Halit D3–D30, Aqua Maris D3/Prunus spinosa D5)

Dosierung und Anwendung

Ampullen:	2mal wöchentlich bis 1mal täglich 1 ml subcutan injizieren;
Dilutio:	tiefe Potenzen 3mal täglich 5–10 Tropfen, hohe Potenzen 1mal täglich oder seltener 5–10 Tropfen;
Unguentum:	2mal täglich einreiben.

Kalium-Verbindungen

Präparate

Kalium aceticum comp.	Ampullen D6
	Dilutio D6
	Gelatum 0,4 %
	Pulvis D3
	Suppositorien 1 %
	Unguentum 1 %
Kalium bichromicum	Ampullen D6
	Dilutio D4
Kalium carbonicum	Ampullen D6, D10
	Dilutio D3, D5, D6, D10
	Pulvis D3, D4, D6
Kalium chloratum comp.	Ampullen D6
Kalium jodatum	Ampullen D4
	Dilutio D4
Kalium phosphoricum	Ampullen D6
	Dilutio D6
	Pulvis D6
	Tabletten D6
Kalium phosphoricum comp.	Tabletten
Kalium sulfuratum	äußerl. Flüssigkeit 30 %
Kalium sulfuricum	Dilutio D3
Kalium sulfuricum comp.	Pulvis

Kalium/Teucrium comp.	Dilutio
Orthoklas	äußerl. Flüssigkeit 0,1 %
	Pulvis D3, D6, D15

Charakterisierung und allgemeine Eigenschaften

Als reines Metall kommt Kalium in der Natur nicht vor, sondern nur in Verbindungen in Form von Laugen und Salzen. In der Erdrinde findet es sich im Gestein, oft im Granit als Kalifeldspat oder Kaliglimmer. Bedeutsam für die Kaligewinnung sind die Kalisalzlager. Im Meerwasser ist Kalium, im Gegensatz zu Natrium, nur in kleiner Menge vorhanden.

Kalium als reines Metall ist so weich, daß es mit dem Messer geschnitten werden kann. Wirft man es ins Wasser, entsteht unter heftiger Reaktion die Kalilauge. In konzentrierter Form ist sie dickflüssig; nimmt man sie auf die Zunge, so fühlt sie sich wie gequollen an. Unter Wärmezufuhr bildet sie im Verein mit Ölen oder Fetten Seifen, mit Säuren vereint dagegen Salze als Ausfällungssubstanz. Werden die gegensätzlichen Tendenzen von Kalium – zur Ausdehnung als Quellung einerseits und zur Salzbildung und Verfestigung andererseits – im Gleichgewicht gehalten, dann kommt es zur Substanzbildung durch Assimilation, wie sie für die Pflanzenwelt als Ganzes charakteristisch ist.

Kalium hat eine außerordentliche Bedeutung für Pflanzen. Sie nehmen es in Form von Salzen mit den Wurzeln aus dem Boden auf. Es hat in der Pflanze vor allem die Aufgabe, das kolloidale Protoplasma in einem bestimmten Zustand der Quellung zu halten, außerdem fördert Kalium in der Pflanze die Gerüstbildung.

Im tierischen und im menschlichen Organismus versieht Kalium eine entsprechende Funktion bei den vegetativen Stoffwechselprozessen. Es ist eines der wichtigsten Elemente für den Zellhaushalt – das im Körper vorhandene Kalium findet sich zu 96 % intrazellulär. Sein Hauptwirkungsbereich liegt in der Leber, von wo aus es in Verbindung mit dem Ätherleib den Wasserhaushalt zu organisieren hilft und wo es eine Rolle bei der Glykogenbildung spielt. Durch den Kaliumprozeß wird in der Leber der Kohlenstoff ins Laugenhafte übergeführt und damit in einen höheren physiologisch wirksamen Zustand. Der »laugige« Kohlenstoff öffnet sich so den Wirkungen des chemischen Äthers. Seine Umsetzungsprozesse in der Leber werden nun nach den Gesetzmäßigkeiten des chemischen Äthers – auch Tonäther genannt – gelenkt, wodurch die rein pflanzlich-assimilative Tendenz überwunden wird. Als Folge wird der Wasserorganismus so organisiert, daß er die Einwirkungen des Astralleibes aufnehmen kann, wodurch im Organismus u. a. der richtige Gewebetonus entsteht.

Kalium phosphoricum – als in gewissem Sinne »durchlichtete« Substanz – führt auch das Ich in den wäßrig aufbauenden Strom ein. Besonders wenn der Astralleib zu stark über das Sinnes-Nervensystem wirkt, vermag Kalium phosphoricum entlastend zu wirken. Bei dieser Entlastung wird das Ich auf die Seite des Aufbaus umgeschaltet, und es kann in der Folge das Nervensystem richtig ernährt werden.

Während also durch den gesunden Kaliumprozeß die vegetativ-assimilativen Stoffwechselprozesse, vor allem in der Leber, überwunden und »entpflanzlicht« werden, wodurch die Grundlage für das wache menschliche Bewußtsein gebildet wird, sind als Folge gestörter Kaliumprozesse mannigfaltige krankhafte Störungen möglich – seelische wie leibliche –, bei welchen Kalium-Präparate indiziert sind.

Wirksamkeitsbereiche und therapeutische Anwendungsgebiete	
Gesunde, ausgeglichene Kaliumprozesse und ihre Wirksamkeitsbereiche	Krankhafte, einseitige Kaliumprozesse und die entsprechenden Heilmittel
Geistig-seelischer Bereich	
Ermöglichen das Eingreifen des Astralleibes und der Ich-Organisation in den aufbauenden Substanzstrom zum Sinnes-Nervensystem hin, wodurch eine Grundlage für ein waches, bewegliches Bewußtsein gebildet wird	Angst, Mutlosigkeit, depressive Gemütsstimmung, Platzangst, Schreckhaftigkeit, Lampenfieber, Prüfungsangst, Reizbarkeit, hastiges Wesen, Weinerlichkeit (Kalium phosphoricum D6, Kalium phosphoricum comp., Kalium bichromicum D6, Kalium carbonicum D6); Unbeweglichkeit im Denken, erschwertes Denken, schlechtes Gedächtnis, Konzentrationsschwäche (Kalium carbonicum D6)
Funktionell-prozessualer Bereich **I**	
Organisieren den Wasserorganismus so, daß von innen die Wirkungen des Astralleibes im Stoffwechselgeschehen aufgenommen werden können: es ent-	Allgemeine Schwäche (Kalium carbonicum D6); verstärkter Durst oder Durstlosigkeit (Kalium bichromicum D6, Kalium

steht der richtige Tonus im Organismus; Absonderungen im Stoffwechsel werden reguliert	carbonicum D6); Ischias in der Gravidität (Kalium carbonicum D6); Asthma bronchiale (Kalium jodatum D4, Kalium bichromicum D4); Husten, besonders zwischen 3 und 5 Uhr nachts, mit zähem fadenziehendem Auswurf (Kalium bichromicum D6); Angina pectoris (Kalium carbonicum D4, D6); Schlaflosigkeit (Kalium carbonicum D6, Kalium sulfuratum 30 %, äußerl. Flüssigkeit, für Bäder); Migräne (Kalium sulfuratum 30 %, äußerl. Flüssigkeit, für Umschläge); Bettnässen (Kalium carbonicum D6, Kalium phosphoricum D6); Regulierung der Harnabsonderung (Kalium/Teucrium comp.)
II	
Der Wasserorganismus wird vom Ätherleib durchorganisiert und verlebendigt; der Kohlenstoff wird aktiviert und kann als Gerüstbildner bei der Bildung von organischer Substanz verwendet werden	Hepatopathien (Kalium carbonicum D6); Ulcus ventriculi (Kalium bichromicum D6, Kalium aceticum comp. D3); Ödeme, Hydrops (Kalium carbonicum D4, D6, D10, Kalium aceticum comp. D3, D6); Thrombophlebitis (Kalium chloratum comp. D6); Psoriasis, Akne, Rosacea (Kalium carbonicum D6); chronische katarrhalische Entzündungen der Schleimhäute im Kopfbereich wie Sinusitis, Tonsillitis, Konjunktivitis (Kalium bichromicum D6);

	adenoide Wucherungen (Kalium phosphoricum D6); Rheuma, Arthrosis deformans (Kalium carbonicum D6, Kalium sulfuratum, äußerl. Flüssigkeit 30 %, als Badezusatz)
Konstitutioneller Bereich	
Kräftiger Habitus, Spannkraft	Tonusschwäche, Habitus aufgeschwemmt, frostig-blaß, Kinder pastös und zu ruhig (Kalium carbonicum D4); neurasthenische Schwächezustände (Kalium phosphoricum D6)

Dosierung und Anwendung

Ampullen:	2mal wöchentlich bis 1mal täglich 1 ml subcutan injizieren;
Dilutio, Pulvis, Tabletten:	tiefe Potenzen 3mal täglich 5–10 Tropfen bzw. 1 Messerspitze voll bzw. 1 Tablette, hohe Potenzen 1mal täglich oder seltener 5–10 Tropfen bzw. 1 Messerspitze voll bzw. 1 Tablette;
äußerl. Flüssigkeit:	als Badezusatz, 1–2 Eßlöffel auf ein Vollbad;
Gelatum, Unguentum:	1- bis 2mal täglich auftragen;
Suppositorien:	1- bis 2mal täglich einführen.

Barium-Verbindungen

Präparate

Barium citricum	Ampullen D10
	Dilutio D6
	Pulvis D3, D6
Barium comp.	Pulvis
Barium jodatum*	Dilutio D3, D4, D6
Witherit	Dilutio D10
	Pulvis D6

* Weleda Schwäbisch Gmünd

Charakterisierung und allgemeine Eigenschaften

Barium wird in der Natur auf dem Seegrund als Schwerspat angereichert. Seltener kommt es als Witherit (Bariumkarbonat) vor. Der höchste Gehalt wurde im basischen Gestein, im Granit, festgestellt. Es ist mitwirkend an der Muttergesteinsbildung, die vom Granit ihren Ausgang nahm. Bariumreiche Böden sind unfruchtbar, weil Barium auch auf Pflanzen giftig wirkt.

Wegen der hohen Reaktionsfähigkeit des Bariums ist es schwierig, dieses Metall in einen reinen Zustand zu bringen. Reines Barium ist ein weiches, silberglänzendes Metall, welches an der Luft infolge Oxidation sofort ein mattes Aussehen bekommt. Dafür, daß es den Leichtmetallen zugerechnet wird, ist es verhältnismäßig schwer.

Für seine therapeutische Anwendung ist bedeutsam, daß es einerseits zum Calcium und andererseits zum Blei besondere Beziehungen aufweist. Barium ist wie das Metall Calcium silberweiß, vor allem aber in seinen Verbindungen erinnert Barium an Calcium. Andererseits ist Barium so giftig wie Blei. Anstelle von Blei kann auch Barium zur Herstellung von weißer Leucht- bzw. Deckfarbe verwendet werden. Charakteristischerweise zeigen beide Metalle eine starke Absorption von Röntgenstrahlen.

In Übereinstimmung hiermit steht, daß wesentliche therapeutische Anwendungsgebiete der Bariumverbindungen stark an die Arzneimittelbilder von Calcium und Blei erinnern. Das Calcium-Arzneimittelbild weist deutliche Übereinstimmungen auf mit der Wirkung von Barium-Präparaten beim Kind, das Plumbum-Arzneimittelbild mit jener von Barium-Heilmitteln beim älteren Menschen. Beide Indikationsbereiche für Barium zeigen jedoch in der Regel ein damit verbundenes stärkeres Zurückbleiben der geistigen Entwicklung des Patienten, als dies beim Calcium- bzw. Plumbum-Patienten der Fall ist.

Rudolf Steiner hat Barium in Verbindung gebracht mit der Pankreastätigkeit. Danach hänge Barium besonders damit zusammen, daß »wir uns wohl fühlen in der Verdauung«. Daß das »Barium-Kind« nicht spielen will und der ältere »Barium-Mensch« zu Mißmut und Nörgelsucht neigt, mag unter diesem Aspekt durch ein »Unwohlsein in der Verdauung« begründet sein.

Therapeutische Anwendungsgebiete

Kinder:	Körperlich und geistig zurückgebliebene Kinder, lernen langsam, lernen spät gehen, scheu, Lymphatismus, Nägelbeißen; adenoide Wucherungen, Mumps, Tonsillarhypertrophie (Barium citricum D4, Witherit D6)
Erwachsene:	Unaufgeschlossenheit; Verlust des Selbstvertrauens im Alter; altes Aussehen; Pankreatitis
Im Alter:	Prostatavergrößerung, Arteriosklerose, früher Katarakt; früher Verlust des Gehörs, Bradykardie, Hypertonie

Dosierung und Anwendung

Ampullen:	2mal wöchentlich bis 1mal täglich 1 ml subcutan injizieren;
Dilutio, Pulvis:	3mal täglich 5–10 Tropfen bzw. 1 Messerspitze voll.

Calcium-Verbindungen

Präparate

Apatit	Ampullen D6 Dilutio D8, D10, D12, D15, D20, D30 Pulvis D3, D6

Apatit/Phosphorus comp.	
S und K	Dilutio
Aragonit	Pulvis D6
Aufbaukalk 1 und 2, Weleda	Granulat
Calcium jodatum	Dilutio D3, D4
Calx jurassica	Pulvis D3, D6, D12
Causticum	Dilutio D3, D6
Cissus-Ossa	Ampullen D6
	Pulvis D6
Conchae	Ampullen D10
	Dilutio D6, D8, D10, D30
	Pulvis 5 %, D3, D6, D10, D30
Conchae/Quercus comp.	
S und K	Pulvis
Corallium rubrum	Pulvis D3
Corallium comp.	Unguentum
Fluorit	Ampullen D6
	Dilutio D10, D15
	Pulvis D6, D8
Glacies Mariae	Pulvis D6
Hepar Sulfuris	Ampullen D6, D30
	Dilutio D6, D8, D10, D12, D20
	Pulvis D4, D6
Lapis Cancri praeparatum	Dilutio D2
Marmor	Pulvis D6
Pharmakolith	Ampullen D6
	Dilutio D7
	Pulvis D4
Pharmakolith comp.	Ampullen
	Dilutio
Renodoron	Tabletten

Charakterisierung und allgemeine Eigenschaften

Am Kalk, der Verbindung von Calcium mit Sauerstoff, soll hier das Element Calcium charakterisiert werden.

Kalk bildet – zusammen mit Kiesel – den festen »Leib« der Erde; ein bedeutender Teil der Erdrinde besteht aus Kalkböden und Kalkgebirgen. Paläogeologisch stammt Kalk immer von tierischen Lebewesen, ist aus ihren Absonderungen entstanden und gehört zu den Sedimentgesteinen. Bei seiner Ablagerung spielen also die Gesetze des Lebendigen, verbunden mit den Gesetzen der Schwere, eine entscheidende Rolle.

Bei den Pflanzen wird Kalk vor allem in der Rinde abgelagert. So enthält die Asche der Eichenrinde über 90 % Kalk. Gesamthaft gesehen, tritt jedoch der Kalk bei der Pflanze weniger in Erscheinung als der Kiesel. Er spielt aber eine überragende Rolle in der Gestaltbildung beim Tier und beim Menschen. Was bei der Pflanze Oberfläche ist, verinnerlicht sich hier unter der Einwirkung des Kalkes. Kalk fördert die Gastrulation und legt damit die Grundlage dafür, daß Tier und Mensch als eigenständige Wesen im Irdischen existieren können. Die Kalkkräfte tragen somit Wesentliches zur Bildung eines Seelenlebens bei.

Auch beim Menschen ist der Kalk Träger des Seelenlebens, nur wird er hier von den Organisationskräften des Ich bezwungen, wird gestaltet und einer höheren Aufgabe zugeführt. Die Calciumprozesse – wobei hier nur diejenigen des Calciumcarbonats betrachtet werden – sind in ihrer Wirkung im menschlichen Organismus den Phosphorprozessen entgegengesetzt. Während Phosphor nach oben, zum Kopfe hin, den Substanzstrom erwärmt, ihm innere Lebendigkeit verleiht und ihn schließlich vergeistigt, führt Calcium die geistigen Bewußtseinsprozesse im Sinnes-Nervenpol hinein in den Bereich des Irdisch-Festen. Nüchternes, humorloses, pragmatisches Denken wird so möglich. Verbunden hiermit ist ein Kälteprozeß – Calcium treibt den Wärmeäther aus dem Nerven-Sinnespol hinaus –, und eine entsprechende Erstarrung und Verfestigung, bis zur Mineralisierung z. B. der Schädelknochen, ist die Folge.

Im Stoffwechselpol, wo durch den Phosphorprozeß die Verbrennung unterhalten wird, treibt der Kalkprozeß die kosmischen Einwirkungen hinaus. Dadurch errnöglicht er dem Menschen, sich in diesem Bereich innerlich zu organisieren, so daß eine in sich gefestigte Gestalt entsteht. Der Astralleib kann so gestaltend ins Physische hineinwirken. Die Eiweißstoffe werden in eine feste Form übergeführt, und über die Funktion der Wasserausscheidung wird dabei die Angriffsfläche für das direkte Einwirken kosmischer Kräfte verringert.

Im rhythmischen Herz-Lungen-Bereich unterstützt Phosphor die Einatmung, während Calcium die Ausatmung bewirkt. Dadurch wird eine zu starke Verbindung mit dem Luftelement vermieden und der innerliche Verbrennungsprozeß gedrosselt. Wäre die Ausatmung gehemmt, beispielsweise als Folge eines ungenügenden Einwirkens des kohlensauren Kalkes, dann würde »die Brust zu eng« – wir würden uns bedrängt fühlen und bekämen es mit der Angst zu tun.

Während also im Denk- und Wahrnehmungspol die Calciumsphäre die kalte, trockene, selbstzufriedene Seelenhaltung bedingt, verhält es sich im Stoffwechselpol anders. Die hier sozusagen »eingeschlossenen« Organkräfte tragen in sich das Verlangen nach neuen Substanzen. Die irdischen Kräfte des kohlensauren Kalkes, verwandt dem Wesenhaften des Tierreichs, äußern sich vom Stoffwechselbereich her als Erregbarkeit und Begehren. Hier ist Calcium stark mit der Willenssphäre verbunden. Die Kontraktionskraft der Muskeln (vor allem quergestreifte und Herzmuskulatur) hängt vom Calcium ab. Dagegen äußert sich die Calciumwirkung mehr begierdenmäßig, wenn Durst und Hunger sowie deren Befriedigung mitbestimmt werden.

Aus dem Ringen zwischen Calcium und Phosphor entsteht als Ausgleichprodukt der phosphorsaure Kalk. Er wirkt in gewissem Sinne dem Calciumcarbonat entgegengesetzt, indem er zentripetal kosmische Gestaltungskräfte im Organismus wirksam werden läßt. Als Apatit schafft er im Physischen (Knochengerüst) ein stabiles Gleichgewicht und die Grundlage für die Ich-Organisation, so daß sich diese im Denken beispielsweise mathematische Gesetzmäßigkeiten der Welt bewußt machen kann.

Insgesamt verleihen so die Calciumprozesse dem Ineinanderwirken der verschiedenen Wesensebenen des menschlichen Organismus Geschlossenheit und Festigkeit, in sich wie auch gegenüber der Außenwelt. Der Calciumprozeß ermöglicht dabei der Ich-Organisation, die Menschennatur – insofern sie dem Animalischen verhaftet ist – zu überwinden und in ihr eine höhere objektive Geistigkeit in Form des logisch-mathematischen Denkens aufleben zu lassen.

Bei einem Ungleichgewicht der beiden Calciumsphären mangelt einerseits die innere Gestaltungskraft: Das Eiweiß wird nicht genügend in die feste Form gebracht, und es kommt zu vermehrter Wasseransammlung in den Geweben. Der Stoffwechsel wird träge und die Ausscheidung unzureichend. Lymphatismus, Ekzeme und ähnliche Erkrankungen treten auf.

Auf der anderen Seite zeigen sich im Denken ungenügende Wachheit, ungenügende Begriffsbildung und zuwenig nüchternes Denken. Angst und Furcht können die Seele ergreifen.

Wirksamkeitsbereiche und therapeutische Anwendungsgebiete

Gesunde, ausgeglichene Calciumprozesse und ihre Wirksamkeitsbereiche	Krankhafte, einseitige Calciumprozesse und die entsprechenden Heilmittel

Geistig-seelischer Bereich	
Mathematisch kühles, verstandesmäßiges Denken, willensbedingte Ausdauer, Initiative	Nervöse Übererregbarkeit (Conchae D3, D6); geistig träge, ohne Initiative, leicht ermüdbar bei allfälliger geistiger Anstrengung (Apatit D6–D30); Angst- und Furchtzustände, z.B. im Dunkeln, vor dem Alleinsein, vor einem Mißerfolg usw. (Conchae D6–D30); Prämenstruelle Depression (Conchae D6)

Funktionell-prozessualer Bereich I	
Regulieren die Verbindung von Astralleib mit dem physischen Leib als Gegenkraft zu den Phosphorprozessen; im Kopfpol werden die Wärmekräfte ausgetrieben, im rhythmischen Bereich wird die Ausatmung verstärkt und im Stoffwechselsystem die Wasserausscheidung angeregt; verleihen dem Organismus Spannkraft und Erregbarkeit; verstärken die Hunger- und Durstgefühle; Entanimalisierung des Organismus	Appetitlosigkeit verbunden mit Unruhe bei Kindern (Apatit D12); Unterernährung (Weleda Aufbaukalk 1 + 2); Asthma, Allergien, Dermatiden, Ekzeme, Urtikaria (Conchae D6–D30); Störungen der normalen Absonderungsprozesse, übermäßiges Schwitzen (Conchae D6); Dysmenorrhöe (Glacies Mariae D6, Corallium comp. Ungt.); Schlaflosigkeit (Conchae 5 %, D30); Krämpfe (Pharmakolith comp.); Epilepsie (Conchae D6–D30); Schwindelanfälle (Conchae D6); Gallenblasendyskinesien, Blähungen, Diarrhöe (Conchae D6); Unverträglichkeit von Milch bei Kindern (Conchae D30); Klimakteriumsbeschwerden allgemeiner Natur (Conchae 5 %, D6); Incontinentia Urinae (Causticum D6)

	II
Fördern die Festigkeit und das »In-sich-Organisieren« der Gewebe, beeinflussen die feste Eiweißbildung; ätherische Wucherkräfte werden zurückgedämmt; harmonisieren zwischen Ernährungsstrom und Gestaltungskräften	Rachitis (Apatit/Phosphorus comp. S und K, Conchae/Quercus comp. S und K); Kraniotabes (Conchae D30); Sudeck Syndrom, Morbus Bechterew, Kariesprophylaxe (Fluorit D6); Bindegewebsschwäche (Fluorit D6, D12); Eiterungen (Hepar Sulfuris D6); Blutungsneigung, Blutungen (Marmor D6, Corallium rubrum D6); adenoide Wucherungen (Conchae D6, D12); Adipositas (Conchae D30); Nierensteine (Renodoron); Glaukom (Cissus-Ossa D6); Schilddrüsenunterfunktion (Calcium jodatum D3, D4)
Konstitutioneller Bereich	
Blonde, wohlgestaltete, geistig wache und phantasievolle Kinder	Lymphatische, blasse Konstitution, gedunsenes, pastöses Gewebe, übermäßig großköpfig (Conchae D12–D30); asthenischer Habitus (Apatit D6–D30)

Dosierung und Anwendung

Ampullen:	2mal wöchentlich bis 1mal täglich 1 ml subcutan injizieren;
Dilutio, Pulvis, Tabletten:	Tiefe Potenzen 3mal täglich 5–10 Tropfen bzw. 1 Messerspitze voll bzw. 1 Tablette, hohe Potenzen 1mal täglich oder seltener 5–10 Tropfen bzw. 1 Messerspitze voll bzw. 1 Tablette;
Unguentum:	2mal täglich (besonders abends) Einreibungen des Unterleibes.

Präparate

Chlorophyllum	Dilutio D3
	Unguentum 1 %
Chrysolith	Ampullen D30
	Dilutio D20, D30
	Pulvis D12
Chrysolith comp.	Ampullen
Hepar-Magnesium D4	Ampullen
	Dilutio
Kieserit	Ampullen D6
	Dilutio D6, D10, D20
	Pulvis D6
Magnesit	Dilutio D12, D20
	Pulvis 5 %, D3, D4, D6
Magnesium	Pulvis 5 %
Magnesium chloratum	Dilutio D6
Magnesium phosphoricum	Ampullen D6
	Dilutio D3, D6, D10, D20
	Pulvis D4, D6
Magnesium phosphoricum D6/Tabacum D10 aa	Ampullen

Charakterisierung und allgemeine Eigenschaften

Magnesium ist ein silberweißes, sehr leichtes Metall, das intensiv auf andere Stoffe reagiert und deswegen in der Natur nur gebunden vorkommt. Die Hauptmasse des Magnesiums findet sich als Sulfat im Meerwasser und ist verantwortlich für dessen bitteren Geschmack. In der Erde kommt es zu 1,9 % als Bestandteil der Erdrinde vor. Der Dolomit (CaCO3/MgCO3) und verschiedene andere Magnesiumsilikate wie z. B. Asbest, Talk, Meerschaum, sind ebenfalls zu erwähnen.

Eine charakteristische Eigenschaft des Magnesiums ist, daß es beim Verbrennen ein sehr helles Licht erzeugt, weswegen es (in Pulverform) als Blitzlicht verwendet wurde und noch immer zu Feuerwerkskörpern eingesetzt wird.

Eine bedeutende Rolle spielt Magnesium für die Pflanze – es ist das zentrale Metall im grünen Pflanzenfarbstoff, dem Chlorophyll. Hier tritt seine Verwandtschaft mit dem Licht deutlich zutage. Mit Hilfe des magnesiumhaltigen Chlorophylls wird das Sonnenlicht eingefangen und als potentielle Energie in die Substanz der Kohlehydrate, in Zucker, verdichtet.

Im menschlichen Organismus wirkt der Magnesiumprozeß mit seiner strahlenden Kraft zentrifugal bis in die Peripherie und findet seinen Endpunkt z. B. in den Zähnen. Hierbei wirkt er substanzverdichtend und spielt vor allem im Kindesalter bis zum Zahnwechsel eine entscheidende Rolle.

Nach der Geschlechtsreife tritt ein zweiter Magnesiumprozeß in den Vordergrund. Dieser schlägt in der Peripherie um und strahlt zurück durch den ganzen Organismus, wo er nun nicht mehr substanzverdichtend wirkt, sondern anregend auf die ätherischen Licht- und Wärmeprozesse. Im Stoffwechsel bewirkt er bei der Umsetzung der Substanzen die Freisetzung von innerem Licht und von Energie. So schlägt er z. B. die Brücke bei der Umwandlung von physisch gebundener Wärme (Zuckerstoffwechsel) in energetische Bewegungswärme. Eine besondere Beziehung hat Magnesium zu den Prozessen der Leber, wo es durch Wärmefreisetzung die Stoffumwandlungen fördert und durch Lichtkraft die Verbindung zur Ich-Organisation anregt und damit die vegetativ-animalische Seite der Stoffwechselprozesse überwinden hilft.

Magnesium steht in seinen Wirksamkeiten zwischen Calcium und Phosphor. Wie Calcium führt es zur Verdichtung und abgeschlossenen Gestaltung des Organismus. Während jedoch Calcium hierbei über den Astralleib wirkt, geschieht dies beim Magnesium im Ätherleib, den es aus seiner engen Verbindung mit dem physischen Leib lockert, so daß er Lichtkräfte in Substanz verdichten kann. Auf der andern Seite zeigt Magnesium auch mit dem Phosphor verwandte Eigenschaften, indem es Energie und inneres Licht im Stoffwechselpol freisetzt. Beim Magnesium ist dieser Prozeß jedoch nicht so eng mit der Ich-Organisation verbunden wie beim Phosphor.

Störungen im Magnesiumprozeß weisen daher Ähnlichkeiten auf mit den Arzneimittelbildern des Calcium wie des Phosphor.

Wirksamkeitsbereiche und therapeutische Anwendungsgebiete	
Gesunde, ausgeglichene Magnesiumprozesse und ihre Wirksamkeitsbereiche	Krankhafte, einseitige Magnesiumprozesse und die entsprechenden Heilmittel

Geistig-seelischer Bereich	
Die Ich-Organisation kann über den Ätherleib das Physische durchlichten; es findet eine »Entanimalisierung« im Seelischen statt; Durchlichtung und Durchwärmung im Stoffwechselbereich bewirkt eine Entspannung im Seelischen	Depressionen, Erschöpfungsdepression (Hepar-Magnesium D4); Angst, Unruhe, Nervosität, nervliche Erschöpfung, Aggressivität (Magnesit D3, D6)
Funktionell-prozessualer Bereich	
I	
Fördern die Verbindung des Ätherleibes mit dem Ich, der Astralleib dagegen wird aus seiner Verbindung mit dem physischen Leib gelockert; krampflösende, beruhigende Wirkungen	Schlaflosigkeit (Magnesium phosphoricum D6); Muskelverspannungen (Magnesium phosphoricum D6); Migräne, Koliken, Krämpfe, krampfhafte Dysmenorrhöe (Magnesit D3, D4); Epilepsie (Magnesium phosphoricum D6); pectanginöse Anfälle, Stenocardie (Magnesium phosphoricum D3, D6, Magnesium phosphoricum D6/Tabacum D10 aa); Obstipation (Magnesium chloratum D6); Neuralgien, Trigeminusneuralgie (Magnesit D3, D4; Magnesium phosphoricum D6, D10)
II	
Regulieren zwischen den Verfestigungs- und Lösungsprozessen und wirken Abbau- und Ablagerungsvorgängen entgegen; der Ätherleib wird befreit aus seiner engen physischen Verbindung und kann sich vermehrt dem Astralleib zuwenden	Karies (Kieserit D6, D20; Chlorophyllum 1 % Ungt.); verzögertes Zahnen (Kieserit D6, D10, Chlorophyllum 1 % Ungt.); Prostatahypertrophie (Magnesium phosphoricum D6); Hepatopathien, Cholangitis, Leberzir-

	rhose, Dyspepsie (Magnesit D3); Adipositas (Magnesium phosphoricum D3, D6, Kieserit D6); adenoide Wucherungen (Magnesit D6); Multiple Sklerose, Arteriosklerose, Lähmungen (Magnesium phosphoricum D6)
Konstitutioneller Bereich	
Festes, straffes Gewebe, kräftiger Habitus	Verzögertes Wachstum bei Kindern (Magnesium phosphoricum D6); allgemeine Frostigkeit, schlaffes Gewebe, blasse Hautfarbe (Magnesit D6, D12, Magnesium phosphoricum D6)

Dosierung und Anwendung

Ampullen:	2mal wöchentlich bis 1mal täglich 1 ml subcutan injizieren;
Dilutio, Pulvis:	tiefe Potenzen 3mal täglich 5–10 Tropfen bzw. 1 Messerspitze voll, hohe Potenzen 1mal täglich oder seltener 5–10 Tropfen bzw. 1 Messerspitze voll;
Unguentum:	abends den Unterleib einreiben.

Halogene

Jodum

Jod

Präparate

Arsenum jodatum	Dilutio D6
Aurum jodatum	Dilutio D8, D10
Jodum	Dilutio D6, D20

Kalium jodatum	Ampullen D4
	Dilutio D4
Plumbum jodatum	Unguentum 5 %
Sulfur jodatum	Dilutio D4, D6

Charakterisierung und allgemeine Eigenschaften

Jod ist das schwerste Element der Halogenreihe. Es ist eine dunkle, metallisch glänzende Substanz, die ohne flüssige Zwischenphase an der Luft bei Erwärmung verdampft und in ein Gas von prächtiger, tief violetter Farbe übergeht. In natürlicher Weise kommt Jod als Mineral im Gestein nicht vor, sondern immer in Verbindung mit Wasser, vor allem mit Meerwasser. Dort liegt es in einigen Pflanzen und Tieren, beispielsweise Fucus und Spongia, konzentriert vor und wird daraus gewonnen. In Verbindung mit Chilesalpeter findet man es auch auf dem Festlande, und zwar in öden, lebensfeindlichen Wüsten. Es sind dies fossile Reste prähistorischer Lebewesen.

Jod bildet leicht Säuren und wirkt in gelöstem, dissoziiertem Zustand als Säure. Säuren repräsentieren Qualitäten, die u. a. bestimmte Aspekte des Astralen darstellen, und somit hat auch Jod zu dieser Ebene im Menschen eine Beziehung. Jod gehört aber auch zu den Salzbildnern (= Halogene), die sich gerne mit einem Metall zu etwas Festgefügtem, Geformtem verbinden. Eine weitere charakteristische und bemerkenswerte Eigenschaft des Jods ist, daß es Licht absorbiert – deswegen wird es auch als »Lichtdieb« bezeichnet.

Der menschliche Organismus enthält Jod besonders in der Schilddrüse, wo es wichtige Aufgaben erfüllt. Die Schilddrüse steuert die Umsetzung von Nahrung in Energie, die für den Unterhalt der Stoffwechselaktivitäten, aber auch für das Erbringen seelisch-geistiger Funktionen zur Verfügung stehen muß. Daß hiermit auch Form- und damit Lichtkräfte in Verbindung stehen, zeigen die Krankheitsbilder infolge von Schilddrüsenfunktionsstörungen. Bei Vorhandensein von zu viel Jod bzw. bei einer Überfunktion der Schilddrüse findet ein Sich-Verzehren und damit »Austrocknen« des Organismus statt, beim gegenteiligen Zustand sind Wachstums- und Entwicklungsverzögerungen zu beobachten, dazu eine Art »Aufquellen« des Organismus. Jod scheint sich somit zwischen die quellenden, zerfließenden Stoffwechselprozesse und die durchformenden, kristallisierenden Lichtkräfte, die in geistiger Beziehung auch die Gedankenklarheit fördern, zu stellen. Bei Überwiegen der einen oder anderen Seite kann Jodum als Heilmittel indiziert sein.

Therapeutische Anwendungsgebiete

Euthyreote Struma sowie hypo- und hyperthyreote Schilddrüsenfunktionsstörungen (Jodum D6 [Substitution] bzw. Jodum D20);
akute und chronische Entzündungen der Haut wie Akne vulgaris, Furunkulose, Ekzem, lichtabhängige Dermatosen (Sulfur jodatum D6) und Entzündungen der Schleimhäute, z. B. Sinusitis und Rhinitis (Kalium jodatum D4);
psychovegetative Störungen mit Unruhezuständen, Antriebsschwäche; Arteriosklerose (Aurum jodatum D10); Gicht (Plumbum jodatum 5 % Ungt.).

Gegenanzeigen

bis D6: Hyperthyreose, Schilddrüsenadenom, toxisches Adenom.

Dosierung und Anwendung

Ampullen:	2mal wöchentlich bis 1mal täglich 1 ml subcutan injizieren;
Dilutio:	tiefe Potenzen 3mal täglich 5–10 Tropfen, hohe Potenzen 1mal täglich 5–10 Tropfen oder seltener;
Unguentum:	1- bis 2mal täglich einreiben.

Fluorit und andere Fluor-Verbindungen

Präparate

Acidum hydrofluoricum	Dilutio D6, D30*
Apatit	Ampullen D6
	Dilutio D8, D12
	Pulvis D3, D6
Fluorit	Ampullen D6
	Dilutio D10, D12, D15, D20
	Pulvis D4, D6, D8
	Tabletten D6
	Unguentum 10 %
Fluorit comp.*	Pulvis
Topas	Dilutio D20

* Weleda Schwäbisch Gmünd

Charakterisierung und allgemeine Eigenschaften

Fluor verbindet sich von allen Elementen am leichtesten mit anderen. Mit Wasserstoff z. B. verbindet es sich noch im Dunkeln bei -210 °C unter Flammenbildung und ähnlichen heftigen Erscheinungen. Aus seinen Verbindungen ist Fluor dann kaum mehr zu lösen.

Man kann Fluor also als einen Stoff betrachten, der mit kosmischer Urgewalt danach strebt, sich mit allen irdischen Stoffen zu verbinden, um hierbei möglichst festen Erdencharakter anzunehmen. Aber auch in seiner ganz erdgebundenen Form, wie dem in dunkelvioletten Würfeln kristallisierten Mineral Flußspat, verrät Fluor – indem es fluoresziert – noch etwas von seiner Lichtnatur. Im menschlichen Organismus spielt der Fluorprozeß – mit anderen Elementen zusammen, vor allem mit Magnesium – eine entscheidende Rolle zur Regulierung eines ausgeglichenen Verhältnisses von gebundenen und freien Ätherkräften. Im oberen Organismus wirken die Ätherkräfte frei, während sie im unteren gebunden bleiben. Daß jedoch im oberen Organismus die Ätherkräfte sich nicht vollkommen frei gestalten können und umgekehrt im unteren Pol nicht vollständig mit den Stoffwechselprozessen verschmelzen, ist eine Wirkung des Fluorprozesses. Bleibt dieses labile Gleichgewicht bewahrt, dann fördert der Fluorprozeß im oberen Menschen z. B. eine gesunde Zahnbildung und ein »normales« Denk- und Begriffsbildungsvermögen, im unteren Menschen eine Stoffwechsellage, in welche seelische Impulse in richtiger Weise tonisierend eingreifen können.

Insgesamt bewirkt der Fluorprozeß in der Konstitution den Tonus und die Festigkeit des Gewebes und vor allem die Stabilität der Knochen und Zähne. Nach Rudolf Steiner ist er überhaupt ein »menschengestaltender Prozeß«, der abrundend und festigend im Organismus wirkt.

Wirksamkeitsbereiche und therapeutische Anwendungsgebiete	
Gesunde, ausgeglichene Fluorprozesse und ihre Wirksamkeitsbereiche	Krankhafte, einseitige Fluorprozesse und die entsprechenden Heilmittel
Geistig-seelischer Bereich	
Auf Materielles bezogenes, begrifflich intellektuelles Denken	Kaum geistige Interessen, unschöpferisch, dumpf oder bloß intellektuell, vergeßlich, mangelndes Konzentrationsvermögen, Oberflächlichkeit, Abnei-

	gung gegen den eigenen Beruf bzw. die zu leistende Arbeit (Acidum hydrofluoricum D6); zu starke Intellektualität bei Kindern (Acidum hydrofluoricum D30)
Funktionell-prozessualer Bereich	
Richtiges Spannungsverhältnis im Stoffwechselbereich; Gleichgewicht zwischen Vitalität und Durchseelung im Stoffwechselbereich; vermitteln das Hereinwirken astralischer Kräfte in den Ätherleib; fördern die beseelte Bewegung und Geschicklichkeit	Venenstauungen, Krampfadern, Hämorrhoiden, Senkungsbeschwerden, Durchfall (Fluorit D6, Acidum hydrofluoricum D6); Gefühl der Lähmung und Taubheit in Händen und Füßen (Acidum hydrofluoricum D6); überbordende Vitalität, übermäßiges Kraftgefühl, verstärkte Muskelleistung, »Heißblütigkeit«, Neigung zu Nasenbluten bei Jugendlichen (Fluorit D12)
Organbereich	
Zahnbildung mit festem Schmelz; feste Knochenbildung	Neigung zu Karies (Apatit D6); Neigung zu Knochenfrakturen, Exostosen, Osteoporosis, Osteomalazie (Fluorit D4 , D6); leicht brechende Nägel, Hyperkeratose (Fluorit comp.); Pagetsche Krankheit (Fluorit D15)
Konstitutioneller Bereich	
Festes Gewebe; formend, abrundend, plastizierend; »menschengestaltender Prozeß«	Bindegewebsschwäche (Fluorit D4–D15); Senkungsbeschwerden, insbesondere bei Kindern im Vorschulalter (Fluorit D6); Ovarialzysten, Fibrome, Mastopathia zystica, Mammadysplasien (Fluorit D8–D15)

Dosierung und Anwendung

Ampullen:	2mal wöchentlich bis 1mal täglich 1 ml subcutan injizieren;
Dilutio, Pulvis, Tabletten:	3mal täglich 5–10 Tropfen, bzw. 1 Messerspitze voll bzw. 1 Tablette.

Kohlenstoffgruppe

Graphit

natürlicher kristalliner Kohlenstoff

Diamant

natürlicher kristallklarer Kohlenstoff

Präparate

Diamant	Ampullen D20
Ferrum rosatum D3/	
Graphit D15	Ampullen
	Dilutio
Graphit	Dilutio D6, D8, D10, D15, D30
	Pulvis D6
	Unguentum 0,4 %

Charakterisierung und allgemeine Eigenschaften

An den Charakteristika von zwei Modifikationen des Kohlenstoffs in der Natur, nämlich Diamant und Graphit soll Verständnis für die therapeutischen Eigenschaften dieser Substanz entwickelt werden.

Der Graphit kristallisiert hexagonal blätterig oder tafelig. Er ist undurchsichtig, schwarz, sehr weich und wesentlich leichter als der Diamant. Er strahlt das Licht nicht zurück, sondern »verschluckt« es vollständig, allenfalls wandelt er es um in Wärme.

Der Diamant ist chemisch reiner, dreifach in sich gebundener Kohlenstoff und unter den verschiedenen Modifikationen die schwerste. Er besitzt von allen Stoffen die größte Härte. Charakteristisch für ihn ist seine hohe Lichtbrechung. Auf Grund seiner Kristallstruktur verdichtet der Diamant das Licht so stark in sich, daß eine Spannung entsteht, die den Glanz und das Feuer dieses Edelsteines bedingt. Er ist also in seinen Eigenschaften dem Graphit vollkommen entgegengesetzt.

Durch Substanzverdichtung wird der schwarze Graphit in den funkelnden Diamanten verwandelt. Wenn Licht für klares Bewußtsein stehen darf, dann kann auch die Umwandlung vom Graphit zum Diamanten so aufgefaßt werden, daß die feste Gestaltbildung des Menschen mit einem lichthaften Bewußtsein in Verbindung steht. Der Kohlenstoff kann damit in seinen Eigenschaften als Ausdruck einerseits für die physische Gestalt als physischen Eigenraum des Menschen auf der Erde und andererseits für das lichthafte Bewußtsein und – nach Rudolf Steiner – generell als Prozeß der originären Lichtbildung im Menschen angesehen werden.

Ebenfalls nach Rudolf Steiner hat der Diamant seinen Ursprung im alten Sonnenzustand, der Graphit im alten Mondenzustand, während die Steinkohle als jüngste Kohlenstoffmodifikation erst auf der Erde entstanden ist.

Wenn bei einem Patienten der Prozeß der verdichtenden Gestaltung und des klaren wachen Bewußtseins gestört ist, dann kann Graphit als der entsprechende Naturprozeß indiziert sein. Da diese Gestaltungskräfte eng mit der Schilddrüsenfunktion verbunden sind, weist dieses Krankheitsbild eine Verwandtschaft mit dem Hypothyreoidismus auf.

Therapeutische Anwendungsgebiete

Anregung der Form- und Stoffwechselprozesse, z. B. bei chronischen Entzündungen und trophischen Störungen der Haut, des Hautschleimhautüberganges, der Schleimhäute (Ekzeme, Rhagaden und Fissuren) (Graphit D6);
Bronchitis (Ferrum rosatum D3/Graphit D15);
allgemeine Aufbauschwäche (Graphit D6–D30, Ferrum rosatum D3/Graphit D15); degenerative und verhärtende Prozesse im Bereich des Bewegungsapparates, Narbenbeschwerden, Keloide (Graphit D6–D30, Graphit 0,4 % Ungt.); Kreislaufschwäche (Diamant D20); als Roborans und in der Rekonvaleszenz bei Jugendlichen (Ferrum rosatum D3/Graphit D15)

Dosierung und Anwendung

Ampullen:	2mal wöchentlich bis 1mal täglich 1 ml subcutan injizieren;
Dilutio, Pulvis:	tiefe Potenzen 3mal täglich 5–10 Tropfen

	bzw. 1 Messerspitze voll,
	hohe Potenzen 1mal täglich 5–10 Tropfen
	bzw. 1 Messerspitze voll oder seltener;
Unguentum:	1- bis 2mal täglich einreiben.

Quarz

natürliche kristallisierte Kieselsäure (Siliciumdioxid)

Präparate

Biodoron	Tabletten 0,1%, 5%
	Kapseln 150 mg
Chrysolith	Ampullen D12, D30
	Dilutio D20, D30
	Pulvis D12
Chrysolith comp.	Ampullen
Dioptas	Ampullen D20, D30
	Augentropfen D8
	Dilutio D10
	Pulvis D6
Equisetum limosum/	
Rubellit D30	Ampullen
Gneis	Pulvis D3, D4, D6
Jaspis	Dilutio D20
Nontronit	Ampullen D15
	Dilutio D12
	Pulvis D6, D10
Onyx	Ampullen D12, D20
	Dilutio D20
	Pulvis D6, D12, D20
Plumbum silicicum	Ampullen D10, D20
	Dilutio D10, D15, D20
	Pulvis D6, D20
Quarz	Ampullen D10, D12, D20
	Augentropfen D6

	Dilutio D6, D10, D12, D20, D30
	Oleum 1 %
	Pulvis 50 %, D3, D6, D10, D12, D20, D30
	Tabletten D6, D20
Quarz D30/Resina Laricis D5 aa	Ampullen
Topas	Dilutio D20

Charakterisierung und allgemeine Eigenschaften

Kieselsäure ist, neben dem Sauerstoff, das am weitesten verbreitete Element in der Erdrinde. Sie kommt in vielen Farben und Formen vor, z. B. in Gestalt von Feldspat, Glimmer, Quarz. Silikathaltige Gesteine bilden etwa 87 % der Erdkruste; ein Großteil der Gebirge besteht aus Silikaten, die dennoch insgesamt als »Skelett« für die Erde nicht mehr als eine dünne Kruste ausmachen. Unter dieser Kruste strömen die flüssigen Silikate, das sogenannte Magma, das als »Erdlymphe« betrachtet werden kann. Als Eruptivgesteine brechen die Silikate in Vulkanen durch die Erdkruste, und aus dem erstarrten Schmelzfluß ist z. B. der Granit entstanden.

Der Kiesel ist viel härter als Glas und zeigt doch paradoxerweise eine charakteristische starke Hinneigung und eine innere Verwandtschaft zum wäßrigen Element. Mit dem Wasser bildet er eine kolloide Lösung, die sich im Gleichgewicht befindet zwischen Hydrosol und Hydrogel. Kieselsäure kann unwahrscheinlich viel Wasser aufnehmen, wobei dieses strukturiert wird, so daß es eine Gestalt gewinnt.

Die Kieselsäure offenbart, besonders als Quarz, ihre Wesensverwandtschaft mit dem Licht. Der Quarzkristall ist so stark vom Licht geprägt, daß er dafür ganz durchlässig ist. Auch die Sechseckstruktur der Quarzkristalle weist auf kosmische Lichtkräfte hin. Wie sich das Strahlige des Sonnenlichtes in einem Fluten vom Zentrum zur Peripherie ausdrückt, so bewirkt der Kieselsäureprozeß dort, wo er im Pflanzen- und im Tierreich wirkt, das strahlige Bauprinzip (z. B. in Gräsern, Radiolarien).

Im menschlichen Organismus ist Kieselsäure in allen Geweben zu finden; die kieselsäurereichsten Organe sind Haut, Nägel, Haare, aber auch das Bindegewebe. Die Kieselsäure bildet die physische Grundlage für die Wirksamkeit der Ich-Organisation, welche leibdurchgestaltend und individuellen geistigen Innenraum schaffend wirkt. Die Wirksamkeit des Kieselsäureprozesses liegt dabei im Spannungsfeld zweier Polaritäten. Im Physischen wirkt er abgrenzend und eigenraumschaffend, im Seelisch-Geistigen dagegen entfaltend und verbindend. Mit dem ersten Prozeß ist die Formung und Gestaltung des Organismus verbunden, wobei der Kieselsäureprozeß den inneren Wachstumsprozessen, den Ernährungsprozessen, überhaupt den gesamten vitalen Wucherkräften die nötigen Grenzen setzt. Für den Gesamtorganismus wird so nach außen die Haut und nach innen das Knochenskelett als Grenze gebildet – hier geht die Lebendigkeit des Organismus in Leblosigkeit über.

Die zweite Wirksamkeit des Kieselsäureprozesses strömt über die Sinnesorgane und über die feinen inneren Sinnesprozesse des Organismus grenzüberschreitend und würde dieser Prozeß – von körperlicher Begrenzung unabhängig – allein wirken, dann könnte das Seelisch-Geistige des Menschen das Einssein mit dem Kosmischen erlangen, denn der Kieselsäureprozeß läßt das Geistige der Welt uneingeschränkt in den Organismus hineindringen.

Im Stoffwechselbereich verhindert der Kieselsäureprozeß, in mehr zentripetaler Wirkungsweise, daß sich im Organismus Fremdstoffe bilden und ablagern, z. B. bei Rheuma und Gicht, oder wie es auch bei allergischen Erkrankungen der Fall sein kann. Der gesunde Kieselsäureprozeß führt zu einer sofortigen Wahrnehmung von Fremdstoffbildungen und zu ihrer Auflösung. Dieser nach innen gerichteten Wirkung steht wiederum eine zur Peripherie (zur Haut und zum Kopf) gerichtete entgegen. Durch sie wird bewirkt, daß die Nahrungsstoffe vom Stoffwechselpol in richtiger Weise bis zum Kopf, den Sinnesorganen und der Haut gelangen können.

Befinden sich die polaren Kieselprozesse im Gleichgewicht, dann ist der menschliche Organismus so gestaltet, daß er Träger des Geistes, d. h. kosmischer Lichtkräfte auf der Erde sein kann. Im besten Falle kann die Ich-Organisation den physischen Leib vollkommen durchdringen und mit der geistigen Umwelt in Übereinstimmung bringen. Störungen im Kieselsäureprozeß dagegen äußern sich z. B. darin, daß die Grenzbildungen dort, wo Lebendiges in Lebloses übergeht, sowohl nach innen wie auch nach außen, nicht mehr in richtiger Weise funktionieren. Hiermit verbunden ist ein unvollständiger Wahrnehmungsprozeß nach innen und/oder nach außen, der vom Unbewußten ins Bewußtsein hineinreicht und zu verschiedenen Krankheitsbildern führen kann.

Wirksamkeitsbereiche und therapeutische Anwendungsgebiete	
Gesunde, ausgeglichene Kieselsäureprozesse und ihre Wirksamkeitsbereiche	Krankhafte, einseitige Kieselsäureprozesse und die entsprechenden Heilmittel

Geistig-seelischer Bereich	
Seelisches »In-sich-Ruhen«, Gleichgewicht zwischen Mitempfinden und Distanziertsein; Selbstsicherheit, waches Wahrnehmen und Denken	Mangel an Selbstvertrauen, Lebensüberdruß, kein fester persönlicher Standpunkt, übermäßige Nachgiebigkeit, die jedoch in unbeherrschten Zorn, Aggressivität, ja Bösartigkeit umschlagen kann (Quarz D6–D30); pedantisch, peinlich in Kleinigkeiten (Quarz D6–D30); Nervosität, unfähig zur Willenskonzentration (Quarz D30); unkonzentrierte Schulkinder, Intelligenzschwierigkeiten bei Jugendlichen (Equisetum limosum/Rubellit D30) Schlafsucht (Quarz D30)

Funktionell-prozessualer Bereich I	
Ermöglichen das richtige Verhältnis zwischen Ich und Astralleib herzustellen; Ich-Organisation vermag den Organismus vollkommen zu durchdringen und zu durchwärmen	Neigung zu Unterkühlungen (Quarz D30); leichte Ermüdbarkeit (Quarz D6–D30); Meteorismus, Verstopfung, Durchfall nach Milchgenuß (Quarz D12, D20); Migräne (Quarz D30); übelriechende Schweißausbrüche (Quarz D30); funktionelle Störungen im Sinnesbereich nach Grippe: Geschmack (Topas D20), Geruch (Jaspis D20); Schwindelanfälle (Quarz D30); Epilepsie (Quarz D12–D30); Schlaf- bzw. Müdigkeitsattacken (Quarz D30)

II	
Grenzbildend nach außen (Haut) und nach innen (Knochen); Ich-Organisation kann den ganzen Organismus durchdringen und Fremdstoffbildungen verhindern bzw. auflösen	Nerven-Sinnes-Organe: Meningitis, Neuritis, Neuralgie (Quarz D30); Konjunktivitis, Keratitis, Myopien (Quarz D6–D30); Macula-Degeneration (Chrysolith D12, D30, Chrysolith comp.); Otitis (Quarz D6–D30, Onyx D12); otogener Schwindel (Onyx D20); Kopfgrippe (Quarz D20, D30) Haut und Schleimhäute: Erysipel (Quarz D30); Mycose, Akne, Furunkel, Nagelgeschwüre, nässende Ekzeme, Neurodermitis (Quarz D10–D30); akute Panaritien (Gneis D4); Haarausfall (Quarz D20); Parodontose (Quarz D30/Resina Laricis D5 aa, Quarz D20) Allergische Erkrankungen: Heuschnupfen (Quarz D30/Resina Laricis D5 aa); Autoimmunkrankheiten (Quarz D30/Resina Laricis D5 aa, Quarz D12); Bindegewebsverhärtungen und -entzündungen: Fistelbildung, z. B. Analfistel, Narbenkeloide, Fibrome, Gicht, Knochendeformationen, Morbus Bechterew, Rachitis, Osteomyelitis (Quarz D10, D12)
Organbereich	
Sinnes-Nerven-System, Haut, Bindegewebe	Siehe unter prozessualem Bereich

Konstitutioneller Bereich	
Feine, grazile, aber durchgestaltete, feste Konstitution	Kümmerliche, dystrophische Kinder mit »Froschbauch« und greisenhaftem Aussehen

Dosierung und Anwendung

Ampullen:	2mal wöchentlich bis 1mal täglich 1 ml subcutan injizieren;
Augentropfen:	morgens und abends 1–2 Tropfen in den Augenbindehautsack geben;
Dilutio, Pulvis, Tabletten:	tiefe Potenzen 3mal täglich 5–10 Tropfen bzw. 1 Messerspitze voll bzw. 1 Tablette, hohe Potenzen 1mal täglich oder seltener 5–10 Tropfen bzw. 1 Messerspitze voll bzw. 1 Tablette;
Kapseln:	morgens 1 Kapsel auf nüchternen Magen einnehmen.

Schwermetalle

Cobaltum

Cobaltum metallicum (Kobalt)

Präparate

Cobaltum	Ampullen D6, D30 Dilutio D10, D12, D20, D30 Pulvis D3, D4, D6
Cobaltum chloratum oxydulatum	Ampullen D6 Dilutio D3

Charakterisierung und allgemeine Eigenschaften

Kobalt gehört als Metall zur Eisengruppe und ist hinsichtlich Dichte, Härte und

Schmelzpunkt dem Eisen ähnlich. Es besitzt einen schönen silberweißen Glanz, der einen Stich ins Bläuliche aufweist. Charakteristisch ist der Reichtum an Farben der Kobaltverbindungen; besonders bekannt ist das Kobaltblau als beliebte Farbe für Künstler. Durch diese Vielfalt der Farben weist dieses Metall auf seine innere Beziehung zum Kupfer hin; seinem Wesen nach steht Kobalt zwischen Kupfer und Eisen.

Im menschlichen Organismus zählt Kobalt zu den Spurenelementen – es ist für ihn lebensnotwendig. Dies gilt auch für viele Tiere. Im Vitamin B12 ist Kobalt als wesentlicher Faktor enthalten.

Kobalt arbeitet im Organismus in dem Sinne, daß es dem Eisen das notwendige Wirkungsfeld bereitet. Es ermöglicht so eine tiefere Eisenwirkung im Organismus, vor allem bei der Strukturierung des Eiweißes und bei der Blutbildung. Im Wirksamkeitsbereich von Kobalt zeigen sich verstärkt Entsprechungen zur kosmischen Seite des Eisens, wodurch auch deutliche Beziehungen zur Kupfersphäre auftreten. Im Arzneimittelbild zu Kobalt finden sich daher immer Aspekte, die sowohl auf die Kupfersphäre wie auch die Eisensphäre hinweisen.

Therapeutische Anwendungsgebiete

- Polyglobulie (Cobaltum D20), Anämia perniciosa (Cobaltum D6);
- Hypertonie, Schwindel, Sklerose (Cobaltum D30);
- unterstützend in der Leukämie-Behandlung (Cobaltum chloratum oxydulatum D3).

Dosierung und Anwendung

Ampullen:	2mal wöchentlich bis 1mal täglich 1 subcutane Injektion;
Dilutio Pulvis:	tiefe Potenzen 3mal täglich 5–10 Tropfen bzw. 1 Messerspitze voll, hohe Potenzen 1mal täglich oder seltener 5–10 Tropfen bzw. 1 Messerspitze voll.

Platinum naturale

gediegenes Platin

Präparate

Platinum naturale	Ampullen D30

Dilutio D10
Pulvis D6

Charakterisierung und allgemeine Eigenschaften

Platin hat seinen Namen vom spanischen Wort Plata, das ist »Silber«, weil Platin einen silbernen Glanz aufweist. In der Erde kommt es gediegen, in den Mineralien anderer Metalle (besonders in Nickelerzen) vor, oder es tritt auf als eigenes Mineral, Sperrylith (HAg2). Wegen seines Edelmetallcharakters wird Platin vor allem für Schmuck verwendet, aber auch für Implantate in der Chirurgie. Seine hervorragendsten Eigenschaften sind seine Unangreifbarkeit für chemische Agenzien und seine Wirkung als Katalysator.

Die Natur des Edelmetalls Platin ist vollkommen anderer Art als die des Goldes. Gold hat ein warmes edles Leuchten, während Platin die kalte Pracht darstellt. Trotz des kalten Eindrucks und der Unberührbarkeit ist Platin andererseits aber ein Katalysator par excellence. Es löst bei anderen Stoffen Reaktionen aus, ohne selbst zu reagieren oder sich irgendwie zu beteiligen. Im Arzneimittelbild des Platins stehen zwei Entsprechungen zum menschlichen Organismus im Vordergrund: Platin besitzt eine ausgesprochene Wirkung auf das Nervensystem einerseits und auf die Geschlechtsorgane andererseits. Stark gesteigerte Erregbarkeit des Nervensystems mit Neigung zu Paroxysmen und extreme Erhöhung des Spannungszustandes der Geschlechtsorgane stehen im Mittelpunkt des homöopathischen Arzneimittelbildes von Platin.

Weder die Erregbarkeit des Nervensystems noch jene der Sexualorgane sind in der Regel gefühlsmäßig in ein gefestigtes Selbstwertgefühl eingebettet. Die Mitte als Wertbereich zwischen diesen beiden polaren Aspekten des menschlichen Organismus kann sich nicht entwickeln. Daraus kann einerseits z. B. eine scharfzüngige Intellektualität resultieren und andererseits eine verselbständigte, losgelöste Sexualität entstehen. Die gefühlsmäßige Mitte bleibt unentwickelt, was zu Depressionen und Hypochondrie oder, kompensatorisch, zu Arroganz und Hochmut führen kann. Auch abrupter Stimmungswechsel zwischen diesen beiden Zuständen kann öfters auftreten. Hier zeigt sich eine gewisse Ähnlichkeit zum Arzneimittelbild von Aurum, nur besitzt der Aurum-Mensch Wärme und Impulsivität, während beim Platintyp Gefühlskälte und hysterische Ausbrüche im Erscheinungsbild vorherrschend sind.

Nach Rudolf Steiner löst Platin den Menschen aus dem Kosmos heraus und steht mit der Bauchspeicheldrüse in Verbindung. Der Vergleich zum Gold liegt auch hier nahe: Aurum ermöglicht die Verbindung zum Kosmos und hat eine Beziehung zum Herzen.

Therapeutische Anwendungsgebiete

- Zentrales und peripheres Nervensystem: gesteigerte Nervenerregbarkeit, Paroxysmen, Neuralgien, Paraesthesien, Anaesthesien, Globus hystericus;
- Geschlechtsorgane: Nymphomanie, Myomblutungen, Ovarialneuralgie, Menses zu früh und profus, Menorrhagie, Dysmenorrhöe, Fluor albus;
- Seelisches Verhalten: Hochmütiges Wesen, Angst, psychisch starke Stimmungswechsel.

Dosierung und Anwendung

Ampullen:	2mal wöchentlich oder seltener 1 ml subcutan injizieren;
Dilutio, Pulvis:	3mal täglich 5–10 Tropfen bzw. 1 Messerspitze voll.

Zincum

Zincum metallicum praeparatum (metallisches, speziell verarbeitetes Zink)

Präparate

Cuprum aceticum D4/Zincum valerianicum D4	Dilutio
Cuprum aceticum D5/Zincum valerianicum D5 aa	Ampullen
Zincum	Ampullen D30*
	Dilutio D10, D15
	Pulvis D3, D4, D6
	Unguentum 1 %
Zincum valerianicum	Ampullen D4
	Dilutio D3, D4, D15

* Weleda Schwäbisch Gmünd

Charakterisierung und allgemeine Eigenschaften

Als Metall kommt Zink in der Natur praktisch nicht vor, dagegen findet man es in verschiedenen mineralischen Verbindungen wie Zinkblende, Kohlengalmei und Kieselgalmei. Das reine Metall muß erst technisch durch Destillation gewonnen werden. Es ist ein bläuliches, ziemlich weiches, aber sprödes Metall von blättrig-kristallinischem Gefüge. In seinem Aussehen und seiner Dichte ist es dem Zinn ähnlich. Seine leichte

Verdampfbarkeit erinnert an dieselbe Eigenschaft des Quecksilbers. In anderen Eigenschaften ähnelt Zink wiederum dem Blei und dem Eisen.

Zink spielt als Spurenelement im menschlichen Organismus eine umfassende Rolle, u. a. in der Pankreastätigkeit und im Kohlensäurestoffwechsel bei der Elimination der Kohlensäure. Über die Pankreastätigkeit ist Zink eng mit dem Wärmeorganismus, welcher das Instrument der Ich-Organisation darstellt, verbunden und durch seine Funktion bei der Kohlensäure-Elimination mit der Regulierung des wachen Ich-Bewußtseins. Durch diese doppelte Wirkungsrichtung wird ermöglicht, daß die Ich-Organisation über die Wärmeorganisation im Stoffwechsel umsetzend und abbauend eingreifen kann, ohne daß die mit dem Ich-Bewußtsein verbundenen Ich-Kräfte zerstörerisch in die Körperlichkeit eingreifen. Zink bildet also im Körperlichen gleichsam einen Schutzwall gegenüber dem unmittelbaren Einwirken von bewußtseinsverwandten Ich-Prozessen. Die mit dem Wärmeorganismus verbundene Ich-Organisation kann so ungestört im Körperlichen tätig sein, da die individuellen Bewußtseinskräfte vom Stoffwechsel ferngehalten werden. Es ist dadurch bis zu einem gewissen Grade ein leibfreies Bewußtsein möglich. Diese Wirkung entspricht in schwächerem Maße derjenigen des Opiums, weswegen das Zink als »mineralisches Opium« bezeichnet wurde.

Zink scheint also das Verhältnis zwischen dem Wirken der wärmeverbundenen Ich-Organisation und den auf das Körperliche zerstörerisch und lähmend wirkenden Ich-Kräften zu regulieren.

In diesem Sinne ist auch der hohe Gehalt von Zink im Schlangengift begreiflich. Man kann das Schlangengift als pankreatisierten Speichel ansehen, der als eine Art Vorverdauung stark abbauend auf das Opfer einwirkt, ohne daß hierbei starke Bewußtseinprozesse und damit übermäßige Abwehrprozesse des Opfers auftreten.

Therapeutisch werden potenzierte Zincum-Präparate dort eingesetzt, wo im Körperlichen zu starke Bewußtseinsprozesse auftreten und die Ich-Organisation in der Impulsierung der Lebensprozesse gestört ist. Charakteristischerweise gehören hierzu Krankheiten, deren Beschwerden durch Alkoholgenuß verschlimmert werden.

Therapeutische Anwendungsgebiete

- Bewegungsunruhe, Chorea minor, Ticks, Stereotypien (Zincum D4, D6, Cuprum aceticum D4/Zincum valerianicum D4 aa);
- cerebraler Reiz, Meningismus, Neurasthenie, Hypochondrie, Epilepsie; Neuralgien, Ischias (Zincum D30);
- nervöse Magen-Darmstörungen, Schlaflosigkeit bei nervöser Übererregbarkeit (Zin-

cum valerianicum D4);
- Dysmenorrhöe;
- Varizen, Beinkrämpfe (Zincum valerianicum D4);
- Multiple Sklerose (u. a. Zinksalbe in die Scheitelgegend).

Dosierung und Anwendung

Ampullen:	2- bis 3mal wöchentlich bis 1mal täglich 1 subcutane Injektion;
Dilutio, Pulvis:	1- bis 3mal täglich 5–20Tropfen.

Sulfur

gereinigter natürlicher Schwefel

Präparate

Acidum sulfuricum	Ampullen D6, D30
	Dilutio D3, D6, D30
Chalkopyrit	Pulvis D6
Cuprum sulfuricum	Ampullen D6
	äußerl. Flüssigkeit 20 %
	Dilutio D3, D6
Cuprum sulfuricum comp.	Tabletten
Equisetum cum Sulfure tostum	Ampullen D6
	Dilutio D8
Galenit	Pulvis D4, D6
Hepar Sulfuris	Dilutio D6, D12
	Globuli D6, D10
Kalium sulfuratum	äußerl. Flüssigkeit 30 %
Pyrargyrit	Ampullen D6
	Pulvis D6
Pyrit	Ampullen D8

	Globuli D6
	Pulvis D2, D3, D6
	Tabletten D3
Realgar	Ampullen D10
Sulfur	Ampullen D6, D30
	Dilutio D6, D12, D15, D25, D30
	Pulvis D3, D6
Sulfur selenosum	Pulvis D6
Thenardit	Dilutio D6

Charakterisierung und allgemeine Eigenschaften

In der Erde findet sich Schwefel sowohl in reiner wie auch in gebundener Form, oftmals im Verein mit Metallen. Schwefel ist ein äußerst wandlungsfähiges Element. Bei normaler Zimmertemperatur ist er als sogenannter rhombischer Schwefel gelb, geruchlos, geschmacklos, derb, spröde und kristallin. Bei zunehmender Erwärmung verwandelt er sich bei 95,5 °C in eine hellgelbe bewegliche Flüssigkeit, die sich bei weiter steigender Temperatur dunkelbraun färbt. Parallel mit der steigenden Temperatur wird Schwefel allmählich zähflüssig, so daß er bei einer Temperatur von 220°C nicht mehr aus dem umgestülpten Gefäß fließt. Bei einem weiteren Temperaturanstieg vermindert sich jedoch die Zähigkeit wieder (wobei aber die dunkle Farbe bestehen bleibt), um dann bei 444,6 °C unter Bildung rotbrauner Dämpfe zum Sieden zu kommen. Beim Abkühlen dieser Schwefeldämpfe erhält man Schwefel als ein feines blaßgelbes Pulver, die sogenannte Schwefelblume. Unterwirft man diese Substanz einer Ammoniakwaschung, so werden die gröbsten Verunreinigungen entfernt, wodurch das grobdisperse Sulfur puratum entsteht – die Ausgangssubstanz für die Potenzierung.

Bei Erwärmung des Sulfurs kann man den Eindruck gewinnen, als ob er nur unter einem Sich-Winden seine Wärme abzugeben gewillt ist; er will offensichtlich seine Wärmereserven behalten. Der Schwefel stellt eine Energiezusammenballung dar, die plötzlich an einem Überschuß an Energie explodieren kann wie ein Vulkan. So tritt Schwefel öfters da auf, wo ein übersichtlicher, geordneter Zustand in Chaos überzugehen droht.

Der Mensch nimmt Schwefel in organischer Eiweißbindung mit der Nahrung auf. Ein tiefgreifender Umbau findet dann im Organismus statt, und man findet Schwefel in allen Zellen. Im Organismus ist er wieder Bestandteil beinahe aller Eiweißkörper. Zum Verständnis der Wirkungsbereiche des Sulfurs, besonders in der Therapie, muß, wie beim Phosphor, zwischen den physiologisch-substanziellen Wirkungen und den prozessual-dynamischen unterschieden werden. Im Vergleich zum Phosphor sind jedoch beim Sulfur die Wirkungsrichtungen umgekehrt. Die an die Substanz gebundene Wirkung ist bei ihm auflösend, Energie freisetzend, aus der Tiefe des Stoffwechsels zentripetal zur Peripherie hingerichtet, die prozessual-dynamische dagegen wirkt formend, geistbindend und zentripetal. Der erste Prozeß beinhaltet die Verbrennungsvorgänge im Stoffwechsel, durch welche geordnete organische Substanz tiefgreifend abgebaut und in den Zustand des Chaos übergeführt wird. Die hierbei freiwerdende Energie durchglüht den ganzen Organismus. Rudolf Steiner bezeichnete dieses Durchglühen als Sulfurisierungsprozeß, wodurch der Mensch sich stoffwechselmäßig gegenüber der kosmischen Ordnung verselbständigt. Diesem Wirken ist die zweite Wirkungsrichtung, die Sulfurdynamik, entgegengesetzt. Durch letztere wird die chaotisierte Substanz wieder verlebendigt in individualisiertes Eiweiß; geistige Umkreiskräfte greifen hierbei gestaltend mit ein. Die Sulfurdynamik bewirkt hier sozusagen, daß das Geistige in die Eiweißsubstanzbildung »eingesaugt« wird. (Beim Phosphor bewirkt dieser Prozeß die Freisetzung des Geistigen aus der Substanz.) Durch den Sulfurprozeß wird der Kohlenstoff so verlebendigt, daß er sich mit Stickstoff, Sauerstoff und Wasserstoff zu individuellem Eiweiß verbinden kann.

Auf der seelischen Ebene ist mit dem ersten Sulfurprozeß das körperliche Selbstbewußtsein verbunden, überhaupt in übersteigerter Form das Besitzbewußtsein, während beim zweiten Prozeß mehr ein Bewußtsein für die Tiefe der eigenen Denkfähigkeiten erlebt wird. Auch die Gedächtnisbildung spielt in diesen Bereich hinein.

Der Sulfurprozeß im Organismus kann in vielfältiger Weise gestört sein. Wenn der erstgenannte Prozeß unharmonisch bzw. zu stark wirkt, dann reichen die Wärmeprozesse nicht von der Tiefe des Stoffwechsels bis zur Peripherie (Folge: dauernd kalte Extremitäten), oder sie wirken in der Peripherie zu stark (Folge: vermehrtes Hitzegefühl, Entzündungen und Ekzeme der Haut). Es kann aber auch der zweite Prozeß in einer Weise gestört sein, daß die Gestaltungskraft des Astralleibes zu stark auf den physischen Leib einwirkt, so daß es zu Ablagerungen im Stoffwechselbereich, zu Austrocknung, einem Gefühl des Brennens und zu Juckreiz kommen kann.

Im seelischen Bereich betreffen Störungen im ersten Prozeß das Selbstbewußtsein im Sinne eines »Habenwollens«, d. h. das Bewußtsein, das sich mit der Körperlichkeit identifizieren sollte, ist unausgeglichen. Dies kann zu einer Vernachlässigung des Körperlichen, des Aussehens usw. führen oder aber in einem übermäßig gesteigerten Besitzdenken sich auswirken. Bei einer Unausgeglichenheit des zweiten Prozesses kann sich das Denken in den eigenen Tiefen verlieren und abkapseln und somit der Realitätsbezug verloren gehen. Im Extremfall können Zwangsgedanken oder Depressionen und Unruhezustände auftreten.

Wirkungsweise und therapeutische Anwendungsgebiete	
Gesunde, ausgeglichene Sulfurprozesse und ihre Wirksamkeitsbereiche	Krankhafte, einseitige Sulfurprozesse und die entsprechenden Heilmittel
Geistig-seelischer Bereich	
Belesen, interessiert, »neugierig«, unternehmerisch; sprachbegabt, gutes Gedächtnis; Forschertyp, tiefer philosophischer Denker	Versponnen, weltfremd, zerstreut, vergeßlich, neigt zu religiöser Schwärmerei, Zwangsvorstellungen, z. B . paranoide Depressionen, Erregungszustände (Sulfur D6–D30)
Funktionell-prozessualer Bereich	
I	
Festigung der ätherischen Tätigkeit gegenüber der astralischen; astralischer Leib und Ich einerseits und physischer und ätherischer Leib andererseits verbinden und lösen sich im richtigen Tag-Nacht-Rhythmus	Astralischer Leib wirkt zu stark auf den physischen Körper: Epilepsie, Krämpfe (Sulfur D25); Schlafstörungen (morgens: Phosphorus D25, abends: Sulfur D25); venöse Stauungen in der unteren Körperhälfte, Varizen, Hämorrhoiden (Sulfur D6); Stoffwechselträgheit (Sulfur D30); Migräne (Sulfur D6)
II	
Sulfurisierung des Organismus; gesunder Eiweiß-Aufbau und -Abbau; machen geneigt zum Verarbeiten innerer Wärme; unterstützen die Entgiftungsfunktionen der Leber, insbesondere im Bereich des	Erkrankungen der Haut und der Schleimhäute mit Brennen bzw. Jucken, Akne juvenilis, Ekzeme, Furunkulose, Skrofulose, Pyodermie (Sulfur D6–D30); subakute und chronische Katarrhe der oberen Luftwege (Pyrit D3);

Eiweißstoffwechsels	Gastroenteritis, Dyspepsie, Sodbrennen (Sulfur D6–D15); Multiple Sklerose (Acidum sulfuricum D3)
Organbereich	
Haut und Schleimhäute	Siehe unter prozessualer Bereich
Konstitutioneller Bereich	
Hagere und plethorische Konstitution; blond, gelegentlich rothaarig	Lasche Körperhaltung, unangenehmer Körpergeruch (Sulfur D12); Reaktionsträgheit (Sulfur D30); Albinismus (Pyrit D2 oder Pyrit-Pulver als Pflaster zwischen die Schulterblätter)

Dosierung und Anwendung

Ampullen:	1mal täglich bis 2mal wöchentlich oder seltener 1 ml subcutan injizieren;
Dilutio, Pulvis, Tabletten:	tiefe Potenzen 3mal täglich 5–10 Tropfen bzw. 1 Messerspitze voll bzw. 1 Tablette, hohe Potenzen 1mal täglich oder seltener 5–10 Tropfen bzw. 1 Messerspitze voll bzw. 1 Tablette;
Globuli:	Erwachsene 3mal täglich 3–5 Globuli, Kinder 1–3 Globuli;
äußerl. Flüssigkeit:	als Bad 1–2 Eßlöffel voll auf ein Vollbad.

Alumina

Tonerde und Tonmineralien

Präparate

Alumen	Dilutio D3
Alumen/Berberis comp.	Dilutio

Alumen chromicum	Pulvis D4, D6
Diaspor	Pulvis D3, D4, D6
Gneis	Pulvis D3
Jaspis	Dilutio D20
Kaolinit	äußerl. Flüssigkeit 0,1%
Lapis sectilis	Pulvis D3
Lava	Pulvis D3
Mixtura Stanni comp.	Dilutio

Charakterisierung und allgemeine Eigenschaften

So wie am Quarz die Erscheinungsformen und Eigenschaften des Kieseligen und an den verschiedenen Kalkformen wie Conchae, Marmor jene des Kalkartigen beschrieben werden, so nehmen wir hier die Tonerde als charakteristisch für das Tonige.

Eine spezifische Eigenschaft des Tones ist seine Plastizität, die man sich z. B. beim Töpfern zunutze macht. Ebenso wie aus einem Musikinstrument Musik erklingen kann, wenn der Musiker es ertönen läßt, so wird der Ton zur Form, wenn der Töpfer ihn gestaltet. Während Metallverbindungen in der Regel erst erhitzt werden müssen, um schmiegsam zu werden, bedarf der Ton hierzu nur des Wassers. Dagegen erlangt er in der Hitze seine feste, nicht mehr veränderbare Form. Hierdurch kann er zu einem dauerhaften Gefäß werden, das andere Substanzen aufnimmt, ohne eine Verbindung mit ihnen einzugehen.

Die Rolle des Tonigen in seiner Beziehung zum Wasser, wodurch es seine Plastizität erlangt, einerseits, und zu Luft und Feuer, durch welche es seine feste Gestalt bekommt, andererseits, weist auf seine Doppelnatur. Chemisch gesehen, ist Tonerde amphoterer Natur, das heißt, sie kann sowohl eine Säure wie auch eine Base sein. Das Tonige vereinigt Polaritäten, und zwar im Hinblick auf einen Verwandlungsweg vom Niederen, Ungeformten, zum Höheren, Geformten.

Auch die Erscheinungsformen des Tonigen in der Natur weisen auf diese charakteristische Wandlungsfähigkeit hin. Das Tonige tritt sowohl als schwere, fruchtbare, sogenannte »gemeine« Erde auf, wie auch als lichtdurchlässiger, funkelnder Kristall, beispielsweise Jaspis. Damit zeigt das Tonige einerseits Fähigkeiten des Kalkes, wie raumausfüllende schwere Erdverbindungen einzugehen, und andererseits solche des Kiesels, wie das Bilden leuchtender Kristalle.

Wie beim Töpfern der Ton oder Lehm sich mit den Elementen des Wassers, der Luft und des Feuers verbindet, um als Gefäß zur Aufbewahrung und Frischhaltung von Nahrungsmitteln zu dienen, so darf – in metamorphosierter Form – auch die leibliche Menschwerdung als eine Verbindung der vier Elemente verstanden werden, die zum Gefäß oder Träger für die geistig-seelische Wesenheit eines Menschen wird.

Wird daher das Tonige in seiner Prozessualität erkannt, dann wird auch sein Wirken als Heilmittel verständlich. Der Mensch wird in seiner Entwicklung, die sich zwischen den Polaritäten der Formerhaltung und Wesensverwandlung bewegt, durch Tonerdepräparate angesprochen. Erleidet das Körperliche einen teilweisen Formverlust durch verstärkte zentrifugale bzw. erhöhte lokale Wärmeprozesse, wie dies bei Entzündungen, Infektionen, Quetschungen, auch Insektenstichen, der Fall ist, dann wirkt Tonerde, äußerlich angewandt, regenerierend. Herrscht jedoch der polare Krankheitsprozeß vor, indem das Körperliche zu stark physisch wird, sozusagen in seiner Form erstarrt und austrocknet, dann kann die innerliche Verabreichung von Aluminiumverbindungen indiziert sein.

Im seelischen Bereich nimmt der Aluminaprozeß eine entsprechende Mittelstellung zwischen polaren Kräften ein. Hier verantwortet er die Umwandlung des Vorstellungsmäßigen in die Willenstätigkeit. Grundlage des Vorstellungsvermögens ist das Nervensystem, während die Willenstätigkeit eng mit dem Blut verbunden ist. Vorstellungen haben immer Bildcharakter und damit keinen eigentlichen Seinswert für das Ich. In der Willenstätigkeit wiederum verbinden wir uns ganz mit der Umwelt, auch dem eigenen Äußeren, und können daher auch hier kein persönliches Ich-Erleben bilden. Dieses entsteht zwischen den beiden Polen, nämlich in dem Bereich, wo es in Verbindung mit dem physischen Leib seine Grundlage gestaltet. Rudolf Steiner charakterisiert den Vorstellungsprozeß als eine sich gegenüber der Umwelt antipathisch verhaltende, die Willenskraft dagegen als eine gegenüber der Umwelt sympathisch eingestellte Tätigkeit. In diesem Spannungsfeld entsteht die persönliche Gefühlswelt mit dem Identitätserleben.

Bei krankhaften Störungen im Aluminaprozeß können einerseits die Vorstellungen nicht richtig in den Willen umgesetzt werden. Sie bleiben somit als Zwangsvorstellungen, fixe Ideen usw. bestehen, wobei sie entsprechend dem antipathischen Grundcharakter dieser Tätigkeit immer extrem negative, unheilvolle Aspekte beinhalten. Auch eine mangelnde Begriffsbildung kann mit dem gestörten Aluminaprozeß zusammenhängen, da der Bildcharakter der Vorstellungen sich nicht oder nur schwer auflösen und sich nicht genügend in Begriffe umwandeln läßt.

Der Willensbereich wird entsprechend zu wenig impulsiert, was sich in funktionellen Stoffwechselstörungen wie Atonie, Konstipation, aber auch als Ataxien und Paresien äußert. Die motorischen Störungen sind nach Rudolf Steiner hierbei nicht im Sinne der gestörten Funktion motorischer Nerven zu verstehen, sondern als eine gestörte innere Wahrnehmungsfähigkeit in Zusammenhang mit den Blutprozessen. Daneben kann u. U. die Willenstätigkeit in ungenügender Weise vom Vorstellungsdenken als dem antipathischen Element des Nervenprozesses durchdrungen sein. Das Wollen wird hierbei zuwenig gedanklich gelenkt und bekommt daher mit dem Gewollten einen zu starken sympathischen Bezug. Der Wille bleibt so auf seine Triebhaftigkeit und Selbstbezogenheit beschränkt und weist nur einen geringen sozialen Charakter auf.

Das Herz ist das zentrale Organ bei der Umwandlung von Vorstellungstätigkeit in Willensfunktionen. Bei Störungen im Aluminaprozeß können entsprechend auch Herzerkrankungen mit zu schwachem Tonus auftreten.

Konstitutionell bewirkt der gestörte Aluminaprozeß bzw. das Überwiegen des Vorstellungsdenkens eine »Austrocknung« der Lebensprozesse. Die Schleimhäute werden trocken; es kann z. B. zu einer Sinusitis kommen, oder Gebärmutterentzündungen mit Sterilität können auftreten. Äußerlich erscheint der Patient durch diese Vertrocknung vorzeitig gealtert. Bei Kindern kann eine Aluminakonstitution mit einem altklugen Verhalten verbunden sein.

Wirksamkeitsbereiche und therapeutische Anwendungsgebiete	
Gesunde, ausgeglichene Aluminaprozesse und ihre Wirksamkeitsbereiche	Krankhafte, einseitige Aluminaprozesse und die entsprechenden Heilmittel
Geistig-seelischer Bereich	
Vorstellung kann sich in Willensimpulse umwandeln;	Ich-Bewußtsein nicht mehr voll erlebbar, Identitätsverwirrung, Zwangsvorstellungen, fixe Ideen, schwere Begriffsfindung, depressive Stimmungen, Gefühl eines ständigen Gehetztseins (Diaspor D4)
antipathischer und sympathischer Seelenpol sind im Gleichgewicht und erlauben ein volles Identitätserleben; das Wollen wird denkend durchdrungen und hat sozialen Charakter	
Funktionell-prozessualer Bereich	
I	
Willensimpulsierung im Stoffwechselbe-	Atonien, Konstipation mit trockenen

reich: vermittelt zwischen Nerventätigkeit und Blutprozessen, d. h. läßt Nervenprozesse sich in Blutprozesse als funktionelle Willensimpulse verwandeln; plastizierendes Element; richtiger Tonus im Herz-Kreislaufbereich	Stühlen (Diaspor D4, Alumina D4); Lähmungen, Ataxien, Schwindel (Alumina D30); Herzstörungen mit schwachem Tonus (Kaolinit 0,1 % im Wechsel mit Orthoklas 0,1%, äußerlich)
II	
»Ent-Vegetabilisierung« der Stoffwechselprozesse; vermittelt zwischen chemischem Äther und Wärmeäther	Das Wasser entfällt den Lebensprozessen, die daher vertrocknen; Ödeme (Lapis sectilis D3); Sterilität (Alumen/Berberis comp.); Ovarialzysten (Mixtura Stanni comp.); Anosmie (Jaspis D20); sklerotische trockene Krankheitsprozesse, inbesondere im Senium; Sinusitis (Alumen chromicum D4); Heiserkeit der Sänger und Redner, Reizhusten bei trockenen Schleimhäuten bzw. mit Globusgefühl (Diaspor D6); Insektenstiche (Kaolinit 0,1% äußerlich); Nasenbluten (Orthoklas D15); Entzündungen, Prellungen, Verstauchungen (Kaolinit 0,1 % äußerlich); Verkrüppelung der Nägel (Gneis D4); Morbus Bechterew, Exostosen, Dupuytren Kontraktur (Lava D4, D6)
Konstitutioneller Bereich	
Dem Erdenelement zuzuordnende Konstitution	Mager, schwach, leicht fröstelnd, mit schwachem Hautturgor, trockener Haut, evtl. vorzeitig gealtertes Aussehen

Dosierung und Anwendung

Ampullen:	1mal täglich bis 2mal wöchentlich oder seltener 1 ml subcutan injizieren;
Dilutio, Pulvis:	tiefe Potenzen 3mal täglich 5–10 Tropfen bzw. 1 Messerspitze voll; hohe Potenzen 1mal täglich oder seltener;
äußerl. Flüssigkeit:	im Verhältnis 1:10 verdünnt (1 Teelöffel in 1/2 l Wasser) für Umschläge und Kompressen; bei Herzkompressen z. B. Kaolinit 0,1 % am Morgen und Orthoklas 0,1 % am Abend anwenden.

Acida

Säuren

Präparate

Acidum benzoicum	Dilutio D3, D6
Acidum hydrochloricum	Dilutio D3, D6
Acidum hydrofluoricum	Dilutio D6
Acidum lacticum	Ampullen D3 Dilutio D3
Acidum nitricum	Ampullen D6 Dilutio D3, D4, D6
Acidum phosphoricum	Dilutio D4
Acidum sulfuricum	Ampullen D6, D30 Dilutio D3, D6, D30

Charakterisierung und allgemeine Eigenschaften

Säuren entstehen durch Oxidation von Nichtmetallen und sind in ihren Eigenschaften wesentlich durch letztere geprägt. Es sollen daher erst kurz die Nichtmetalle charakterisiert werden. Nach Rudolf Steiner wirken sie im menschlichen Organismus u. a. als »Plastiker«, die einen gestaltenden, abrundenden Einfluß ausüben. Die strahlige Wirkung der Metalle wird von den Nichtmetallen im Organismus gestaut und aufgefangen.

Nach der Umwandlung in Säuren ist jedoch der kosmische Charakter der Nichtmetalle verändert – er erhält durch die Oxidation, durch das Irdischwerden eine zielgerichtete, vorwärtsdrängende Wirkung, ja Aggressivität. Rudolf Steiner führt weiter aus, daß die Säuren im menschlichen Organismus jene Kräfte ansprechen, die von hinten nach vorne wirken. Nach vorne sind vor allem die Sinne wie auch der Wille gerichtet. Zwischen diesen Bereichen wirken die Säuren vermittelnd, indem sie den Astralleib beleben und in Bewegung bringen. Das mit den Sinnen Aufgenommene kann dadurch verstärkt in entsprechende Willensimpulse umgewandelt werden.

Dabei zeigen die verschiedenen Säuren unterschiedliche Wirkungsrichtungen. Die sogenannten »blassen Säuren« – so bezeichnet, weil sie insbesondere bei Patienten wirken, die einen blassen Eindruck machen – sprechen vor allem den Sinnes- und Bewußtseinspol an. Dies sind die Säuren Acidum phosphoricum, Acidum hydrochloricum, Acidum nitricum. Die »roten Säuren« dagegen – sie werden so genannt wegen des vitalen Aussehens der betreffenden Patienten – haben insbesondere eine Beziehung zum Willens- und Stoffwechselpol. Die beiden Säuren Acidum sulfuricum und Acidum hydrofluoricum fallen hierunter. Auf welche Organsysteme und Funktionsbereiche die Säuren im einzelnen wirken, wird durch das jeweilige Nichtmetall bestimmt. Im folgenden Abschnitt sind die Hauptrichtungen in der therapeutischen Anwendung der einzelnen Säuren aufgeführt.

Therapeutische Anwendungsgebiete

Acidum benzoicum:	subakuter und chronischer Gelenkrheumatismus;
Acidum hydrochloricum:	Anregung der Verdauungstätigkeit im Magen;
Acidum hydrofluoricum:	Erkrankungen von Knochen, Bindegewebe, Lymphdrüsen, Venen, Haut;
Acidum lacticum:	zur Erhöhung der Reaktionsfähigkeit, z. B. bei ungenügender Temperatur;
Acidum nitricum:	Schleimhautentzündungen, Geschwüre; Nierenfunktion wird intensiviert
Acidum phosphoricum:	neurasthenische Erschöpfung;
Acidum sulfuricum:	Erkrankungen von Bronchien, Magen, Gelenken, Gefäßnerven, Genitalsphäre, multiple Sklerose.

Dosierung und Anwendung

Ampullen:	2mal wöchentlich bis 1mal täglich 1 ml subcutan;
Dilutio, Pulvis:	tiefe Potenzen 3mal täglich 5–10 Tropfen bzw. 1 Messerspitze voll; hohe Potenzen 1mal täglich 5–10 Tropfen bzw. 1 Messerspitze voll, eventuell auch seltener.

Pflanzliche Heilmittel

> Man wird da über das empirische, rein probierende Suchen hinauskommen, und man wird wirklich ganz rationell durch Parallelisieren der menschlichen Organkräfte mit den Kräften der Pflanzenwelt aufsteigen können zu einer Rationalisierung der Pflanzentherapie.
> **Rudolf Steiner (GA 156, Vortrag v. 13. 12. 1914)**

Ein besonders für den Laien faszinierender Heilmittelbereich sind die Heilpflanzen. Die »Sprache der Pflanzen« verstehen die meisten Menschen. Möchten wir jemandem eine Freude bereiten, schenken wir ihm Blumen und müssen dabei nicht erst erklären, was sie zu bedeuten haben. Auch wenn Heilpflanzen nicht eben typische Pflanzen sind, die wir zum Blumenstrauß binden würden, so kann doch der Naturfreund gerade an ihnen etwas von den wunderbaren Beziehungen zwischen Natur und Mensch erleben. – Mit der einfachsten Anwendung von Heilkräutern – als Tee – sind wohl die meisten Menschen vertraut.

Will man die therapeutische Beziehung der Heilpflanzen zum Menschen verstehen, muß man sich zunächst einige grundsätzliche Aspekte bewußt machen. Die Pflanze ist im Gegensatz zu den Metallen und Mineralien dadurch charakterisiert, daß sie bereits auf der Stufe des Lebendigen steht. Sie verändert sich fortwährend in ihrer Gestalt, sie zeigt Wachstum, Vermehrung und Absterben. Sie ist somit einem bestimmten Zeitenlauf unterworfen, was Ausdruck ist der in ihr wirkenden lebendigen Kräfte, die wir »Ätherleib« oder auch »Bildekräfteleib« nennen.

Wie können wir das Wirken des Ätherleibes bei der Pflanze studieren? Dies geschieht durch das lebensvolle Erfassen folgender Aspekte der Pflanze: Besonderheiten des Standortes, für den Aufbau beanspruchte Elemente, Bildung von Stoffen und Stoffkombinationen, bevorzugtes Klima, Hineinstellen in den Jahreslauf, Art und Weise des Entfaltens im Keimen, Wachsen und Fruchten, Gestaltung und Gestaltwandel (Metamorphose), Farben und Düfte, Beziehung zum Licht.

Wie der Mensch sein Schicksal hat, so hat jede Pflanze ihre Bestimmung. Diese zeigt sich in der Art und Weise, wie sie in das Kräftewirken von Erde und Kosmos hineingestellt ist und wie sich diese Polarität in ihr auswirkt. Mit der Wurzel ist die Pflanze fest mit der Erde verbunden und setzt sich durch sie mit dem Boden und dem Wasser auseinander. Im Blattbereich verarbeitet sie Wasser, Luft und Licht und gestaltet dadurch den Übergang zur Blüte. Mit der Blüte ist sie ganz dem Licht und der Wärme hingegeben; hier öffnet sich sich ganz dem Kosmos.

In der Wurzel herrscht höchste Vitalität. Gegen die Blüte zu nimmt diese ab, und zwar in dem Maße, als die Pflanze aus dem Erdboden und Wassergrund heraus zum Licht strebt. In der Blütenregion ist die Pflanze gewissermaßen von seelischem Leben umweht und mitgestaltet, hier steht sie immer in einer Auseinandersetzung von Ätherisch-Lebendigem und Astral-Bewegtem. Auf den Menschen übertragen, bedeutet dies das Pendeln zwischen Gesundendem und Krankmachendem.

Jede Pflanzenart gestaltet die Ausrichtung zwischen Erde und Kosmos gemäß ihrer Eigenart. Diese Eigenart zu erforschen bedeutet, das Wesenhafte einer Pflanze und damit ihre möglichen Heileigenschaften zu erkennen.

Erste wesentliche Entdeckung auf diesem therapeutischen Erkundungsgang: Mensch und Pflanze sind ihrem Wesen nach in diametraler Weise zwischen Erde und Kosmos ausgerichtet. So entspricht die Blüte der Pflanze in ihren Qualitäten dem Stoffwechselpol des Menschen, während die Wurzel zu seinem Kopfpol in Beziehung steht. Dementsprechend wirken Wurzelpräparate vor allem auf die Sinnes-Nervenprozesse, Blütenpräparate dagegen auf die Stoffwechselprozesse im Menschen. Der rhythmische Bereich des menschlichen Organismus wird insbesondere von Blattpräparaten angesprochen, gemäß der Grundbeziehung des Geschehens im Blatt der Pflanze und im rhythmischen System des Menschen. In der anthroposophischen Medizin enthalten daher Heilmittel, die auf die Verdauungsorgane wirken sollen, häufig Blütenauszüge (z.B. von Kamille, Wermut, Mariendistel, Schafgarbe). Präparate, die auf die Prozesse im Kopf wirken sollen, enthalten Wurzelzubereitungen (z. B. von Eisenhut, Arnika, Tollkirsche, Alraune). Und Medikamente, die auf die rhythmischen Prozesse in Atmung, Kreislauf usw. wirken sollen, enthalten meist Blattpräparate (z. B. von Maiglöckchen, Fingerhut, Lungenkraut, Melisse, Weißdorn).

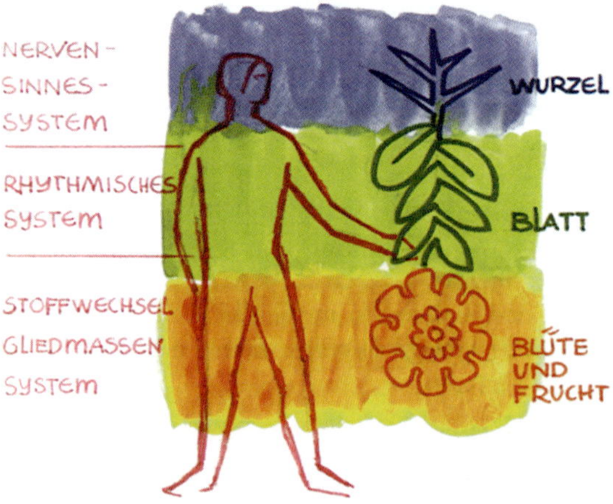

Die dreigegliederte Pflanze und der dreigegliederte Mensch.

Eine weitere wichtige Entdeckung ermöglicht in besonderem Maße ein Verständnis für die therapeutische Beziehung einer Heilpflanze zum Menschen. Jedermann fühlt sich durch eine schön blühende und/oder aromatisch duftende Pflanze angenehm berührt. In der menschlichen Seele werden in spezifischer Art durch die Pflanzen Empfindungen hervorgerufen. Daher können Pflanzen auch als äußeres Bild für bestimmte seelische Prozesse angesehen werden. Pflanzen weisen immer – als Heilmittel verarbeitet ganz besonders – eine innere Beziehung auf zum Seelischen des Menschen in seinen Auswirkungen auf die Lebenskräfte.

Baumpräparate können wir nicht unter dem Aspekt der Dreigliederung betrachten, sondern unter dem Aspekt der Polarität. Nach Rudolf Steiner stellt der Holzstamm eine Ausstülpung des Wurzelbereiches dar. Dadurch erscheint der mittlere Blattbereich in den oberen Blütenbereich hineingeschoben, und es entsteht die Polarität von Stamm und Krone. Entsprechend werden keine Wurzelpräparate von Bäumen therapeutisch verwendet, sondern allein aus dem Stamm- oder Kronenbereich. Die therapeutische Wirkung der Bäume muß daher unter einem anderen Gesichtspunkt als bei Kräutern verstanden werden. Die Polarität von Stamm und Krone entspricht im Menschen der polaren Gestaltung in periphere und zentrale Organisation. Hiermit hängen Ausscheidungs- und Abgrenzungsprozesse zusammen; vor allem auf diese wirken daher Baumpräparate.

Algen/Flechten/Pilze

Vaucheria

Vaucheria DC. species (Süßwasseralge)

Präparate

Vaucheria	Ampulllen D6
	Dilutio D3, D10

Charakterisierung und allgemeine Eigenschaften

Die Algen repräsentieren in der Evolution die erste Entwicklungsstufe des Pflanzenwesens. Sie wurzeln noch nicht, wie höhere Pflanzen, im Erdengrund, können auch noch nicht in den hellen Luftraum eindringen und haben keine Blüten. Sie werden vom Wasser getragen, so daß sie selber noch keine Festigkeit entwickeln müssen. Nährsalze entnehmen sie direkt dem sie umflutenden Wasser und weisen dementsprechend keine Leitbündel auf. Sie sind also ganz von den Kräften ihrer Umwelt geprägt und werden von diesen getragen.

In ihrer Substanzbildung geschieht jedoch ein entscheidender Schritt zur Eigenständigkeit. Durch die Verinnerlichung des Lichtes – ein Vorgang, der evolutiv zum ersten Male bei den Algen auftritt – vermögen sie selbständig Eigensubstanz zu bilden. Das Chlorophyll ermöglicht es den Algen, Licht in Substanz umzuwandeln. Hierbei entsteht auch die Vielfalt von Gestaltungen und Farben, die die Algen auszeichnen.

Als Heilmittel kann die Alge im Kind die Kräfte ansprechen, die es in seiner Entwicklung zur körperlichen Eigenständigkeit fördern. Sie ist ein Heilmittel für Phasen in der Entwicklung, wo sich die höheren Wesensglieder mit den Vererbungskräften auseinandersetzen müssen und die Körperlichkeit selbständig durchzugestalten beginnen. Der Kampf zwischen den Vererbungskräften als Übernommenes und der neu sich entwickelnden Eigenständigkeit im Körperlichen führt zu Stoffwechselstörungen mit Hautausschlägen und fördert die Verbreitung bestimmter Erreger, so daß z. B. Scharlach auftritt. Unter den oben geschilderten Gesichtspunkten kann die Alge Vaucheria als hierzu verwandter Naturprozeß auf pflanzlicher Stufe angesehen und therapeutisch eingesetzt werden.

Therapeutische Anwendungsgebiete

Adjuvans – bei der Behandlung von Scharlach sowie zur Nachbehandlung (Vaucheria D3);
Ekzeme, Furunkulose, Akne juvenilis (Vaucheria D6 morgens, Quarz D20 abends);
Angina tonsillaris, Tonsillar-Abszeß, Sinusitis (Vaucheria D3); Epilepsie (Vaucheria D6 Inj.).

Dosierung und Anwendung

Ampullen:	2mal wöchentlich bis 1mal täglich 2ml subcutan injizieren;
Dilutio:	3mal täglich 5–10 Tropfen.

Lichenes

Flechten

Präparate

Cetraria islandica	Ampullen D3
	Dilutio D2
Cetraria praeparata	Ampullen St 2, St 3, St 4
Lac Taraxaci D10/	
Parmelia D10 aa	Ampullen
Lichenes comp.	Sirupus
Parmelia	Dilutio D10
Sticta	Dilutio D2, D3

Charakterisierung und allgemeine Eigenschaften

Mit den Flechten betritt – evolutiv betrachtet – in urfernen Zeiten das Pflanzenwesen die feste mineralische Erde. In der Flechtenbildung haben sich Alge und Pilz in Symbiose vereinigt und lassen ein Pflanzenwesen entstehen, welches gegenüber den Pilzen und Algen neue Eigenschaften aufweist. Die licht- und feuchtigkeitsliebende Alge und der eine dämmerig-feuchtmoderige Umgebung liebende, saprophytische Pilz verbinden sich in der Flechte zu einer Pflanze, die in unwirtlichsten Bedingungen, an der Grenze der Existenzmöglichkeit, leben kann und hier für andere Lebewesen Leben erschließt.

Evolutiv entstehen mit den Flechten zum ersten Male Pflanzen mit Eigenformen in großer Vielfalt. Es gibt Flechten, die wie farbige Staubschwaden wirken, von fadenförmigem oder blattartigem Aussehen, in Krustenform, strauchartig und vieles mehr. Doch sind diese Formen noch keinen Gestaltungskräften, welche erst die Pflanze zu einer charakteristischen, in sich geschlossenen Einheit prägen, untergeordnet. Flechten können daher meist an ihrer Form nicht eindeutig bestimmt werden, viel wichtiger ist dagegen ihr jeweiliger, spezifischer Chemismus. Bei den Flechten ist die Form also noch nicht dem pflanzlichen Chemismus übergeordnet, wie dies bei den höheren Pflanzen der Fall ist.

Die chemischen Kräfte der Flechten sind ganz der irdisch-mineralischen Erde zugewandt. Durch die spezifischen Flechtensäuren können die Flechten die härtesten Gesteinsunterlagen wie Kalk, Schiefer oder Granit auflösen und dem Leben erschließen. Durch reichliche Ausbildung von Schleimstoffen wehren sie sich gegen eigene Verhärtungstendenzen infolge reichlicher Aufnahme von Mineralstoffen. So anspruchslos sie ihrer Lebensgrundlage gegenüber auch sind, so empfindlich sind sie jedoch gegen Luftverschmutzung; Schwefeldioxyd und Schwermetalle in der Luft, schon in kleinsten Mengen, zerstören sie.

Wie bereits erwähnt, können viele Flechten nicht an ihrer Form, sondern allein an ihrem Chemismus identifiziert werden. Die Flechten beinhalten den Prozeß eines Werde-Chemismus, der noch nicht durch die übergeordneten Gestaltungskräfte dem Prinzip des ständigen Abbaus und des Vergehens unterliegt, wie dies bei Lebewesen – Pflanzen, Tieren, Menschen – normalerweise der Fall ist. Die chemischen Werdekräfte führen bei den Flechten jedoch nicht zur Bildung einer wuchernden Pflanze, sondern werden sogleich ausgeglichen durch Kräfte, die eine Art Zeitlosigkeit bewirken. Die Flechte wächst extrem langsam, richtet sich auch kaum nach dem Jahreslauf. Ihre Form erlangt so fast den Charakter der Beständigkeit, wie er dem Mineralreich eigen ist. Die Zeitwelt des Werdens und Vergehens wird hier nicht in die Raumeswelt übergeführt, sondern von vornherein durch eine fast zeitlose Beständigkeit überwunden. Das Wuchernde beider Pflanzen, der Algen und der Pilze, wurde bei den Flechten also in extreme Überlebensfähigkeit verwandelt.

Therapeutisch werden die Flechten beim Menschen dort eingesetzt, wo Stoffwechselprozesse verselbständigt sind und zu schnell verlaufen, ohne daß hierbei die Ich-Organisation beteiligt ist und z. B. Fieber als Abwehr verursachen könnte. Solche Störungen führen entweder zu übermäßigem Abbau, Abmagerung, versteckten Entzündungen, Schwäche oder zu Wucherungen, z. B. zum Sarkom. Flechten werden vor allem bei Erkrankungen der Lunge, als Wundheilmittel und bei Hauterkrankungen sowie unterstützend beim Sarkom eingesetzt.

Therapeutische Anwendungsgebiete

Bronchitis (Lichenes comp., Sticta D2, D3);
Hauterkrankungen, Ekzeme (Lac Taraxaci D10/Parmelia D10 aa);
unterstützend bei der Sarkombehandlung (Cetraria praep.)

Dosierung und Anwendung

Ampullen:	3mal wöchentlich bis 1mal täglich 1 ml subcutan injizieren;
Dilutio, Sirupus	3mal täglich 5–10 Tropfen bzw. 1/4 Teelöffel voll.

Agaricus muscarius

Amanita muscaria (L. ex. Fr.) Hook, (Fliegenpilz) Fruchtkörper

Agaricus bulbosus

Amanita phalloides (Vaill. ex. Fr.) Sesr. (Grüner Knollenblätterpilz) Fruchtkörper

Amanita caesaria

Amanita caesaria (Scop. ex. Fr.) Pers. ex. Schw. (Kaiserschwamm) Fruchtkörper

Präparate

Agaricus muscarius	Ampullen D6, D30
	Dilutio D3, D4, D6, D10
Agaricus comp.	Ampullen
Agaricus comp./Phosphorus	Ampullen
Agaricus muscarius D4/	
Mygale avicularis D5/	
Stramonium D3	Dilutio
Mygale comp.	
(Choleodoron)	Dilutio
Agaricus bulbosus	Ampullen D6, D30
	Dilutio D3, D10
Amanita caesaria	Ampullen D6

Charakterisierung und allgemeine Eigenschaften

In den Pilzen vereinigen sich die Kräfte der Wurzel mit denen der Fruchtbildung unter Auslassung des mittleren grünen Pflanzenbereiches, also des eigentlich Vegetativen; den Pilzen fehlen Blatt, Blüte und Duft. Die Wurzel der Pilze gestaltet sich in einem unterirdischen, im Nachtdunkel des Erdbodens wuchernden Fadengeflecht, aus dem im Herbst für kurze Zeit der gebuckelte Sporenträger am Tageslicht erscheint. Der ganze Pilz ist nach dem Fadenprinzip, also nach dem Prinzip seiner Wurzel, aufgebaut. Wie überhaupt die Wurzel die Dunkelheit der Erde bevorzugt, so meidet auch der Pilz das Licht. Allein der Sporenträger dringt ans Tageslicht, lebt jedoch nur kurze Zeit und verfault bald. Während seiner kurzen Lebenszeit am Lichte bildet selbst der Sporenträger kein Grün-Blatthaftes aus, sondern setzt das Wurzelprinzip fort.

Hierbei wird nun ein zweites, neues Prinzip sichtbar, welches in der äußeren Form des Pilzes seinen Ausdruck findet. Im oberirdischen Teil, also im Sporenträger, nimmt der Pilz äußerlich runde, abschließende Formen an, die an die Fruchtbildung höherer Pflanzen erinnern. Bestimmte Pilze sind auch fast wie Früchte genießbar; sie haben in der Substanzbildung eine gewisse Reifung erlangt. So wie die abrundende kugelbildende Form des Sporenträgers jedoch als etwas äußerlich Auferlegtes erscheint und nicht innerlich Errungenes ist, führt auch die Substanzbildung sozusagen nur eine äußerliche Reifung durch. Dies bedingt bei vielen Pilzen die Giftbildung, wodurch auch deutlich wird, daß sie insgesamt zu stark in den Bereich des Seelenhaften, das die Pflanzen üblicherweise nur im Blütenbereich berühren, eintauchen. Sie bilden nicht nur stickstoffhaltige giftige Substanzen, sondern auch solche, die sonst nur im Tierreich anzutreffen sind, nämlich Chitin bei den Insekten und Bufotenin bei den Kröten.

Die charakteristische Vereinigung extremer Bereiche unter Umgehung der eigentlichen pflanzlichen Mittelstellung zwischen irdischen und kosmischen Kräften erfordert die allein abbauende Tätigkeit des Pilzes. Seine Nahrung sind die in Verwesung befindlichen oder noch lebenden Körper anderer Organismen. Durch ihren Abbau bewirkt er, daß organische Substanzen wieder in den engeren Bereich der Erde hineingezogen werden.

Die charakteristische Verbindung des Fruchtprinzips mit den Wurzelkräften im Erdbereich ergibt eine bestimmte Beziehung zum Menschen. Krankheitsbilder, wo das höchste Wesensglied des Menschen, die Ich-Organisation, nicht oder zu schwach auf die unteren Wesensglieder wirkt und in seiner Eigengesetzlichkeit im Seelischen verhaftet bleibt, ist der therapeutische Wirkensbereich der Pilze. Bei diesen Krankheitsbildern kann der Astralleib z. B. nicht richtig in die Bewegungsphysiologie eingreifen. Es können choreatische und epileptische Zustände auftreten. Auch Gehirnreizungen und entsprechende Folgezustände werden von Agaricus angesprochen. Die Pilze bewirken als Heilmittel, daß zwischen dem oberen zentralen Nervensystem und dem unteren vegetativen Nervensystem des Menschen wieder eine reguläre Verbindung und ein Ineinanderwirken möglich wird.

Wirksamkeitsbereiche und therapeutische Anwendungsgebiete

Geistig-seelischer Bereich

Störungen und Zurückbleiben der geistigen Entwicklung, späte Entwicklung der Kinder beim Gehen und Sprechen (Agaricus muscarius D6); geistige Ermüdungszustände, intellektuelle Überforderung (Agaricus muscarius D6); Angst, an einer schweren

Krankheit, z.B. insbesondere an Krebs, zu erkranken; Verwirrungszustände mit Schwatzhaftigkeit und Lachzwang, Rauschzustände, exaltierte Phantasien, Trinksucht

Funktionell-prozessualer Bereich

I

Kopfschmerzen bei Schülern und Studenten, Einnässen bei Absenzen, unwillkürlicher Urinabgang, Blasenlähmung, Angina pectoris, Reizwirkung auf Parasympatikus, Blässe, heiße und kalte Schweiße, Wallungen, Hyperkinesien (Agaricus muscarius D12); Zuckungen z. B. des Kopfes, nervöse Erregungszustände (Agaricus muscarius D30)

II

Encephalitis leth. (Agaricus bulbosus D6, D30); Knochentuberkulose, Osteomyelitis (Agaricus comp.); Osteoporose (Agaricus comp./Phosphorus); Lähmungen, Epilepsie (Agaricus muscarius D10); diffuse Parästhesien, Multiple Sklerose, Parkinson Krankheit (Agaricus bulbosus D3); Frostbeulen (Agaricus muscarius D10)

Konstitutioneller Bereich

Mongoloide Kinder (Agaricus muscarius D6)

Dosierung und Anwendung

Ampullen:	2mal wöchentlich bis 1mal täglich 1 Ampulle subcutan injizieren;
Dilutio:	3mal täglich 5–10 Tropfen, höhere Potenzen 1mal täglich 5–10 Tropfen und seltener.

Secale cornutum

Sklerotien des Pilzes Claviceps purpurea Tulasne; Wirtspflanze Roggen. »Mutterkorn«

Präparate

Secale cornutum	Ampullen D6 Dilutio D3, D6, D20, D30

Charakterisierung und allgemeine Eigenschaften

Die Sporen des Mutterkornpilzes keimen auf dem Blütenboden bestimmter Gräser, vor allem des Getreides, z. B. Roggen, und reifen – genährt durch den für die Samenbildung bestimmten Substanzstrom – selbst wie ein mächtiges Korn mit den übrigen Samen heran. Üblicherweise leben die Pilze in der Erde, vor allem im Wurzelbereich der Pflanzen. Bei Secale cornutum ist es also ganz anders: Es entwickelt sich im sonnenhaften Samenbereich der Pflanze und besetzt es mit schwarzen Flecken. Secale cornutum stellt sich hier gleichsam vor das Licht, welches im Getreidesamen in besonderem Maße verinnerlicht wird. Dies kann als Signatur für die therapeutische Wirkung von Secale cornutum angesehen werden.

Die Pilze sind – nach Rudolf Steiner – zwischen dem Pflanzen- und Tierreich stehengebliebene »Mondenbildungen«, d. h. eine Tierpflanze des alten Mondes. Das parasitäre Wachstum im Fruchtknoten des Getreides zeigt ebenso wie die Alkaloidbildung das halb vegetabile und halb animalische Leben des Pilzes an. Die Pharmakologie von Secale cornutum weist in ihrer Phänomenologie darauf hin, daß das Mutterkorn einen pathologischen Nervenprozeß im Blutbereich bewirkt: Das Wirken des Nerven-Form-Impulses entsteht an falscher Stelle, nämlich vor allem im unteren Menschen. Die äußeren Formimpulse des Kopfes – die unsere inneren Mondenkräfte darstellen – wirken im unteren Menschen, ohne daß die Lichtätherkräfte vom Kopf aus ebenfalls nach dem unteren Menschen in genügendem Maße hinwirken können. Dadurch entsteht keine verbindende Licht- und Wärmeregulation zwischen Sinnesnerven- und Stoffwechsel-Gliedmaßen-System. Es kommt zu einem Dauerspasmus der Gefäße. Die Uterusmuskulatur, die als eigentliches Mondenorgan eine spezifische Beziehung zu dieser Mondenpflanze hat, kommt zur Dauerkontraktion. Durchfälle, Erbrechen und allgemeine Krämpfe sind schließlich die Symptome eines in das Stoffwechsel-Gliedmaßen-Gebiet verlagerten Nervengeschehens. Insgesamt kann dies als ein Ausdruck einer zu starken Verbindung astralischer Kräfte mit dem Lebensäther angesehen werden.

Mit Secale als Heilmittel werden die höheren Wesensglieder in ihrer Verbindung mit dem Licht- und Wärmeäther wieder stärker in den Stoffwechselbereich hineingeführt. Während dies bei Agaricus im Nervensystem über das vegetative Nervensystem geschieht, verläuft dies bei Secale über eine engere Beziehung zum Blutsystem. Als Pseudo-Blutprozeß hat Secale eine direkte Beziehung zu den Wärmeprozessen des Blutes, während Agaricus das Salartig-Wurzelhafte in den Vordergrund stellt und damit eine engere Beziehung zum Nervensystem hat.

Therapeutische Anwendungsgebiete

Geistig-seelischer Bereich

Angst, Todesfurcht; schizophrenieartige Zustände mit katatonen und paranoiden Zuständen, Willenslähmung

Funktioneller Bereich

Migräne, Raynaudsche Krankheit, Krampfwehen, spasmophile Diathese

Prozessualer und organischer Bereich

Bürgersche Krankheit, Arteriosklerosis obliterans, cerebrale Arteriosklerose, essentielle und arteriosklerotische Hypertonie, Parästhesien, Paresen; Dysmenorrhöe, Menorrhagie

Dosierung und Anwendung

Dilutio: 3mal täglich 5–10 Tropfen.

Bärlappgewächse/Farne/Schachtelhalme

Die Bärlappgewächse, die Farne und die Schachtelhalme gehören zusammen zur Gruppe der Farngewächse. Sie sind noch nicht dreigegliedert in Blüten-, Blatt- und Wurzelbereich wie die höheren Pflanzen: Blüte und echte Wurzel fehlen ihnen. Sie zeigen vielmehr in ihrer Gestaltung und Entwicklung durchgehend Motive der Zweiheit, z. B. von Stengel und Blatt, von getrennter generativer und vegetativer Phase, von vertikalem und horizontalem Wachstum. Die heutigen Bärlappgewächse, Farne und Schachtelhalme sind winzige Reste einer großen Pflanzenklasse, die in der Mitte der Lemuris, der Karbonzeit, ihre größte Ausbreitung hatte und riesige Baumgestalten bildete. Die Kohlenbildung in der Erde ist mit dieser Pflanzenklasse verbunden. Was an Licht und Wärme in der Kohle sozusagen gespeichert vorliegt, kann als Teil ihrer Bildung angeschaut werden und muß für das therapeutische Verständnis dieser Pflanzen als prozessualer Licht- und Wärmeaspekt mit einbezogen werden.

In der Evolution des Pflanzenreiches vollführen die Bärlappgewächse, z. B. Lycopodium, den ersten Schritt, das Wasserreich zu verlassen, um sich mit der festen Erde zu verbinden und sich im freien Luftraum auszubreiten. Die evolutiv vorausgehenden Algen, die noch ganz im Wasser leben und von diesem Element voll getragen werden, stellen allein flächenhafte Blattausbreitungen dar. Bei Lycopodium ist nun das Blattelement stark zurückgezogen, dafür bildet sich zum ersten Male die zentrale Achse; beim Farn tritt dann die Blattgestaltung und teilweise Aufrichtung auf; und beim Ackerschachtelhalm schließlich wird die volle Aufrichtung und durchgehende Stengelgestaltung vollzogen. Stengel beim Ackerschachtelhalm, Blätter bei den Farnen und gleichsam Blütenstände bei den Bärlappgewächsen sind hier als Vorläufer für den Sproß der höheren Pflanzen veranlagt, und zwar jedes für sich.

Mit den Farngewächsen vollzieht sich die Geburt des Rein-Pflanzlichen. Die vegetativen Teile sind bereits in das Lichtelement eingegliedert, ja, sie tasten sich motivmäßig an die ersten Vorstufen der Blüten heran. Gleichzeitig aber stößt das Farngewächs alle ihm noch anhaftenden niederen Fortpflanzungsprozesse nach unten ab. Es setzt sie mit dem Prothallium aus sich heraus. Das Astralische, welches hier die Pflanzen umschwebt und somit keine Blüten, Farb- und Duftbildung bewirkt, ist dagegen direkt am Prozeß des Prothalliums und der Spermatozoidbildung beteiligt. Astralität und Ätherisches wirken bei den Farngewächsen getrennt.

Diese Aufspaltung in zwei getrennte Entwicklungsphasen beinhaltet einen kardinalen Wendepunkt in der Entwicklung der Pflanzenwelt. Pflanzen- und Tierreich beginnen getrennte Wege zu gehen, bzw. treten als solche zum ersten Male in ihren Vorstufen auf.

Entsprechend ist die therapeutische Wirkung der Farngewächse dort vor allem zu sehen, wo im Stoffwechsel Scheidepunkte geschehen, wie in der Verdauung, im Leberstoffwechsel und in der Nierentätigkeit. In der menschlichen Entwicklung entsprechen die Farne dem Geschehen im Menschen, wo er sich als etwas von der Umwelt Getrenntes, Selbständiges und Einzigartiges erlebt; eine Scheidung im seelischen Erleben von Innenwelt und Umwelt wird durchgeführt. Die physiologischen Grundlagen dieses Prozesses liegen in Leber-, Nieren- und Verdauungsstoffwechsel, die somit bei Störungen durch Farngewächse therapeutisch beeinflußt werden können.

Lycopodium

Lycopodium clavatum L. (Bärlapp)
– getrocknete Sporen

Präparate

Lycopodium	Ampullen D3, D30
	Dilutio D3, D4, D6, D30
	Globuli D3, D6, D10

Charakterisierung und allgemeine Eigenschaften

Wie bei seinen Verwandten, den Farnen und den Schachtelhalmen, so steht auch bei Lycopodium die Entwicklung und der Habitus unter dem Motiv der Zweiheit. Zwei verschiedene Elemente sind beim Bärlapp neu in Beziehung zueinander getreten. In der Gestaltung zeigt Lycopodium mit den anderen Farnen die Zweiheit von Achse (Stengel) und Blatt, von Zentrum und Peripherie und in der Entwicklung die Trennung von vegetativer und generativer Phase. Im Gesamthabitus zeigt Lycopodium die horizontale, kriechende Phase beim vegetativen Sproß und die vertikale Aufrichtung bei den Sporenträgern. (Die Farne bleiben durchgangs in der schrägen Aufrichte, während dann bei Equisetum der Gesamthabitus einer vertikalen Raumesordnung ausgerichtet ist). Beim Bärlapp ist zudem noch die dichotome Verzweigung auffällig.

In der Evolution des Pflanzenreiches vollzieht Lycopodium den ersten Schritt, das Wasserreich zu verlassen und sich auf der festen Erde und im freien Luftraum auszubreiten. Die evolutiv vorausgehenden Algen, die noch ganz im Wasser leben und von diesem Element voll getragen werden, stellen allein flächenhafte Blattausbreitungen dar. Bei Lycopodium ist nun das Blattelement stark zurückgezogen, dafür tritt hier zum erstenmal die zentrale Achse auf. Die langen schmalen und haarförmig auslaufenden Blätter des Lycopodium erinnern in ihrer Form an die Zusammenziehung der Laubblätter (Hochblätter) vor dem Übergang zur Blütenbildung. Der Sproß des Bärlapps kriecht suchend am Boden entlang und erreicht so beträchtliche Längen; er wächst fortlaufend weiter ohne Gestaltwandel, wenn von den dichotomen Verzweigungen abgesehen wird. Es findet also keine Metamorphose statt, sondern allein eine fortlaufende assimilative Verlängerung des Sprosses. Dieser radiär zusammengezogene hinkriechende Sproß bekommt erst durch den Impuls zur Bildung des aufrecht stehenden Sporenträgers eine neue Ausrichtung und erreicht nun seinen Abschluß.

Die Sporen von Lycopodium werden zur Heilmittelherstellung verwendet. In der Entwicklung der Pflanze bleiben die Sporen ca. 7 Jahre lang in der Erde und bilden dann erst einen Vorkeim, das sogenannte Prothallium. Dieses liegt in der Erde und braucht wieder viele Jahre, bis die Pflanze entsteht. Die Entwicklung von Lycopodium ist also von der Erde geprägt. Sie ist langsam, schwerfällig und vollzieht sich als kriechender Sproß, mit dem Erdhaften verbunden. Mit dem Impuls der Sporenbildung geht die Pflanze jedoch in die Aufrichte über, und die Sporen selber stellen gespeicherte Wärme und Licht dar. Sie sind sehr fetthaltig und weisen einen hohen Aluminiumgehalt auf – Aluminium als terrestrischer Repräsentant des Lichtes kann als Signatur dieser Pflanze angesehen werden. Beim Anzünden der Sporen entfalten sie wegen ihres Aluminiumgehaltes ein helles blendendes Licht.

Als Naturprozeß sprechen die Bärlappgewächse die assimilativen, vegetativen Prozesse an, wie sie vor allem charakteristisch im Leberstoffwechsel auftreten. Wenn diese Prozesse zu starken Eigengesetzmäßigkeiten unterliegen und das Sinnesmäßig-Ichhafte zu wenig in diesen Stoffwechsel eintaucht und ihn somit nicht genügend durchwärmt, dann stellt Lycopodium in seiner Sporenbildung hierzu das verwandte Gegenbild dar. Es ist ein pflanzliches Konstitutionsmittel für die Leber. Die Leber, in welcher die Erdenstoffe, die durch die Nahrung aufgenommen werden, wahrgenommen, empfangen und verwandelt werden, bildet die ätherische Grundlage für den Organismus und seine Gestalt. Das Ätherische muß von den oberen Wesensgliedern aufgenommen und verwandelt werden. Dies gibt den vegetativen Prozessen die notwendige Leichte und Begrenzung. Verfolgen die Leberprozesse ihre Eigengesetzlichkeit, und können die höheren Wesensglieder die vegetativen Prozesse nicht zur Verinnerlichung in der Leber weiterführen, dann kommt es zu den verschiedensten Lebererkrankungen, und auch Nierenstörungen können als Folgeerkrankung auftreten. Den Nieren werden vom Blut nicht genügend zur Verinnerlichung oder Ausscheidung vorbereitete Stoffe zugefügt, wodurch sie überlastet werden.

Zum Verständnis der Wirkung von Lycopodium ist die Kenntnis einer weiteren Funktion der Leber von besonderer Bedeutung. Die Leber übt selber eine Vermittlerfunktion zwischen oberem und unterem Pol aus, indem sie die Umwandlung der Vorstellungen in den Willen und die entsprechenden Ausführungen befeuert und mit Egoität durchzieht. Der Mensch wird so erst voll handlungsfähig; er kann geistesgegenwärtig Handlungen unverzüglich ausführen. Die Glieder erhalten durch diese Funktion der Leber ihre Flinkheit und Geschicklichkeit. Auf der anderen Seite entsteht nach Rudolf Steiner durch die Gliedmaßenbewegung die Fähigkeit zur Phantasie. Bestehen Störungen im Leberbereich, dann fehlt die Flinkheit und Geschicklichkeit. Es können Willenshemmungen auftreten, infolgedessen trocknet dann auch die Phantasie, die Lebendigkeit des Denkens, aus.

In diesen Fällen kann Lycopodium als Heilmittel dienen und als entsprechender Prozeß auf der pflanzlichen Naturstufe angesehen werden. Bisher wirkte das Licht nur von außen, nun wird die Pflanze selber aufs intensivste von Lichtkräften durchzogen; die terrestrische Substanz wird dadurch selbst durchlichtet. In den Sporen von Lycopodium tritt der entsprechende Prozeß als Naturvorgang auf. Das Schwere, Langsame und Erdgebundene der Pflanze erfährt in der Sporenbildung einen vertikalen Leichteprozeß. In den lichthaften und wärmehaften Sporen erfährt dieser seinen Höhepunkt und Abschluß.

Rudolf Steiner hat Lycopodium bei zu starker ISCADOR-Wirkung empfohlen. Bewirkt ISCADOR eine zu starke entzündlich-auflösende Reaktion, dann wirkt Lycopodium durch Anregung der ätherischen Gestaltungskräfte der Leber diesem Prozeß entgegen.

Wirksamkeitsbereiche und therapeutische Anwendungsgebiete	
Gesunde, ausgeglichene Lycopodium-Prozesse und ihre Wirksamkeitsbereiche	Krankhafte, einseitige Lycopodium-Prozesse, bei denen Lycopodium-Präparate therapeutisch eingesetzt werden können
Seelisch-geistiger Bereich	
Analytisches wie auch phantasievolles kozeptionelles Denken; geistesgegenwärtig; mutig, zuversichtlich; initiativ; »Macher«, Politiker, Jurist; flink, beweglich, fleißig	Unsicher, Selbstzweifel; Selbstüberhebung, Geltungsdrang; feige; autoritär, diktatorisch; verträgt keinen Widerspruch; Misanthrop, mißtrauisch, reizbar; hastig; altklug; arbeitswütig oder keine Lust zum Arbeiten; Wahnideen; Stottern, Schreibfehler; Willenshemmungen
Funktionell-prozessualer Bereich	
I	
Vorstellungen und Wille stimmen überein; Stoffwechsel ist befeuert;	Blähungen, Verstopfung (auch bei Neugeborenen), Völlegefühl; Beschwerdenbeginn

Glieder sind gleichmäßig durchwärmt; Spannung und Anspannung sind im Gleichgewicht	rechts; Kraftlosigkeit; Ermüdbarkeit der Säuglinge beim Trinken am späten Nachmittag; Reizbarkeit beim Aufwachen; krampfhafte zusammenziehende Schmerzen; Enuresis, nächtliche Polyurie
II	
Stoffwechselprozesse werden durchlichtet; Ausscheidungsprozesse werden gefördert; Gallenabsonderung funktioniert gut.	Epilepsie; Gicht; jugendlicher Diabetes; Kopfschmerzen; Schmerzhaftigkeit in der Nierengegend, Nierenkolik
Organbereich	
Leber führt ihre Vermittlungsrolle zwischen Sinnes-Nerven-Pol und Stoffwechsel-Gliedmaßen-Pol gut aus.	chronische Hepatopathien, Ulcus cruris bei Leberleiden, venöse Stase im Pfortadergebiet; Nierenbeschwerden, Koliken, Nierensteine; Hämorrhoiden.
Konstitution	
klein, mager, zäh, ausdauernd.	trocken, hager, altklug; sieht älter aus, als er ist; scharfe Nasolabialfalten; Froschbauch.

Dosierung und Anwendung

Ampullen:	2mal wöchentlich bis 1 mal täglich 1 ml subcutan injizieren;
Dilutio:	2- bis 4mal täglich 10 Tropfen einnehmen;
Globuli velati:	2- bis 4mal täglich 3–5 Globuli.

Equisetum arvense

Equisetum arvense L. (Ackerschachtelhalm)
– steriler grüner Sproß

Präparate

Carbo Equiseti arvense	
Cinis Equiseti arvense	
Equisetum arvense	Ampullen D6, D15, D20 Dilutio D1, D3, D4, D6, D15, D30 äußerliche Flüssigkeit 10 % (s. unter äußerliche Flüssigkeiten)
Equisetum arvense D15/ Formica D10 aa	Ampullen
Equisetum arvense 10 %/ Tabacum 0,1 % aa	Unguentum
Equisetum arvense D6/Pelvis Renis (et Ureter) D6 aa	Ampullen
Equisetum/Serum lactis	Dilutio
Equisetum arvense D15/ Stannum D8 aa	Ampullen
Equisetum arvense D15, 3 Teile/Sulfur D6, 1 Teil	Ampullen
Equisetum arvense D15/ Sulfur D25 aa	Ampullen
Equisetum comp.	Oleum
Equisetum cum Sulfure tostum	Ampullen D6 Dilutio D8 Pulvis D3, D4, D6
Equisetum arvense Silicea cultum	Ampullen 1 % Dilutio 1 %, 0,1 %
Solutio Silicea comp.	Ampullen D6 Dilutio D3, D6, D10

Charakterisierung und allgemeine Eigenschaften

Der Ackerschachtelhalm, dessen Familie mit den Farnen und Bärlappen erdgeschichtlich zu den frühesten Pflanzen gehört und mit diesen seinen Abdruck in den Kohlesteinbildungen gefunden hat, stellt heute ein Miniaturüberbleibsel seiner ursprünglichen Gestalt dar. Die Hauptachse des Ackerschachtelhalms wächst in der Erde als waagrechter Sproß. Die zu Luftsprossen werdenden Rhizomabzweigungen wachsen vertikal zur Erdoberfläche und lassen den sichtbaren, oberirdischen Teil der Pflanze entstehen. Hier erscheint zum ersten Male die Vertikaltendenz im Pflanzenreich. Der Ackerschachtelhalm übernimmt in seinen Säftestrom aus dem feuchten, lehmigen Untergrund, in dem er sich vor allem ansiedelt, große Wassermengen, und auch das Luftelement gliedert er sich in seinen weit verzweigten Hohlräumen organisch ein.

Auf der einen Seite ist der Ackerschachtelhalm zum Mineralischen hin konfiguriert und allein aus fast mineralisierten Stengeln gestaltet, und auf der anderen Seite werden sternförmig ausstrahlende Wedel ausgebildet, die als Vorläufer zu dem erst später im Pflanzenreich auftretenden Blütenimpuls angesehen werden können. Eine eigentliche Blüte als Ausdruck des rein Sulfurartigen und auch eine echte Wurzel als Ausdruck des rein Salartigen fehlt dem Ackerschachtelhalm, weil beide Prinzipien sich in dieser Pflanze als Einheit darstellen. Die vegetative und fertile Phase verlaufen bei dieser Pflanze daher getrennt.

Für die therapeutische Nierenbeziehung des Ackerschachtelhalmes sind vor allem zwei Substanzen von Bedeutung, nämlich Kieselsäure und Sulfate, die prozessual wirken und auch substantiell in beachtlichen Mengen in der Pflanze vorliegen. So liegt der außergewöhnlich hohe Gehalt an Kieselsäure in den scharfkantigen, dem Licht zugewandten Seiten der Rippen in der Form des Opals vor. Die spezifische Beziehung der Kieselsäure zur Niere wird jedoch erst in Verbindung mit dem zweiten Substanzprozeß, dem Sulfurprozeß, hergestellt. Während der Kieselsäureprozeß im Ackerschachtelhalm von unten nach oben dem Licht zustrebt, verbindet er sich mit einem ihm entgegengesetzten, von oben nach unten wirkenden Sulfurprozeß, der seinen Niederschlag in den schwefelsauren Salzen der Pflanze findet. Das Sulfurische liegt so verbrannt und neutralisiert als schwefelsaures Salz vor. Es ist damit unter Veräußerung von Licht und Wärme aus dem kosmischen Bereich in das Irdisch-Salartige herabgestiegen und zusammengezogen worden. Erst in dieser Form ist er dem an sich polaren Kieselprozeß verwandt und kann mit ihm eine Einheit bilden.

Wie sich im Ackerschachtelhalm polare Prozesse zur Einheit verbinden, so beinhaltet auch die Nierentätigkeit zwei zur Einheit verwobene Prozesse, nämlich Sinnestätigkeit und Stoffwechseltätigkeit. Der Kieselprozeß hat zur Sinnestätigkeit Beziehung, indem er die Wahrnehmungsfähigkeit der Niere gegenüber Ausscheidungs- und Aufbausubstanzen anspricht. Der Sulfatprozeß hat Beziehung zur Stoffwechselseite der Nierentätigkeit, die als physiologische Entzündungs- bzw. Verbrennungsprozesse sowie auch als Wärmestrahlung oder »Nierenstrahlung« und als besondere (unbewußte) Lichtbildung auftritt.

Entsprechend der polaren Veranlagung der Nierentätigkeiten kann dieses Organ nach zwei Seiten hin erkranken. Die Sinnestätigkeit kann zu stark beansprucht werden, weil übermäßig Fremdstoffe, wie nicht individualisierbare Eiweißstoffe, ausgeschieden werden müssen. Andererseits wirkt dadurch die aufbauende Stoffwechseltätigkeit zu schwach. Sekundär können nun Entzündungen an den Glomerula und im Interstitium auftreten. Oder es kann die aufbauende Stoffwechseltätigkeit primär zu stark beansprucht sein, wie z. B. durch aufsteigende Infektionen bei einer Pyelonephritis, und entsprechend ist die Sinnestätigkeit vermindert. Mit dem Ackerschachtelhalm und seiner spezifischen pharmazeutischen Verarbeitung – einerseits zur Stoffwechselseite hin als Equisetum cum Sulfure tostum und andererseits zur Sinnestätigkeit hin als Equisetum/Serum lactis – kann auf diese Ungleichgewichte der Nierentätigkeit regulierend gewirkt werden.

Therapeutische Anwendungsgebiete

Niere:

1. Zu starke Stoffwechseltätigkeit und entsprechend geschwächte Sinnestätigkeit: Pyelonephritis, Cystitis (Equisetum/Serum lactis, Equisetum D3–D6).

2. Zu starke Sinnestätigkeit und zu schwache Stoffwechseltätigkeit mit sekundären Entzündungsprozessen: Nephritis, Glomerulonephritis u. a. (Equisetum cum Sulfure tostum D15, Equisetum D3–D6 im Wechsel mit Apis).

Andere Anwendungsgebiete

Augen:

Schwachsichtigkeit, rasche Ermüdbarkeit (Equisetum arvense 10 %/Tabacum 0,1 %), Myopie (Equisetum comp.).

Dosierung und Anwendung

Von Equisetum D6 werden 3mal täglich 15 Tropfen eingenommen.

Equisetum/Serum lactis wird abweichend von den üblichen Dosierungen höher dosiert,

nämlich 3- bis 5mal täglich 1/2 bis 1 Teelöffel (2,5 bis 5ml) voll.
Von Equisetum cum Sulfure tostum wird 3mal täglich 1 Messerspitze voll eingenommen.

Aspidium filis-mas

Dryopteris filis-mas (L.) Schott (Wurmfarn)
– frischer Wurzelstock mit Wurzeln
– getrocknete Sporen
Andere Farne: Pteridium aquilinum (Adlerfarn); Scolopendrium (Hirschzunge)

Präparate

Aspidium filis-mas	Dilutio D2, D3
Aspidium filis-mas, Spora	Dilutio D3
Agaricus comp.	Ampullen
Agaricus comp./Phosphorus	Ampullen
Arum maculatum D3/ Pteridium aquilinum D3 aa	Ampullen
Carbo Pteridii aquilini	Ampullen D8
	Pulvis D6
Digestodoron	Tropfen
	Tabletten
Pteridium aquilinum	Dilutio D3
Scolopendrium	Ampullen D3
	Dilution D3

Charakterisierung und allgemeine Eigenschaften

Die Farne weisen wie die Ackerschachtelhalme und die Bärlappgewächse immer polare Eigenschaften bzw. Doppelmotive auf. So zeigen die heimischen Farne zwei ganz unterschiedliche Vegetationszentren. Das eine Zentrum, der Rhizom als Sproß, wächst waagerecht in der Erde; in ihm entfalten sich die Blätter nach oben, häufig in einer bodenständigen Rosette. Das zweite Vegetationszentrum liegt in den Blattspitzen. Die Blätter sprießen eigentlich nicht, sondern wickeln sich – jedes Fiederchen einzeln – aus ihren Blattschnecken heraus. Die Pflanze bildet sich dabei aus einer einheitlichen Brutknospe in die Fläche des Blattes hinein. Die Farnkräuter zeigen so zwei ganz verschiedene Wachstumsgesten: eine, die bei unseren heimischen Arten nur in der Erde stattfindet und eine andere, die gleichsam über der Erde schwebt und von oben nach unten wächst.

Mit den Farnen tritt evolutiv zum ersten Male die Stengelbildung mit dem rechts-links symmetrisch gestalteten Blatt auf. Hierdurch entsteht aus der bisherigen einheitlichen Raumgestaltung der Pflanze die Zweiheit von zwei spiegelbildlichen Hälften in Form der Farnblätter, wobei diese eine unermeßliche Vielfalt an Gestaltungen zeigen. Die Farne führen in einer charakteristischen Bildebewegung ihren ursprünglich einheitlichen Raum in eine entgegengesezt gerichtete Zweiheit über. Es tritt damit die Richtungspolarität im Blattbereich auf. Polaritäten werden im Lebendigen immer durch Rhythmus im Gleichgewicht gehalten. Bei den meisten Farnen drückt sich dies in der charakteristischen »rhythmischen« Blattgestaltung aus. Bei den arzneilichen Farnen finden wir die rhythmisch gestalteten Blätter am ausgeprägtesten bei Pteridium aquilinum. Nur Scolopendrium (Hirschzunge) weist keine »Rhythmisierung« auf, sondern bildet nur ungeteilte Blätter.

Auch die vegetative und generative Phase der Pflanze sind polar gestaltet und treten ganz getrennt auf. Die Farne pflanzen sich nicht durch Samen, sondern durch Sporen fort. Aus diesen entsteht nicht ein neuer pflanzlicher Trieb, sondern ein Vorkeim, d.h. nur ein blattähnliches Gebilde, das auf der Erde liegt und nur durch wenige dünne Haftwurzeln mit dieser verbunden ist. Der Befruchtungsprozeß geschieht mittels Spermatozoiden und ist einem tierischen Prozeß sehr ähnlich. Hierbei zeigt sich, daß die Farne stets geneigt sind, ihr Wesen einem feuchtwäßrigen Chemismus hinzugeben, es dann aber wieder erneut durch eine aufstrebende und weitgehend durchgestaltete Bildung dem Lichte zu nähern. Diese Auseinandersetzung zwischen wäßrig Durchlebtem und lichthaft Gestaltetem ist erdgeschichtlich gesehen ein Merkmal der Steinkohlenzeit (in anthroposophischer Terminologie der mittellemurischen Zeit), in der die Farne – wie auch die Ackerschachtelhalme und Bärlappgewächse – ins Riesenhafte gediehen.

Die arzneiliche Wirkung der Farne im Menschen geht dahin, daß sie Trennungsprozesse, wie sie vor allem in der Niere und bei der Verdauung ablaufen, unterstützen. Bei diesen Prozessen werden Substanzen in zwei Seiten aufgespalten; die eine Seite der Scheidung wird dann zum Aufbau des Körpers verwendet, die andere, nicht brauchbare Seite der Ausscheidung überlassen. Die Farne stützen vor allem dabei die abbauenden Kräfte in beiden Organsystemen. Therapeutische Anwendung finden vor allem Aspidium filis-mas, Pteridium aquilinum und Scolopendrium.

Therapeutische Anwendungsgebiete

- Abbauschwäche der Niere, glomeruläre Erkrankungen der Niere, Nephrose, Urämisches Syndrom (Aspidium filis-mas D3 Amp., Carbo Pteridii aquilini D8, Pteridium aquilinum D3): Darm-Parasitosen (Scolopendrium D3).
- Zur Regulierung der Darm-Motilität (Digestodoron): Epilepsie, Krämpfe (Arum maculatum D3/Pteridium aquilinum D3).
- Dekalzifikation, Osteoporose (Agaricus comp./Phosphorus).

Dosierung und Anwendung

Ampullen:	2mal wöchentlich bis 1mal täglich 1 Ampulle subcutan;
Dilutio:	3mal täglich 5–10 Tropfen;
Pulvis:	3mal täglich eine Messerspitze voll;
Tabletten:	3mal täglich 1–2 Tabletten.

Ananassa = Ananas

Ananassa

Ananas comosus (L.) Merr. (Ananas)
– frische Frucht

Präparate

Ananassa	Dilutio D3, D4
Resina Laricis comp.	Augentropfen
	Emulsion
	Gelatum
	Unguentum

Charakterisierung und allgemeine Eigenschaften

Unter den einkeimblättrigen Pflanzen bildet die große Familie der Ananasgewächse seltsame Erscheinungsformen, verbunden mit bizarrer Anmut, die sonst nur noch von den Orchideen übertroffen wird. Die meisten Ananasgewächse leben in den Laubkronen der Bäume des Regenwaldes. Mit den Blättern nehmen sie Wasser auf, und ihre Wurzeln dienen allein zur Befestigung am Baum. Nur wenige Ananasgewächse steigen in die Tiefe der fruchtbaren Ebenen hinab, unter ihnen die Ananas, die zu Genuß- und Heilzwecken verwendet wird. Heute wird die ursprünglich aus Brasilien stammende Pflanze überall in den Tropen angebaut. Sie benötigt viel Licht und Wärme und wächst recht langsam: bis zur Ernte braucht sie zwei Jahre. Die Pflanze weist einen außerordentlich hohen Gehalt an Kieselsäure auf, die wie ein feines Licht-Sinnes-Organ in der Pflanze wirkt und sie den einstrahlenden kosmischen Wirkungen aufschließt. Das Blatt enthält in der Asche über 50% Kieselsäure. Der orangebraune, fleischige, süße Fruchtkörper ist ein Fruchtstamm; die Deckblättchen, der Fruchtknoten, der zapfenförmige Blütenstand und der Stamm sind ineinander verschmolzen und bilden so eine Scheinfrucht. Die Blüten haben also auf eine Fruchtbildung verzichtet. Selbst das Holzig-Faserige des Stammes ist zu Fruchtfleisch erweitert. Es enthält u.a. eiweißverdauende Enzyme (labähnliche und tryptische Fermente). Der grüne Schopf, als welches der Sproß oberhalb der Frucht wieder auftaucht, übernimmt die Vermehrung anstelle der samenlosen Frucht; abgeschnitten wird er in die Erde gesteckt, wächst an und gibt eine neue Pflanze.

Rudolf Steiner hat angeregt, Auszüge aus der Ananasfrucht zusammen mit Lärchenharz und Lavendelöl zu einem Heilmittel zu verarbeiten, das äußerlich als Salbe, Umschlag oder Bad bei Augenerkrankungen, die mit sklerotischen Altersprozessen parallel gehen, angewendet werden kann.

Da die Ananas ihren Blüten- und Fruchtprozeß tief in das Wurzel-Stammgebiet drängt, diesen durchweicht und aromatisiert, empfängt andererseits die Fruchtregion die starke Vitälität des unteren Bereiches. Die Frucht wird daher als Heilmittel aufbauende, in das Sinnesgebiet verlagerte Stoffwechselprozesse anregen können. Sie wird Verhärtungsprozessen entgegenwirken können, da sie selbst eine überwundene Verhärtung darstellt. Die in der Farbigkeit der ganzen Familie sich ausdrückende Lichtempfindlichkeit in Verbindung mit dem hohen Kieselsäuregehalt ergibt die Beziehung zum Lichtorgan Auge.

Therapeutische Anwendungsgebiete

Anregung und Strukturierung der Stoffwechselprozesse bei altersbedingten und degenerativen Augenleiden, z. B. Katarakt, Alterssehschwäche, Chorioiditis, Glaukom.

Dosierung und Anwendung

Ampullen:	1- bis 3mal wöchentlich bis 1 ml in die Schläfengegend

	subcutan injizieren;
Dilutio:	3mal täglich 10 Tropfen;
Salbe, Gelatum, Emulsion:	1- bis 2mal täglich in der Umgebung des Auges einreiben.

Liliaceae = Liliengewächse

Die einkeimblättrigen Pflanzen erreichen ihre volle Ausgestaltung als Blütenpflanzen in den Liliaceen, von denen zahlreiche als Nahrungs-, Gewürz- und Heilpflanzen Verwendung finden. Die Liliengewächse verdanken ihr Dasein einer Frühzeit der Erdentwicklung und Pflanzenbildung, in der noch nicht die mineralisch feste Erde von heute, sondern ein weicherer, plastisch-flüssiger Boden den Wachstumsgrund abgab. Ihre Zwiebelbildung, die in der Erde oder halb in der Erde geschieht, ist entsprechend kein Organ für die Verbindung der Pflanze mit der Erde, sondern dient vielmehr zu ihrer Abgrenzung von dieser. Die Zwiebel beinhaltet keine salartigen Qualitäten, sondern Merkur- und Sulfurqualitäten. Sie ist ein auf das Äußerste zusammengestauchter Sproß, der seine Blätter in Speicherorgane umgewandelt hat und somit Gesetzmäßigkeiten der oberirdischen Pflanze unter die Erde verlegt. Diese Blätter sind, wie die ganze Zwiebel, wäßrig-schleimig und werden noch von einem Sulfurprozeß durchzogen, wozu die Schwefelsubstanz selbst – besonders in der Untergruppe der Allioiden – mithelfen muß. Diese Schwefelsubstanz durchdringt die flüssige Eiweißplastik, gliedert aus ihr die schwefelhaltigen ätherischen Zwiebelöle heraus und bedingt das entzündlich-scharfe, anregende Aroma der Zwiebel. Damit setzt sie der Erde und den von ihr aufgenommenen Salzen einen Feuerprozeß entgegen und kann somit in ihrem Wesen außerhalb der mineralischen Erde verbleiben.

Entsprechend weisen die Liliaceen auch keine bleibenden und verholzenden Teile auf, die auf entwickelte Salqualitäten in der Pflanze hinweisen würden. Die Blüten und die parallelnervigen Blätter offenbaren vielmehr durch ihre vollkommen offene Gestaltung ihre kosmische Natur. Bezeichnenderweise erscheint die Anordnung der Blütenblätter in Form eines Sechssterns. Das Sechseck tritt in seiner reinsten Form im Schneestern auf; es offenbart hier seine kosmische Gesetzmäßigkeit in irdischer Substanz.

Der Duft der Liliaceen ist ebenfalls ganz nach außen gerichtet und kann besonders in warmen Sommernächten als betäubend empfunden werden. Auch hier zeigt sich die Erdflüchtigkeit der Liliaceen.

Insgesamt läßt sich verstehen, warum die Lilie immer als Sinnbild sowohl des vorgeburtlichen als auch des nachtodlichen Zustandes der Menschenseele gegolten hat. Wir erblicken in ihr ein Sinnbild der Reinheit, wobei Reinheit so viel wie Unberührtheit vom irdischen Blutstrom bedeutet.

Metamorphosieren wir das Wesen der Liliaceen ins Menschliche, so erinnert es an das Wesen des Kindes in den ersten Schuljahren. Hiermit wird schon die therapeutische Stellung der Liliaceen angedeutet. Die therapeutische Wirkung der Liliaceen steht in Verbindung mit ihren merkuriellen und sulfurischen Eigenschaften unter dem Aspekt, wie Salqualitäten abgewehrt werden können. Die therapeutische Wirkung der Liliaceen erstreckt sich vor allem auf Herz und Kreislauf, wo sie die rhythmischen Funktionen unterstützt und auf den Stoffwechsel, wo sie die sulfurischen Prozesse reguliert, indem sie je nach Bedarf hemmend oder fördernd wirkt.

Aloe

Aloe ferox Mill. und andere Aloe-Arten
– eingedickter Saft aus dem Blatt

Präparat

Aloe	Dilutio D3

Charakterisierung und allgemeine Eigenschaften

Eine sehr charakteristische Metamorphose des Zwiebeltypus in Richtung eines Kaktus sind die in Wüsten- und Steppengebieten Afrikas heimischen 130 Aloe-Arten. Durch einen bis mehrere Meter hohen Stamm wird gleichsam die Zwiebel hinaufgetragen in die heiße, trockene Luft und in die Glut der afrikanischen Sonne. Dem Stamm entspringt eine dreißig- bis fünfzigblättrige Rosette, bestehend aus dunkelgrünen, lanzettähnlichen Blättern von etwa 10 cm Dicke. An den Rändern tragen sie dicht stehende Dornen. Viele Jahre wächst die Pflanze, bis gewaltig angestaute Lebenskräfte die Blütenbildung vehement hervorschießen lassen. Eine einen halben Meter hohe Ähre schießt in die Höhe mit nickenden, gelbroten Blüten.

Die Pflanze verbindet in extremer Weise starke, gestaute Vitalität mit kräftigen, vehementen sulfurischen Qualitäten. Die für die Liliaceen bekannten Heilwirkungen finden sich auch hier, nur verstärkt und tiefer greifend. Eine Anfeuerung aller Stoffwechselprozesse, vor allem im Gebiet des Magen-Darm-Kanals, besonders Colon sowie Leber und Pfortadergebiet, steht im Vordergrund ihrer Wirkung. Dabei zeigt sie u. a. eine abführende Wirkung.

Therapeutische Anwendungsgebiete
Akute Gastroenteritis, Dysenterie, Colitis simplex, Pfortaderstauung, Incontinentia alvi, Haemorrhoiden.

Dosierung und Anwendung
3mal täglich 10 Tropfen in Wasser verdünnt.

Cepa

Allium cepa L. (Küchenzwiebel)
– Zwiebel

Allium sativum

Allium sativum L. (Knoblauch)
– Zwiebel

Präparate

Cepa	Ampullen D3
	Dilutio D3, D4
	Unguentum 10 %
Allium sativum	Dilutio D3
Arnica D3/Cepa D3/	
Symphytum D3 aa	Dilutio

Charakterisierung und allgemeine Eigenschaften

In Cepa und Allium sativum tritt uns der Typus der einkeimblättrigen Pflanzen in deutlich ausgeprägter Weise entgegen. Beide bilden eine typische Zwiebel, die als Stengel- und Blattstauchung eine in die Erde verlagerte Knospenbildung darstellt. Durch die Stauchung wird die Zwiebel zu einem wäßrigen Organ, und obwohl sie keine Verhärtung in Form einer Verholzung aufweist, ist sie für die Dauer veranlagt. Sie zeigt also überhaupt keine der Wurzelbildung vergleichbaren mineralisierenden und verhärtenden Tendenzen; dies ist ungewöhnlich für ein Pflanzenorgan, welches in der Erde gebildet wird. Bei ihr liegt somit das Besondere vor, daß im Erdbereich Sproß und Blätter ihre Offenheit für den Umkreis bewahren und sich gleichwohl gegenüber den Wirkungen der Erde abschließen können. Hierbei spielt die Bildung von sulfurischen Blütenqualitäten in der Zwiebel eine entscheidende Rolle, die der Pflanze erlauben, ihre kosmisch geprägten Eigenschaften zu bewahren.

Die Küchenzwiebel zeigt noch ein weiteres charakteristisches, den Blütencharakter der Zwiebel verstärkendes Merkmal. Zwar treten in der ganzen Pflanze schwefelige Senföle auf, doch finden wir sie am konzentriertesten in der Zwiebel. Diese leicht flüchtigen ätherischen Öle wirken auf die Schleimhäute stark reizend, so daß sie Tränen auslösen können. Diese Substanzen gehören eigentlich ganz in den Blütenbereich, und ihre Verlagerung in die Zwiebel entzieht der Blüte sulfurische Qualitäten. Die Küchenzwiebel hat im Vergleich zu anderen einkeimblättrigen Blütenpflanzen, wie z.B. den Lilien, auffällig kleine, unscheinbare, in einen sphärischen Blütenstand zusammengezogene Einzelblüten von grünlich-weißer Färbung. Der sphärische Blütenstand der Zwiebel weist keine Beziehung zu den Schwerkräften der Erde auf, weder zur Erdsonnenrichtung noch zur horizontalen der Erdoberfläche. So offenbart sich auch hier wieder die rein kosmische Natur der Zwiebelpflanze.

Therapeutische Anwendungsgebiete

Cepa	Konjunktivitis, Rhinitis (Fließ-Schnupfen, Heuschnupfen), Laryngo-Pharyngitis; Neuralgien, Amputationsstumpf-Neuralgien; zur Ausheilung von Knochenbrüchen (Arnica D3/Cepa D3/Symphytum D3 aa Dil.); Mastoiditis, Hernia, Gelenkschmerzen, rheumatische Beschwerden (Cepa 10 % Ungt.).
Allium sativum:	infektiöse Darmkatarrhe, Gärungs- und Fäulinisdyspepsie; auch als Adjuvans bei der Behandlung von Arteriosklerose, Asthma und Bronchitis; Parasitosen (Oxyuren) (Allium sativum D3/Cuprum sulfuricum D6 aa).

Dosierung und Anwendung

Dilutio:	3mal täglich 5–10 Tropfen;
Unguentum:	2mal täglich dünn auftragen.

Colchicum

Colchicum autumnale L. (Herbstzeitlose)
– Knolle der blühenden Pflanze
– frische Faserwurzeln der blühenden Pflanze

Präparate

Colchicum	Ampullen D3
	Dilutio D2, D3
	Unguentum 5 %
Colchicum, Radix	Ampullen D3, D10
	Dilutio D3
Colchicum D3/Sabina D4	Dilutio
Chelidonium/Colchicum/Quercus	Unguentum
Chelidonium/Colchicum/Spongia	Unguentum

Charakterisierung und allgemeine Eigenschaften

Colchicum autumnale blüht für ein Liliengewächs zu einer ungewöhnlichen Jahreszeit: Im Herbst bedeckt es die Wiesen mit zartlila Blüten. Diese heben sich zunächst leuchtend vom grünen Gras ab, bei näherem Hinsehen machen sie jedoch einen fahlen und nackten Eindruck. Die Blüten gehen mit der Blütenröhre aus der Erde hervor, und erst unterirdisch verlagert findet sich der Stengel, der zur Knolle erweitert ist und ein fein entwickeltes Rhizom noch tiefer in den Boden sendet. Einige Monate nach dem Blühen findet im Winter die Befruchtung statt, und unterirdisch beginnt die Fruchtentwicklung. Als Fruchtkapsel wird sie im folgenden Frühling mit meist drei fleischigen Blättern in den durchlichteten Umraum hineingeschoben. Colchicum autumnale weist mit dieser Entwicklung seine höchste generative Aktivität dann auf, wenn im übrigen Pflanzenreich ein Verwelken, Vergehen und Entwicklungsstillstand herrscht, wobei seine Lebensprozesse größtenteils unterirdisch vor sich gehen, also im Wirkensbereich des vitalisierenden Lebensäthers. Dies läßt eine starke Vitalität der Pflanze erkennen. Sie gestaltet die in sie hereinwirkenden kosmisch-geistigen Kräfte so, daß sie hiermit ihren besonderen Eigenrhythmus im Jahreslauf entwickeln kann. Die Alkaloide der Pflanze sind ein substantieller Hinweis auf die aufgenommenen Kräfte, die eigentlich überpflanzlicher Natur sind.

Die besondere Vitalität, verbunden mit den Formkräften, verleiht Colchicum als Heilmittel Eigenschaften, die den menschlichen Organismus stark herausfordern. Bei Einnahme des potenzierten Colchicum-Präparates aus der Knolle wird der Organismus stark angeregt, die ausgeprägten Formkräfte und die innere Vitalität der Pflanze mit seinen eigenen zu überwinden. Hierdurch wird im Organismus formbewahrend gewirkt und vor allem dort, wo im Drüsensystem sich eine gewisse Eigentendenz zur Wucherung zeigt, wie z. B. beim Struma. Colchicum in einer tiefen Potenz fordert den Astralleib auf, seine Aktivität über die Schilddrüse auf den Grundstoffwechsel zu richten, um in ihm seinen strukturierenden und formenden Einfluß geltend zu machen.

Colchicum überträgt seine Formkräfte in anderer Weise, wenn seine Wurzelfasern zu einem Heilmittel verarbeitet werden. Wie überhaupt die Wurzeln aller anderen Pflanzen, so wirken auch sie auf das Sinnes-Nerven-System und können hier Reizungen, wie z. B. an den Meningen, entgegenwirken.

Therapeutische Anwendungsgebiete

Stoffwechselschwäche mit Neigung zu Stauungen und Ablagerungen, z. B. Gicht (Colchicum D3/Sabina D4); Rheuma, euthyreote Struma (Colchicum, Radix D2, D3); Meningeale Reizzustände (Colchicum D10, Inj.); Lymphatische Diathese (Colchicum D10, Inj.).

Dosierung und Anwendung

Ampullen:	als subcutane Injektion etwa 2mal wöchentlich z. B. zwischen die Schulterblätter;
Dilutio:	morgens 10 Tropfen (bei Struma zusätzlich abends 10 Tropfen Chelidonium, Flos D3).

Convallaria

Convallaria majalis L. (Maiglöckchen)
– frisches, blühendes Kraut
– Blüte

Präparate

Convallaria	Dilutio 30 %, D1, D2, D3
Convallaria, Flos	Dilutio D1

Charakterisierung und allgemeine Eigenschaften

Convallaria majalis ist in unseren Buchenwäldern heimisch. Im Gegensatz zu anderen Liliaceen bildet sie keine Zwiebel, nicht einmal eine Knolle; bei ihr findet keine Stauung im Sproß statt, was Voraussetzung für eine solche Bildung wäre. Schon hierdurch zeigt sie an, daß die Mondenkräfte in ihr nicht so stark wirken wie in den anderen Liliaceen.

Sie besitzt ein zartes, rhythmisch gegliedertes Rhizom, aus dem Ende März pfeilartig die eingerollten hellgrünen Blätterpaare nach oben schießen. Dann dauert es noch Wochen, bis sich daraus der Blütenstand mit den wohlduftenden weißen Blütenglöckchen erhebt. Der blattlose Blütenstiel trägt zunächst die Blütenknospen gleichzeitig nach allen Seiten. Doch wenden sie sich bald zu der Seite, von wo das Licht strahlt, wobei sich die Richtung des Wachstums bei den rückwärtsstehenden Blüten direkt umkehrt. Hierdurch entsteht die einseitig gebildete Blütentraube der Maiglöckchen.

Auch durch diese besondere Hinwendung zum Sonnenlicht bekundet die Liliacea ein Zurückweisen von Mondenwirkungen und ihre starke Verbindung mit den Sonnenkräften. Der ganze sulfurische Charakter der Convallaria scheint nun veredelt: sie berührt uns in subtiler Weise durch ihre lichtdurchwirkte Leichtigkeit und Zartheit wie auch durch ihr wohlduftendes Aroma.

Rudolf Steiner gibt in einem Notizblatt den speziellen Hinweis, wie die Lichtbeziehung der Pflanze durch die pharmazeutische Verarbeitung verstärkt werden kann. Die Blüten von Convallaria majalis sollen drei Tage den Lichtstrahlen – jedoch ohne Wärmewirkung – ausgesetzt werden. Danach soll der Ansatz in einem lichtundurchlässigen Gefäß aufbewahrt werden. Bei Schlaganfällen und ihrer Vorbeugung soll dieses Präparat (Convallaria, Flos D1, Dil.) zur Anwendung kommen.

Was Convallaria nach außen als Naturbild zu erkennen gibt, offenbart sich auch bei ihrem therapeutischen Einsatz: Sie nimmt dem Kreislauf alle Schweretendenzen und verleiht ihm Auftrieb. Es findet eine Art Durchlichtung im Organismus statt, so daß das Physisch-Ätherische wieder durchstrukturiert werden kann.

Therapeutische Anwendungsgebiete

Stenokardische Beschwerden mit Atemnot, Herzinsuffizienz mit Ödemen, Herzarrhythmien, Basedowherz, Angina pectoris, hypotonischer Symptomenkomplex.

Dosierung und Anwendung

Dilutio: 3mal täglich 5–10 Tropfen.

Lilium tigrinum

Lilium lancifolium Thunb (Tigerlilie)
– frische blühende Pflanze

Präparat

Lilium tigrinum Dilutio D3, D4

Charakterisierung und allgemeine Eigenschaften

Bei Lilium tigrinum wird vom Lilientypus, wie er in der allgemeinen Charakterisierung beschrieben ist, so weit abgewichen, daß hier Elemente, die sonst auf die Zwiebel beschränkt sind, in dem oberirdischen Bereich der Pflanze erscheinen. Nicht nur setzen die schmalen Blätter, die üblicherweise aus der Zwiebel entspringen, am Sproß an, sondern es finden sich zudem in den Blattachseln bis zur Blütenbildung hinauf, jeweils als Wiederholungen der Zwiebel, kleine dunkle Brutzwiebeln. Die Liliacea wird so nicht nur in der Zwiebel, sondern auch im oberen Sproß von vegetativen Stauprozessen durchzogen. Schon bei der ersten Blattrosette findet im Wachstum eine Hemmung statt. Lilium tigrinum zeigt somit, was für ein Liliengewächs ungewöhnlich ist: einen rhythmisch gestalteten Blattbereich zwischen Zwiebel und Blüte.

Als Krönung des Ganzen entwickeln sich am oberen Pol, aus den Achseln der oberen Blätter, in weitläufig aufgelockerter Traube die Blütenknospen – wie von oben hereingesetzt. Wenn nach der Blütezeit im Juli und August die Samen sich entwickeln, dann ist bereits die Fortpflanzung der Tigerlilie im Gange. Die Brutknospen sind auf die Erde gefallen und beginnen zu sprießen.

Tagsüber entweicht der Tigerlilie kein besonderer Duft. Wenn jedoch die Dämmerung beginnt, entströmt den Blüten ein seltsam süßlicher Duft als Ausdruck einer auffälligen Astralität.

Die therapeutische Wirksamkeit von Lilium tigrinum ist auf Uterus und Herz gerichtet, wobei sie beruhigend auf die Erregungen wirkt, die sich zwischen beiden Organen entwickeln können. Wenn der Uterus sich nach unten herauszudrängen scheint – so wird es jedenfalls von der Patientin subjektiv empfunden – und das Herz nervös, unruhig und mit Angstgefühl reagiert, dann kann Lilium tigrinum als Heilmittel eingesetzt werden.

Therapeutische Anwendungsgebiete

Genitale Senkungsbeschwerden, Dysmenorrhöe mit Herzbeschwerden, Ovarialgie,

Adnexitis, Metritis, Fluor albus

Dosierung und Anwendung

3mal täglich 10 Tropfen vor den Mahlzeiten.

Paris quadrifolia

Paris quadrifolia L. (Einbeere)
– frische fruchtende Pflanze

Präparat

Paris quadrifolia	Dilutio D3

Charakterisierung und allgemeine Eigenschaften

Bei Paris quadrifolia wird keine Zwiebel gebildet, sondern ein Rhizom wie bei Convallaria, von dem monopodial der Sproß nach oben wächst. Sie bildet zunächst auch keine Blätter, um dann aber mit einem Ruck zugleich vier Blätter quirlig in einer Ebene herauszutreiben. Paris quadrifolia verläßt also die für die Liliaceen charakteristische Dreiheit und bildet zur Blüte hin die Vierheit aus, was auf eine Verbindung mit den unteren Wurzelkräften hinweist. Hier wird die Beziehung zu den Salkräften des Irdischen in eigenartiger Weise im oberen Bereich der Pflanze ausgebildet. Nach der Blattbildung wächst der Stengel ein kleines Stückchen weiter, um dann einen vierblättrigen Kelch und eine einzige Blüte zu bilden. Hieraus entwickelt sich eine heidelbeerartige, jedoch größere blauschwarze Beere.

Die Blätter geben einen unangenehmen Geruch ab, während die Blüten geruchlos bleiben. Die Pflanze enthält Saponin-Glykoside und ist giftig. Gemäß ihrer speziellen salartigen Gestaltung ist ihre therapeutische Wirkung auf die gestaltenden Sinnes-Nervenkräfte, vor allem des Kopfes, gerichtet.

Therapeutische Anwendungsgebiete

Neuralgien, Nacken-, Kopf- und Genickschmerzen, Kehlkopfkatarrh, Laryngitis bei Rednern, (z. B. Lehrern: Paris quadrifolia D4/Phosphorus D10 aa Dil.); Rheumatismus.

Dosierung und Anwendung

3mal täglich 10 Tropfen vor den Mahlzeiten.

Sabadilla

Schoenocaulon officinale (Läusekörner) A. GRAY
– getrockneter Samen

Präparat

Sabadilla	Dilutio D3, D6

Charakterisierung und allgemeine Eigenschaften

Die Liliacea Sabadilla gedeiht auf den Bergwiesen Mittelamerikas. Aus ihrer eiförmigen, bis zu 4 cm langen Zwiebel entspringen ein völlig unbeblätterter, mit trockenem Mark gefüllter Stengel und eine Reihe bis zu 1,5 m langer, steifer, auf dem Rücken gekielter, glatter Blätter. Die gelblichen Blüten sind zu einer 50 cm hohen aufrechten Traube vereinigt. Insgesamt kann die Pflanze bis zu 2 m hoch werden. Die reifen getrockneten Samen werden therapeutisch verwendet.

Das Arzneimittelbild von Sabadilla steht dem von Veratrum album (weißer Germer) nahe.

Therapeutische Anwendungsgebiete

Heuschnupfen mit Niesen, Konjunktivitis, Rhinits, Grippe; Migräne, Neuralgie; Kreislaufstörung, -schwäche, -kollaps.

Anwendung und Dosierung

3mal täglich 10 Tropfen vor den Mahlzeiten.

Scilla maritima

Urginea maritima (L.) Bak. (Meerzwiebel),
– frische Zwiebel

Präparate

Scilla maritima	Ampullen Dilutio 30 %, D1, D3
Scilla comp. (Apocynum cannabinum D2/Convallaria D2/	Dilutio

Spartium scoparium D2/
Scilla alba D2/Solidago
virgaurea, Herba D2)

Charakterisierung und allgemeine Eigenschaften

Die Gestalt von Scilla maritima ist durch die Gegensätzlichkeit von Zwiebel und Blüte sowie durch Stauprozesse und hochschießende Wachstumsprozesse geprägt. Scilla bildet eine mächtige Zwiebel (bis zu 30 cm Durchmesser), die teilweise aus dem Boden herausragt. Mit Hilfe dieser Zwiebel übersteht die Pflanze im trockenen, steinigen Boden Hitze und Trockenzeiten. Hier speichert sie nicht nur Wasser, Schleimstoffe und die bei vielen Liliaceen anzutreffenden schwefelhaltigen Inhaltsstoffe, sondern außerdem auch Herzglykoside von Digitalis-Charakter. Die mehr oder weniger einfachen Bitterstoffe anderer Liliaceen sind hier also zu den noch viel bittereren Glykosiden gesteigert worden.

Im Spätsommer schießt aus der Zwiebel ein blattloser Blütenstengel bis über 1 m hoch und bildet eine große weiße Rispenblüte. Erst im nächsten Frühjahr entsprießen den Zwiebeln zahlreiche graugrüne, kahle, fleischige Blätter von 20–50 cm Länge in breitlanzettlich stumpfer, etwas gefalteter Form.

Die starke Spannung zwischen den Kräften der ätherisch-wäßrigen Zwiebel und denen des lichten und luftigen Blütenprozesses ist charakteristisch für Scilla maritima und weist auf ihre besondere therapeutische Wirksamkeit hin, die das Ineinandergreifen von Herz- und Nierentätigkeit fördert. Die Glykosidwirkung von Scilla unterscheidet sich gegenüber Digitalis dadurch, daß der Sympatikotonus über die Niere gekräftigt und damit zugleich das linke Herz gestärkt wird.

Therapeutische Anwendungsgebiete

Zur Entwässerung bei bradykarder Herzinsuffizienz; zur Anregung des lymphatischen Rückstroms.

Anwendung und Dosierung

Bis zu 2stündlich 10 Tropfen Scilla maritima 30 % bis zu einer deutlichen Diuresesteigerung, dann 3mal täglich 10–20 Tropfen.

Veratrum album

Veratrum album L. (Weißer Germer)
– getrockneter Wurzelstock mit Wurzeln

Präparate

Veratrum album	Ampullen D3, D4 Dilutio D3, D4 Globuli D3

Charakterisierung und allgemeine Eigenschaften

In Veratrum album ist der Typus der Liliaceen ganz vom Aufschießen in die Höhe und von der mächtigen Blattentfaltung geprägt. Wie bei den Liliaceen überhaupt ist das Wachstum zunächst im Wurzelstock und der Bodenknospe zurückgestaut, bis es dann sprunghaft in die Höhe schießt und zu einer grünen Blütenbildung in Form einer Rispe übergeht. Hierbei wird aber nur scheinbar ein hoher Achsenkörper gebildet. In Wirklichkeit stellt dieser eine von ineinander steckenden Blattscheiden gebildete Scheinachse dar. Die röhrenförmigen Unterblätter, die die Blattscheiden bilden, stecken wie bei einem Fernrohr ineinander. Sämtliche Unterblätter, deren Innerstes eine Länge von über einem Meter erreicht, sind auf der im Boden befindlichen, gestauchten, knollenartigen Achse befestigt. Der Achsenkörper selber ist ein extrem gestauchter Trieb.

Auffällig sind weiterhin die mächtig spiralig angeordneten Blätter in ihrer Brüchigkeit und eigenartig steifen Faltelung. Dies ist umso merkwürdiger, als es der ganzen Pflanze nicht an Schleim fehlt – wie bei allen anderen Liliaceen. Auch der Geruch zeigt etwas Entsprechendes, besonders beim ersten Heraussprossen im Frühjahr, nämlich einen eigenartigen scharf-animalischen Geruch. Dies deutet auf eine starke Astralisierung der Pflanze hin. Entsprechend kommt es zur starken Bildung von Alkaloiden, die ausgesprochene Nerven- und Muskelgifte sind. Veratrum album wird in der Homöopathie als pflanzliches Arsen bezeichnet; der Sulfurprozeß der Liliaceen erscheint hier gesteigert zum Arsenprozeß.

Therapeutisch zeigt Veratrum album tonisierende, analeptische und krampflösende Wirkung.

Therapeutische Anwendungsgebiete

Akute Kreislaufschwäche, Herzklopfen, Herzschwäche, Dyspnoe, fadenförmiger Puls, kalter Schweiß, Kollapszustände, Durchfall, Dysmenorrhöe.

Dosierung und Anwendungsbereich

Ampullen:	2mal wöchentlich bis 1 mal täglich 1 ml subcutan injizieren;
Dilutio:	3mal täglich 5–10 Tropfen;
Globuli:	3mal täglich 3–5 Globuli.

Ranunculaceae = Hahnenfußgewächse

Der Typus der Hahnenfußgewächse ist dadurch charakterisiert, daß die Blütenbildungstendenz schon im untersten Blattbereich ansetzt, dann aber bei den einzelnen Hahnenfußgewächsen in unterschiedlicher Weise hinausgeschoben wird. Blüten- und Blattregion sind nicht deutlich voneinander zu unterscheiden, sondern durchdringen sich in unterschiedlichster Ausprägung. Wie die einkeimblättrigen Pflanzen drängen die Hahnenfußgewächse im Frühling zunächst zur Blütenbildung und zeigen durch ihre hahnenfußartige Blattform ihr tiefes Eindringen in den peripherischen Lichtbereich an. Die Hahnenfußgewächse verwandeln die Umkreisoffenheit der einkeimblättrigen Pflanzen in die Zweiheit von Umkreiskräften und Zentralkräften, wodurch in der Mitte die Verwandlungen der Blattgestaltung stattfindet. Dabei weisen sie jedoch noch viele Charakteristika der einkeimblättrigen Pflanzen auf: Vielen fehlt die Kelchbildung (z. B. Anemonen), manche keimen nur mit einem Keimblatt (Scharbockskraut), zeigen parallelnervige Blätter und sechszählige Blüten (Anemonen).

Die Hahnenfußgewächse beinhalten somit das Motiv der Umwandlung der einkeimblättrigen Pflanzen in die zweikeimblättrigen Krautpflanzen. Sie stehen in ihrer Gestaltung zwischen den Liliengewächsen wie z. B. Krokus und den Rosengewächsen. Die Anemonen zeigen mit den Liliengewächsen Ähnlichkeit, die Pfingstrose mit den Rosengewächsen. Während die einkeimblättrigen Pflanzen noch das ganz dem Kosmischen Geöffnete bewahren, verbinden sich die Hahnenfüße voll mit dem Erdreich unter Umwandlung des oberen Teils der Pflanze in sehr unterschiedlichen Graden. Daß diese Umwandlung ein noch nicht ganz abgeschlossener Prozeß ist, darauf weisen nicht nur die vielen Übereinstimmungen mit den einkeimblättrigen Pflanzen hin, sondern auch die Giftbildung.

Mit den Hahnenfußgewächsen entwickelt sich zum ersten Male im Pflanzenreich zwischen oben und unten eine Polarität, in der das neue Element der Metamorphose im Blattbereich entstehen kann. Diese Polarität kann als Naturprozeß für die entsprechende Polarität im Menschen von Blut und Nerv im weiteren Sinne angesehen werden.

Alles lebt sich in dieser Pflanzenfamilie in der Vielgestaltigkeit des Blattes aus. Holzgewächse gehören ebenso zu den seltenen Ausnahmen wie fleischige oder saftige Früchte. Die Laub- und Blütenblätter zeigen alle möglichen Verwandlungen und können ineinander übergehen. So ist beispielsweise bei der Pulsatilla die Blütenhülle farbig, und die Stengelblätter nehmen den Kelch voraus, indem sie einen Scheinkelch bilden. Bei der Christrose (Helleborus niger) ist die Blütenhülle weiß, um später zu ergrünen und so den Charakter von Kelchblättern anzunehmen. Die weiße Blütenhülle wird also nicht von Kronblättern gebildet, sondern von verwandelten Kelchblättern, während sich die eigentlichen Kronblätter zu Nektarien umgewandelt haben.

Versuchen wir aus den vielen Erscheinungsformen dieser Pflanzenfamilie ein Bild zu entwickeln, das als Naturbild für die entsprechenden Prozesse im Menschen gelten und zum Verständnis der therapeutischen Eigenschaften dieser Pflanzenfamilie führen kann.

Wie bereits angedeutet, besitzen die Hahnenfußgewächse Ähnlichkeit mit den Liliengewächsen – daher auch der Eindruck von Reinheit und Unberührtheit, den sie auf den Betrachter machen können. So gesehen, spiegeln insbesondere Pulsatilla und Christrose das innere Wesen der Liliengewächse wider. Andererseits ist die Familie der Hahnenfußgewächse jedoch eindeutig zu den zweikeimblättrigen Pflanzen (Dikotyledonen) zu zählen. Sie bilden nämlich z. B. derbe, kräftige Wurzeln aus, nicht Zwiebeln oder Knollen wie die Liliengewächse. Daran können wir erkennen, daß die Hahnenfußgewächse sich voll mit dem irdischen Element verbinden und dabei eine Art pflanzlicher »Erdenreife« erreichen.

Übertragen wir dieses Bild auf die menschlich-seelische Ebene, dann zeigt diese Pflanzenfamilie einerseits das Reine, Unberührte der Kinderseele vor der Pubertät und andererseits die Hinwendung zum Irdisch-Sinnlichen, wie es beim Eintritt der Erdenreife manifest wird. In der Pubertät tritt in der Seele des jungen Menschen oft eine wahrhaft dramatisch verlaufende Disharmonie der Seelenkräfte auf, und als entsprechendes pflanzliches Naturbild können wir die Hahnenfußgewächse ansehen. So wie in dieser Phase des Umbruchs das Seelenleben häufig durcheinandergerät und sich erst langsam wieder ein neues Gleichgewicht zwischen Denken, Fühlen und Wollen einstellt, ist auch diese Pflanzenfamilie bemüht, in ihrer fließenden Gestaltung ein neues Gleichgewicht zwischen dem Salartigen, dem Merkuriellen und dem Sulfurartigen herzustellen.

Unter dem Aspekt der Wesensglieder sind es der Flüssigkeits- und der Luftorganismus, die ein neues Gleichgewicht zueinander finden müssen. In der Umbruchphase der Pubertät muß der Luftorganismus den Flüssigkeitsorganismus neu ergreifen und gestalten. Wenn hierbei Störungen auftreten, indem der Luftorganismus den Wasserorganismus nicht richtig durchdringen kann, dann können die Ranunculaceen als ein Heilmittel eingesetzt werden. Hierbei muß sich die Anwendung nicht allein auf die Lebensphase um die Pubertät beschränken, sondern wird auch in anderen Lebensabschnitten zur Anwendung kommen, weil vergleichbare Krankheitserscheinungen in jeder Lebensphase auftreten könnnen.

Einzelne Ranunculaceen zeigen eine ausgesprochene Geschlechtsbeziehung, wie z. B. Pulsatilla, Cimicifuga und Clematis, was auf die enge Verwandtschaft dieser Pflanzenfamilie zu geschlechtsspezifischen Umbrüchen und Störungen hinweist. Bei anderen Ranunculaceen treten wiederum mehr allgemeine Aspekte in den Vordergrund, und die spezifisch geschlechtlichen spielen keine oder nur eine nebensächliche Rolle.

Aconitum napellus

Aconitum napellus L. (Blauer Eisenhut)
– frische Pflanze zu Beginn des Blühens
– getrocknetes Kraut zu Beginn des Blühens
– getrocknete Wurzelknolle

Präparate

Aconitum napellus	Ampullen D3, D10
	Dilutio D3, D4, D6, D30
	Emplastrum 5 %
	Globuli D30
	Oleum 5 %
Aconitum napellus D4/Arnica D2/Bryonia D3	Dilutio
Aconitum napellus 0,05 %/ Bryonia D3	Dilutio
Aconitum/Nicotiana comp.	Oleum

Charakterisierung und allgemeine Eigenschaften

Wie die meisten Ranunculaceen hat Aconitum napellus eine enge Beziehung zur Erdwasserregion, in der er sich bevorzugt in Höhenlagen des Nordens mit seiner rübenartigen Knollenwurzel ansiedelt. In der Gestaltung seiner oberirdischen Teile scheint der Eisenhut jedoch diese Beziehung überwunden zu haben. Dies drückt sich aus in seinem hochaufgeschossenen Stengel, an dem sich fast direkt die nervig gespreizten Blätter und die zahlreichen dunkelvioletten Blütenbildungen anschließen. Die Giftbildung weist darauf hin, daß Aconitum napellus begierig überpflanzliches Astralisches aufnimmt. Die ganze Pflanze ist giftig, vor allem die Wurzel, die den höchsten Gehalt an dem äußerst giftigen Toxin Aconitin enthält. Während die bisymmetrische Blüte unter dem Astralimpuls vorzeitig altert, weist die Wurzel soviel vegetative Lebenskräfte auf, daß sie einen Wurzelseitensproß auszubilden vermag, der seinerseits zur Knolle anschwillt und aus dem im nächsten Jahr die neue Pflanze sproßt. Die Blütenentwicklung dagegen wird bereits im Knospenstadium gehemmt, was darauf hindeutet, daß der Blütenimpuls schon ansetzt, noch ehe die Organe hierzu reif sind. Dadurch wird die vegetative Bildung der Blüte gelähmt und führt zu ihrer morphologischen Reduktion. Dies verleiht ihr das zugleich junge wie auch alte Erscheinungsbild.

Die pharmazeutische Zubereitung von Aconitum hat u. a. wegen des spezifischen Wurzelprozesses eine ausgesprochene Beziehung zum Nervensystem und seinen Funktionen. Wie auch andere Ranunculaceen hat Aconitum seine Wirkenssphäre vor allem ausgehend vom Unterleib, wo es besonders die gestaltende Tätigkeit des Nervensystems anspricht. Es ist daher in den Fällen ein Heilmittel, wo eine zu schwache oder gestörte Tätigkeit des Nervensystems sich auf der einen Seite in Gemütserregungen und Ängstlichkeit zeigt und auf der anderen Seite zu einem dramatischen Einbrechen der unteren Organisationsfunktionen in die oberen führen kann, wie es sich in der ersten Phase eines akut einsetzenden Fiebers und einer Entzündung äußert. Auch lokal zu schwache Durchgestaltungskräfte, wie sie beim Ganglion vorliegen können, werden durch eine äußerliche Anwendung von Aconitum gestärkt.

Therapeutische Anwendungsgebiete

Neuralgien (Trigeminusneuralgie); Ischias; rheumatische Schmerzzustände; initiale akute Fieberzustände, besonders Grippe; Ganglion (Aconitum napellus 5 %, Emplastrum); Wirbelsäulentherapie (Aconitum/Nicotiana comp. Oleum).

Dosierung und Anwendung

Ampullen:	2- bis 3mal wöchentlich 1 Amp. s. c.;

Dilutio:	hohe Potenzen: 1mal täglich 5 bis 10 Tropfen; tiefe Potenzen: 3mal täglich 5 Tropfen.
Oleum:	Morgens und abends bzw. bei Bedarf die schmerzende Stelle mit einigen Tropfen einreiben und mit einem Wolltuch umhüllen.

Besondere Anwendungshinweise

20 Tropfen der Urtinktur entsprechen der Tageshöchstdosis.

Adonis vernalis

Adonis vernalis L. (Frühlings-Teufelsauge)
– frisches blühendes Kraut

Präparat

Adonis vernalis	Dilutio 30%, D1, D4

Charakterisierung und allgemeine Eigenschaften

Durch die Ausbildung eines kräftigen Wurzelstockes können die Hahnenfußgewächse das Erdelement voll ergreifen. Hierdurch entsteht evolutiv neu die ausgeprägte Polarität zwischen Blüte und Wurzel, in deren Spannungsfeld zum ersten Mal sich der Blattbereich in Metamorphosen gestaltet. Während vor dem Eindringen in das Erdelement die gesamte Pflanze und somit auch der Blattbereich deutlich einseitig kosmisch ausgerichtet war, kann sich jetzt bei den Hahnenfußgewächsen das Blatthafte der elementaren Umwelt öffnen. Dieses Sich-Öffnen geschieht bei jeder Hahnenfußart in spezifischer Weise. Adonis vernalis zeigt in charakteristischer Weise eine Öffnung in Richtung zum Luftelement, und zwar in der Gesamtheit ihrer oberirdischen Teile. Der gesamte Blattbereich, auch die erdnahen Blätter, zeigt eine starke Fiederung. Für die stark gefiederte Blattform urständet im Prinzip das vertikal ausgerichtete parallel-nervige Blatt, das hier in die horizontale Raumdurchdringung des netzförmigen Blattes, jedoch ohne Spreitenbildung, umgewandelt worden ist. Das gefiederte Blatt ist damit immer noch stark peripherisch-kosmisch ausgerichtet und steht der Blütenbildung besonders nahe. So bilden auch die Blätter der Stengelenden, die selbst keine Blüte ausbilden, einen Blattschopf, der auf dieser Ebene die Blütenbildung vorausnimmt.

Die Blüte von Adonis vernalis – einer Kompositenblüte zum Verwechseln ähnlich –

dringt entsprechend der besonderen peripherischen Ausrichtung der Blätter tief in die Wirkenssphäre des Sonnenlichtes ein. Die vollkommene Offenheit gegenüber den Umkreiskräften setzt sich somit auf der höheren Ebene der Blüte gegenüber dem Sonnenlicht fort. Wie ein Abbild der Sonne strahlt uns die goldgelbe, endständige, radiäre Adonisblüte im Frühling entgegen.

Als Hahnenfußgewächs hat auch Adonis vernalis eine besondere therapeutische Beziehung zu den zueinander polaren Nerven- und Blutprozessen. Die starke Offenheit der Pflanze gegenüber den peripherischen Kräften kann als Naturprozeß für das starke Ausströmen der zentralen Blutprozesse in die peripheren Nervenprozesse gesehen werden. Die Nervenprozesse verlieren hierdurch ihre selbstlose Ausrichtung und werden zu übererregt. Auf der anderen Seite verliert sich dadurch die Mitte des Blutprozesses, wodurch reaktiv eine Tachykardie ausgelöst wird. Der Flüssigkeitsorganismus fällt z. T. durch das Ungleichgewicht zwischen Blut- und Nervenprozessen aus dem Blutkreislauf heraus, und es entstehen Ödeme.

Therapeutische Anwendungsgebiete

Leichte Herzinsuffizienz (Stadium I-II NYHA); nervöse Unruhezustände; funktionelle Herzbeschwerden, die von nervösen Unruhezuständen begleitet sind; Cor nervosum, Basedowherz (Tachykardie, besonders bei Hyperthyreose); beginnende Dekompensation und Arrhythmien bei Vitium cordis und Myocardschäden. Adonisglykoside kumulieren nicht und eignen sich gut zur Herzunterstützung bei fieberhaften Krankheiten.

Gegenanzeigen

Therapie mit Digitalisglykosiden, Kaliummangelzustände.

Dosierung und Anwendung

Dilutio:	3mal täglich 5–10 Tropfen vor den Mahlzeiten.

Cimicifuga racemosa

Cimicifuga racemosa (L.) Nutt. (Wanzenkraut)
– frischer Wurzelstock mit Wurzeln

Präparate

Cimicifuga racemosa	Ampullen D3

	Dilutio D3
Cimicifuga comp.	Dilutio

Charakterisierung und allgemeine Eigenschaften

Cimicifuga racemosa soll hier im Gegensatz zu Pulsatilla charakterisiert werden. Beide Pflanzen weisen verwandte wie auch entgegengesetzte Eigenschaften auf. Während Pulsatilla wie ein Zwiebelgewächs im Frühling aus dem winterlichen grauen Boden hervorbricht und schon endständig eine dunkelblau-violette Glockenblume trägt, bildet Cimicifuga racemosa erst im Hochsommer seine gelben strahligen Blüten in Form einer Traubenblüte. Bei Pulsatilla umfassen die Hochblätter die Blüte wie Kelchblätter, und wenn die Blüte diesen entwächst, neigt sie sich gleichsam schamhaft wieder nach unten. Bei Cimicifuga racemosa ragt der Blütenbereich weit über den Blattbereich hinaus, und die Blütenbildung stellt nicht den Abschluß des Wachstums der Pflanze dar, sondern sie wächst weiter und bildet immer neue Blüten, so daß ein langer Blütenstand in Form einer Traube entsteht. Während Pulsatilla noch die Zartheit und Reinheit der Zwiebelgewächse wie z. B. die der Tulpen und Krokusse aufweist und etwas Zurückhaltendes, verträumt Melancholisches, wie auch schamhaft Verborgenes an sich hat, geht Cimicifuga racemosa ganz aus sich heraus und löst sich gleichsam in den hochsommerlichen Lichtkräften auf.

Bei der Reifung der Früchte kehren sich die Verhältnisse beider Pflanzen wieder um. Bei Pulsatilla bekommen die Früchte lange Haare, so daß der Fruchtstand einem lockeren Pinsel gleicht und sich dem zerpflückenden Winde hingeben kann. Bei Cimicifuga racemosa kommt es dagegen zur Ausbildung von Beerenfrüchten, was für ein Hahnenfußgewächs sehr ungewöhnlich ist. Hiermit erreicht Cimicifuga rasemosa innerhalb ihrer Familie einen Entwicklungshöhepunkt und bildet so einen Abschlußpunkt. Beiden Pflanzen gemeinsam ist eine kräftige, zähe, ausdauernde Wurzel, in der sich der eigenartige Trieb zur Erdverbindung dieser Pflanzenfamilie ausdrückt. Die Wurzelkräfte werden bei Cimicifuga racemosa von der ganzen Pflanze aufgenommen, was sich z. B. an den kreuzständigen Blättern wie auch an dem hochaufschießenden Stengel äußert. Dieser Wurzelstrom, der nach oben wirkt, findet dann seinen Höhepunkt und Abschluß in der Bildung der Beerenfrüchte. Damit hat diese Pflanze den irdischen Substanzstrom voll in sich integriert.

Beide Pflanzen wirken als Heilmittel vor allem auf die weibliche Konstitution. Pulsatilla wirkt jedoch mehr bei jungen Frauen, bei denen sich die Verbindung vom Seelisch-Geistigen zum Körperlich-Ätherischen erst konsolidieren muß. Cimicifuga racemosa wird dagegen mehr bei Frauen im Klimakterium eingesetzt, wenn in der weiblichen Konstitution eine Lockerung und Umwandlung auftritt. Kräfte, die im Klimakterium durch die Rückbildung der Unterleibsorgane frei werden, können im Seelischen zu Ungleichgewichten führen, was sich dann z. B. als Hysterie oder Depression äußert. Bleiben diese Kräfte im funktionellen Bereich verhaftet, können sie z. B. zu Migräne oder rheumatischen Beschwerden im Klimakterium führen.

Therapeutische Anwendungsgebiete

- Depressionen im Klimakterium, Migräne;
- Dysmenorrhöe, Hypomenorrhöe, Amenorrhöe, Menorrhagien, Ovaralgie, Ausfallerscheinungen nach Ovarektomie, atonische Blutungen, Abortus imminens.

Dosierung und Anwendung

Während die funktionellen und organischen Erkrankungen meist auf tiefe Potenzen wie D3 ansprechen, werden bei seelischen Störungen, wie der Depression, eher höhere Potenzen wie D6, D10 oder D12 gegeben.

Die übliche Dosierung ist: 3mal 5 Tropfen und Injektionen je nach Bedarf von täglich mehrmals bis 2mal die Woche oder seltener eine.

Clematis recta

Clematis recta L. (Steife Waldrebe)
– frisches blühendes Kraut

Präparate

Clematis recta	Dilutio D1, D2, D3
	Unguentum 1 %

Charakterisierung und allgemeine Eigenschaften

In der Gestalt weist Clematis recta für ein Hahnenfußgewächs eine auffallende Festigkeit und Geschlossenheit auf. Das Aufgliedernde und Auffiedernde als ein charakteristisches Zeichen der Hahnenfußgewächse finden wir bei Clematis recta nicht. Der Sproß zeigt für ein Hahnenfußgewächs ungewöhnliche Verholzungen und wächst betont aufrecht – wobei beachtenswert ist, daß die nächsten Verwandten der Clematis Lianen sind. Der Laubblattbereich wird so deutlich in die Höhe geschoben, und als einzige Ranunculaceenpflanze bildet sie gegenständige Blattstellungen. Die Blüten sind zu einer reichblütigen Trugdolde vereinigt und setzen sich jeweils aus vier milchweißen, schmal-eiförmigen Blütenhüllblättern zusammen.

Die Verholzung, die Abgeschlossenheit in der Gestaltung der Blätter und ihre Gegenständigkeit sowie die Vierheit der Blütenhüllblätter weisen darauf hin, daß von der Wurzel her eine Mineralisierungstendenz die ganze Pflanze bis zur Blüte hin durchzieht. Der Ranunculaceentyp ist in den Clematisarten erdenhaft und abgeschlossen geworden. Wir haben in Clematis recta ein Naturbild vor uns, welches eine besondere Beziehung zur männlichen Konstitution aufweist. Die Pflanze wirkt therapeutisch bei Erkrankungen des männlichen Genitalbereiches und bei Störungen auf der arteriellen Blutseite.

Therapeutische Anwendungsgebiete

Chronische Lymphadenitis; Prostatitis, Epidydimitis, Orchitis, Harnröhrenstriktur, juckende Dermatitis, esikuläre Ekzeme, Blepharo-Konjunktivitis; Samenstrangneuralgie; Sexualneurose.

Dosierung und Anwendung

Dilutio:	3mal täglich 5–10 Tropfen;
Unguentum:	1- bis 2mal täglich einreiben; bei Ekzemen auch als Salbenverband verwendbar.

Helleborus niger

Helleborus niger L. (Christrose)
– frische blühende Pflanze

Präparate

Helleborus niger	Ampullen D3, D6
	Dilutio D3, D4
Helleborus praeparatus	Ampullen St. 2, St. 3, St. 4

Charakterisierung und allgemeine Eigenschaften

Der fließende Gestaltwandel der oberirdischen Teile der Hahnenfußgewächse weist darauf hin, daß das polare Wirken von Erde und Sonne bei ihnen nicht nur in direkter gegenseitiger Weise, sondern auch in überlagernder Weise geschieht. Dieser Aspekt wird besonders deutlich bei Helleborus niger, indem er im Gegensatz zum üblichen Wachstumsrhythmus der Pflanzen im Winter erblüht. Helleborus blüht also nicht, wenn Licht und Wärme der Sonne am stärksten wirken, sondern dann, wenn im Jahreslauf die kalten, erstarrenden Erdkräfte vorherrschen. Es sind nicht die äußeren Sonnenkräfte, in deren Wirken sich die Pflanze hineinstellt. Selbst bei Sonnenschein im Winter richtet sich Helleborus niger nicht nach dem Sonnenlicht. Wenn Kälte und Dunkelheit ein Erstarren und Absterben im Pflanzenreich bewirken, erblüht Helleborus von innen heraus. Helleborus niger überwindet durch seine enorme Vitalität die abtötenden Kräfte des Winters und kann in sich die in der Erde verinnerlichten sowie die vom Mond gespiegelten Sonnenkräfte zur Entfaltung bringen.

Die starke Mondbeziehung dieser Pflanze kommt auch zum Ausdruck in der speziellen Umwandlung ihrer weiß-leuchtenden Blütenblätter – bei Reifung der Balgfrüchte – in grüne Laubblätter. Der Knospencharakter ergreift also nach dem Verblühen die weiße Blütenhülle erneut, wodurch eine Rückbildung auf ein Stadium vor dem Erblühen geschieht. Dieses Rückgreifen kann mit der abnehmenden Mondphase in Verbindung gebracht werden. Aber auch ein Vorgreifen ist in der Pflanze zu finden. Am Blütentrieb entwickeln sich die Hochblätter in Gestalt von Knospenschuppen. Hier wird der Ansatz zur Blütenbildung vorausgenommen. Auch die grundständigen, langgestielten Laubblätter weisen auf eine höhere Stufe hin, als es ihrem eigentlichen Charakter entspricht, indem sie endständig eine wirtelige Stellung einnehmen, die einem Blütenkelch ähnlich wird. Helleborus niger beinhaltet ein zur Blütenbildung vorauseilendes und ein nach der Reifung zurückgreifendes Element.

Im Wurzelstock und in den Grundblättern wurde das Glykosid Helleborin nachgewiesen, welches Ähnlichkeit mit dem Glykosid der Scilla maritima und mit einem Krötengift aufweist.

Durch seine enorme Vitalität ist es Helleborus niger möglich, den winterlichen Erstarrungs- und Absterbekräften zu trotzen. Dies kann als ein Gegenbild für Krankheitszustände, die zur Adynamie und Kachexie mit absinkender Widerstandskraft neigen, angesehen werden. Dort, wo das Seelisch-Geistige sich aus der körperlichen Konstitution zurückziehen will und es zu Kollapszuständen, Krämpfen, kaltem Schweiß kommt, kann Helleborus niger wieder konstitutionsfestigend wirken. Auch bei dem Auseinanderfallen von physischen und seelisch-geistigen Kräften des Menschen, wie es bei der Krebskachexie auftritt, kann Helleborus niger indiziert sein. Hierbei wird vor allem die männliche Konstitution angesprochen.

Therapeutische Anwendungsgebiete
Krebskachexie, Herzschwäche mit Ödemen, Stauungsbronchitis, Kollapsneigung, Hydrocephalus, Psychose bei Amenorrhöe, Meningitis und Meningismus.
Zusatztherapie bei: Lungencarcinom bei Männern (Helleborus praeparatus).

Dosierung und Anwendung

Ampullen:	individuell nach ärztlicher Anweisung;
Dilutio:	1- bis 3mal täglich 5–10 Tropfen einnehmen.

Hydrastis canadensis

Hydrastis canadensis L. (Kanadische Gelbwurz)
– frische blühende Pflanze

Präparate

Hydrastis canadensis	Dilutio D4

Charakterisierung und allgemeine Eigenschaften

Das Motiv der Ranunculaceen, Fließendes mit Erstarrendem in ihrer Gestaltung in auffälliger Weise nebeneinander aufzuweisen, tritt bei Hydrastis weniger stark auf. Sie zeigt vielmehr ein Gleichgewicht zwischen oberer Blütenbildung und unterer Wurzelverfestigung. Im mittleren Bereich kommt es zu einer auffällig stark sich ausbreitenden und tief in den Umkreis eindringenden Blattbildung. Die Laubblätter entspringen nicht grundständig und stellen somit nicht vorzeitig beendete Bestrebungen zur Blütenbildung dar, sondern nehmen als handförmige, tiefgelappte Blätter – meist zwei an der Zahl – am Blütentrieb eine Zwischenstellung zwischen Wurzel und Blüte ein. Im Blattbereich gibt es weder ein Übergewicht der von der Wurzel aus wirkenden Kräfte noch eine Ausbildung der zur Blüte voll hingewendeten Blätter, sondern allein deren voll ausgeprägte mittlere Zwischenstellung. Hier kann sich die Pflanze ganz den Einflüssen der direkten Umwelt öffnen. Die Blüte ist endständig, klar abschließend, grünlich weiß und nimmt durch die spiralige Anordnung der etwas reduzierten Fruchtblätter ein übergeordnetes Prinzip auf. Auch die saftigen Beeren lassen das für eine Ranunculacea auffällige Hereinwirken von Wärmekräften erkennen. Auf der anderen Seite ist Hydrastis canadensis auch voll dem Erdbereich angepaßt. Dies zeigt sich in einem stark bewurzelten, kriechenden Rhizom, das oft knollig zu einem Wurzelstock verdickt ist.

In Hydrastis canadensis ist für eine Ranunculacea also ein auffälliges Gleichgewicht in der Dreiheit von Wurzel, Blatt und Blütenbereich erreicht worden. Das Ineinanderwirken der polaren Bereiche von Wurzel und Blüte hat in einer gewissen Weise ein Gleichgewicht gefunden, und der mittlere Blattbereich kann frei in den horizontalen Umkreis eindringen und sich entfalten. Auf der anderen Seite aber fehlen die fließenden Übergänge zwischen unteren und oberen Blättern: Es kommt weder zur grundständigen Blattbildung noch zur Ausbildung der für Ranunculaceen häufig charakteristischen Hochblätter.

Dieses betonte Gleichgewicht ist bei Hydrastis canadensis verbunden mit einem Standort, wo beide polaren Bereiche – der zentral irdische und der periphere kosmische – nicht voll wirken können. Sie wächst im Schatten des Waldes, der ein zu starkes Sonnenwirken fernhält, in Ansammlungen von moderndem Laub, wo der Abbau zum Mineralischen noch nicht geschehen ist.

Hydrastis canadensis hat eine Beziehung zu den Schleimhäuten im menschlichen Organismus. In den Schleimhäuten besteht ein Gleichgewicht zwischen dem sich ständig in Bewegung befindenden inneren Flüssigkeitsorganismus und der feste Formen aufweisenden physischen Organisation. Die Schleimhaut hat dadurch die Möglichkeit, zwischen innen und außen zu vermitteln und den Übergang zwischen beiden Bereichen zu ermöglichen. Das Innere und das Äußere können hier physisch aufeinander einwirken. Wenn der Flüssigkeitsorganismus sich etwas aus dem Gefüge der Schleimhäute löst, kann es zu den verschiedenen Formen von Katarrhen kommen, häufig mit dicken, gelben und fadenziehenden Sekreten, wo Hydrastis canadensis therapeutisch angewendet werden kann.

Als Ranunculacea hat Hydrastis canadensis entsprechend dem Grundmotiv dieser Familie auch eine Beziehung zu den Geschlechtsorganen. Bei Menorrhagien junger Frauen wie auch bei Myomblutungen kann Hydrastis canadensis verwendet werden.

Therapeutische Anwendungsgebiete

- Aphthen, Ulcera der Mundhöhle, chronische Katarrhe der oberen Luftwege;
- Blepharo-Konjunktivitis, Gastritis, Obstipation, Uterusblutungen, Krebskachexie.

Dosierung und Anwendung

3mal täglich 10 Tropfen einnehmen. Bei Herzkranken wird wegen möglicher kardialer Nebenwirkungen vorsichtig dosiert und erst ab D3 gegeben.

Pulsatilla

Pulsatilla vulgaris (Kuhschelle, Küchenschelle)
– frische blühende Pflanze

Präparate

Pulsatilla	Ampullen D3, D6, D30
	Dilutio D3, D4, D6, D30
	Globuli D6, D10, D15, D30

Charakterisierung und allgemeine Eigenschaften

In ihrer Gestaltung erinnert Pulsatilla noch stark an einkeimblättrige Pflanzen, wie Schneeglöckchen, Märzenbecher und Krokus. Ihre Blattbildung bleibt noch deutlich in der Vertikaltendenz der Lilienarten verhaftet. Sie blüht früh im Jahr auf Kalkboden und bildet dabei eine sechszählige Blüte. Wie ein Märzenbecher senkt Pulsatilla die Blüte. Ihre Hochblätter zeigen eine lange weiße Behaarung, die ihr fast ein zottiges Aussehen verleihen. Diese behaarten Blätter ersetzen die fehlenden Kelchblätter. Sie bilden einen schneidig verwachsenen, vielzipfligen Hochblattquirl, der die Blütenbildung in schleierhafter Antönung vorausnimmt. Während sich bei vielen anderen Hahnenfußgewächsen ein deutliches Hinausschieben des Blühprozesses und damit ein deutliches Herausheben des Blühens aus dem vegetativen Teil zeigt, wird bei Pulsatilla der Blühprozeß vom vegetativen Teil der Pflanze anfänglich am wenigsten deutlich abgesetzt. Beim Blühen jedoch entwächst die Blüte immer stärker den Hochblättern. Die dunkelblau-violette Blüte neigt sich nach unten. Hat sich der Blütenimpuls ausgelebt, so hebt sich der Blütenstand wieder aus der Schwere, um sich erneut der Sonne zuzuwenden. Auf die Einhüllung folgt die Ausstülpung, die Früchte wachsen in die Länge und werden zu geschwänzten, federigen, auseinanderstrahlenden, luftigen Gebilden, einem lockeren Pinsel gleich. So gelingt es der Pulsatilla, mit der Fruchtbildung doch noch deutlich aus der vegetativen Erdbezogenheit herauszutreten.

Auf der anderen Seite sind die Wurzeln dieser zarten und lieblichen Frühlingsblume auffällig kräftig ausgebildet. Hier wird deutlich, daß sie kein Liliengewächs mehr ist, sondern als zweikeimblättrige Pflanze sich voll mit dem Erdenelement verbunden hat.

Alles deutet darauf hin, daß mit Pulsatilla der Prozeß im Menschen angesprochen wird, wo dieser in die Erdenreife eintritt und sich die volle Polarität von Blut- und Nervenprozessen ausbildet. Jetzt muß der frei gewordene Astralleib, der sich im Luftorganismus gestaltet, neu den Ätherleib, d. h. den Wasserorganismus, durchdringen. Gelingt dies nicht, kommt es z. B. zur venösen Stase. Wenn der Mensch das, was er seelisch erlebt, nicht vollständig in seinen Ätherleib hineinnehmen kann, dann wirkt es direkt auf den physischen Leib weiter, und der betroffene Mensch fühlt sich stark bedrückt und neigt z. B. zu Weinerlichkeit. Führt die Ausbildung der neuen Polarität im Seelischen zu Zerrissenheit, weil das Seelische dem Kosmischen verbunden bleiben möchte, so kann Pulsatilla hier als Naturprozeß den Weg zur Entwicklung der Erdenreife zeigen. Die Zerrissenheit im Seelischen betrifft vor allem den mehr umkreisverbundenen Menschen, den weiblichen blonden Typus, der sich bisher in seiner seelisch-geistigen Welt geborgen fühlte und nun den Eintritt in die Erdenreife als bedrückend empfindet; dabei kann er in Melancholie verfallen. In dem Ringen um das neue Gleichgewicht zeigt Pulsatilla als Naturprozeß das therapeutische Leitmotiv auf, wie im Organismus die kosmische Verbundenheit nicht aufgegeben werden muß, auch wenn die Entwicklung der Geschlechtsreife eine Art Verwurzelung in der Erde bedeutet.

Therapeutische Anwendungsgebiete

Seelisch-geistiger Bereich

- Übermäßiges Anlehnungsbedürfnis, Überempfindlichkeit, unentschlossene, düster-melancholische Stimmung, insbesondere vor der Regel; Hypochondrie, Neigung zu Weinerlichkeit.

Funktionell-prozessualer Bereich

- Spasmen, Durstlosigkeit, Neigung zu kalten Händen und Füßen.
- Genitalorgane: Menstruationsanomalien, Dysmenorrhöe, Ovarialinsuffizienz mit Spasmen im Genitalbereich; Amenorrhöe, zur Anregung der Wehentätigkeit, Sterilität; mangelnde venöse Zirkulation: venöse Stauung, Krampfadern, Anschwellung der Unterschenkel.
- Schleimhautkatarrhe, Masern, Konjunktivitis.
- Traumatisches Syndrom.
- Hepatopathien, Gastritis, Cholecystopathie.

Konstitutioneller Bereich

- Häufiger bei weiblicher Konstitution.
- Heller, weicher Typus.

Dosierung und Anwendung

Ampullen:	2mal wöchentlich bis 1mal täglich 1ml subcutan injizieren;

Dilutio:	3mal täglich 5–10 Tropfen;
Globuli:	3mal täglich 3 Globuli.

Ranunculus bulbosus

Ranunculus bulbosus L. (Knollenhahnenfuß)
– frische blühende Pflanze

Präparate

Ranunculus bulbosus	Dilutio D3, D6

Charakterisierung und allgemeine Eigenschaften

Auch in Ranunculus bulbosus erkennen wir den für die Familie der Ranunculaceen typischen Gegensatz zwischen deutlicher Erdverbundenheit der Wurzel und dem für jede Art eigenartig sprunghaften und plastischen Hinstreben der gesamten oberirdischen Teile zur Blütenbildung. In Ranunculus bulbosus findet die auffällige Erdverbundenheit der Ranunculaceen seinen spezifischen Ausdruck in der Knollenbildung, die durch Stauchung des Laub- und Blütentriebes entsteht. Die Wurzel von Ranunculus bulbosus ist an sich stark verzweigt und weist somit wenig Erdenschwere auf, wie es sonst für die Ranunculaceen typisch ist. Die Erdenschwere erlangt die Pflanze dagegen kompensatorisch durch knollenförmige Erweiterung der Basis des Blüten- und Laubtriebes; sie wird also hier durch den Sproß erreicht. Durch die Stauchung des Sprosses bilden die Laubblätter in ihrem Ansatz eine Rosette. Aus dieser erhebt sich nun der Blütentrieb besonders weit in den durchlichteten Raum hinein, die Knolle gleichsam als Sprungbrett benutzend. Die Umwandlung des Sprosses zur Knolle und ihre kompensatorische wurzelartige Verwendung als Grundlage für die Laubblatt- wie auch Blütentriebbildung führt zur »unharmonischen« Metamorphose der Blätter zur Blüte hin. Die mittleren Blätter von Ranunculus bulbosus scheinen aus zwei ungleichen Elementen zusammengesetzt zu sein: Der nach außen geschobene selbständige Teil der mittleren Blätter weist in seiner Form deutliche Verwandtschaft mit den unteren Laubblättern auf, während deren innerer Teil die fingerförmigen Zipfel der oberen Hochblätter vorausnimmt. Das mittlere Blatt ist inhomogen, denn zwei verschiedene Elemente sind ineinander verschoben, ohne eine metamorphosierte organische Einheit zu bilden. Somit finden wir auch im mittleren Blattbereich eine Art Stauung, indem das Formelement des unteren Bereiches sich nicht kontinuierlich nach oben verwandeln kann, sondern zu stark bis zur Mitte der Pflanze vordringt und hier abrupt vom oberen Formelement abgesetzt erscheint.

Ranunculus bulbosus stellt einen Naturprozeß dar, in dem auf der einen Seite der Stengelbereich zum Wurzelhaften hin sich staucht und auf der anderen Seite Erdenelemente unverwandelt in den mittleren Bereich der Pflanze eindringen können. Das charakteristische Hineinwirken vom Wurzelelement in den Sproßbereich deutet darauf hin, daß diese Pflanze eine besondere Beziehung zu Nervenprozessen und der peripherischen Organisation des Menschen hat. Dort, wo der Nervenprozeß zu stark wirkt, vor allem im mittleren Brustbereich oder in der Peripherie, kann es zu Stauungen oder Austrocknungen, Lähmungen oder, als Reaktion auf die Stauungen, zu Ausschlägen kommen. Ranunculus bulbosus führt diese Stauungen zur Ableitung über.

Therapeutische Anwendungsgebiete

Intercostalneuralgie, Pleuritis sicca et exsudativa; Herpes Zoster; pemphiginöse Exantheme; Brachialgie; Meningitis.

Dosierung und Anwendung

Dilutio:	3mal täglich 5–10 Tropfen.

Staphisagria

Delphinium staphisagria L. (Stephanskraut)
– getrocknete Samen, Stephanskörner

Präparat

Staphisagria	Dilutio D3

Charakterisierung und allgemeine Eigenschaften

Die auffällig starr-sprunghafte wie auch fließende Gestaltung der Hahnenfußgewächse im Blatt- und Blütenbereich erfährt bei den im Hochsommer blühenden Pflanzen dieser Familie, nämlich Aconitum napellus und Delphinium staphisagria, ein weiteres, neues Motiv. Beide Pflanzen zeigen zunächst die charakteristische Wachstumsgestaltung der Ranunculaceen mit ihren auffällig gespreizten Hahnenfußblättern. Sie erreichen die für ein typisches Hahnenfußgewächs auffällige Größe von 60 bis 120 cm, und selbst beim Erreichen der Blütenregion wirken die vegetativen Wachstumskräfte weiter. So kommt es zur vielblütigen Traubenbildung. Es scheint, als würden die tiefblauen Blüten für ein Hahnenfußgewächs in den Wirkensbereich der Sonne hineingeschoben. Nicht nur, daß die Kelchblätter Blütenfarben annehmen – was auch bei anderen Ranunculaceen auftritt –, sondern es kommt vor allem zu auffälligen Stauungs- und Streckungsphänomenen bei der Gestaltung der Blüten. Hierbei tritt für ein Hahnenfußgewächs das neue Gestaltungsmotiv auf, durch welches die Blüte aus der von der Sonne geprägten radiären Gestaltung herausfällt und in den Bereich der Erdenschwere kommt. Die Blüte wendet sich nämlich von der Sonnenrichtung ab, und als Ergebnis der Neuorientierung entstehen zweiseitig symmetrische Blüten, also Blüten, die zwei spiegelbildliche Seiten aufweisen und damit die radiäre Gestaltung verloren haben. Das Gestaltungsprinzip der Rechts-Links-Symmetrie des Tierreiches wird hier vorzeitig angetönt. Dieses vorzeitige Eindringen in den Gestaltungsbereich der Tiere findet seine Entsprechung in der Alkaloidbildung der beiden Pflanzen – bei den anderen Ranunculaceen führt der Giftprozeß nur bis zur Glykosidbildung.

Der Stauungs- und Streckungsprozeß im Blütenbereich vollzieht sich bei Staphisagria und Aconitum sehr unterschiedlich. Während der Gestaltungsimpuls bei Eisenhut von hinten nach vorne wirkt, erscheint die Blüte beim Stephanskraut von vorn nach hinten durchgedrückt. Während also die Stauung beim Aconitum ein Vorwärtsdrängen in der Horizontalebene bewirkt, führt er bei Staphisagria zu einem nach hinten gerichteten Zurückziehen der Blüte; das dritte hintere Blütenblatt ist zudem noch deutlich gespornt. Dabei verschließen die auffällig farbigen Kelchblätter beim Eisenhut die Blüte teilweise helmartig nach vorne, während sie sich bei Staphisagria mehr nach vorne öffnen.

Die unterschiedliche Gestaltung der beiden Pflanzen im Blütenbereich bei sonst ähnlichem Gesamthabitus findet ihre Entsprechung in den Krankheitsbildern, bei denen sie eingesetzt werden. Während Aconitum bei plötzlich beginnender überschießender Stoffwechseltätigkeit, die den oberen Organismus überfluten möchte, verwendet wird, kommt Staphisagria bei unterdrückten und gestauten Stoffwechselprozessen zur Anwendung. Wir können das Stephanskraut mit seinen starken vegetativen Wachstumskräften und seiner eigenartig gestuften und zurückgezogenen Blütengestaltung als Naturprozeß für Krankheitsvorgänge ansehen, bei denen übermäßige Stoffwechseltätigkeit durch Nerven-Sinnesprozesse zurückgehalten und gestaut werden. Das Nerven-Sinnessystem ist durch diese Tätigkeit gebunden und steht dadurch nicht mehr voll zur Verfügung für seine eigentlichen Funktionen, nämlich u. a. die der Wahrnehmung der Umwelt. Es entsteht so die gereizte, in sich gekehrte, scheue Stimmung, die eine erregte Stoffwechseltätigkeit und Triebhaftigkeit überdeckt. Mit dieser Stimmungslage ist eine starke seelische Verletzbarkeit verbunden. Hier drängt sich ein Vergleich mit Arnika auf. Was diese Pflanze für körperliche Traumen bedeutet, bewirkt Staphisagria entsprechend bei seelischen Verletzungen.

Therapeutische Anwendungsgebiete

Seelisch-geistiger Bereich

- Seelische Verletzbarkeit, leicht beleidigt, launisch, menschenscheu.

Funktionell-prozessualer Bereich

- Obstipation; Chalazion, Hordeolum; Schnittwunden; Magenatonie; Konjunktivitis; Cystitis, Reizblase; Dysmenorrhöe; Adynamie der Muskeln.

Konstitutioneller Bereich

- Neurasthenie, blasses Aussehen, Schwäche.

Dosierung und Anwendungsbereich

Dilutio:	3mal täglich 5–10 Tropfen.

Umbelliferae (Apiaceae) = Doldenblütler

Die Doldenblütler liefern uns wichtige Nahrungsmittel, Gewürze und Heilmittel. Petersilie, Kümmel, Dill, Liebstöckel, Engelwurz, Möhre, Fenchel und Sellerie gehören hierher. Erstaunlich ist dabei, daß ebenso zahlreich giftige Pflanzen in dieser Pflanzenfamilie auftreten, so z. B. der hochgiftige gefleckte Schierling (Conium maculatum) und der noch gefährlichere Wasserschierling (Cicuta virosa).

Die Doldenblütler imponieren durch mächtige Blütenbildungen, und doch lassen sich häufig die einzelnen Arten der Doldenblütler an den Blüten nicht unterscheiden. Es ist aber nicht ihre Farbenpracht, die beeindruckt, sondern es sind die über Erwarten zahlreichen Blüten, die aus einem Knotenansatzpunkt entspringen. Die vielen Blütenstengel, die sich häufig noch einmal teilen und erst an deren Enden Blüten tragen, bilden gesamthaft eine Dolde. Die Blütenbildung ist somit an ihrem ursprünglichen Entstehungsort zurückgehalten und kann dafür auf einer höheren Stufe um so prächtiger in Erscheinung treten. Obwohl die Doldenblütler weit in den durchlichteten Raum hineinragen, erscheinen die Blüten nicht in prächtigen Farben, sondern immer weiß oder grünlich.

In einer Vegetationsperiode kann eine mächtige, bis zwei Meter hohe Pflanze entstehen, die die Doldenblüte wie eine Krone trägt. Die Gesamtgestalt ist so beeindruckend, daß eine Pflanze aus dieser Familie durch den hehren Namen »Erzengelwurz« (Archangelica) ausgezeichnet wurde. Und doch würde die Doldenblüte, in einen Blumenstrauß gebunden, niemanden erfreuen, denn sie spricht nicht die »Sprache der Seele«. Hier läßt sich etwas von der Zwiespältigkeit dieser Pflanzenfamilie erspüren.

Studieren wir die Blätter dieser Pflanze. Sie sind durch eine extreme Fiederung gekennzeichnet. Beim Dill z. B. erscheinen sie wie feine Haare. Der Botaniker Gerbert Grohmann hat geradezu als ein Charakteristikum dieser Pflanze festgestellt, daß sie typische Erscheinungen niedrigerer Pflanzenarten, nämlich die Fiederung der Farngewächse und die Stengelbildung der Schachtelhalme, aufweist. Könnte man also aus den Farnen und den Schachtelhalmen eine neue Pflanzenart machen – dies läßt sich ideell vorstellen –, käme man zu den Doldengewächsen. Diese weisen in ihrer Gestaltung Eigenschaften auf, die evolutiv an die »Kinderstube« des Pflanzenreiches erinnern.

Ebenfalls an ein früheres Stadium des Pflanzenreiches erinnern die parallelnervigen Blätter, die wir bei den Doldenblütlern als Unterblätter antreffen. Es sind dies große Blätter, die als Scheide die hohlen Stengel umgreifen; sie umschließen wie prall gefüllte Knospen den noch unentwickelten Pflanzenteil. Verfolgt man sein Wachstum, dann sieht man, wie sich aus der Knospe der folgende Sproßabschnitt zum nächsten Blatt erhebt. In diesem unteren Teil sind somit die späteren Abschnitte der Pflanze im Keim bereits angelegt. Der Stengel als zentraler Sproß ist stark entwickelt, hohl und weist oft kräftige Rillen auf.

Versuchen wir die bisher dargestellten wesenhaften Merkmale der Doldenblütler im Hinblick auf ihre therapeutischen Eigenschaften zu verstehen.

Generell unterliegt jede Pflanze in ihrem Wachstum diametralen Kräften. Je höher sie wächst, um so mehr unterliegt sie hemmenden Einwirkungen, die in der Vitalität der Pflanze Stauungen bewirken. Dies zeigt sich äußerlich z. B. in der zunehmenden Ziselierung der Blätter. An einem bestimmten Punkt dieser Entwicklung wandelt die Pflanze ihre vegetativen Kräfte um, und es kommt zur Blütenbildung. Hier umschweben gewissermaßen astralische – seelische – Kräfte die Pflanze.

Betrachten wir unter diesem Aspekt die Blütenbildung der Doldenblütler, dann wird ihre Besonderheit und Einzigartigkeit verständlich. Die Pflanze durchstößt mit ihrem Blütenstengel den geschilderten Hemmbereich offensichtlich, überwindet ihn, um dann gleichsam in dem höheren Bereich einer »Überblüte« in Form einer Dolde zu »explodieren«. Dies setzt besondere Kräfte voraus.

Wie die Gräser entwickeln sich die Doldenblütler unberührt von astralen Einwirkungen, was u. a. durch ihre Farblosigkeit sichtbar wird. Man kann sie daher als pflanzliches Gegenbild nehmen für eine bestimmte Stufe seelischer Reifung, nämlich für eine der Kindheitsstufe verhaftet gebliebene Seele, die nicht zur vollen Erdenreife kommen kann oder will. Die Kräfte bleiben im Organischen gebunden und können hier zu besonderen Fähigkeiten, aber auch zu Einseitigkeiten führen.

Dies wird durch das Arzneimittelbild der Doldenblütler bestätigt. Die Patienten vermögen die Befreiung der Astralität nicht richtig zu vollziehen. Die fehlende Erdenreife äußert sich beispielsweise dadurch, daß eine Art Asexualität vorliegt. Obwohl erwachsen, erfahren die Geschlechtsorgane dieser Patienten eine Art Rückfall in die Verhältnisse der Vorpubertät; es tritt z. B. eine Amenorrhöe auf.

Die Doldenblütler haben auch eine starke Beziehung zu bestimmten unbewußt verlaufenden Sinnes- und Stoffwechselprozessen des menschlichen Organismus. So ist die Wirkung dieser Heilpflanzen in auffälliger Weise auf die Drüsentätigkeit in der Verdauung sowie auf die der Milchbildung gerichtet. Besonders Fenchel, Kümmel und Anis sind »Fahnenträger« in diesem Bereich und kommen daher in entsprechenden Präparaten zum Einsatz. Auch bei Erkrankungen der weiblichen Brust können Doldenblütler-Präparate hilfreich sein.

Ammi visnaga

Ammi visnaga (L.) Lam. (Zahnstocher-Ammei)
– getrocknete Frucht

Präparate

Ammi visnaga	Dilutio D1

Charakterisierung und allgemeine Eigenschaften

Die in Nordafrika und im Vorderen Orient wachsende Ammi visnaga äußert ihre Kraft nicht in einer stattlichen Größe – sie erreicht für einen Doldenblütler die mittlere Höhe von 100 cm – oder durch eine Verlagerung von Blütenqualitäten in die Wurzel, sondern in der Bildung der überaus zahlreichen weißen Doldenblüten. Diese sind groß, langgestielt und tragen oft bis zu 100 Doldenstrahlen. Das Blattwerk von Ammi visnaga ist von Anfang an krausfedrig, fadenfein zerzipfelt, d. h. außerordentlich durchlüftet (noch feiner als das Möhrenblatt). Die Umkreiskräfte wirken so besonders intensiv auf diese Pflanze, doch kann sie gleichwohl im Gegenraum eine außerordentlich reiche Blütenentfaltung hervorbringen.

Während unsere heimischen Doldenblütler bei Trockenheit ihre Blüten öffnen und bei Feuchtigkeit schließen, verhält es sich bei Ammi visnaga umgekehrt. Bei der Reifung der Doldenblüten verholzen die Doldenstrahlen, so daß man sie als Zahnstocher verwenden kann. Eine solche Verholzung findet man sonst bei Kräutern nur in der Fruchtschale, während hier bereits der Blütenstengel davon ergriffen wird. Auch hier äußert sich das starke Wirken der Umkreiskräfte.

Ammi visnaga wächst in trockenen Gebieten des Mittelmeeres, von den Kanarischen Inseln bis Persien, nicht aber in ausgesprochenen Wüstengebieten. Die einjährige Pflanze bildet zunächst ähnlich wie Anis eine weißliche, längliche Wurzel, aus der bald ein runder, rilliger und oben hin und her gebogener Stengel sich erhebt.

Eine starke Harzbildung durchzieht die ganze Pflanze und weist auf ihre inneren sulfurischen Qualitäten hin. Früchte und Blätter riechen bitter-aromatisch. Die verholzten Doldenstrahlen haben einen angenehmen Geschmack.

Therapeutisch werden die Früchte der Pflanze verwendet. Sie wirken im Menschen dort, wo der Organismus sich im funktionellen Bereich zur Außenwelt abschließen möchte und es zu Verkrampfungen kommt. Hierbei löst Ammi visnaga den Krampf, vor allem im Lungen- und Herzbereich, und führt zu einer Öffnung ihrer Funktionen für den Umkreis.

Therapeutische Anwendungsgebiete

Coronarspasmen, Angina pectoris; Hypertonie; Bronchialspasma; Darmspasmen; Spasmen bei Nieren- und Blasensteinen.

Dosierung und Anwendung

Dilutio:	3mal täglich 5–10 Tropfen.

Archangelica

Angelica archangelica L. (Engelwurz)
– Wurzel

Präparate

Archangelica	Ampullen D3 Dilutio D1, D2, D3 Dilutio aquosa D3 Oleum 10 % Unguentum 5 %
Archangelica comp. (Allium sativum, Bulbus D2 1g/Archangelica, Radix 20g/Cepa, Bulbus D2 1 g/ Mel 39/Oleum aethereum Lavandulae 0,64g/Oleum aethereum Pini Pumilionis 0,89/Oleum aethereum Pini silvestris 2,329/Oleum aethereum Rosmarini 0,249)	Unguentum

Weleda Magentee Pinella
(Archangelica, Radix 10 %/Carum Carvi, Fructus 5 %/Gentiana lutea, Folium 25 %/ Millefolium Herba 20 %/Petroselinum, Radix 20 %/Trifolium album, Flos 20 %)

Charakterisierung und allgemeine Eigenschaften

Archangelica weist die typischen Charakteristika eines Doldenblütlers auf: sie dringt mit ihrer Höhe von 2 m tief in den Gegenraum ein, ohne nach oben in der Blüte ausgesprochen sulfurische Qualitäten wie Duft und Farbenpracht zu entwickeln. In der prächtigen Bildung ihrer Doldenblüte explodiert sie gleichsam im Gegenraum, aber jede einzelne Blüte ist doch für sich unscheinbar klein und von blaß grüngelber Farbe. Bei der Stengel- und Blattbildung fällt die Pflanze, wie es für Doldenblütler typisch ist, in die Charakteristika der einkeimblättrigen Pflanzen zurück. Am kräftigen, hohlen Stengel sind bauchig aufgeblasene, parallelnervige Blattscheiden, die wie bei den Lilien die Blatt- und Blütenanlagen umschließen. Aus den Blattscheiden gehen die kräftigen, dreifach gefiederten, großen Blätter hervor.

Wie viele Doldenblütler wächst auch Archangelica an feuchten Standorten, z. B. am Ufergelände. Hier wurzelt sie mit ihrer reichverzweigten, kräftigen Wurzel, die in besonderer Weise sulfurisch-kosmische Qualitäten in sich trägt. Sie bildet Harze und ätherische Öle, die als die feinsten angesehen werden, die Umbelliferen überhaupt fähig sind zu bilden. Entsprechend dem Habitus der Pflanze haben sie eine frisch krautige, etwas pfeffrige Kopfnote, verbunden mit einem erdig-holzigen, leicht sulfurischen Hintergrund.

Für die Therapie wird die Wurzel verwendet. Sie wird vor allem bei Schwellungen, Entzündungen und Verhärtungen der Drüsen, namentlich im Kopf-Halsbereich, und vor allem bei Kindern von adenoid-lymphatischer Konstitution angewandt.

Therapeutische Anwendungsgebiete

- Drüsenschwellungen, Mumps, Parotitis (Archangelica 5 % Ungt.).
- Lymphstauungen, Lymphadenitis (Archangelica D6 Inj.; Archangelica 5 % Ungt.).
- Lymphatismus (Archangelica D3); adenoide Wucherungen des Rachenraumes bei lymphatischer Konstitution (Archangelica D3 Dil.); Angina tonsillaris (Archangelica 5 % Ungt.).
- Förderung der Lactation; Mastodynie (Archangelica comp.).
- Als Amara-Aromaticum zur Anregung der Verdauung (Weleda Magentee).

Anwendung und Dosierung

Ampullen:	2mal wöchentlich bis täglich 1 Ampulle subcutan;
Dilutio:	3mal täglich 5–10 Tropfen;
Oleum:	morgens und abends einreiben;
Unguentum:	morgens und abends einreiben; als Salbenverband;
Magentee:	1–2 Tassen täglich trinken.

Asa foetida

Ferula asa-foetida L. (Stinkasant) und andere Ferula-Arten – Gummiharz aus der Wurzel

Präparate

Asa foetida	Dilutio D2, D3

Charakterisierung und allgemeine Eigenschaften

Asa foetida, welche in der Stein- und Salzwüste des Orients heimisch ist, erreicht selbst für eine Umbellifere die besonders stattliche Gestalt von bis zu 3m Höhe. Dieses tiefe Eindringen in den Gegenraum wird von der kräftigen, fleischigen Pfahlwurzel über mindestens 5 Jahre vorbereitet. Während dieser Zeit treibt sie nur einjährige, ledrige Wurzelblätter in die Höhe. Nach diesem jahrelangen vorwiegend zentripetalen Wachstum kommt es im Blütenjahr in wenigen Wochen zu einem fast explosiven Hervorschießen zentrifugaler Wachstumskräfte, die zur Bildung der 3 m hohen Pflanzen mit gelblichen Blüten an ihrem oberen reichverzweigten Ende führen. Nach vierzehn Tagen ist bereits die Fruchtreife erreicht. Zwei bis drei Wochen später stirbt die Pflanze völlig ab.

Asa foetida weist unter den Umbelliferen einen besonders hohen Harzanteil auf, der die ganze Pflanze durchzieht. Schon bei Verletzungen der Blätter quillt er als dicker milchiger Saft hervor. Der Harz kann als Abdruck des besonders tiefgreifenden Sternenwirkens, das bis in die Wurzel hinabreicht, angesehen werden.

Für die Therapie wird der Milchsaft der Wurzel verwendet, der den speziellen sulfurisch-kosmischen Charakter aufweist. Die ätherischen Öle, die in ihm vorkommen, sind besonders schwefelhaltig und bedingen den spezifischen unangenehmen Geruch von Asa foetida. Nach Rudolf Steiner ist der »Gestank« der Pflanze Ausdruck eines Saturnwirkens in ihr; damit steht sie in einer besonderen Beziehung zum Bleiprozeß. Neben den Sinnesprozessen im Stoffwechselbereich, vor allem im Verdauungstrakt, die Asa foetida wie viele andere Umbelliferen im besonderen Maße fördern, werden auch Sinnes- und Abbauprozesse im Sinne des Bleiprozesses unterstützt.

Therapeutische Anwendungsgebiete

- Platzangst;
- Gastritis;
- Meteorismus;
- Colon irritabile;
- Globus hystericus.

Dosierung und Anwendung

Dilutio:	3mal täglich 5–10 Tropfen.

Carum carvi

Carum carvi L. (Kümmel)
– Frucht

Präparate

Carum carvi	Dilutio D1, D2 Suppositorien 20 %
Carvon (Carbo Betulae 10mg/Oleum aethereum Carvi 2mg/Excip. ad 200mg) WELEDA Stilltee	
WELEDA Magentee Pinella	Tabletten

Charakterisierung und allgemeine Eigenschaften

Auf feuchten Wiesen, gern in der Nähe von Gewässern, wächst Carum carvi als zweijährige Pflanze in den nördlich gemäßigten Zonen. Im ersten Jahr bildet sie eine kräftige Pfahlwurzel, die in fleischiger Stauung Substanz ansetzt und die nach oben eine Blattrosette trägt. Im zweiten Jahr wächst die Pflanze bis zu einer Höhe von 1 m mit reich verteilenden, sich rasch fadenförmig aufgliedernden Blättern.

Carum carvi schätzen wir in erster Linie als Gewürz. Die Pflanze spricht die bewußten und unbewußten Wahrnehmungsprozesse im Verdauungstrakt an, so daß die Fremdartigkeit von Nahrungssubstanzen leichter vom Organismus überwunden werden kann. Fremdes in die Eigenheit des Organismus überzuführen, ist primär ein Sinnesprozeß, und dieser wird in besonderem Maße von Carum carvi gefördert. Die Umbelliferen stellen zum Sinnesprozeß das pflanzliche Gegenbild in der Natur dar und unter ihnen insbesondere Carum carvi. Für eine Pflanze vereinigen sich in Carum carvi Raum und Gegenraum, innen und außen, in extremer Weise, wie dies auch beim Sinnesprozeß des Menschen der Fall ist. Der Pflanzenteil, der die eigentliche Essenz dieses Durchdringungsprinzips darstellt, ist der Samen, der entsprechend zu therapeutischen Zwecken verwendet wird.

Therapeutische Anwendungsgebiete

- Meteorismus, Magenkrämpfe, Verdauungsschwäche (Carum carvi D2 Dil.);
- Mangelnde Milchbildung (WELEDA Stilltee);
- Amenorrhöe (Carum carvi 20 %, Supp.).

Dosierung und Anwendung

Dilutio:	3mal täglich 5–10 Tropfen;
Suppositorien:	3mal wöchentlich abends einführen oder häufiger;
Stilltee:	1–2 Tassen pro Tag;
Tabletten:	3mal täglich 1–2 Tabletten nach den Mahlzeiten; im Bedarfsfalle bis stündlich eine Tablette einnehmen.

Cicuta virosa

Cicuta virosa L. (Wasserschierling)
– frischer Wurzelstock

Präparate

Cicuta virosa	Dilutio D4, D6

Charakterisierung und allgemeine Eigenschaften

Das Element des Wassers ist das Lebenselement der Umbelliferen, jedoch nicht in dem Sinne, daß es sie in ihrer Gestaltung als Wasserpflanze prägt, sondern ihrer kosmischen, erdflüchtigen Natur entgegenkommt. So wächst auch Cicuta virosa häufig im Wasser, meist in Verlandungszonen von Teichen und Flüssen, wo sie als ausdauernde Pflanze eine Höhe bis 1m erreicht. An ihren Blüten ist sie kaum von anderen Doldenblütlern zu unterscheiden, ihre stark gefiederten Blätter sind in ihrer Gestaltung auch nicht besonders verschieden von anderen Doldenblütlern, doch durch ihre Wurzel ist sie in charakteristischer Weise gekennzeichnet, wie dies auch bei vielen anderen Umbelliferen der Fall ist. Cicuta virosa besitzt einen großen, rübenförmigen und einen auf eigenartige Weise in Lufträume gekammerten Wurzelstock. Die Verlagerung des luftigen Elementes bis in den Wurzelstock hinein ist für Cicuta virosa charakteristisch. Schneidet man den Wurzelstock ab, so tritt mit süßlichem, betäubendem Geruch ein harziger, hellgelber, aromatischer Saft aus. Das darin enthaltene Weichharz ist jedoch hochgiftig. Wo bei vielen anderen Umbelliferen die für den Menschen nahrhaften Substanzen gespeichert sind, treten bei dieser Pflanze also höchst giftige Substanzen auf.

Cicuta virosa als Heilmittel spricht vor allem das Nervensystem an. Wenn dieses in so erhöhter Reizbarkeit ist, daß heftigste Konvulsionen ausbrechen, kann Cicuta virosa therapeutisch eingesetzt werden. Die Erregung des zentralen Nervensystems steht im Vordergrund ihres Arzneimittelbildes.

Therapeutische Anwendungsgebiete

Krampfdiathese, Epilepsie, Meningismus, Tetanie, Singultus.

Dosierung und Anwendung

Dilutio:	3mal täglich 5–10 Tropfen.

Conium maculatum

Conium maculatum L. (Gefleckter Schierling)
– frisches blühendes Kraut

Präparate

Conium maculatum	Ampullen D6
	Dilutio D3, D4, D6
	Unguentum 5 %

Charakterisierung und allgemeine Eigenschaften

Conium maculatum ist wie Levisticum eine stattliche bis 2m hohe Pflanze. Sie entwickelt sich in einem zweijährigen Zyklus, wobei sie im ersten Jahr nur einen Büschel grundständiger Blätter bildet. Erst im zweiten Jahr sproßt der röhrige, von blauem Reif überzogene Stengel in die Höhe. Im unteren Teil ist der Stengel in charakteristischer Weise braunrot oder violett gefleckt.

Die kosmische Seite des Doldenblütlertypus zeigt sich bei Conium maculatum in eigenartiger Weise. Auch sie ist bis in die Wurzel kosmisch gestaltet, so daß gar keine eigentliche Erdverbindung stattfindet. Der mit der Wurzel verbundene Alkaliprozeß ist bei dieser Pflanze in Form einer ammoniakalischen, flüchtigen Substanz ausgebildet und durchzieht die Pflanze von der Wurzel ausgehend in steigender Konzentration zur Blüte hin. Die Flüchtigkeit dieser Verbindung verleiht der ganzen Pflanze ihren charakteristischen Geruch nach Mäuseharn. Conium weist keinen kosmisch ernährenden Substanzstrom auf, wie viele andere Doldenblütler, sondern ist geprägt durch einen exkarnierenden Giftprozeß. Das Gift bewirkt im Menschen die Exkarnation in einer Weise, die Bewußtsein und Herztätigkeit bis zuletzt erhält und kaum Erregungs- und Verwirrungszustände auftreten läßt. Das Seelisch-Geistige wird kampflos aus dem Leib gelöst. Die kosmische Prägung der Doldenblütler ist bei Conium in der Weise modifiziert, daß sie im Arzneimittelbild als starke Erdflüchtigkeit erscheint.

Die allgemeine Umbelliferen-Heilwirkung ist bei Conium maculatum in spezifischer Weise verändert. Die Drüsentätigkeit z. B. wird durch Conium maculatum gehemmt, der Milchfluß gedämpft oder zum Versiegen gebracht. Umschläge und Salbenanwendungen mit Conium maculatum erweichen Geschwüre, Drüsenverhärtungen und Tumore. Conium maculatum ist ein Heilmittel, das vor allem dort wirkt, wo Prozesse im Organismus vom Seelisch-Geistigen nicht mehr voll durchdrungen sind und so sich selber überlassen werden. Dies tritt vor allem im Alter auf, wo das Seelisch-Geistige sich aus dem Körperprozeß in unregelmäßiger Weise zurückzieht. Hierbei kann es zu sklerotischen Erscheinungen, Verhärtungsprozessen, aber auch zu Lähmungen kommen.

Therapeutische Anwendungsgebiete

- Schwindel, Gleichgewichtsstörungen, zerebrale Durchblutungsstörungen.
- Mastopathia fibrosa cystica, Mammadysplasien, Mastodynie, Schmerzen bei Tumorleiden (Conium 5 % Ungt.).
- Hypochondrie, Verdrießlichkeit, Menschenscheu, Depression.
- Prostatahypertrophie.
- Paresen, Lähmung, Impotenz.
- Lymphdrüsenschwellungen, -verhärtungen.

Dosierung und Anwendung

Dilutio:	1- bis 3mal täglich 10 Tropfen;
Injektionslösungen:	2mal wöchentlich bis 1 mal täglich 1 ml subcutan injizieren;
Salbe:	1–2 mal täglich einreiben oder als Salbenverband anwenden.

Levisticum

Levisticum officinale W. D. J. Koch (Liebstöckel)
– Wurzel

Präparate

Arnica/Levisticum D3 (D6)
comp. (Apis D2/Arnica,
Planta tota, Rh D3/

Levisticum, Radix Rh D3 aa)	Ampullen
Apis D2 (D3) cum Levistico	
(Apis D1 10g/Mucilago	
Levistici D1 10g/Excip.)	Ampullen
Levisticum	Ampullen D3
	Dilutio D3, D4, D6
	Dilutio aquosa D3
	Oleum 10 %
Levisticum, Flos	Dilutio D2
Levisticum comp.	
(s. Fragador)	Tabletten
Mucilago Levistici	Dilutio D3, D6
Mucilago Levistici D6/	
Ovarium D3 aa	Ampullen
Saccharum Levistici 20 %	Pulvis

Charakterisierung und allgemeine Eigenschaften

Wie viele andere Umbelliferen ist auch Levisticum eine stattliche, mannshohe Pflanze. Auffällig im Vergleich zu ihnen sind ihre etwas fettig glänzenden, dunkelgrünen, zwei- bis dreifach gefiederten Blätter. Die Doldenblüten, die die Pflanze nach oben hin krönen, wirken hier gegenüber der stattlichen Blatt- und Stengelbildung zusammengedrängt und klein. Ihre Blütenfarbe ist nicht weiß wie bei den meisten Umbelliferen, sondern gelblich. Die Pflanze zeigt etwas Verhaltenes und tönt das Farbig-Blütenhafte zart an.

Wie bei anderen Umbelliferen, die uns zu Ernährungs- oder Heilzwecken dienen, sind auch bei dieser Pflanze besondere Prozesse in der Wurzel wirksam. Dort werden ein gelber Milchsaft, Harze, Schleimzucker, ein dickes ätherisches Öl und gummiartige Stoffe gebildet. Die ganze Pflanze ist von der Wurzel her mit würzig-aromatischem Gummiharz-Saft durchzogen. Die Gummiharze weisen eine sulfurische Grundstruktur auf und entstehen im Wärme-Luftwirkensbereich der Pflanze. Sie können als Bewahrer kosmischer Gestaltungskräfte angesehen werden. So sind selbst im Wurzelbereich bei Levisticum kosmische Gestaltungskräfte wirksam, die sich auch im Chemismus der Pflanze abprägen und ihr die besonderen Heileigenschaften verleihen.

Therapeutisch zeigt sich bei Levisticum, entsprechend dem stark Würzigen dieser Pflanze, eine besondere Wirkung auf die Drüsentätigkeit im Verdauungstrakt. Eine innige Beziehung weist diese Pflanze nach Rudolf Steiner zum Genitalsystem wie auch zum Ohr auf.

Vitalisierend auf das Ovarialgebiet wirkt Mucilago Levistici.

Therapeutische Anwendungsgebiete

- Entzündliche Erkrankungen des Ohres, besonders Otitis medida (Levisticum D4; Levisticum Oleum 10 %).
- Hypoplasie der weiblichen Genitalorgane, Amenorrhöe, Dysmenorrhöe; klimakterische Beschwerden (Mucilago Levistici D6; Mucilago Levistici/Ovarium D6 aa)
- Neuralgie, Neuritiden, Lumbagoischialgie; Osteochondrosis lumbalis (Arnica/Levisticum D3 comp.).
- Epilepsie, Cerebralsklerose (Mucilago Levistici D3 Amp.).
- Mangelernährung durch Verdauungsschwäche mit nervöser Überempfindlichkeit (Levisticum D3; Fragador).

Anwendung und Dosierung

Dilutio:	1- bis 3mal täglich 10 Tropfen, bei akuten Entzündungen 1- bis 2mal stündlich;
Trituratio:	1- bis 3mal wöchentlich 1 ml subcutan injizieren;
Oleum (Ohrentropfen):	mehrmals täglich einreiben bzw. Watte mit erwärmtem Öl tränken und in den Gehörgang einbringen;
Globuli:	1- bis 3mal täglich 5 Globuli unter der Zunge zergehen lassen.

Pimpinella anisum

Pimpinella anisum L. (Anis)
– getrocknete Frucht

Präparate

Anis-Pyrit D3	Tabletten
Anisum comp. (Carum carvi, Fructus Decoctum D2/Foeniculum,	

Fructus, Decoctum D2/ Pimpinella anisum, Decoctum D2/Urtica dioica Ferro culta, Herba Rh 1 % aa)	Dilutio
Pimpinella anisum	Dilutio D1, 5 %

WELEDA Stilltee
(Carum Carvi, Fructus 25 %/Foeniculum, Fructus 25 %/Pimpinella anisum, Fructus 25 %/Urtica dioica, Folium 5 %)

Charakterisierung und allgemeine Eigenschaften

Pimpinella anisum zeigt für einen Doldenblütler eine besondere Ausprägung des mittleren Blatt-Stengelbereichs. Obwohl die Pflanze im Vergleich zu vielen anderen Umbelliferen nur eine bescheidende Höhe von höchstens einem halben Meter erreicht, bildet sie eine auffällige Blattmetamorphose zwischen Wurzel und Blüten aus. Ungeteilt, nur gezähnelt erscheinen zunächst die unteren langgestielten Blätter. Nach oben wandeln sie sich nach und nach in feingliedrige, tief eingeschnittene Haarblätter. Danach versprühen sich gleichsam ihre Kräfte in eine lockere und flache weiße Doldenblüte. Während bei vielen anderen Doldenblütlern die der Blüte fehlenden sulfurischen Qualitäten in metamorphosierter Form in der Wurzel zu finden sind, ist dies bei Anis nicht der Fall. Sie bildet eine dünne, spindelige, weißliche Wurzel ohne besondere Geruchsqualitäten.

Nach Rudolf Steiner ist in Anis fein verteiltes Eisen in Salzform prozessual wirksam und prägt die Eigenschaften dieser Pflanze. Das Eisen durchzieht die ganze Pflanze in seinem Wirken und geht als ausstrahlender Prozeß in die Fruchtregion ein. Hier reifen, der Sonnenglut hingegeben – die Pflanze liebt überhaupt trockenes, heißes Klima – die kleinen gelbbraunen Früchte heran, die wir wegen ihres kräftigen, feurigsüßen Aromas als Gewürz besonders schätzen und die uns zu therapeutischen Zwecken dienen. Sie enthalten im reichlichen Maße u. a. ein ätherisches Öl, das Blähungen und Krämpfe im Verdauungstrakt löst, bei Atembeschwerden expektorierend wirkt und die Milchbildung bei stillenden Müttern anregt.

Therapeutische Anwendungsgebiete

- Bronchitis, Tracheitis, Laryngitis (Anis-Pyrit D3).
- Galaktogogum (Anisum comp.; WELEDA Stilltee).
- Blähungen, Krämpfe, als Stomachicum (Pimpinella anisum D1).

- Eisenmangelzustände (Pimpinella anisum D1).
- Harn- und schweißtreibend (Pimpinella anisum D1).

Dosierung und Anwendung

Dilutio:	3mal täglich 5–10 Tropfen, bzw. 10–15 Tropfen bei Mischungen;
Tabletten:	3mal täglich 1–2 Tabletten;
Stilltee:	1 Teelöffel Teemischung auf 1 Tasse kochendes Wasser geben, aufwallen und zugedeckt 1 Minute ziehen lassen; täglich 1–2 Tassen.

Sanicula europaea

Sanicula europaea L. (Sanikel)
– frische blühende Pflanze

Präparat

Sanicula europaea	Dilutio D6

Charakterisierung und allgemeine Eigenschaften

Eine deutlich vom Typus der Umbelliferen abweichende Form tritt uns in Sanicula europaea entgegen. Diese Umbellifere bildet keine gefiederten Blätter, sondern handförmig geteilte. Von der Spitze des Blattstiels dringt die Blattfläche, ohne sich ganz aufzugliedern, nach allen Richtungen in die Umgebung; das Blatt erscheint so in sich zentriert. Auch die Dolden sind weniger ausgebildet, sie erscheinen köpfchenartig und sind von weißlicher oder rötlicher Farbe. Entsprechend erreicht Sanicula europaea auch bei weitem nicht die Höhe der anderen betrachteten Umbelliferen. Sanicula europaea zeigt somit im stärkeren Maße die Charakteristika der zweikeimblättrigen Pflanzen. Sie wird offensichtlich deutlicher als andere Umbelliferen beim Eindringen in den Gegenraum gehemmt und erscheint damit weniger »exkarniert« als andere Umbelliferen.

Sanicula europaea gedeiht im beschatteten Humusboden von Laub- und Mischwäldern. Die ausdauernde Pflanze baut sich einen fast waagerechten, im Alter durch Verzweigungen mehrköpfigen Wurzelstock mit dicklichen Wurzelfasern auf.

Zur Therapie wird die ganze blühende Pflanze verwendet, und zwar in erster Linie als Wundheilmittel und bei Blutungen.

Therapeutische Anwendungsgebiete
Quetschungen, Eiterungen, Ekzeme, Furunkel, Magen-Darmgeschwüre, Schleimhautentzündungen; Magenblutungen, Lungenblutungen.

Dosierung und Anwendung

Dilutio:	3mal täglich 5–10 Tropfen.

Labiatae = Lippenblütler

Die Lippenblütler sind nicht nur eine wichtige Heilpflanzenfamilie, sondern auch bedeutende Lieferanten von Gewürzen und Duftstoffen. Durch die letzteren beiden Eigenschaften haben sie eine enge Beziehung zum Schmecken und Riechen. Dabei sprechen einige Lippenblütler stärker das Schmecken an und andere mehr das Riechen. Ordnet man der einzelnen Lippenblütler entsprechend diesen beiden Kriterien, so ergibt sich innerhalb dieser Heilpflanzenfamilie einerseits ein Geschmackspol, der u. a. durch die Melisse vertreten wird, und andererseits ein Duftpol, der u. a. von Rosmarin und Lavendel repräsentiert wird.

Zum Verständnis der therapeutischen Eigenschaften dieser Pflanzenfamilie ist es notwendig, die Sinnesqualitäten des Schmeckens und Riechens näher zu erfassen. Mit dem Riechen und Schmecken nimmt der Mensch Substanzqualitäten wahr und dringt so in das Wesen der Substanzen ein. Entsprechend reagiert der Organismus, je nachdem, wie er sich mit dieser Substanzqualität verbinden kann, mit Sympathie oder Antipathie. Was ihm nicht bekommt, wird er als unangenehm empfinden und was ihm bekommt als wohltuend. Unangenehme Gerüche, wie z. B. bei Marum verum, können Ekel hervorrufen, ein angenehmer Duft dagegen, wie bei Lavendel, kann ein Wohlgefühl bewirken. Die Reaktion des Organismus auf das Geschmeckte und Gerochene ist der Ausdruck der Auseinandersetzung mit der Qualität der Substanz.

Die Lippenblütler sprechen damit diejenigen unserer Sinne an, die in das Materiell-Substanzmäßige hineinführen. Unter diesem Aspekt sollen nun die Erscheinung und der Habitus der Lippenblütler betrachtet werden.

Die Blüten der Lippenblütler ähneln in auffälliger Weise einem weitgeöffneten

Mund. Ober- und Unterlippe der Blüte sind so weit geöffnet, daß die Biene sozusagen in einen Schlund verschwindet, wenn sie in die Blüte hineinkriecht. In diesem Moment verschmelzen Pflanze und Tier zu einer Einheit. Die Lippenblüte weist in ihrer Gestaltung Gesetzmäßigkeiten auf, die erst für das Tierreich typisch sind. Die übrigen Pflanzenteile der Lippenblütler stehen hierzu ganz im Gegensatz. Während die Blüte in ihrer Gestaltung über das Pflanzliche hinausgeht, erreichen die übrigen Teile das typisch pflanzliche Gestaltungsprinzip nicht. Sie zeigen keine radiären oder spiraligen Formen, sondern bleiben in einfachen Formen verhaftet. Der Stengel ist vierkantig, die Blätter stehen einfach kreuzgegenständig und weisen keine Blattmetamorphose auf. Die Vierheit als irdisches Salprinzip setzt sich bis in den Fruchtknoten fort. Nur Kelch und Krone weisen die Fünfzahl auf. Das umwandelnde und verwandelnde Element zwischen oben und unten fehlt; es ist keine Metamorphose vorhanden. So wirken die Lippenblütler im Blattstengelbereich starr und erdgebunden. Im Blütenbereich geht jedoch dieses Salprinzip abrupt in die tierhafte Gestaltung über. Salprinzip und tierhafte Gestaltung wirken so wie zusammengestaucht.

Baumbildung, Beeren oder große Früchte fehlen in der Familie der Lippenblütler. Obwohl die Lippenblütler stark vom irdischen Prinzip geprägt sind, führt dies nicht zur Ausstülpung oder Verholzung, wie auch nicht zur Beeren- und Fruchtbildung. Das Salprinzip wird in seinem Hinaufwirken abrupt aufgehalten und gleichsam verbrannt. Durch die Verbrennung im tierisch gestalteten Sulfurpol der Pflanze entsteht eine Aromatisierung der Substanzen; dadurch bilden sich ihre Aromastoffe und ätherischen Öle. Während mit den Hahnenfußgewächsen erstmals überhaupt eine richtige Erdverbindung erreicht wird, kann bei den Lippenblütlern die starke Erdverbindung, d. h. das volle Eintauchen in die Materie, durch einen Gegenprozeß, nämlich den des Aromatisierens und der Bildung von ätherischen Ölen, überwunden werden.

Hieraus lassen sich die verschiedenen therapeutischen Eigenschaften der Lippenblütler verstehen. In ihrer Beziehung zur Erdenreife weisen sie, wie die Hahnenfußgewächse, zahlreiche geschlechtsspezifische Eigenschaften auf. Durch ihre besondere Polarität von tierisch-sulfurischer Blütenbildung und salartiger Stengel-Blattgestaltung ermöglichen sie therapeutisch, daß das Ich sich mit dem physischen Leib intensiver verbinden kann.

Lavandula

Lavandula angustifolia Mill. (Echter Lavendel)
– Blüte

Präparate

Aurum D5/Oleum aethereum	
Lavandulae 1 %	Unguentum
Lavandula	Ampullen D3
	Dilutio D3
Lavendel-Bademilch, WELEDA	
Oleum aethereum	
Lavandulae	Oleum 10 %

Charakterisierung und allgemeine Eigenschaften

In der Metamorphosenreihe der Labiaten steht Lavandula am deutlichsten auf der Seite des Riechpoles und bildet nach dieser Seite Abschluß und Höhepunkt des Spektrums: Der Lavendel spricht unter den Lippenblütlern am stärksten unseren Geruchssinn an. Sanft und verhalten ist dieser Duft. Er beruhigt alles Drängend-Fordernde und weist eine nach innen gerichtete Qualität auf.

In der Gestaltung findet diese Stellung ihren Ausdruck darin, daß sich der Blütenbereich deutlich in der Höhe vom Blattbereich absetzt. Die sonst in dieser Familie so intensive Durchdringung von Blüten- und Blattbereich ist ganz verlassen worden. Aus den zu Rosetten sich stauenden Blattspiralen steigen steil nach oben die blau leuchtenden Blütenähren empor. Die Blätter selber sind fast zu Nadeln zusammengezogen, bleiben aber weich. Insgesamt wächst der Lavendelstrauch jedoch nicht in die Höhe, sondern bleibt niedrig.

Der Lavendel regt als Heilmittel das Wirken der Ich-Organisation im Sinne einer Beherrschung des Astralleibes an. Er wirkt so beruhigend, schlaffördernd, aber auch krampflösend und ohnmachtsbekämpfend. Er hilft bei Lähmungen, indem er die in das gelähmte Glied verkrampfte Ich-Organisation wieder lösen hilft.

Therapeutische Anwendungsgebiete

- Badezusatz: bei Ischias, Gicht, Rheumatismus; Rachitis.
- Öl: bei Herznervosität, zur Entspannung, bei vegetativen Gleichgewichtsstörungen mit nervöser Unruhe, Einschlafstörungen, Verspannungen; Neuralgien.

Dosierung und Anwendung

Öl:	als Einreibung mehrmals täglich; als Brustwickel;
Badezusatz:	zum Vollbad 2–3 Eßlöffel, Bademilch nach dem Einlaufen dem Wasser zusetzen, für Teilbäder entsprechend weniger;
Dilutio:	3mal täglich 10 Tropfen;
Injektionen:	2- bis 3mal wöchentlich eine Injektion.

Leonurus cardiaca

Leonurus cardiaca L. (Herzgespann)
– frisches blühendes Kraut

Präparate

Leonurus cardiaca	Ampullen D4
	Dilutio D1

Charakterisierung und allgemeine Eigenschaften

Während anderen Lippenblütlern das einfache Gestaltungsprinzip dieser Pflanzenfamilie ein starres Aussehen verleiht, erscheint bei Leonurus cardiaca dasselbe Prinzip in schöner, harmonischer Rhythmik gestaltet. Dies wird bedingt durch die krautig-grazilen, lang gestielten und in drei Zipfeln auslaufenden Blätter. Sie gleichen das starre, vierkantige, kreuz-gegenständige Gestaltungsprinzip der Lippenblütler in harmonischer Weise aus. Die im Quirl in den Blattachseln den Stengel umfassenden sehr kleinen, flaumigen Knospen und zartrosa Blütchen tragen ebenfalls zur Auflockerung des starren Prinzipes bei.

Leonurus cardiaca schmeckt sehr bitter und ist nur schwach aromatisch. Die Pflanze weist einen dumpfen, etwas widerlichen Geruch auf. Auf Grund ihrer Erscheinung und ihrer Inhaltsstoffe ist sie auf die Seite des Geschmackpoles der Lippenblütler zu zählen. Entsprechend geht ihre therapeutische Wirkung vom Stoffwechselpol aus. Therapeutisch wird diese Pflanze eingesetzt, wenn Unregelmäßigkeiten im unteren Stoffwechselsystem in das rhythmische System hineinwirken und hier funktionelle Störungen verursachen.

…peutische Anwendungsgebiete

Nervöse und funktionelle Herzstörungen, häufig mit Schlaflosigkeit; Klimakteriumsbeschwerden; Verdauungsstörungen; Basedowherz; gastrocardialer Symptomenkomplex.

Dosierung und Anwendung

Ampullen:	2mal wöchentlich bis 1mal täglich eine Ampulle subcutan injizieren;
Dilutio:	3mal täglich 5–10 Tropfen.

Lycopus virginicus

Lycopus virginicus L. (Virginischer Wolfstrapp)
– frisches blühendes Kraut

Präparate

Lycopus virginicus	Ampullen D3
	Dilutio D1, D2

Charakterisierung und allgemeine Eigenschaften

Lycopus virginicus steht Leonurus cardiaca sehr nahe, nur ist bei ihm noch stärker die krautig-stoffwechselmäßige Seite ausgeprägt. Wie Leonurus hat diese schmale, schlanke Staude ihre Blattrhythmik stark betont, nur wirken hierbei die Blätter nicht so auflockernd und ausgleichend harmonisch. Vielmehr unterstreichen sie das starre Gestaltungsprinzip des Lippenblütlertypus.

Die Pflanze bildet sehr viel Gerbstoffe und einen hohen Gehalt an Bitterstoffen, dagegen wenig ätherische Öle. Entsprechend geht auch ihre Wirkung vom Stoffwechselsystem aus. Wenn Stoffwechselprozesse nicht nur zu stark in das rhythmische System hineinwirken, sondern auch in das Sinnes-Nervensystem, wie es bei hyperthyreotischen Krankheitszuständen der Fall ist, dann kann Lycopus virginicus therapeutisch eingesetzt werden. Dabei wirkt er vor allem in Lebensphasen, in denen eine hormonelle Umstellung geschieht, wie in der Pubertät oder im Klimakterium.

Therapeutische Anwendungsgebiete

Hyperthyreose, Basedow-Krankheit, nervöse Tachycardie, vegetative Dystonie.

Dosierung und Anwendung

Ampullen:	3mal wöchentlich bis 1 mal täglich 1 ml subcutan injizieren;
Dilutio:	3mal täglich 5–10 Tropfen.

Majorana

Origanum majorana L. (Majoran)
– blühendes Kraut

Präparate

Majorana	Dilutio D2
	Globuli vaginales 10 %
	Unguentum 10 %
Majorana/Melissa	Globuli vaginales
	Unguentum
Melissa/Phosphorus comp. (Agnus castus, Fructus D2/ Corpus luteum D4/ Majorana, Herba D3/Melissa, Folium D3/Mucilago Levistici D2/Phosphorus D6/Pulsatilla, Planta tota D6 aa)	Dilutio
Menodoron	Tropfen

Charakterisierung und allgemeine Eigenschaften

Ähnlich wie bei Salvia durchdringen sich auch bei Majorana zwei gegensätzliche Tendenzen und führen zur besonderen Ausprägung des mittleren Blattbereiches. Auf der einen Seite sind es die sulfurischen Wärmequalitäten, die nicht nur den Blütenbereich, sondern auch Blatt und Stengel durchziehen und zum hohen Gehalt der ätherischen Öle in der Pflanze führen. Auf der anderen Seite ist die Pflanze von der Wurzel her stark von salinischen Geschmackssubstanzen durchzogen. Diese beiden Tendenzen führen in der Mitte der Pflanze nicht zu ausgetrockneten, zusammmengezogenen, sondern zu breiten, rund-ovalen, saftig weichen Blättern. Majorana nimmt unter den Lippenblütlern die Rolle der rhythmisierend ausgleichenden Mitte ein. Im Chemismus der

Pflanze äußert sich dies in ihrer milden Würze. So findet Majorana sowohl als Gewürz wie auch als Heilpflanze Verwendung.

Therapeutisch bewirkt Majorana eine Verstärkung der Durchatmung der inneren Organe, womit eine Durchwärmung und Kräftigung des Verdauungstraktes und der weiblichen Unterleibsorgane sowie der Schleimhäute im Nasen-Rachenbereich bewirkt wird.

Therapeutische Anwendungsgebiete

- Katarrhalische Erscheinungen im Nasen-Rachenbereich (Majorana D2 Dil., Majorana 10 % Ungt.).
- Erkrankungen der Genitalorgane: Amenorrhöe, Menorrhagie, Metrorhagie; Fluor vaginalis; Metritis, Endometritis.
- Prostatitis.

Dosierung und Anwendung

Dilutio:	1- bis 3mal täglich 5–10 Tropfen;
Salbe:	mehrmals täglich den Unterbauch einreiben; Nasenflügel und Kieferhöhlengegend 1- bis 2mal täglich einreiben;
Vaginal-Globuli:	3mal wöchentlich bis 1mal täglich am Abend einführen.

Marum verum

Teucrium marum L. (Katzengamander, Katzenkraut, Amberkraut)
– frisches blühendes Kraut

Präparat

Marum verum	Dilutio D3

Charakterisierung und allgemeine Eigenschaften

In der Erscheinung ähnelt Marum verum dem Thymian mit etwas stärker ausgeprägtem, krautigem Habitus. Die Blätter von Marum verum sind klein, stark lanzettförmig zusammengezogen, gegenständig und gestielt. Aus den Achseln der Blattstiele entspringen die kurzgestielten, hellrot leuchtenden Blüten und bilden eine einseitswendige Traube. Als Halbstrauch wird Marum verum zwischen 20–45 cm hoch.

Marum verum kann keinem der beiden Pole der Lippenblütler bevorzugt zugeordnet werden. In dieser Pflanze sind vielmehr beide Seiten stark vertreten und durchdringen einander. Die Ausprägung des salinischen Geschmackspoles zeigt sich durch seinen hohen Gehalt an Bitterstoffen und diejenige des sulfurischen Duftpoles durch den relativ hohen Gehalt an ätherischen Ölen. Charakteristisch für die Pflanze ist der feurig ätzende Kampfergeruch beim Zerreiben der Blätter. Auf Grund dieser Eigenschaft hat man den Katzengamander als Niespulver verwendet. Dieser Geruch lockt auch Katzen an, die sich auf der Pflanze gerne herumwälzen.

Marum verum als Heilmittel eingenommen, spricht durch seine Bitterstoffe den Geschmack und damit die Ernährungsprozesse an. Durch seine aromatischen Stoffe wirkt es belebend und aufweckend auf Atmung und Kreislauf und fördert die Flüssigkeitsausscheidung. Hieraus ergeben sich die polaren Beziehungen dieser Pflanze zu dem oberen und unteren Poles des Menschen in der Therapie.

Therapeutische Anwendungsgebiete
Polypen im Nasenbereich; Tonsillarhypertrophie; Rhinitis; Schlaflosigkeit, Nervosität.

Dosierung und Anwendung

Dilutio:	3mal täglich 5–10 Tropfen.

Melissa

Melissa officinalis L. (Melisse, Zitronenmelisse)
– Blatt

Präparate

Majorana/Melissa	Globuli vaginalis 10 %
Melissa	Dilutio D3
Melissengeist, WELEDA	Dilutio
Melissa Cupro culta	Ampullen 1 %
	Dilutio 1 %
Melissa Cupro culta 0,1 %/ Ren D3 aa	Ampullen
Melissa/Phosphorus comp.	Dilutio
Menodoron	Tropfen

Charakterisierung und allgemeine Eigenschaften

Die Melisse können wir als einen Vertreter des Geschmackspoles der Lippenblütler ansehen, obwohl sie auch einige Charakteristika des Duftpoles aufweist. Vor allem an der üppig mächtigen, krautigen Gestaltung, zusammen mit der Durchdringung von Blatt und Blütenbereich, sind die Charakteristika des Geschmackspoles bei dieser Pflanze sichtbar.

Vom Frühjahr an bis zum Hochsommer bildet sie nur vegetative Sprosse. Erst relativ spät, zur Zeit der größten Wärme, schießt sie zu einem krautigen Busch bis 80 cm Höhe auf, der in seinen gegenständig stehenden Blattachseln die kleinen weißen Blüten hervorbringt; diese sind so mit dem Blattbereich gleichsam verwoben. Mit dem Entstehen der Blüten werden die Blätter zarter und feiner. Der ganze Busch wird hierbei lichtdurchlässiger. Beim Einsetzen des Blühimpulses nimmt der feine balsamische Geruch der Laubblätter deutlich ab, und die Pflanze verholzt.

Der Geruch der ganzen Pflanze beruht auf dem Gehalt an ätherischem Pfefferminzöl. Der feurige Duft des Rosmarins ist hier abgedämpft zum mild erfrischenden, sanften Zitronenduft. Die Pflanze ist nicht so stark aromatisiert wie Rosmarin und enthält entsprechend weniger ätherische Öle. Das Pfefferminzöl bestimmt auch den Geschmack dieser Pflanze in seiner erfrischenden, kühlenden Art.

Die Wirkungsrichtung der Melisse geht nach vier Richtungen: Nervensystem, Herz, Verdauung und Reproduktionsorgane. Nach Rudolf Steiner geht dabei die Wirkung der Melisse über den Astralleib in der gleichen Weise, wie sie bei Rosmarin über den physischen Leib erfolgt.

Therapeutische Anwendungsgebiete

- *Nervensystem:* Ohnmachtsneigung, Nervosität, Herznervosität.
- *Verdauung:* Koliken, Meteorismus, nervöse kolikartige Bauchschmerzen von Kindern im Vorschulalter (Melissa Cupro culta 1 %).
- *Reproduktionsorgane:* Amenorrhöe, spätes Erscheinen der Regel bei jungen Mädchen, Hyper-Dysmenorrhöe (Majorana/Melissa, Globuli vag.), klimakterische Beschwerden (Melissa/Phosphorus comp.).

Dosierung und Anwendung

Ampullen:	2mal wöchentlich bis 1mal täglich eine subcutane Injektion;
Dilutio:	3mal täglich 5–10 Tropfen;
Globuli vaginalis;	2mal wöchentlich bis täglich abends einführen.

Rosmarinus

Rosmarinus officinalis L. (Rosmarin)
– Blatt

Präparate

Betonica D3/	
Rosmarinus D3 aa	Ampullen
Rosmarinus	Ampullen D3, D4
	Dilutio D2, D3, D4
Oleum aethereum Rosmarini	Oleum 10 %
	Unguentum 10 %
Rosmarin-Bademilch, WELEDA	

Charakterisierung und allgemeine Eigenschaften

Rosmarin wächst in den sonnendurchglühten Mittelmeergebieten, wo er Trockenperioden ohne Schaden überdauern kann. Die mannshohen Rosmarinbüsche erinnern mit ihren immergrünen, dichtstehenden Nadelblättern an den Wacholder. Wenn der Rosmarin blüht, bildet er keine von den vegetativen Teilen abgesetzten Blütenstände, sondern seine hellviolett gezeichneten Blütenmäulchen entspringen traubig zwischen den Nadelblättern, und so durchdringen sich Blüten- und Blattbereich. Das von Licht und Wärme getragene Kosmische der Blüte ist so noch eng mit der Blattregion verbunden und verschwistert sich hier mit dem irdisch-substantiellen Strom des Stengels. Die Äste des Rosmarinstrauches, die einige Zentimeter dick werden können, sind von Borke umkleidet; diese wird nach außen abgestoßen und offenbart so eine starke Mineralisierung der Pflanze. Dieser Tendenz wird durch den Sulfurprozeß der ätherischen Ölbildung entgegengewirkt. Unter den Labiaten ist beim Rosmarin die Durcharomatisierung der Pflanze am weitesten getrieben. Bis in die Blatt- und Stengelregion hinein werden ätherische Öle gebildet, welche ihrer Natur nach eigentlich allein der Blütenregion zugehören.

Das den Blättern abdestillierte ätherische Rosmarinöl ist als Träger intensiver Wärmekräfte der Vermittler der Heilwirkungen dieser Pflanze. Wo es im Bereich des menschlichen Stoffwechsel- oder Gliedmaßensystems an der nötigen Durchwärmung mangelt und die Tendenz zur Salzbildung überhandnimmt, regt es das entsprechend zu schwache Wirken der Ich-Organisation an. Dies ist im Stoffwechsel insbesondere dort der Fall, wo das Willenselement angesprochen werden soll. Das Rosmarinöl riecht angenehm würzig, wachmachend, bewußtseinsweckend und weist so auch analeptische Wirkung auf.

peutische Anwendungsgebiete

rstützung einer Diabetes-Therapie (Rosmarinbäder und -abwaschungen; Rosmarin-Injektionen D2–D4); Thrombophlebitis (Rosmarinus 10 % Unguentum, Dunstwickel); Durchblutungsstörungen; Angina (Tonsillenpinselung); Rückenschmerzen, Rückenverspannungen, Bandscheibenprolaps, Hexenschuß; Dys- und Hypomenorrhöe.

Dosierung und Anwendung

Ampullen:	2mal wöchentlich bis 1 mal täglich eine subcutane Injektion;
Dilutio:	3mal täglich 5–10 Tropfen;
Unguentum:	2mal täglich dünn auftragen;
Vollbad:	2–3 Eßlöffel; der Rosmarinduft soll für den Patienten deutlich riechbar sein.

Scordium

Teucrium scordium L. (Lauchgamander, Wassergamander)
– frisches blühendes Kraut

Präparate

Scordium	Dilutio D5
Kalium/Teucrium comp. (Kalium carbonicum D5/ Kalium sulfuricum D5/ Teucrium scordium D5 aa)	Dilutio

Charakterisierung und allgemeine Eigenschaften

Scordium ist ein ausdauerndes, nach Knoblauch riechendes Kraut, welches – für Lippenblütler ganz ungewöhnlich – in stehenden Gewässern, wie z. B. sumpfigen Wiesen, wächst. Hier kriecht es – was ebenfalls für einen Lippenblütler ungewöhnlich ist – mit seinem Hauptstamm am Boden. Von diesem gehen unmittelbar stielrunde Laub- und Blütensprosse bis zu 10–25 cm in die Höhe. Sein Sproß ist ringsum zottig-weich behaart.

Das Motiv der gegenseitigen Durchdringung des sulfurischen und des salinischen Poles der Lippenblütler erfährt bei dieser Pflanze eine weitere spezifische Ausprägung. Auf den ersten Blick scheint sie noch stärker ins Krautige zu gehen, so daß sie in stehendem

Wasser wachsen kann. Dann aber wird man feststellen, daß in dieser unscheinbaren Pflanze ausgesprochen sulfurische Qualitäten wirken, die sich durch den Knoblauchgeruch und die Aufhebung der sonst für Labiaten charakteristischen Vierheit des Stengels äußern.

Die Anwendung von Scordium ähnelt derjenigen von Teucrium scorodonia. Scordium spricht jedoch spezifisch die Prozesse an, die aus der Gesamtheit des lebendigen Organismus herauszufallen drohen und zum Faulig-Septischen neigen. So wirkt es z. B. bei »Verjauchung« des Urins oder eitrigen Fäulnisprozessen in Stirn- und Kieferhöhle.

Therapeutische Anwendungsgebiete

- Chronische Bronchitis, Rhinitis, Sinusitis, Nasenpolypen.
- Harnwegsinfekte (Kalium/Teucrium comp.).

Dosierung und Anwendung

Dilutio:	3mal täglich 5–10 Tropfen.

Salvia officinalis

Salvia officinalis L. (Salbei)
– getrocknetes Blatt

Präparate

Salvia officinalis	Dilutio D1

Charakterisierung und allgemeine Eigenschaften

Salvia officinalis nimmt unter den Lippenblütlern eine Mittelstellung ein. Dabei ist Salvia die artenreichste Gattung der Lippenblütler und durchläuft die meisten Gestaltwandlungen. Der Typus der Lippenblütler hat sich hier am flexibelsten erhalten können, was darauf hinweist, daß die Mittelstellung bei Salvia eine offene ist und als Ausgangspunkt der Metamorphosenreihe der Lippenblütler angesehen werden kann. Bei anderen Lippenblütlern, die ebenfalls eine Mittelstellung einnehmen, wird man feststellen, daß diese eher etwas Abgeschlossenes, Festgefügtes aufweisen.

Die Mittelstellung von Salvia officinalis ist durch das Gleichgewicht zwischen zwei entgegengesetzten Tendenzen, die zur Bildung des sulfurischen Duftpols und des salinischen Geschmackspols führen, bedingt. Die Pflanze hat auf der einen Seite eine innige Beziehung zur Wärme, was sich u. a. durch den hohen Gehalt an ätherischen Ölen äußert. So ist ihr Verbreitungsgebiet auch identisch mit dem des Rosmarins. Nach oben geht die Salvia im zarten Violett ihrer Blüten kontinuierlich in Form einer Ähre in den Wärme- und Lichteinfluß über. Auf der anderen Seite weist sie auch zusammenziehende, formende Qualitäten auf, was sich u. a. in den derben, erstaunlich trockenen und gerunzelten Blättern äußert. Diese Tendenz bewirkt im Chemismus der Pflanze die reichliche Bildung von Harzen und Gerbsäuren.

Entsprechend dieser beiden Qualitäten spricht Salvia einerseits die Verdauung an, indem der Schmeckprozeß im Organismus gefördert wird, und andererseits werden gleichzeitig die Verdauungsorgane wohltätig durchwärmt. Auch ein überquellender Flüssigkeitsorganismus wird durch diese beiden Eigenschaften von Salvia gebändigt. Abnorme Schweißbildungen werden durch Salbeigaben bekämpft. Die profusen Nachtschweiße des Phthisikers werden durch Salbei günstig beeinflußt. Die gewebeformende und wundheilende Wirkung von Salbei macht man sich bei Hals- und Mundentzündungen zunutze.

Therapeutische Anwendungsgebiete

Katarrhe, Stomatitis; zur Schweißhemmung; Einschränkung der Laktation; Descensus Vaginae, Fluor vaginalis; Teil des Therapieplanes bei der Asthma-Behandlung.

Dosierung und Anwendung

Dilutio:	3mal täglich 5–10 Tropfen.

Teucrium scorodonia

Teucrium scorodonia L. (Salbei-Gamander)
– blühendes Kraut

Präparate

Teucrium scorodonia	Ampullen D3
	Dilutio D3, D5
	Dilutio aquosa D3
Cinis Teucrii scorodoniae	Pulvis D3, D6
Teucrium comp.	

(Phosphorus D6/Plantago lanceolata D4/Teucrium scorodonia D3 aa)	Dilutio

Charakterisierung und allgemeine Eigenschaften

In Teucrium scorodonia stoßen die beiden Pole der Lippenblütler in besonders eigenartiger Ausprägung aufeinander. Die krautige Erscheinung, der geringe Gehalt an ätherischen Ölen und der deutliche Gehalt an Bitterstoffen weist auf die starke Ausprägung des »Geschmackspoles« hin. Entsprechend wächst Teucrium scorodonia auch im Waldschatten und in der Feuchte. Es liebt reichlich sauren Kieselboden. Doch Teucrium scorodonia trägt noch eine andere Seite in sich. Licht- und Wärmequalitäten sind ebenfalls in ihnen vorhanden, die nach einer anderen Ausprägung der Pflanze streben. Als sei der eigene Standort nicht der richtige, so schießt sie wie eine etiolierte Pflanze (z. B. Spargel) in die Höhe und ringt um genügende Aufnahme von Licht- und Wärmekräften. Sie setzt dabei eine schmale, bleichgelbe Blütenrispe aus dem Blattkranz nach oben heraus. Die Blütenregion verleiht so der Pflanze ein charakteristisches Aussehen. Hier weist sie Gestaltungskräfte auf, die man eher dem Duftpol der Pflanzenfamilie zuordnen würde.

In dieser zwiespältigen Ausprägung bildet die Pflanze ein ätherisches Öl, welches dumpf, schwer aromatisch und zugleich schweißartig riecht.

Trotz der starken Ausprägung der Blütenregion pflanzt sich Teucrium scorodonia nicht generativ fort, sondern vor allem vegetativ durch Ausläufer seines Rhizoms.

Therapeutisch wird die Pflanze eingesetzt, wenn die unteren Stoffwechselprozesse zu stark nach oben dringen und z. B. den Atmungstrakt mit Stoffwechselprozessen überfluten.

Therapeutische Anwendungsgebiete

- Chronische Bronchitis; Tuberkulose; verschleppte grippale Infekte (Teucrium comp.).
- Zwangsneurosen (Cinis Teucrii scorodoniae D3).

Dosierung und Anwendung

Ampullen:	2mal wöchentlich bis 1mal täglich 1 ml subcutan injizieren;
Dilutio:	3mal täglich 5–10 Tropfen;
Pulvis:	3mal täglich eine Messerspitze voll.

Allgemeine Charakterisierung

Die Rose und überhaupt die Rosengewächse nehmen im Pflanzenreich durch das Gleichmaß ihrer Kräfte eine zentrale Stelle ein. Die Rose gilt als das Sinnbild einer vollendeten Pflanze. Als Obstbäume spielen die Rosengewächse eine wichtige Rolle in unserer Ernährung, und auch als Heilpflanzen werden zahlreiche Rosengewächse angewandt.

Unter den rosenverwandten Arten finden sich Kräuter, Halbsträucher, Sträucher, kleine Bäume und einige Bäume, die stattliche Gestalten erreichen. Vom Kraut zum Baum öffnen sich die rosenverwandten Arten den Dauer und Raumgröße schaffenden, von der Erde her wirkenden Kräften. Hierbei verbinden sich die Rosengewächse fest und dauerhaft mit der Erde, so daß sie sozusagen selbst ein Teil dieser Erde werden, »nämlich ausgestülpte Erde«, wie es Rudolf Steiner in einem Vortrag formulierte. Holz ist ja der Repräsentant des Irdisch-Festen, gleichsam eines Felsens auf der Stufe des Vegetativ-Lebendigen.

Auf der anderen Seite schließt die Rose mit ihrer außerordentlich komplexen Komposition von Duftstoffen, als Ergebnis von Wärme-Licht-Prozessen, sich kosmischen Bereichen an. Das Rosenduftwesen ist die Quintessenz dieser Blütenprozesse, das Wesentliche überhaupt. In der Blüte prägt die Pflanze bekanntlich ihr Wesen am vollkommensten aus, weshalb auch das botanische System auf den Charakteristika der Blüte aufgebaut ist. Die Blüte der Rosengewächse ist ein Fünfstern, ausgenommen bei Tormentilla und Sanguisorbia. Der Fünfstern schließt sich in sich selber ab. Bei ihm kann man anfangen, wo man will, man kommt immer zum Ausgangspunkt zurück, nachdem man sämtliche Zacken durchlaufen hat. Das Pentagramm ist das Symbol des Mikrokosmos, wo Weltenkräfte zusammenfließen, um eine kleine, aber selbständige und in sich geschlossene Welt entstehen zu lassen.

Alles, was die Rosengewächse bilden, geschieht im Zusammenwirken von Himmel und Erde. In ihren Blüten erscheint das, was die Erde gibt, verwandelt und hinaufgeläutert durch die Kraft des Lichtes, so daß die Pflanze schließlich die Frucht hervorbringt, die uns als Nahrung dienen kann.

Die Rose kann so als pflanzlicher Naturprozeß für folgende seelische Vorgänge angesehen werden: Sie ist das Sinnbild dafür, daß die menschliche Seele den Persönlichkeits- und Ich-Impuls in sich aufgenommen hat. Das Allgemein-Geistige kann sich mit dem Individuellen verbinden und durch dieses wirken. Die Rose kann pflanzliches Sinnbild dafür sein, daß das Selbstbewußtsein im Körperlichen selbst vorhanden ist und nicht außerhalb desselben. (Es sei hier zum Vergleich und als Kontrast auf die Liliengewächse verwiesen, wo ein ganz anderer Zustand vorherrscht.)

So wie die Rose die Harmonie zwischen Kräften des Kosmos und der Erde widerspiegelt, so ist das menschliche Blut Schauplatz der Auseinandersetzung zwischen irdischen Kräften aus der Verdauungssphäre und Geisteskräften aus der Hauptesregion. Ist dieses Gleichgewicht gestört, was sich in den verschiedensten Erkrankungen äußern kann, wie sie in den folgenden Monographien aufgeführt sind, so können hierbei geeignete Rosaceen als Heilmittel eingesetzt werden.

Zum Verständnis der therapeutischen Wirksamkeit der Rosengewächse ist neben den Zuckerbildungen besonders der Gerbstoffprozeß von Bedeutung. Die gerbstoffreichsten Organe im Pflanzenreich sind die Pflanzengallen, an denen wir Wesentliches dieser Substanzgruppe erkennen können. Sie sind zwar pflanzliche Gebilde, doch entstehen sie durch den Stich der Gallwespe. Sie sind eine Antwort der Pflanze auf das ihr mit dem Ei einverleibte Gift. Tierisches und Pflanzliches begegnen sich, wirken zusammen, und hierbei entsteht die Gerbsäure. Sie ist das Werkzeug, durch welches Tierwesenhaftes in den Pflanzenleib hineinwirken kann. Die Gerbsäure entsteht als Vermittlungssubstanz zwischen Astralsphäre und dem Bildekräfteleib der Pflanze und ermöglicht einen heilsamen Austausch der Kräfte.

Therapeutisch werden viele Rosengewächse bei Durchfällen, Leberleiden und Blutungen angewandt.

Alchemilla vulgaris

Alchemilla xanthochlora ROTHM. (Frauenmantel)
– frisches blühendes Kraut

Präparate

Alchemilla vulgaris	Dilutio D3
Menodoron	Tropfen

Charakterisierung und allgemeine Eigenschaften

Bei Alchemilla vulgaris ist der Rosentyp so ausgebildet, daß sich Blüten- und Blattprozeß durchdringen und beide sich dadurch entsprechend verändern. Die zahlreichen kleinen Blüten von Alchemilla entwickeln keine astral bedingte Farbigkeit, sondern verbleiben in der grünen Blattfarbe. Sie sind vierzählig, was für Rosengewächse untypisch ist und darauf hinweist, daß hier Salkräfte wirken. Kronenblätter fehlen den Blüten, und allein vier Kelchblätter, die mit vier Außenkelchzipfeln wechseln, umgeben die in einen Kelchboden eingesenkten Fruchtknoten. Die Blüten sind unfruchtbar; Alchemilla vermehrt sich nur ungeschlechtlich. Dagegen vollziehen sich im Blattbereich Prozesse, die eigentlich der Blütenregion angehören. Das Frauenmantelblatt nimmt durch seine Kelchform in gewisser Weise die Blütenbildung vorweg und erzeugt, der Nektarbildung vergleichbar, an seinen behaarten Blattrandzähnen kleine Wassertropfen, die den Blattrand wie eine Perlenkette säumen. Zur Blattkelchmitte laufen sie zu einem großen Tropfen zusammen. Das Schwellend-Substanzbildende der Rosaceen, das zur fleischigen Fruchtbildung führt, können wir hier in metamorphosierter Art im Blattbereich als die Kraft erkennen, die zu dieser eigenartigen Wassertropfenbildung führt. Im Gegensatz zur Frucht ist der Wassertropfen vollkommen lichtdurchlässig, offen für Umkreiskräfte.

Entsprechend der speziellen Durchmischung von Blatt- und Blütenbereich weist die Blattbildung in Richtung zur Blüte keine deutliche Metamorphose auf. Diese ist nur in den grundständigen Rosettenblättern der Pflanze zu finden.

Alchemilla vulgaris offenbart therapeutisch eine klare Beziehung zu den weiblichen Genitalorganen. Wenn in den Reproduktionsorganen Prozesse als Sonderformen entstehen, wo das Ätherisch-Schwellende zu stark von Stoffwechselprozessen ergriffen und sie gleichsam verunreinigt werden und als Entzündungen, wie Fluor vaginalis, auftreten, dann kann Alchemilla als Heilmittel verwendet werden. Wie bei Alchemilla die Fruchtbildung gleichsam in Form des ätherischen Wassertropfens rein im Vegetativen, unberührt von der Astralität, geschieht, so kann dieser Prozeß als therapeutische Kraft bei Störungen der beschriebenen Art in den Reproduktionsorganen wirken.

Therapeutische Anwendungsgebiete

Amenorrhöe, Fluor vaginalis, Genital-Entzündungen, Blutungen, zur Regulierung der Menstruation.

Dosierung und Anwendung

Dilutio:	3mal täglich 5–10 Tropfen;
Menodoron Tropfen:	3mal täglich 10–15 Tropfen.

Crataegus

Crataegus laevigata (Poir.) DC und Crataegus monogyna Jacq. emend. Lindm. (Weißdorn)
– Frucht
– Blüte

Präparate

Crataegus	Ampullen D3
	Dilutio 30 %, D1, D2, D3
	Tabletten
Crataegus, Flos	Dilutio D3, D6
Crataegus-Elixier	
Crataegus comp.	Dilutio

Charakterisierung und allgemeine Eigenschaften

Der kleine, zähe, hartholzige Strauch Crataegus deutet mit seinen dornigen Zweigen und seinen in sich zusammengezogenen, nur einen Ansatz zur dreigliedrigen Lappung zeigenden Blättern eine in sich gehaltene Vitalität an. Crataegus als Heilmittel wirkt den Verhärtungstendenzen, die vom Sinnes-Nervenpol ausgehen und das rhythmische System mit Erstarrung bedrohen, entgegen. Entkrampfend und belebend wirkt Crataegus vor allem im Bereich des Herzens, zu welchem der zum Heilmittel verarbeitete Samen eine besondere Beziehung hat. Crataegus fördert die Durchblutung der Herzkranzgefäße, verstärkt die Herztätigkeit und überwindet Erlahmungs- und Sklerotisierungstendenzen. Herzrhythmusstörungen werden günstig beeinflußt. Bei kreislaufbedingter Leistungsbeschränkung wird durch Crataegus eine Besserung der Beschwerden herbeigeführt.

Therapeutische Anwendungsgebiete

Altersherz, Durchblutungsstörungen der Herzkranzgefäße, Herzrhythmusstörungen (Bradykardie, ventrikulare und supraventrikulare Extrasystolen).

Dosierung und Anwendung

Zu Beginn der Behandlung 3mal täglich 2 Tabletten oder 20 Tropfen; nach eingetretener Besserung 3mal täglich 1 Tablette oder 10 Tropfen vor den Mahlzeiten über längere Zeit nehmen. Tabletten im Munde zergehen lassen.

Fragaria vesca

Fragaria vesca L. (Walderdbeere)
– frischer Fruchtstand
– Blatt

Präparate

Anaemodoron	Dilutio
Fragaria vesca	Dilutio D3
Fragaria vesca, Folium D3/ Vitis vinifera D3 aa	Ampullen
Fragaria vesca, Folium D6/ Vitis vinifera D6 aa	Ampullen
Hepatodoron	Tabletten

Charakterisierung und allgemeine Eigenschaften

Fragaria vesca – die Walderdbeere – ist ein Rosengewächs, welches sich ganz der Umwelt öffnet. Sie bildet keine Holzteile, wie viele ihrer Verwandten. Sie bildet nicht einmal einen eigentlichen Stengel. Was wir bei ihr morphologisch mit einem Stengel vergleichen können, sind die am Boden kriechenden Ausläufer. Die Erdenkräfte werden also von ihr nicht nach oben genommen und damit umgewandelt, was die Rosengewächse sonst in charakteristischer Weise tun – diese Pflanze lebt vollkommen in der Zuwendung zu den Umkreiskräften. Dies zeigt sich besonders in ihrer Frucht. Der Fruchtboden der Walderdbeere schwillt an und bildet die rote Beere, die auf ihrer Außenhaut die kleinen Nüßchen als Früchte trägt. Was mit dickem Fruchtfleisch umgeben wird, wie z. B. beim Apfel, ist hier ganz nach außen gestülpt.

Dieses Bestreben, das Innere offen zur Peripherie hin und im Einklang mit den Umkreiskräften zu gestalten, ist Ausdruck eines Kieselsäureprozesses. Daneben hat Fragaria vesca im Geschmack etwas sehr Eigenständiges. Ihr wohlschmeckendes, frisch-kräftiges Aroma ist bedingt durch ihre besondere Art der Einverleibung von Mineralstoffen aus der Erde, insbesondere von Eisen.

Rosengewächse haben eine enge Beziehung zur Ich-Organisation des Menschen. Die Walderdbeere als umkreisoffenstes Rosengewächs hat zu dem Organsystem Beziehung, wo die Ich-Organisation, das Geistig-Individuelle, in vollem Einklang mit dem Umkreis wirkt – zu der Blutbildung. Aber sie wirkt auch auf den Magen-Darmtrakt. Bei Durchfall und Gärungsdyspepsie kann sie regulierend eingreifen.

Ihre Blätter wirken zudem auf den Leberstoffwechsel, dessen Entgiftungsleistung sie unterstützen.

Therapeutische Anwendungsgebiete

Blutarmut (Anaemodoron); Gärungsdyspepsie, Durchfälle bei Kindern (Fragaria vesca D3 Dil.); zur Förderung der Entgiftungsleistung der Leber (Hepatodoron).

Dosierung und Anwendung

Ampullen:	2mal wöchentlich bis 1mal täglich 1ml subcutan injizieren;
Dilutio:	3mal täglich 5–10 Tropfen;
Tabletten:	3mal täglich 1–2 Tabletten;
Tropfen:	3mal täglich 10–15 Tropfen.

Geum urbanum

Geum urbanum L. (Nelkenwurz)
– Wurzelstock mit Wurzeln

Präparat

Geum urbanum	Dilutio D1, D3, 5 %
	Dilutio aquosa D3
	Ampullen D1, D3

Charakterisierung und allgemeine Eigenschaften

Meist an einem halbschattigen Standort wachsend, streckt Geum urbanum aus den Blattachseln seiner mehrjährigen grundständigen Blattrosette lange generative Triebe mit gelben Blüten dem Lichte entgegen. Das tiefe Hineinwachsen des Blütentriebes in den peripherischen Umraum weist bei dieser Rosacea auf eine besondere Offenheit für kosmische Umkreiskräfte hin. Auch die sich im Herbst bildenden Früchte sind völlig umraumoffen gestaltet, ganz im Gegensatz zu den eigenraumbildenden Früchten anderer Rosaceen, wie z. B. des Apfelbaumes. Kosmische Umkreiskräfte können daher tief in die Pflanze hineinwirken und auch die Wurzel, die den irdischen Kräften sonst ganz ausgesetzt ist, in ihrer Substanzbildung mitprägen. So enthält die Wurzel u. a. ätherische Öle, die zusammen mit Gerb- und Bitterstoffen und Stärkemehl in einer

Komposition vorliegen, die therapeutische Eigenschaften im Menschen aufweisen können.

Mit der Heilmittelzubereitung der Wurzel von Geum urbanum werden die Prozesse der Verdauung angesprochen, die noch nicht ganz im Unbewußten ablaufen, wie dies im Anfangsteil des Verdauungstraktes bis zum Magen der Fall ist. Hier wird die Nahrung als aufgenommene Außenwelt in ihrer Qualität vor allem von der Ich-Organisation wahrgenommen. Gleichsam wie sich Geum urbanum nach oben den kosmischen Umkreiskräften öffnet, so regt die pharmazeutische Zubereitung der Wurzel von Geum urbanum eine verstärkte Öffnung des Organismus in der Wahrnehmung der aufgenommenen Nahrungsstoffe an. Hierdurch wird die Ich-Organisation in ihrem Wirken verstärkt, die Verdauungsorgane können sich besser auf die aufgenommene Nahrung einstellen, und einer Überbelastung der nachfolgenden Verdauungsprozesse im Darm wird entgegengewirkt.

Therapeutische Anwendungsgebiete

Appetitlosigkeit, Durchfall, Kinderdiarrhöe, Dyspepsie.

Dosierung und Anwendung

Dilutio:	5–10 Tropfen jeweils vor dem Essen;
Ampullen:	2–3 subcutane Injektionen pro Woche.

Prunus spinosa

Prunus spinosa L. (Schlehdorn)
– Triebspitzen

Präparate

Prunus spinosa (Summitates)	Ampullen 5 %, D2, D3, D5
	Dilutio 50 %, D1, D2, D3, D6
	Augentropfen D3
	Dilutio aquosa D3
	Unguentum 10 %
Prunus spinosa, Flos	Dilutio D3, D6
Prunus spinosa, Fructus	Dilutio 30 %, D2
	Ampullen D3

	Unguentum 10 %
Prunus-Bad	siehe auch unter äußerliche Flüssigkeiten
Schlehen-Elixier, WELEDA	Sirup
Hustentee, WELEDA	siehe hierunter

Charakterisierung und allgemeine Eigenschaften

Schon vor dem Austreiben des Laubes im Frühling läßt die Schlehe aus ihrem harten und verdornten Holz unmittelbar die weiße Blütenfülle in aller Zartheit hervorbrechen, aber erst spät im Herbst harte und herbe Steinfrüchte ausreifen. Gegenüber der durchsüßten, großen Zwetschge verharrt die kleine Schlehenfrucht, deren Fruchtfleisch sich nur schwer vom Kern löst, trotz der langen Reifezeit, in einem Stadium, welches der Unreife anderer Früchte vergleichbar ist.

Wo andere Pflanzen in den Endknospen der Seitensprosse ein starkes vegetatives Sprießen entfalten, staut die Schlehe ihr Wachstum und bildet hier jeweils einen harten Dorn. Neben anderen raschwüchsigen Sträuchern nimmt sich die Schlehe fast verkrüppelt aus. Bis auf die Blüte weist der Habitus der Schlehe gestaute und geballte, nicht verausgabte Vitalkräfte auf.

Hier deutet sich eine Dynamik an, die zum Verständnis der therapeutischen Verwendung der Schlehe hinführt. In der Erscheinung, daß bei Prunus der Blütenimpuls vor Beginn des Ergrünens eingreift und unmittelbar am Holz auftritt, zeigt sich deutlich das starke Herandrängen der überpflanzlichen Astralität an die Vitalkräfte der Pflanze sowie das Voneinander-Absetzen irdischer Kräfte und kosmischer Umkreiskräfte. Diese spezielle Dynamik setzt sich auch nach innen substantiell in die Pflanze fort und führt insbesondere in den Trieben und Blüten zur Bildung des Blausäureglykosids in Form des Amygdalins.

Im Menschen vermögen Schlehenzubereitungen aus Frucht, Trieben oder Blüten die physiologischen Lebenskräfte anzuregen sowie der abbauenden und krankmachenden Tätigkeit des Astralleibes Einhalt zu gebieten. Durch die Frucht werden vor allem von der Ernährungsseite her die Lebensprozesse angeregt, die in der Durchgestaltung des Flüssigkeitsorganismus ihre Wirkenssphäre haben. Mit den Trieben und Blüten wird tiefgreifender gewirkt; es werden die unbewußte Willensimpulsierung der inneren Stoffwechselprozesse angeregt und einem zu starken Hereinwirken lähmender Astralität entgegengewirkt.

Therapeutische Anwendungsgebiete

Erschöpfungszustände; Appetitlosigkeit; neurasthenische Beschwerden; Rekonvaleszenz; Stoffwechselträgheit (Schlehen-Elixier; Prunus spinosa, Fructus 30 %, D2); Lähmungen (Prunus spinosa [Summitates] D3, D6); Asthma bronchiale (Prunus spinosa 5 %, D1 innerlich, z. B. zusammen mit Quercus D1, D2 und Veronica D1, D2; siehe unter Dosierung und Anwendung) oder als Injektion z. B. abwechselnd mit Tabacum D6 und Gencydo 1 % (siehe unter Dosierung und Anwendung); Obstipation; Herzschwäche (Prunus spinosa, Flos D3, D6).

Dosierung und Anwendung

Ampullen:	2mal wöchentlich bis 1mal täglich eine subcutane Injektion. Bei Bronchitis und Asthma bronchiale z. B. am ersten Tag Prunus spinosa D2 s.c. Injektion in die Nackengegend, am 2. Tage Tabacum D6 s.c. Injektion in die Nierengegend und am 3. Tag Gencydo 1 % s. c. Injektion zwischen die Schulterblätter, dann drei Tage aussetzen und mehrmalige Wiederholung dieses Therapieplanes.
Dilutio:	3mal täglich 5–10 Tropfen vor dem Essen; bei Asthma bronchiale z.B. am Morgen 5–10 Tropfen Quercus D1, D2, mittags 10 Tropfen Prunus spinosa 5 % und abends Veronica D1, D2, 5–10 Tropfen.
Schlehen-Elixier:	Kurmäßig während 6–8 Wochen 3mal täglich 2–3 Kaffeelöffel voll in warmem oder kaltem Wasser, Tee, Milch, Joghurt oder Müsli.

Pyrus Malus

Malus sylvestris MILL. var. domestica (Kulturapfelbaum) – Apfelkerngehäuse

Präparate

Pyrus Malus	Dilutio D4 Pulvis D4

Carpellum Mali comp. Ampullen
Pulvis

Charakterisierung und allgemeine Eigenschaften

Innerhalb der Metamorphosenreihe der Rosengewächse stellt der Apfelbaum einen Höhepunkt und damit gewissermaßen auch einen Endpunkt dar. Das Motiv der Rosengewächse, sich voll mit den Erdkräften zu verbinden und diese Verbindung in ein Gleichmaß gegenüber den kosmischen Kräften zu bringen, ist beim Apfelbaum in besonderer Weise ausgebildet. Bei einer extremen Eigenraumbildung und Umkreisabgeschlossenheit weist er gleichzeitig in der inneren Gestaltung strenge kosmische Gesetzmäßigkeiten auf. Im Apfel kann dies deutlich erkannt werden. Es kommt hier zu starker Eigenraumbildung, indem der Blütenboden fleischig die Fruchtblätter umwächst. Die Fruchtblätter selber bilden Hohlräume, und in ihnen finden sich erst die Samen. Sie erzeugen nur das pergamentartige Kerngehäuse, das zum Heilmittel verarbeitet wird. Das Kerngehäuse erinnert mit seinen exakten Flächen und Kanten, die die Form eines Fünfsterns bilden, an Kräfte, die auch im Kristall wirken. Hier sind kosmische Formkräfte besonders wirksam, die dem Kerngehäuse seine therapeutischen Eigenschaften verleihen. Das Präparat wirkt auf Formkräfte des Astralleibes aktivierend, und zwar vor allem im Darmtrakt. Der Darmtrakt muß in extremer Weise zwei Funktionen ausführen. Als Abgrenzungsorgan gegenüber den nicht verwertbaren Nahrungssubstanzen muß er dem Organismus dienen und hier seine Abgeschlossenheit aufrechterhalten und dabei gleichzeitig durchlässig für alles benötigte Substantiell-Kräftemäßige sein. Wenn hierbei die Form des Darmtraktes beeinträchtigt oder die Funktion der Peristaltik gestört ist, kann Pyrus Malus als ein Heilmittel eingesetzt werden.

Therapeutische Anwendungsgebiete

- Obstipation.
- Megacolon, Divertikulose, Darmverengung.
- Depression.

Dosierung und Anwendung

Ampullen:	2mal wöchentlich bis 1mal täglich 1 ml subcutan injizieren;
Dilutio:	3mal täglich 5–10 Tropfen;
Pulvis:	3mal täglich eine Messerspitze voll.

Sanguisorba officinalis

Sanguisorba officinalis L. (Großer Wiesenknopf)
– frische blühende Pflanze

Präparate

Sanguisorba officinalis	Dilutio D2

Charakterisierung und allgemeine Eigenschaften

Auch Sanguisorba zählt als Staude zu den umweltoffenen Rosengewächsen, wobei sie zudem noch in einer Pflanzengesellschaft wächst, die ebenfalls von dieser Umweltoffenheit ganz geprägt ist, nämlich den Wiesengräsern. Hiermit ist eine Steigerung ihrer Blütenbildung zu einer Korbblüte verbunden. Dabei bildet sie keine Blütenblätter mehr aus, und die Blütenköpfchen werden so der Rosenblüte sehr unähnlich. Trotz dieser für ein Rosengewächs übermäßigen Umkreisoffenheit zeigt die Blüte eine Vierheit der Staubgefäße und hierdurch die Wirksamkeit des salinischen Prinzipes bis in die Blüte als das ausgleichende Element an. Die generativen Triebe mit ihren braunroten Blütenköpfchen überragen grasschlank, zähstielig und kantig, nur mit wenigen kleinen zusammengezogenen Blättern besetzt, deutlich die grundständige Blattrosette. Diese breitet sich, aus einer kräftigen Wurzel entspringend, mit sieben bis fünfzehn eiförmigen Fiederblättern aus.

Die therapeutische Wirksamkeit von Sanguisorba beruht vor allem auf ihrem reichen Gerbstoffgehalt. Überall dort, wo dem Ätherleib vom Astralleib zu wenig formende, straffende Impulse zugeführt werden und es zu Blutungen, Hämorrhoiden, Durchfall kommt, kann Sanguisorba therapeutisch wirken.

Therapeutische Anwendungsgebiete

- Menorrhagien, besonders im Klimakterium, Myomblutungen.
- Magenblutungen.
- Dysenterie, Diarrhöe mit blutigen Stühlen.

Dosierung und Anwendung

Dilutio:	3mal täglich 5–10 Tropfen.

Spiraea

Filipendula ulmaria (L.) MAXIM (Mädesüß)
– getrocknete Wurzel

Präparate

Spiraea	Dilutio D2

Charakterisierung und allgemeine Eigenschaften

Die Umraumoffenheit des Rosengewächses Spiraea führt zur Blütenbildung in Form von vielstrahligen Trugdolden, welche die 1 bis 1,5 m hohe Staude mit kantigen Stengeln, deutlich vom Blattbereich abgesetzt, als oberen Abschluß krönen. Die einzelnen kleinen Blüten sind gelblich-weiß und wirken insgesamt wie ein zerzauster Geißenbart; sie duften intensiv süß. Mit ihrem kriechenden, kettenähnlichen Wurzelstock, der aus einer Reihe von Trieben zusammengesetzt ist, wächst sie an feuchten Standorten, wie an Wiesenbächen, Seeufern, nassen Gräben. Charakteristisch für die Pflanze ist, daß sie trotz ihres feuchten Standortes im Blatt- und Blütenteil Merkmale zeigt, aus denen man schließen könnte, daß sie an einem heißen, trockenen Standort wachsen würde. Es scheint, als überwinde die Pflanze in sich den feuchten Standort; sie kann so Merkmale einer an einem trockenen Standort angepaßten Pflanze zeigen, wie z. B. die verdickte Cuticula der Blattoberseite.

Diese Besonderheiten von Spiraea weisen auf ihre therapeutischen Eigenschaften. Neben den für Rosengewächse charakteristischen Gerbstoffen enthält die Pflanze Salicylsäure und verwandte Verbindungen, außerdem in Blüte und Wurzelstock ätherische Öle. Der Salicylsäureprozeß findet sich in Pflanzenarten, die das Feucht-Vegetative durch ihre Lebensprozesse in das Blütenhaft-Flüchtige hinaufheben und dadurch diesen Bereich vitalisieren. Als Heilwirkung kann dieser Prozeß dort benutzt werden, wo Überformungskräfte im Menschen zu stark wirken und die damit verbundenen reduzierten Stoffwechsel- und Ausscheidungsprozesse wieder vitalisiert werden sollen.

Therapeutische Anwendungsgebiete

Diureticum und Diaphoreticum, Muskel- und Gelenkrheumatismus, rheumatische Ödeme und Pleuritis, akneartige Exantheme.

Anwendung und Dosierung

Dilutio:	3mal täglich 5–10 Tropfen.

Tormentilla

Potentilla erecta L. Raeusch. (Blutwurz)
– Wurzelstock

Präparate

Tormentilla	Ampullen D3, D30 Dilutio D1, D2, D3
Corallium comp. (Corallium rubrum 0,1 %/Ossa 1 % Tormentilla, Rhizoma siccum 2,5 %/Excip.)	Unguentum

Charakterisierung und allgemeine Eigenschaften

Die typusmäßige Ausgewogenheit der Rosaceen ist bei Tormentilla in sehr auffallender und eigenartiger Weise ausgeprägt. Bei oberflächlicher Betrachtung scheint sie die Ausgewogenheit der Rosaceen nicht aufzuweisen. Die charakteristische ledrig-grüne Farbe der Blätter sowie ihre Zahnung zeigt uns jedoch an, daß die Pflanze ein Rosengewächs ist. Sie bildet nur generative Stengeltriebe, die also endständig immer eine Blüte tragen. Der vegetative Trieb, der nicht selber zur Blütenbildung kommt und bei jeder Rosacea in charakteristischer Weise ausgebildet ist, fehlt bei Tormentilla. Überhaupt fehlt ihr in den oberirdischen Teilen das vegetativ Schwellende, was zur Substanzbildung führen würde. Dagegen sind die zusammenziehenden Kräfte stark vorherrschend. Die einzelnen Blättchen setzen nicht, wie bei anderen Potentilla-Arten, an einem Blattstiel an, sondern sie entstehen direkt am Hauptstengel. Die Blattstiele fehlen überhaupt. Doch auf der anderen Seite können diesen Blattachseln längere Blütentriebe entwachsen, die in den durchlichteten Umkreis eintauchen. Die goldgelben leuchtenden Blüten wiederum ordnen sich ganz in die vier irdischen Raumesrichtungen ein. Tormentilla hat nicht fünf Kronenblätter wie andere Rosaceen, sondern bildet vier aus, die kreuzweise in den Raum hineinragen. Das Sphärische der Rosenblüten erscheint hier in ein Blütenkreuz verwandelt.

Betrachten wir die Wurzel, so sehen wir, daß hier der schwellende Substanzstrom der Rosaceen ausgeprägt auftritt. Er geht bei dieser Pflanze nicht in die oberirdischen Teile, um sich hier mit den zusammenziehenden verhärteten Kräften auseinanderzusetzen, sondern ergreift den Sproß unter der Erde, und dieser schwillt zu einem mächtigen Rhizom an. Der schwellende Substanzstrom, der sich z. B. bei den Obstbäumen in die Blüten und Früchte ergießt, ergreift hier den Wurzelstock und gibt diesem eine blütenähnliche Farbe. Auch ätherische Öle läßt er hier entstehen. Was an Gerbstoffen bei den Bäumen im Stamm auftritt, finden wir hier ebenfalls im Wurzelstock.

Die charakteristische Gestaltung von ausdehnenden und zusammenziehenden Kräften der Rosacea zeigt sich also auch in dieser Pflanze, doch hier in einem ganz eigenartigen Verhältnis von oben zu unten. Während unten knollige Stauchungen auftreten, erscheint oben alles unscheinbar.

Als Heilmittel weist Tormentilla auch die eigentliche Wirkungsweise der Rosaceen auf, indem es Gleichgewichtsfindungen anspricht. Entsprechend der Signatur der Pflanze sind es vor allem Wechselwirkungen zwischen oben und unten, bei denen diese Pflanze heilsam wirken kann. Wenn im Unterleib Stauungen auftreten, wie vor der Periode, und im oberen Pol Kopfschmerzen verursachen, dann kann diese Pflanze indiziert sein. Wenn die integrierende Ich-Organisation den Aufbau- und Abbauprozeß nicht voll ineinander überführen kann und zunächst Stauungen auftreten, die in einer zu starken Regelblutung resultieren, kann Tormentilla die Gleichgewichtsfindung unterstützen. Überhaupt zieht es die höheren Wesensglieder stärker in die physiologischen Prozesse hinein, so daß es auch bei Magen-Darmerkrankungen verwendet werden kann.

Therapeutische Anwendungsgebiete
Regelmigräne, Menorrhagien, Amenorrhöe, Entzündungen im Magen-Darmbereich.

Dosierung und Anwendungsbereich

Ampullen:	2mal wöchentlich bis 1mal täglich 1 ml subcutan injizieren;
Dilutio:	3mal täglich 5–10 Tropfen;
Unguentum:	1- bis 2mal täglich, insbesondere auf die Nacht, auf den Unterbauch auftragen.

Solanaceae = Nachtschattengewächse

Jeder Mensch hat sein Schicksal. Auch die Pflanzen haben etwas dem Schicksal Vergleichbares, was wir hier als ihre Bestimmung bezeichnen wollen. Versuchen wir, die Bestimmung der Nachtschattengewächse zu erkennen. Hierzu vergleichen wir zunächst ihre Gestaltung mit denen der Lippenblütler. Die Lippenblütler sind in ihrem Blatt- und Stengelbereich äußerst einfach gestaltet. Der Stengel ist vierkantig, und die Blätter stehen kreuzgegenständig. Die Blüte der Lippenblütler dagegen ist kompliziert gestaltet. Sie erinnert an einen Schlund mit Ober- und Unterlippe. Eine Biene kann in diesen Schlund hineinkriechen, wobei es scheint, als würde die Blüte die Biene verschlucken. Gifte bilden die Lippenblütler nicht, sondern vor allem ätherische Öle.

Bei den Nachtschattengewächsen sind dagegen die Verhältnisse umgekehrt. Die Blüte ist vergleichsweise einfach gestaltet: Sie weist meist radiäre Glockenblüten auf, nur ihre Farben sind eigenartig; bei Belladonna sind sie braunviolett und beim Bilsenkraut gelbschwarz. Sie wirken etwas schmutzig. Der Blatt- und Stengelbereich der Nachtschattengewächse zeigt dagegen eine komplexe Gestaltung. Hier kann deutlich ein weiterer charakteristischer Wesensaspekt dieser Pflanzenfamilie erkannt werden, den wir genauer betrachten wollen.

Nehmen wir die Tollkirsche (Belladonna) als Beispiel. Beobachtet man die Pflanze, wie sie im Frühjahr wächst, so zeigt sie zunächst nichts Auffälliges. Sie wächst mit einem kräftigen Sproß in die Höhe, und man könnte meinen, es wolle ein Baum entstehen. Die Blätter sind radiär schraubig und gleichmäßig angesetzt. So wächst sie innerhalb von zwei Monaten auf etwa 1 bis 1 1/2 m Höhe. Im Hochsommer beendet sie unerwartet und ohne Übergang zunächst ihr Wachstum und bildet endständig eine Blüte. Von nun an wächst sie grundsätzlich anders weiter. Sie verläßt das gerade Wachstum, und die neuen Sprosse wachsen schräg zum Sonnenlicht. Die Pflanze ist sozusagen auf die »schräge« Bahn geraten. Ihre Vitalität bleibt aber weiterhin ungebrochen. Mit der Blütenbildung hat sie also ihr vegetatives Wachstum nicht beendet. Generatives und vegetatives Wachstum durchdringen sich nun und scheinen einander nicht zu stören.

Der erste sozusagen normal gewachsene Abschnitt der Tollkirsche wird als Unterbau bezeichnet und der zweite eigenartig schräg wachsende als Oberbau. Den Oberbau wollen wir noch genauer studieren. Er zeigt eine eigenartige Vernetzung seiner verschiedenen Sproßgenerationen. Wenn man jeweils die Blattpaare betrachtet, aus deren Achseln die Blüte sowie der weiter wachsende Sproß entspringen, könnte man meinen, daß beide Blätter zusammengehören. Sie stammen aber von zwei ganz verschiedenen Sproßgenerationen. Das größere Blatt entstammt der nächst tieferen Sproßgeneration. Es ist dann aber auf die nächst höhere verschoben worden und nimmt hier den frei gewordenen Platz ein, der dadurch entstanden ist, daß hier dasselbe geschehen ist. Auch hier ist ein Blatt auf die nächste Sproßgeneration verschoben worden. Von jedem Blattpaar im Oberbau gehört also das größere Blatt eigentlich der weiter unten liegenden Sproßgeneration an, und nur das kleinere Blatt gehört wirklich hierher. Da bei der Verschiebung der Blätter noch eine Drehung geschieht, entsteht eine verschlungene Kette von Sproßgenerationen. Somit führt der Oberbau im Wachsen gleichsam eine schlängelnde Wachstumsgeste aus. Eine Seite, nämlich die mit dem gößeren Blatt, schiebt sich vorwärts, während die andere Seite zurückbleibt; im nächsten Segment geschieht das gleiche. Diese Gestik deutet gleichsam die Dynamik der tierischen Fortbewegung an. Die Tollkirsche hat also in sich Kräfte wirksam, die erst im Tierreich auftreten.

Für das Tierreich ist die Verinnerlichung, wodurch das Seelische sich mit dem Körperlichen verbinden kann, charakteristisch. Es scheint, als wolle die Tollkirsche auf der pflanzlichen Ebene diesen Prozeß des Tierwerdens bereits vollziehen. Neben dem eigenartigen Schlängelwachstum des Oberbaues weist auch der nach innen gerichtete Siebteil im Stengel hierauf hin. Bei anderen Pflanzen ist der Siebteil nur nach außen gerichtet, während bei den Solanaceen einer zusätzlich nach innen gebildet wird. Wir können dies ebenfalls als einen auf pflanzlicher Stufe angestrebten Verinnerlichungsversuch ansehen.

Als letzte Besonderheit wollen wir auf die Giftbildung der Tollkirsche und anderer Nachtschattengewächse eingehen. Die Nachtschattengewächse können wir überhaupt als die eigentliche Giftpflanzenfamilie ansehen. Andere Pflanzen mögen genauso giftig oder noch giftiger sein, gleichwohl hat die Giftwirkung der Nachtschattengewächse immer im besonderen Maße die Aufmerksamkeit auf sich gezogen. Die Giftwirkung einiger Solanaceen verändert den Menschen in einer erniedrigenden Weise, so daß man ihn nicht wiedererkennt. Der Vergiftete verliert seine menschliche Würde. Durch das Gift wird er in seinem Verhalten eine Karikatur seiner selbst. Bei Hyoscyamus wie bei Stramonium ist dabei das Hervorbrechen der Triebnatur besonders stark ausgeprägt. Die übrigen Solanaceen zeigen dieses Geschehen nicht so deutlich. Andere Gifte als die der Nachtschattengewächse greifen stark in den Stoffwechsel ein, so daß der Körper überhaupt nicht mehr als Ausdrucksinstrument der Seele und des Geistigen dienen kann und der Vergiftete sein Bewußtsein verliert. Bei Vergiftungen durch Nachschattengewächse jedoch bleibt häufig ein Teil des Bewußtseins erhalten und kann nicht mehr vom Ich kontrolliert werden.

Ein weiteres Charakteristikum im Arzneimittelbild der Solanaceen sind die Halluzinationen, d. h. visuellen Sinnestäuschungen und veränderten Beziehungen zum Licht. Die Sinne nehmen die Wirklichkeit verzerrt wahr oder Geschehnisse für wirklich, die in dieser Form gar nicht geschehen. Es scheint, als werden zwei Welten, nämlich die mit den Augen wahrnehmbare und die der chaotischen Bilder der inneren Seelenwelt durcheinandergewürfelt. So werden z. B. Gegenstände doppelt gesehen. Der Kranke bildet sich ein, drei Beine zu haben, weil er eins doppelt sieht oder daß eines seiner Beine viel länger sei als das andere. Der Patient kann auch überall Tiere sehen. Stoffwechselprozesse, die eigentlich im Unbewußten bleiben sollten, werden bewußt und so als Halluzinationen erlebt.

Die Nachtschattengewächse haben eine auffällige Beziehung zu Licht und Schatten. Der Belladonna-Patient ist ausgesprochen lichtscheu. Beim Stramonium-Patienten kann direktes Licht sogar Krampfanfälle hervorrufen; er scheut daher direktes Licht.

Rudolf Steiner hat einige Äußerungen zu Belladonna aus geisteswissenschaftlicher Sicht gemacht. Er vergleicht die Tollkirschenwirkung mit dem Aufwachprozeß des Menschen am Morgen, wenn das Bewußtsein noch mit Träumen durchsetzt ist, er also noch nicht ganz wach ist. Bevor der Mensch ganz wach wird und mit den Sinnen die Welt wahrnehmen kann, durchläuft er eine Phase des Träumens. Es ist die REM-Phase, in der sich die Augen ruckartig hin und her bewegen und einen erhöhten Augeninnendruck aufweisen. In dieser Phase sind die Sinne nach außen noch verschlossen, aber – nach Rudolf Steiner – nun für innere Erlebnisse besonders empfindlich und erregt.

Mit der Aufnahme der Tollkirsche, also mit einer leichten Vergiftung durch sie, wird dieser Prozeß künstlich im Organismus hervorgerufen. Der Mensch gerät in den Zwischenzustand, wie wir ihn jeden Morgen beim Aufwachen unbewußt erleben. Durch Belladonna wird die innere Wahrnehmung erregt und die nach außen abgestumpft. Es entsteht ein besonderer Zwischenzustand in der Verbindung des Seelisch-Geistigen mit dem Ätherisch-Physischen des Menschen, der noch nicht durch das Ich kontrolliert und korrigiert werden kann. Dieser Zustand ist in gewissem Sinne auch mit den inneren Verhältnissen beim Verliebtsein verwandt. Dazu haben die Nachtschattengewächse daher ebenfalls eine besondere Beziehung.

Geschieht dieser Prozeß auf der rein physiologischen Ebene, dann kommt es zu Entzündungen, bei denen z. B. Belladonna als Heilmittel eingesetzt werden kann. Ist dagegen mehr das Seelische betroffen, dann können z. B. Erregungs- und Unruhezustände, Täuschungen, Wahnvorstellungen u. a. auftreten, bei denen z. B. Hyoscyamus oder Stramonium als Heilmittel wirken können.

Belladonna

Atropa belladonna L. (Tollkirsche)
– frische blühende und fruchtende Pflanze
– frische Wurzel

Präparate

Belladonna	Ampullen D6, D10, D20
	Augentropfen D6
	Dilutio D2, D3, D4, D6, D10, D20
Belladonna, Radix	Ampullen D20
	Dilutio D6, D10, D20
Belladonna comp.	Pulvis
Belladonna D6/ Hyoscyamus D6 aa	Ampullen
Belladonna D30/ Hyoscyamus D15 aa	Ampullen
Belladonna D3/Oxalis D3 aa	Ampullen
Belladonna/Papaver comp.	Ampullen

Charakterisierung und allgemeine Eigenschaften

Mit ihren zwei Wachstumsphasen (s. auch die Einleitung zu dieser Pflanzenfamilie) zeigt Belladonna, daß sie sich durch einen tiefgreifenden Einschlag in einem bestimmten Stadium ihres Sprossens von einem mit Vitalität durchdrungenen ungiftigen Kraut, dessen Samen nur im Lichte keimen kann, zu einer zwielichtigen, giftstrotzenden Pflanze weiterentwickelt hat. Nur in dem rein vegetativ, senkrecht nach oben wachsenden sogenannten Unterbau zeigt Belladonna die gewohnte Ordnung des Sproßwachstums, während in den mehr oder weniger horizontal gerichteten Seitenzweigen des Oberbaues, welche die glänzend schwarzen Früchte mit ihrem hohen Giftgehalt hervorbringen, ein höheres, die Blattstände vernetzendes und verbindendes Prinzip zum Ausdruck kommt. Hier werden überpflanzliche, im gewissen Sinne schon tierische Gesetzmäßigkeiten sichtbar. Auch das Auftreten des Stickstoffes, wie er in den Alkaloiden der Pflanze zu finden ist, weist auf bereits vorzeitig aufgenommene Kräfte hin, die sich gewöhnlich erst auf der Tierstufe im Eiweißstoffwechsel voll entfalten können.

Das unterschiedliche Wachstum von Belladonna ist der Ausdruck einer Polarisierung zwischen oben und unten, zwischen Aufbau und Abbau. Da, wo im Menschen diese

Polarisierung im Übermaß auftritt und in eine Einseitigkeit abgleitet, entsteht ein Krankheitsprozeß, der sich entweder als Entzündungs- und Auflösungsprozeß oder als Verkrampfungs- und Verhärtungstendenz, die schließlich zur Vertrocknung führt, äußert. Bei diesen Krankheitsprozessen kann Belladonna als entsprechender Naturprozeß in potenzierter Form als Heilmittel eingesetzt werden. Zu starke zentrifugale, albuminisierende Prozesse, die vom Stoffwechselpol ausgehend heftige kongestive Entzündungen auslösen, werden von Belladonna als Heilmittel in Bewußtseinskräfte, die zugleich abbauend und gestaltend wirken, übergeführt und damit entlastet. Bleiben auf der anderen Seite die Bewußtseinskräfte im funktionellen Bereich der Organe zu stark verhaftet, so kommt es zur Verkrampfung, Ablagerung und schließlich durch Stockung der Blutzirkulation zur Vertrocknung; dann kann Belladonna ebenfalls als Heilmittel dienen, indem es die zu stark wirkenden Kräfte wieder in ihr eigentliches Gebiet der Wahrnehmungs- und Bewußtseinsfähigkeit ableitet. Dadurch können sich die Lebensprozesse wieder entfalten.

Wirkungsbereiche und therapeutische Anwendungsgebiete	
Gesunder, ausgeglichener Prozeß	Krankhafte, einseitige Prozesse, bei denen Belladonna-Präparate therapeutisch eingesetzt werden können
Geistig-seelischer Bereich	
Leitet die Vorgänge der unbewußten Wahrnehmung der eigenen leiblichen Organisation in die Sphäre der Sinne über, was in der Phase des Träumens beim morgendlichen Aufwachen geschieht; fördert die Empfindsamkeit im Wahrnehmungssystem und das Erwachen an der Außenwelt durch bewußtes Erfassen der Sinneseindrücke; verhindert die unvorbereitete Wahrnehmung nach innen zu den Kräften der eigenen Leiblichkeit	Nicht bei klaren Sinnen, unbeherrschbare Angst und Spannungszustände, Aufgeregtsein (Belladonna D6); Schizophrenie, Wahnideen, visionäre Veranlagung, Verfolgungswahn, hysterische Symptome, Zwangsvorstellungen aus dem Genitalbereich, Nymphomanie (Belladonna D30, D60); Hydrophobie (Belladonna D30) Lichtempfindlichkeit

Funktionell-prozessualer Bereich	
I	
Bewußtseinskräfte wirken in Organfunktionen und umgekehrt; Stoffwechselprozesse und Organfunktionen können sich in Bewußtseinskräfte metamorphosieren	Menstruationsstörungen, klimakterische Beschwerden, Singultus, Angina pectoris, Spasmen und kolikartige Schmerzen im Gastrointestinaltrakt (Belladonna D3-D6, Belladonna D3/Oxalis D3 aa, Inj.); Fieberkrämpfe mit Blutandrang im Kopf (Belladonna D3); Asthma bei Erkältung mit hohem Fieber (Belladonna D30); Nierenkolik (Belladonna D3/Oxalis D3 aa, Inj.); Gallenkolik (Belladonna/Papaver comp., Inj.); Hypertonie (Belladonna D3, D6 oder, besonders in der akuten Phase, D30); Keuchhusten, Schlaflosigkeit, Epilepsie (Belladonna D15-D30); Blutdruckkrisen (Belladonna, Radix D30); Nasenbluten (Belladonna D30); Glaukom (Belladonna D30); Augen-Akkommodationsschwäche (Belladonna D6, Augentropfen)
II	
Aufbau und Abbau im gesunden Gleichgewicht; aktiviert den arteriellen Blutstrom von innen nach außen; begrenzt die Albuminisierungsprozesse	Entzündungen in der Peripherie, eventuell mit klopfendem, pulsierendem Schmerz, z. B. Otitis, Iritis, Parotitis, Tonsillitis, Chorioiditis; neuralgische Zahnschmerzen;

	Abszesse, Adnexitis, Akne, Furunkel; Emphysem, Erysipel, Lymphangitis, Laryngitis (Belladonna D6, Apis D3/Belladonna D3, Belladonna comp.); Bronchitis mit Fieber und Schwitzen, Grippe (Belladonna D6); Genitale Entzündungen, Urtikaria; Diabetes mellitus (Belladonna D3); Windpocken mit Fieber (Belladonna D3, D6 oder D30); Glomerulonephritis; Morbus Parkinson; Ischias, Bandscheibenvorfall, Spondylose, Osteochondrose (Belladonna D20, D30); Katarakt (Belladonna D6, Belladonna D10/Lens cristallina embryonalis D4 aa, Inj., Belladonna/Betula/Formica, Augentropfen); Hyperthyreose (Belladonna D15)
Konstitutioneller Bereich	
Kinder: sanguinisch, lebhaft, aufgeweckt, großköpfig	Epileptische Konstitution (Belladonna-Salbe auf die Waden)

Gegenanzeigen

Nur für Urtinktur und D1: Prostata-Adenom.
Bis D8: Glaukom.

Dosierung und Anwendung

Ampullen:	1- bis 2mal wöchentlich eine Injektion;
Dilutio:	3mal täglich 5–10 Tropfen;
Suppositorien:	1- bis 2mal täglich 1 St. einführen;
Augentropfen:	2- bis 3mal täglich 1 Tropfen in Bindehautsack träufeln.

Besondere Anwendungshinweise

Bei Verwendung von Urtinktur und D1 sind Nebenwirkungen wie Mundtrockenheit, trockene Haut, Pupillenerweiterung, Sehstörungen, Pulsbeschleunigung oder Harnverhaltung möglich.

Hyoscyamus

Hyoscyamus niger L. (Bilsenkraut)
– frisches blühendes Kraut

Präparate

Hyoscyamus	Ampullen 5 %, D3
	Dilutio D1, D3, D4, D6
	Unguentum 5 %
Hyoscyamus 5 %/Valeriana D3 aa	Ampullen
Argentum D8/Hyoscyamus D3 aa	Ampullen
Aurum/Hyoscyamus comp.	Ampullen
	Dilutio
Plantago-Primula cum Hyoscyamo	Ampullen
	Dilutio
	Unguentum } s. »Cardiodoron«
Onopordon comp.	Ampullen } s. »Cardiodoron«

Charakterisierung und allgemeine Eigenschaften

Vegetatives Wachstum und verfrühtes Blühen schieben sich bei Hyoscyamus fortwährend rhythmisch ineinander, wobei die Blütenbildung wiederholt vom Blattwachstum übergipfelt wird. Was sich hier in der Wachstumsdynamik ausdrückt, findet in der Giftbildung der Pflanze seinen substantiellen Niederschlag. Die Erscheinung der Pflanze und ihre Giftsubstanzen weisen auf eine Wesenskonstitution, in der sich Kosmisch-Überpflanzliches mit dem unteren Vegetativen in deutlich rhythmischer Gestaltung verbindet.

Als Heilmittel besitzt die Pflanze eine Beziehung zur Korrelation der oberen mit der unteren Organisation des Menschen. Wenn sich die in unbewußter Weise verlaufenden Stoffwechselprozesse der unteren Organisation zu stark ins halbbewußte oder vollbewußte Leben der oberen Organisation drängen, wirkt Hyoscyamus dieser Verlagerung entgegen. Über die wahrnehmend ausgleichenden Funktionen des vegetativen Nervensystems wirkt Hyoscyamus als Heilmittel auf den Substanzaufbau im Stoffwechselbereich, so daß dieser nach oben hin zum Träger der Bewußtseinskräfte werden kann.

Als Giftprozeß muß Hyoscyamus erst vom menschlichen Organismus überwunden werden, wodurch die Kräfte der oberen und mittleren Organisation herausgefordert werden und sich hierdurch festigen und konsolidieren.

Therapeutische Anwendungsgebiete

- Stockungen, Stauungen und Spasmen im Magen-Darmtrakt; spastische Zustände der Atmungswege.
- Erregungszustände, motorische Störungen, Schlafstörungen (Argentum D8/Hyoscyamus D3 aa).
- Epilepsie infolge von Krankheitsprozessen im unteren Stoffwechselbereich.

Dosierung und Anwendung

Ampullen:	2mal wöchentlich bis 1mal täglich 1 s.c. Injektion;
Dilutio:	2- bis 3mal täglich 5 Tropfen;
	bei akuten Zuständen bis stündlich von 5 Tropfen.

Mandragora

Mandragora officinarum L. (Alraune)
– Wurzel

Präparate

Mandragora	Ampullen D6, D8
	Dilutio D3, D6
	Unguentum 5 %
Mandragora comp.	Ampullen
	Dilutio
Mandragora D6/	

Meniscus D6 aa	Ampullen Dilutio
Mandragora 5 %/ Stannum 5 %	Unguentum

Charakterisierung und allgemeine Eigenschaften

Mandragora stellt eine sehr einseitige Ausbildung des Solanaceentypus dar. Das übermäßige Hereinwirken des überpflanzlichen Astralischen, das bei allen Solanaceen an der Giftbildung und ihrer eigentümlichen Wachstumsgestik zum Audruck kommt, ist bei Mandragora in besonders starkem Maße ausgeprägt. Die ganze Krautbildung erscheint durch den astralischen Einschlag zur Wurzel herabgedrückt, so daß die Blüten sich bereits bodenständig bilden und nur durch die eng dem Boden anliegende Blattrosette von ihr getrennt sind. Die Wurzel ist um so mächtiger ausgebildet und dominiert durch ihre Größe und eigenartige Gestaltung die Gesamterscheinung bei der ausgegrabenen Pflanze. Von der ganzen Pflanze enthält die Wurzel den höchsten Alkaloid-Gehalt.

Pharmazeutische Zubereitungen aus der Mandragora-Wurzel wirken vor allem auf die abbauend-durchformenden Kräfte des Sinnes-Nervenpoles, zu dem überhaupt der Wurzel-Prozeß auf Grund seiner evolutiven Verwandtschaft eine besondere Beziehung aufweist. Bei Gicht und gewissen Rheumaformen wirken die abbauenden, für die Bewußtseinsentfaltung notwendigen Kräfte des Sinnes-Nervenpoles zu stark, so daß bei diesen Störungen die Mandragora-Wurzel als Heilmittel eingesetzt werden kann.

Therapeutische Anwendungsgebiete

Gicht, Arthrosis deformans.

Dosierung und Anwendung

Ampullen:	Bei Injektionen ist vorsichtiges Dosieren von tiefen Potenzen wegen evtl. auftretender starker Reaktionen notwendig; bewährte Potenzen sind D6 und D8; wöchentlich je eine Ampulle s. c.; Mandragora wird häufig im Wechsel mit Betula, Decoctum D2 injiziert; zur Unterstützung kann außerdem Birkenelixier empfohlen werden.

Stramonium

Datura stramonium L. (Stechapfel)
– frisches blühendes Kraut
– frische unreife Frucht

Präparate

Stramonium	Ampullen D6, D15 Dilutio D3, D6
Stramonium, Fructus	Ampullen 0,05 %
Agaricus muscarius D4/ Mygale avicularis D5 / Stramonium D3	Dilutio

Charakterisierung und allgemeine Eigenschaften

Auch im Stechapfel kommt der Solanaceentypus in deutlicher Weise zum Ausdruck, wobei er hier zudem durch eine besonders zwiespältige Lichtbeziehung geprägt ist. Schon bei der Keimblattbildung zeigt der Stechapfel mit einem langen und einem kurzen Keimblatt den Verlust des Gleichmaßes, das sonst das Kennzeichen der Dikotyledonen ist. Wie Belladonna besteht der Stechapfel aus einem Unterbau, der ein normal zur Sonne hingerichtetes Wachstum aufweist und einem Oberbau, in dem in charakteristischer Weise das Prinzip der Gabelteilung herrscht. Der Unterbau wird plötzlich, verfrüht von einem endständigen radiären Blütenprozeß beendet, was aber nicht den Abschluß des vegetativen Wachstums einleitet, sondern ein neuartiges, nicht mehr in Erd-Sonnenrichtung ausgerichtetes, mächtiges Triebwachstum auslöst. Das vorzeitige Auftreten des entvitalisierten Blütenbereiches beim Unterbau löst also ein nochmaliges vegetatives Wachstum aus, welches jetzt jedoch aus der Erd-Sonnenrichtung durch schräg symmetrische, dichotome Vergabelungen herausfällt. Jede Sproßgeneration endet wiederum in einer endständigen Blütenbildung, wobei die Vorblätter jeder Blüte rechts und links von den neuen Trieben mitgenommen werden. Durch diese Blattverschiebungen sind die Sproßgenerationen des Oberbaues wie Glieder einer Kette miteinander verflochten.

Obwohl das mächtige Triebwachstum des Oberbaus sich der Sonnenrichtung in eigentümlicher Weise entzieht, sind durch seine Symmetrie doch insgesamt alle Blätter schirmartig zur Sonnenstrahlung ausgerichtet. Die endständige Blütenbildung meidet wiederum wie der Sproß die äußere Sonneneinwirkung. Die Blüte öffnet sich nicht am

Tage bei Sonnenschein, sondern wenn es Nacht ist, und die Sonne unter dem Horizont steht. Hierbei entfaltet sich die weiße Blumenkrone in linkslaufender Spirale zu einer trichterförmigen, langgezogenen Glocke mit fünfzipfeligem Saume. Am Morgen schließt sich die Blüte, und Kelch und Kronenblätter fallen ab. Nun bildet sich die Frucht zur stacheligen Kugel aus.

Die trockenen harten Stacheln der Frucht sind ein Ausdruck dafür, daß die Pflanze wieder der Wirkung der äußeren Sonne ausgesetzt ist.

Stramonium kann als pflanzlicher Ausdruck dafür angesehen werden, daß sich Triebhaftes einerseits der Sonnenwirkung entzieht und sich dann doch wieder auf seiner nächsten Stufe dem Wirken des Sonnenlichtes einfügt, wenn auch mit einer gewissen inneren Spannung.

Als Heilmittel hat Stramonium eine besondere Beziehung zu willensmäßigen Prozessen, wo Triebhaftes Oberhand gewinnt und somit aus der Integration von Fühlen, Wollen und Denken herausfällt. Taucht das Willensmäßige oder vielmehr das Triebmäßige zu stark in den organischen Bereich hinein, dann kommt es zu Verkrampfungen und Koliken, und Bewegungen werden unwillkürlich und unkoordiniert.

Spielt sich die willensmäßige Zuwendung rein im Bewußtsein ab, treten manische Zustände auf.

Charakteristisch für diese Krankheitszustände ist, daß die Lichtverhältnisse das Befinden des Patienten beeinflussen. Das Licht ermöglicht im Sehen, daß die Ich-Organisation in die Umgebung eintauchen kann und somit die Verbundenheit zur Welt als Lebensgrund besteht. Durch extreme Lichtverhältnisse wie Dunkelheit oder grelles Licht wird diese Verbundenheit gestört, und damit kann die Neigung der willensmäßigen Desintegration ins Triebhafte oder zur Verkrampfung im Organischen ausgelöst oder verstärkt werden.

Therapeutische Anwendungsgebiete

Manische Zustände, Asthma bronchiale, Epilepsie, Chorea, Gallenkoliken.

Dosierung und Anwendung

Ampullen:	2mal wöchentlich bis 1mal täglich 1ml subcutan injizieren;
Dilutio:	3mal täglich 5–10 Tropfen, bzw. 15 Tropfen bei Mischungen.

Tabacum

Nicotiana tabacum L. (Tabak)
– Blatt

Präparate

Aconitum/Nicotiana comp.	Oleum
Carbo Tabaci	Pulvis D3
Tabacum	Ampullen D6, D10, D30
	Äußerliche Flüssigkeit 10 %
	Dilutio D2, D3, D4, D6, D10
	Dilutio aquosa D6, D10
	Oleum 10 %
	Suppositorien 1 %
	Unguentum 5 %
Tabacum Cupro cultum	siehe unter vegetabilisierte Metalle

Charakterisierung und allgemeine Eigenschaften

Im Gegensatz zu den meisten Solanaceen baut Tabacum eine hohe wohlgestaltete Pflanzenorganisation in einer Wachstumsperiode auf. Die Blütenregion erhebt sich weit über das Blattniveau hinaus, nur die langen, eben geränderten, fast fleischigen Blätter vermögen sich nicht ganz vom Stamm zu lösen und nicht voll ins Freie zu gelangen. Die Erscheinung der Pflanze drückt insgesamt ein starkes Vorwiegen des Pflanzlich-Vitalen gegenüber den hemmenden, auch in diese Solanacee hineinwirkenden überpflanzlich-kosmischen Kräfte auf. Tabacum bildet, wie die übrigen Solanaceen, einen deutlichen Giftprozeß, den sie jedoch in der Gestaltung überwinden und in der Erscheinung einer gewissen Harmonisierung zuführen kann.

Der Ausgleich zwischen den vitalen Wachstumskräften und dem Giftprozeß, der in Tabacum erreicht wird, kann als Naturprozeß angesehen werden, der im Menschen das Zusammenwirken der nach innen an das Physische gebundenen Formfunktionen einerseits und der nach außen gerichteten Kräfte im Denken, Fühlen und Wollen andererseits anspricht. Wenn die letzteren Kräfte zu stark mit den nach innen wirkenden seelischen Formfunktionen verbunden sind, was sich so bis zur physischen Ebene auswirkt und hier zu Verkrampfungen, Schmerzzuständen, allgemeinen organischen Deformationen und Kreislaufunregelmäßigkeiten, wie z. B. Kollaps, führt, so kann Tabacum als Heilmittel eine Dissoziation innerhalb dieser beiden seelischen Funktionsbereiche bewirken. Verbunden mit dieser Dissoziation ist im funktionellen, rhythmischen Bereich eine einseitige Anregung der Kreislaufzirkulation als innerer Rhythmus des Organismus, während der Atemrhythmus, der zwischen Innen- und Außenwelt auf dieser Ebene vermittelt, nicht angesprochen wird. Das Denken wird durch die Dissoziation von seiner Integration im Organismus etwas entlastet und dadurch angeregt, was bei einer zu starken Steigerung zu Gedankenflucht führen und im Fühlen in eine allgemeine Interesselosigkeit umschlagen kann.

Insgesamt ist Tabacum ein Heilmittel für Zustände, wo im seelischen Bereich die frei nach außen gerichteten Kräfte des Denkens, Wollens und Fühlens zu stark nach innen wirken – als seelische Formkraft – und hier nun eine Dissoziation, vom rhythmischen Bereich ausgehend, durch das Heilmittel angestrebt werden soll.

Therapeutische Anwendungsgebiete

- Asthma bronchiale, Magen-Darmspasmen, Nierenkolik (Suppositorien), Wirbelsäulenerkrankungen (Oleum).
- Kreislaufstörungen, Kollaps, klimakterische Kreislaufstörungen.

Dosierung und Anwendung

Ampullen:	2- bis 3mal wöchentlich 1 s. c. Injektion;
Dilutio, Pulvis:	3mal täglich 5–10 Tropfen bzw. eine Messerspitze voll einnehmen, höhere Potenzen werden seltener eingenommen, außer bei akuten Zuständen.

Scrophulariaceae = Rachenblütler

Die Vertreter der Familie der Rachenblütler erfreuen uns nicht nur durch ihre prächtigen Blüten, sondern liefern uns auch zahlreiche Heilmittel. Dies ist erstaunlich, denn sonst sind es meist die unscheinbar blühenden Pflanzen – oft gleichwohl mit eigenartigen Besonderheiten –, die uns als Heilpflanzen dienen; bei dieser Pflanzenfamilie ist es scheinbar nicht so. Wir wollen versuchen zu ergründen, warauf die therapeutischen Eigenschaften dieser Familie beruhen.

Bei den Scrophulariaceen handelt es sich um krautige, seltener strauchförmige Pflanzen mit sehr unterschiedlich gestalteten Blättern. Sie sind weltweit verbreitet. Auffällig an ihren zwittrigen Blüten ist die oft eigenartige Färbung. Dabei weisen die Blüten eine asymmetrische Gestaltung auf und bilden ähnlich wie die Labiaten Rachenblüten. Sie werden deswegen als Rachenblütler bezeichnet. Die meisten von ihnen tragen ein Haarkleid. Eine weitere Besonderheit der Pflanzenfamilie ist, daß viele ihrer Vertreter Halbparasiten und einige Vollparasiten sind.

Die Pflanzenfamilie strebt also zum Tierhaften, aber nicht in der Art wie z.B. die Nachtschattengewächse. Wohl neigt auch sie zur Giftbildung, aber nicht zur Bildung alkaloidischer, stickstoffhaltiger Gifte; dafür treten hier glykosidische Gifte und Bitterstoffe auf. Die Rachenblütler können, im Gegensatz zu den Nachtschattengewächsen, den astralen Einschlag begrenzen, wozu sie aber ihre Wurzelkräfte nach oben wirken lassen müssen. Die im Wurzelbereich dadurch auftretende Schwächung wird z. T. durch Halb- und Vollparasitismus überwunden. Diese Eigenart verleiht den Pflanzen besondere Eigenschaften, die therapeutisch zur Stärkung des Ätherleibes und zur Zurückdrängung des Astralleibes genutzt werden können.

Digitalis purpurea

Digitalis purpurea L. (Roter Fingerhut)
– Blatt

Präparate

Digitalis purpurea	Ampullen D3
	Dilutio D2, D3

Charakterisierung und allgemeine Eigenschaften

Digitalis purpurea ist eine zweijährige Pflanze; im ersten Jahr bleibt die Pflanze – als Rosette mit großen lanzenförmigen Blättern – ganz der Erde verhaftet, wächst jedoch mit kräftiger Wurzelbildung abwärts, um dann im zweiten Jahr steil emporzuschießen. Fast im Übermaß bricht nun der Blütenprozeß hervor. Die Blüten kehren sich dabei von der Sonne ab und blicken erdwärts, wenden sich dann jedoch wiederum nach der Seite der stärksten Helligkeit. Damit erlangt die Pflanze eine einseitige Ausrichtung, die für viele Herzheilpflanzen typisch ist. Die glockige Blüte ist rachenförmig, schwach zweilippig. Die Innenseite der Blüte trägt auffällige dunkelrote, weißumrandete

Flecken. Die Frucht wird wieder nach oben ausgerichtet. Auf- und Abwärtsbewegungen der Blüten und Früchte sowie deren einseitige Raumesausrichtung können als Signatur der Heilpflanzen für ihre therapeutischen Eigenschaften, nämlich der Vermittlung zwischen Leichte und Schwere, zwischen oben und unten angesehen werden.

Eine Pflanze wird, allgemein gesprochen, dadurch zur Giftpflanze, daß tierische Gesetzmäßigkeiten tiefer als sonst im Pflanzenreich üblich in sie eindringen. Dies läßt sich auch bei Digitalis purpurea beobachten. Nicht nur die Giftbildung, auch die Gestaltung ihrer Blüte weist auf das Wirken von tierverwandten Gesetzmäßigkeiten hin. Die Digitalisglykoside zeigen eine chemische Verwandtschaft mit den Hautsekreten der Kröten. Der Arzt Friedwart Husemann folgert daraus, daß dieselben Kräfte, welche im Tierreich die Kröten hervorbringen bzw. ihre Giftbildungen bedingen, im Pflanzenreich bei Digitalis purpurea die Bildung der Digitalisglykoside bewirken. Zum Verständnis der therapeutischen Wirksamkeit von Digitalis purpurea können daher Wesenscharakteristika der Kröten herangezogen werden. Was bei den Kröten einerseits verharrendes, vereinnahmendes und andererseits abstoßendes Element ist, kann mit der speziellen Wirkung von Digitalis purpurea auf die Systole wie auch Diastole des Herzens in Beziehung gebracht werden.

Therapeutische Anwendungsgebiete

Verbesserung der koordinativen Leistung des rhythmischen Systems zur Herzentlastung bei brady- und tachykarden Rhythmusstörungen, Altersherz, Pfortaderstauung (Digitalis D3).

Dosierung und Anwendung

Ampullen:	2mal wöchentlich bis 1mal täglich 1ml subcutan injizieren;
Dilutio:	3mal täglich 5–10 Tropfen.

Euphrasia

Euphrasia officinalis L. emend. HAYNE (Augentrost)
– ganze blühende frische Pflanze

Präparate

Euphrasia	Dilutio D3

Euphrasia-Augentropfen,
WELEDA
Euphrasia comp.
(Echinacea angustifolia,
Planta tota Rh 3g/Euphrasia,
Planta tota Rh 5g/Ölauszug
aus Calendula Flos 0,5g/
Excip. ad 100g) Augensalbe

Charakterisierung und allgemeine Eigenschaften

Augentrost wäre an sich eine unscheinbare Pflanze, würden uns nicht ihre Blüten in einem auffälligen Farbenkontrast entgegenleuchten. Hier offenbart die Pflanze etwas Charakteristisches, das uns zum Verständnis ihrer Heileigenschaften führen kann. Die drei Farben der Blüten – Weiß, Gelb und Violett – haben ihre innere Signatur. In der leuchtend weißen Farbe und dem kräftigen gelben Schlundfleck der Unterlippe der Blüte strahlen uns sowohl die Farbe des von der Erde verinnerlichten wie die des äußeren Sonnenlichtes entgegen; das verinnerlichte Sonnenlicht offenbart sich als reine geläuterte Farbe des Weiß, die des äußeren Sonnenlichtes dagegen als kräftiges, lebenssprühendes Gelb. Zu diesen Farben bildet die Blüte den auffälligen Kontrast der violetten Oberlippe. Violett ist die Komplementärfarbe zu Gelb, und somit hält sie das Gelb im Gleichgewicht.

In der Gestaltung zeigt die Blüte insgesamt eine ausgesprochen seelische Tingierung, indem sie eine tierähnliche Kopfform mit Oberlippe, Unterlippe und Schlund bildet.

Die Blüte von Euphrasia beinhaltet somit drei Wesensaspekte: rein Geläutertes in der weißen Farbe, im Gleichgewicht Gehaltenes durch das warme Gelb und durch das kühle Violett sowie eine seelische Tingierung, erkennbar an der besonderen Gestalt der Blüte. Die seelische Tingierung steht mit der geläuterten Farbe des Weiß im Kontrast. Man kann ahnen, daß Euphrasia sich einerseits in der überpflanzlichen seelischen Ebene des Tierbereiches entzünden möchte, diese Tendenz aber andererseits durch eine Gegenwirkung, die u. a. in der konträren Farbbildung zum Ausdruck kommt, auffängt und im Gleichgewicht hält.

Der aufgehaltene Entzündungsprozeß im Blütenbereich weist auf die Kräfte des Gegenpoles, nämlich die der Wurzel hin. Das Charakteristische der Wurzel von Euphrasia ist, daß sie sich nicht mehr selber ernähren kann: sie wurzelt halbparasitisch auf den Wurzeln von Gräsern, dämpft dadurch deren Eigenleben und leitet deren ausgeprägte, rein vegetative Wachstumsprozesse in ihren eigenen Lebensbereich über. Somit kann die Pflanze beständig aus dem Erdbereich reine vegetative Kräfte der einkeimblättrigen Gräser beziehen und selber ihre Wurzelkräfte metamorphosiert im Blütenbereich zum Ausgleich und zur Läuterung zur Wirkung bringen. Da aus fremdem Wurzelbereich fortwährend Kräfte kommen, kann die Pflanze ihr Wachstum auch bei begonnenem Blütenprozeß fortsetzen. Das rhythmische Blattsystem und der Blütenprozeß dringen so ineinander.

Euphrasia hat eine besondere Beziehung zum Auge. Das Auge zeigt die Besonderheit, daß es in allen brechenden Teilen keine Blutgefäße enthält; das Leben ist hier fast mineralisch geworden, um selbstlos das Licht und die Farben auffangen zu können. Ein Stück Außenwelt wird so in den Organismus hereingelassen, dann aber am Augenhintergrund gleichsam durch einen Entzündungsprozeß im Ätherischen aufgefangen und ausgeglichen. Dieser Gegenprozeß, der sich rein im Ätherischen abspielt, kann z. B. bei Überanstrengung ins Physische hinuntergleiten, und das Auge wird so zu stark Stoffwechselorgan. Es kommt zur Hyperämie und zur Sekretion. Die Klarheit und Reinheit des Auges ist gestört.

Für dieses Krankheitsgeschehen ist Euphrasia als Naturprozeß das Gegenbild. Sein Blütenbereich, der dem Stoffwechselbereich des Menschen entspricht, hat die Neigung, im Seelischen aufzugehen, wird aber durch die metamorphosierten Wurzelkräfte und durch die rein vegetativen ätherischen Kräfte der Gräser in seiner reinen Leuchtkraft erhalten.

Therapeutische Anwendungsgebiete

- Chronische Konjunktivitis; Blepharokonjunktivitis; Zustand nach traumatischer Konjunktivitis; dicker, rahmiger, wundmachender Ausfluß mit Lichtempfindlichkeit; Augentränen.
- Katarrhe der Schleimhäute im Kopfbereich.

Dosierung und Anwendung

Augentropfen:	2mal täglich 1–2 Tropfen in Bindehautsack geben;
Dilutio:	3mal täglich 5–10 Tropfen einnehmen;
Augensalbe:	2mal täglich in den Bindehautsack einbringen.

Veronica officinalis

Veronica officinalis (L.) (Ehrenpreis)
– getrocknetes Kraut

Präparat

Veronica officinalis	Dilutio D1

Charakterisierung und allgemeine Eigenschaften

Veronica officinalis, oder Ehrenpreis, bietet uns den Eindruck äußerster Zartheit sowohl in der Blatt- wie auch in der Blütenregion. Sie ist damit das Gegenbild einer Giftpflanze. Sie wird vom Astralischen in der Blütenregion nur so zart berührt, daß die locker aufsitzende Blüte bereits beim Pflücken oft abfällt. Das Parasitische der Pflanzenfamilie ist hier ganz überwunden. Nur das leicht Asymmetrische der hellbläulichen Blüten erinnert noch schwach an das Typische eines Rachenblütlers. Der Bilde-Impuls zur Rachengestaltung mit sattem vordringlichem Orange, gestreiftem Rot oder Purpur ist verlorengegangen. Es kriechen die Sprosse am Boden hin, mit mannigfaltiger Verzweigung. Die Wurzelkräfte müssen bei dieser Pflanze sich nicht ganz nach oben verausgaben, um den zu starken Astralimpuls zu überwinden, sondern können sich selber voll entwickeln, und der Stengel richtet sich entsprechend nicht voll auf. Erst gegen Ende des Blühens geht bei einzelnen Pflanzen der Sproß in die Höhe, und eine blaue Blütenähre wird klar abgegliedert, oder es richten sich aus den Blattachseln kurze Ähren auf.

Stärker als andere Rachenblütler regt sie den Ätherleib zu einem eigenständigen Wirken im Stoffwechselgebiet an, so daß der Astralleib sich aus seiner Verbindung mit dem Ätherleib bei bestimmten Krankheitsfällen leichter lösen kann. Rudolf Steiner empfahl zur Umstimmungsbehandlung bei Asthma bronchiale, Veronica officinalis am Abend einzunehmen, damit der Übergang vom Wach- in den Schlafzustand gefördert wird. Andererseits sollte am Morgen Salvia oder Quercus genommen werden, damit durch deren Gerbsäuregehalt der Aufwachprozeß unterstützt wird.

Therapeutische Anwendungsgebiete

Asthma bronchiale und spastische Bronchitis, vorwiegend zur Konstitutionsbehandlung.

Dosierung und Anwendung

Dilutio:	2- bis 3mal täglich 5–10 Tropfen einnehmen; evtl. im ta-

gesrhythmischen Wechsel mit Quercus (Cortex) 1 % Dilutio.

Compositae = Korbblütler

Die Kompositen zeichnen sich durch eine hoch organisierte Blütenbildung – die Korbblüte – aus: Zahlreiche Blüten bilden auf einem Blütenboden eine Einheit, die als eine einzige Blüte erscheint. Die Ausbildung der Einzelblüte ist der Gesamtheit des »Körbchens« untergeordnet, und der Blütenstand ist so zu einer Blüte höherer Ordnung geworden.

Ansonsten finden wir bei den verschiedenen Kompositen keine deutlichen gemeinsamen Merkmale, die alle Arten dieser Pflanzenfamilie prägen würden, weder vom vegetativen Aufbau noch von der Gesamtgestalt her. Wurzeln, Stengel und Blätter zeigen alle nur denkbaren Möglichkeiten einer Ausbildung und Gestaltung. Die Wurzeln sind sowohl feinfaserig, verzweigt, wie auch rübenförmig, knollenbildend und wurzelstockartig. Die Stengel bilden die ganze Metamorphosenreihe von gestauchten Rosetten bis zu teilweise verholzenden Lianen. Die Blätter zeigen ebenfalls eine große Fülle an Möglichkeiten von einfachen und ganzrandigen, geschlossenen bis zu äußerst gegliederten und dornigen Formen.

Vertieft man sich jedoch eingehender in den Habitus und in die Wachstumsgestik der Kompositen, so entdeckt man bei dieser Vielfalt an Formen und Gestaltungen doch ein gemeinsames, besonderes Motiv: Es besteht in einer Tendenz zu Stauung und Zurückhaltung, die dann zu einer Dynamisierung von Kräften mit nachfolgender Metamorphose führt. In der Gestaltung der Pflanze erscheint so eine Entwicklungsstufe übersprungen. Es entstehen hierbei jedoch keine Deformationen oder Giftbildungen – im Gegenteil, diese werden durch eine gesteigerte Metamorphose überwunden. Kräftige und wohlgestaltete Pflanzen, von denen sich viele auch für Nahrungszwecke eignen, entstehen. Höhepunkt dieser Steigerung ist die Körbchenblüte.

Je nach dem Grad der Stauung und Zurückhaltung der vegetativen Kräfte können fünf Kompositentypen für die Therapie unterschieden werden: Arnicatyp (wozu auch Calendula gehört), Petasitestyp, Cichoriumtyp, Disteltyp und Artemisiatyp. Arnica weist die stärkste Stauchung, Artemisia die schwächste auf. Die stärker gestauchten Pflanzen wirken therapeutisch mehr auf die periphere Organisation des Menschen und damit gestaltend, während die weniger gestauchten Pflanzen mehr auf die zentrale Organisation Einfluß nehmen und hier stoffwechselmäßig aufbauend wirken.

Gemeinsam wirken die Vertreter der fünf Kompositentypen im Organismus im Sinne einer höheren, harmonisierenden Zusammenführung bestimmter Prozesse. Als pflanzlicher Naturprozeß sind die Kompositen ein Ausdruck für das Überwinden und Zusammenführen von Einzelprozessen zu einer höheren »kosmischen Ordnung«; sie sprechen so auch die Funktionen der menschlichen Organe bei ihrem harmonischen Einfügen und Unterordnen in den Gesamtorganismus an. Die Organe werden in ihrer den Sinnesorganen ähnlichen, d. h. selbstlosen Aufgabe unterstützt, so daß sie das Gesamthafte des Organismus besser wahrnehmen und sich besser in ihn einfügen können.

Abrotanum

Artemisia abrotanum L. (Eberraute)
– frische junge Triebe

Präparate

Abrotanum	Dilutio 30 %, D1, D2
	Unguentum 10 %

Charakterisierung und allgemeine Eigenschaften

Abrotanum bildet in der Metamorphosenreihe der Artemisia-Arten und damit der Korbblütler einen deutlichen Endpunkt. Die Eberraute ist ein teilweise verholzender Halbstrauch, etwa bis zu 1 m hoch, bei dem die Blätter so stark gefiedert sind, daß sie ein feines Fadenwerk bilden. Die Blütenstände sind zu sehr kleinen, fast kugelig geformten grauhaarigen Köpfchen zusammengezogen.

Die ganze Pflanze verströmt einen erfrischenden, aromatischen, zitronenähnlichen Duft, da sie außer Bitterstoffen reichlich ätherische Öle bildet. Der Blütenimpuls ist hier hauptsächlich nach innen verlagert und entfaltet sich im Chemismus der Pflanze.

Weniger die verdauungsfördernde Wirkung als die harntreibende, die durchwärmende und die Aussonderungskräfte des Astralleibes anregende Wirkung steht in der Therapie mit Abrotanum im Vordergrund.

Therapeutische Anwendungsgebiete

- Ascites.
- Häufiges Nasenbluten (Abrotanum 5 % Dil.).
- Perniones/Frostbeulen (Abrotanum comp. Ungt.).
- Appetitlosigkeit und allgemeine Schwäche (besonders bei Kindern).
- Akne rosacea, Teleangiektasie.

Dosierung und Anwendung

Dilutio:	3mal täglich 5–10 Tropfen;
Unguentum:	morgens und abends einreiben.

Absinthium

Artemisia absinthium L. (Wermut)
– frisches blühendes Kraut

Präparate

Absinthium	Dilutio D1, D3
Absinthium/Caryophylli comp.	Dilutio
Absinthium D1/Resina Laricis D3 aa	Dilutio

Charakterisierung und allgemeine Eigenschaften

Innerhalb des Artemisiatyps nimmt Absinthium eine Mittelstellung ein. Die Artemisia-Arten bilden verholzende Sträucher oder Halbsträucher. Sie weisen also keine Stauchung auf, wie sie beim Arnicatyp auftritt. Absinthium wächst auf stickstoffreichen, warmen, besonnten Böden.

Die Blätter der Artemisia-Arten sind stark fiederteilig, zart seidig behaart und zeigen eine deutliche Metamorphose, die meist schon gegliedert einsetzt und zur einfachen Spitze fortschreitet. Der vegetative Blattstengelbereich setzt sich bis weit in den blühenden Sprossenabschnitt fort.

Die Artemisia-Arten bilden eine außerordentliche Blütenfülle in Form von rispigen Blütenständen. Die reich verzweigten, luftigen Rispen mit ihren kleinen, gelben Blütenköpfchen verleihen der Pflanze ihr charakteristisches Aussehen. Bei der Pflanze wirken terrestrische Kräfte stark durch den Stengelbereich nach oben und werden von ebenso starken von oben nach unten wirkenden Blütenkräften durchdrungen, die außer einer Vielzahl von kleinen Blüten im Blattbereich Duft- und Aromastoffe bilden.

Durch die Vereinigung des Bitteren mit dem Aromatischen entstehen in Absinthium Substanzen, die bei medizinischer Anwendung vor allem die feinen Wahrnehmungsprozesse der Verdauung angeregen. Das ätherische Öl, welches auch den aromatischen Geschmack bedingt, verleiht dem Heilmittel eine fördernde Wirkung auf die Ich- und Astralorganisation bei ihrem Eingreifen in das Verdauungssystem, wodurch die Leber entlastet wird.

Therapeutische Anwendungsgebiete
- Appetitlosigkeit, dyspeptische Beschwerden, Dyskinesien der Gallenwege.
- Meteorismus (Absinthium/Caryophylli comp.).
- Chronische Iritis; Erlahmen des Stoffwechsels; als Begleitbehandlung bei Gicht.
- Rheuma, Arthrosen und lang anhaltenden Eiterungen.
- Diabetische Retinopathie (Absinthium D1/Resina Laricis D3).

Dosierung und Anwendung

Dilutio:	3mal täglich 5–10 Tropfen, bzw. 10–15 Tropfen bei Mischungen.

Absinthium D1/Resina Laricis D3 aa

Komposition
Dilutio:
Absinthium (Wermut), Herba sicca, Infusum D1 (10 %)/
Resina Laricis (Lärchenharz) D3 (0,1 %) aa

Begründung und Eigenschaften

Die Kombination von Wermut und Lärchenharz wirkt als Heilmittel sowohl im Stoffwechselbereich abbauend wie auch in den Sinnesorganen gestaltend. Durch seine bitteren wie auch aromatischen Eigenschaften regt Wermut die Verdauung an und unterstützt hier die Überwindung der für den Organismus mit Fremdätherität behafteten Nahrungsstoffe. Seine Bitterstoffe fördern durch ihre zusammenziehende, ins

Zentrum gehende Wirkung Abbau- und Wahrnehmungsprozesse gegenüber der Nahrung.

Was beim Wermut im Prozessualen verdichtend wirkt, weist das Lärchenharz in seiner Substanzerscheinung selber auf. Sulfurische Pflanzenprozesse sind bei ihrer zentrifugalen Ausdehnung verdichtet worden und ergeben das im Kambium der Lärche abzapfbare zähe und durchscheinende Lärchenharz. Die Lärche ist ein Nadelbaum, der im Gegensatz zu den übrigen Nadelbäumen im Rhythmus der Jahreszeiten und somit im Sonnenrhythmus seine Nadeln bildet und abwirft. Diese besondere Lichtbeziehung drückt sich auch in ihrem intensiven Kieselsäureprozeß aus und prägt die Eigenschaften ihres Harzes. Es weist daher die Beziehung zu den peripherischen Sinnes-Nerven-Prozessen auf und unterstützt hier die Gestaltungskräfte.

Die Kombination Absinthium D1/Resina Laricis D3 aa spricht also von den Funktionen des Zentrums ausgehend die Sinnes-Nervenprozesse der Peripherie in der Gestaltung an. Dabei fördert sie nicht nur die bewußten Wahrnehmungsprozesse, sondern auch die unbewußten der inneren Organe. Dies ist die Voraussetzung für ein richtiges Zusammenwirken der Organfunktionen. Die Kombination kann beim Erlahmen des inneren und äußeren Stoffwechsels wie z. B. bei Rheuma, Gicht, Arthrose, also bei den chronischen Erkankungen der zweiten Lebenshälfte mit Ablagerungserscheinungen, indiziert sein.

Therapeutische Anwendungsgebiete

Chronische Iritis, Irido-Cyclitis, Ablagerungserscheinungen, Belebung des Stoffwechsels, daher auch als Adjuvans bei Leber- und Gallenbehandlung, Diabetes und rheumatischem Formenkreis, Arthrosen und langanhaltenden Eiterungen, überhaupt bei allen mehr chronischen Erkrankungen der zweiten Lebenshälfte.

Dosierung und Anwendung

3mal täglich 5–10 Tropfen.

Arnica

Arnica montana L. (Arnika, Wohlverleih)
– frische blühende Pflanze
– getrocknete Blüte

Präparate

Arnica	Ampullen D3, D6, D10, D20, D30 Dilutio D3, D4, D6, D10, D20, D30
Arnica, Radix	Ampullen D20 Dilutio D6, D10
Arnica D15/Aurum D10 aa	Ampullen
Arnica/Betula comp.	Ampullen
Arnica D3, 1 Teil/Betula comp. D3, 3 Teile/Equisetum arvense D3, 1 Teil/Formica D3, 1 Teil/Stannum D10, 1 Teil	Ampullen
Arnica-Cerebrum D6	Ampullen
Arnica D4/Cepa D4/ Symphytum D4 aa	Dilutio
Arnica D10/Cor D10 aa	Ampullen
Arnica D20/Equisetum arvense D20 aa	Ampullen
Arnica D3, 2 Teile/ Formica D3, 1 Teil	Ampullen
Arnica comp.	Unguentum, fettarm
Arnica comp./Apis	Unguentum
Arnica comp./Cuprum	Oleum
Arnica comp./Formica	Unguentum
Arnica/Urtica urens	Gelatum Unguentum: s. unter Combudoron

Charakterisierung und allgemeine Eigenschaften

Obwohl die Kieselsäure nur in geringen substantiellen Mengen in der Arnika nachzuweisen ist, zeigt diese Pflanze doch insgesamt eine ausgesprochene Kiesel- und entsprechende Lichtaffinität. Darauf weist schon die hierfür charakteristische Ausbildung der zahlreichen Stengelhaare der Pflanze und die Lokalisation der Kieselsäure in ihnen hin. Indem die Arnika in der Regel auf kieseligem Boden wächst, kommt auch durch den Standort ihre Lichtaffinität zum Ausdruck. Sie gedeiht vor allem in Mittel- und Hochgebirgslagen, wo eine offene, durchlichtete Atmosphäre vorhanden ist. Von einer kräftigen Blattrosette ausgehend, erhebt sie sich mit einem derben Stengel und einer leuchtend goldfarbenen Blüte. Ihr beinahe blattloser Stengel entwickelt keine klare mittlere rhythmische Organisation. Überhaupt lebt sich die Kieselaffinität nicht in einer äußeren Formgebung der Pflanze aus, sondern wird in einem Zustande der prozessualen Dynamik zurückgehalten. Gerade deshalb wirken diese Kräfte um so stärker, wenn sie therapeutisch eingesetzt werden und sich im Organismus entfalten können. Sie weisen eine innere Verwandtschaft zum Nervensystem auf, welches die inneren Durchlichtungskräfte bewußt werden läßt und in unbewußter Weise formend auf den Organismus wirkt.

Neben den durch den licht- und formvermittelnden Impuls des Kieselsäureprozesses geprägten Grundprinzipien weist die Arnika noch einen gänzlich anders gearteten Einschlag auf. Dieser äußert sich in ihrer Vorliebe für wäßrigen und torfig-moorigen Boden, in dem sie sich mit einem lebenskräftigen, stark vegetativ sprossenden Rhizom ausbreitet. In dieser Dynamik entsteht in der Arnika die bis an die Grenze der Giftigkeit gehende Anreicherung von Substanzen. In Verbindung mit der Wirkung des Kieselsäureprozesses haben hierbei vor allem Kali- und Kalksalze, Gerbsäuren, Bitterstoffe, Gummi- und Eiweißsubstanzen, kampferartige Verbindungen sowie ätherische Öle Bedeutung. Durch diese Substanzkonfiguration spricht die Arnika alle Wesensbereiche, einschließlich der physischen Organisation des menschlichen Organismus, direkt an, dies jedoch entsprechend ihrem kieselprozessualen Grundprinzip immer in Beziehung zu den Formkräften des Nervensystems. Somit kann sie als Naturprozeß entsprechend der Ich-Organisation tätig sein und selbst in entvitalisierte Organe wie das Nervensystem sowie bis in die Leibesperipherie durchgestaltend und formerhaltend wirken.

Die bekannte und nicht seltene Arnica-Überempfindlichkeit bei äußerer Anwendung steht mit ihrem direkten Wirken zwischen Form und Chemismus im Zusammenhang; bei der Allergie auf Arnica kann das Gleichgewicht zwischen beiden Kräften nicht bewahrt werden.

Therapeutische Anwendungsgebiete

- Traumen: Commotio und Contusio Cerebri, Haematome, Distorsio, Frakturen (Arnica-Essenz, -Salbe, Arnica D3).
- Blasenblutung (Arnica D6, Inj.).
- Apoplexia cerebri (Arnica D3 Inj.), Herzinfarkt (Arnica D3 Inj.).
- Entzündliche und degenerative Nervenerkrankungen: Facialislähmung, Ménièrsche Erkrankung, Poliomyelitis, Multiple Sklerose, Morbus Parkinson; Zervikalsyndrom

(Arnica, Radix, D10, Inj.).

- Arthrosis deformans.
- Andere Anwendungsgebiete: Furunkulose, Lymphangitis.

Dosierung und Anwendung

Äußerliche Anwendung:	Gewöhnlich bei Traumen, mehrmals täglich nach Bedarf. Zum Abdecken einen Wollappen benutzen.
Injektionen:	Vor allem bei entzündlichen und degenerativen Nervenerkrankungen. Hier werden hohe Potenzen (D15 bis D30) verwendet. Injektionshäufigkeit von einmal täglich bis zweimal wöchentlich. Bei frischen Erkrankungen werden tiefe Potenzen genommen, in akuten Fällen jedoch hohe Potenzen in kurzen Abständen. Zur gezielteren Hinlenkung der Arnikawirkung auf bestimmte Nervengebiete kann das Präparat mit dem entsprechenden Organpräparat kombiniert werden.
Dilutio:	Häufig tiefe Potenzen, 3mal täglich 5 bis 10 Tropfen.

Calendula

Calendula officinalis L. (Ringelblume)
– frisches blühendes Kraut

Präparate

Calendula	Ampullen D6
	Augentropfen D6
	äußerliche Flüssigkeit
	Dilutio 30 %
	Gelatum 10 %
	Oleum 10 %
	Unguentum fettarm 10 %
Calendula 20 %/ Echinacea 1 %	äußerliche Flüssigkeit
Calendula Schüttelmixtur	äußerliche Flüssigkeit
Calendula-Salbe, WELEDA	

Calendula-Babybalsam, WELEDA
Calendula-Badezusatz, WELEDA

Charakterisierung und allgemeine Eigenschaften

Bei der Calendula werden die Kräfte der Hemmung und Stauchung, so wie wir sie bei der Arnika beobachten, durch vegetative Schwell- und Wucherkräfte durchzogen und überlagert. Eine weitere Besonderheit dieser Pflanze ist, daß sie das Wuchernde von der Blütenregion her durch eine Art Einbalsamierung zusammenhält und ordnet. Bei der Berührung von Calendula bemerkt man einen an Verwesung erinnernden Geruch; es ist, als ob dieses starke Wucherkraut fortwährend von innen her vom Verfall bedroht sei. Dennoch scheint es, als wisse die Pflanze sich davor zu schützen, indem sie sich von oben her mit einem harzig-klebrigen Saft einbalsamiert. Entsprechend fühlen sich ihre grünen Teile harzig und klebrig an.

Das Ineinandergreifen dieser sich entgegenwirkenden Prozesse wird nach oben hin in der wunderbar aufgebauten, zu einer geometrischen Klarheit geordneten »Überblüte« – der Korbblüte – zusammengefaßt. Sie krönt mit ihrer kräftigen rot-gelben Farbe das Zusammenwirken von oberen und unteren Kräften. Die Blüte verblüht zwar schnell, aber in rascher Folge entstehen unermüdlich neue Blüten.

Durch dieses Erscheinungsbild kann auch ihre therapeutische Wirksamkeit charakterisiert werden. Die Calendula spricht die regenerierenden Kräfte des Organismus an, daher wirkt sie heilend bei Wunden, die zur Vereiterung oder Verschmutzung neigen, also eine Verwesungstendenz aufweisen. Sie verschafft dem verwundeten Organismus die Kraft zur Selbstreinigung sowie zur Bildung reichlichen Granulationsgewebes, was zur Heilung führt.

Therapeutische Anwendungsgebiete

Offene, schlecht heilende Wunden; oberflächliche Entzündungen.

Dosierung und Anwendung

Ampullen:	2mal wöchentlich bis 1 mal täglich 1ml subcutan injizieren;
Augentropfen:	2mal täglich 1–2 Tropfen in den Konjunktivalsack geben;
Äußerliche Flüssigkeit:	für Umschläge, Spülungen und Betupfung;
Dilutio:	3mal täglich 5–10 Tropfen;
Gelatum:	2mal täglich auftragen.

Oleum:	2mal täglich einreiben;
Unguentum:	mehrmals täglich dünn auftragen.

Carduus benedictus

Cnicus benedictus L. (Benediktenkraut, Bitterdistel)
– frisches blühendes Kraut

Präparate

Carduus benedictus	Dilutio D1
Carduus benedictus D2/ Paeonia officinalis D2 aa	Dilutio Ampullen

Charakterisierung und allgemeine Eigenschaften

Wie bei Carduus marianus staut auch bei Carduus benedictus das Stachelige das Vegetativ-Treibende der Pflanze von der Peripherie her zurück, und zwar in der Art, daß die Pflanze nicht voll entfaltet erscheint, sondern vielmehr im Prozessualen noch verhaltene Kräfte aufweist. So entsteht eine Pflanze von nur etwa 40 cm Höhe mit einer verhaltenen, jedoch auch frisch erscheinenden Farbe.

Die einjährige Distel hat einen ästigen, eckigen, haarigen Stengel. Die großen Blätter sind länglich, dornig, buchtig gelappt und laufen in einen geflügelten Stiel aus. Die Blütenköpfchen haben gelbe Blüten und schmierige Hüllblätter mit roten fiederteiligen Dornen.

Durch seinen außerordentlich bitteren Geschmack regt das Benediktenkraut Empfingungs- und Wahrnehmungsprozesse bei der Verdauung an, vor allem bei der Leber- und Gallentätigkeit.

Rudolf Steiner empfahl seine Anwendung zusammen mit Pfingstrosenwurzel in bestimmter Verarbeitung bei gewissen Formen der Wassersucht mit Beteiligung gestörter Nieren-Leberfunktionen (siehe Monographie Carduus benedictus D2/Paeonia officinalis D2 aa Ampullen).

Therapeutische Anwendungsgebiete

Ascites, Ödem, Herzrechtsinsuffizienz (Carduus benedictus D2/Paeonia 5 %); als Bittermittel zur Anregung der Verdauungssäfte, bei Appetitlosigkeit; Leber- und Gallenleiden.

Dosierung und Anwendung

Ampullen:	2mal wöchentlich bis 1mal täglich 1ml subcutan injizieren;
Dilutio:	3mal täglich 5–10 Tropfen, bzw. 10–15 Tropfen bei Mischungen.

Carduus benedictus D2/Paeonia officinalis D2 aa

Ampullen

Carduus benedictus D1/Paeonia officinalis D1 aa

Dilutio

Komposition

Ampullen:	Carduus benedictus (Benediktenkraut, Bitterdistel), Herba, Decoctum D2 (1 %) Paeonia officinalis (Pfingstrose), Radix, Decoctum D2 (1 %) aa
Dilutio:	Carduus benedictus (Benediktenkraut, Bitterdistel), Herba, Decoctum, D1 Paeonia officinalis (Pfingstrose), Radix, Decoctum, D1 aa

Begründung und Eigenschaften

In diesem Kombinationspräparat liegen zwei sehr verschieden ausgeprägte Pflanzen vereinigt vor. Bei dem distelartigen Benediktenkraut staut das Peripher-Stachlige das Vegetativ-Treibende der Pflanze zurück. Auch das eigenartige Blattgrün dieser Pflanze weist auf noch nicht voll zur Entfaltung Gekommenes und im Prozessualen Verhaltenes hin. Durch seinen außerordentlich bitteren Geschmack regt das Benediktenkraut Empfindungs- und Wahrnehmungsprozesse bei der Verdauung an, vor allem bei der Leber- und Gallentätigkeit.

Die Pfingstrose beeindruckt durch ihr schnelles, üppiges Wachstum. Das dunkle, kräftige Blattgrün weist auch darauf hin, daß hier das Pflanzenhafte voll zur Entfaltung gekommen ist. Die eigentlichen Heilkräfte dieser Pflanze finden wir jedoch nicht in ihren oberirdischen Teilen, sondern im Wurzelbereich, wo Knollen, rübenartige Zapfen und Verdickungen ausgebildet sind. Hier staut die Pflanze Kräfte, die sie ausdauernd machen. Bis in die Wurzel hinab wirkt ein Aromatisierungsprozeß und durchzieht sie mit sulfurischen Qualitäten. Als Ranunculacee weist die Pfingstrose weiterhin eine deutliche Beziehung zu dem im Stoffwechsel- und Reproduktionsgebiet wirkenden Flüssigkeitsorganismus auf.

Die jeweils spezifische Dynamik der Stauprozesse in beiden Pflanzen weist auf die Heileigenschaften des Kombinationspräparates hin. Bei erlahmender, gestauter Blutzirkulation mit erschlaffender rhythmischer Stoffwechseltätigkeit übt das Präparat eine belebende, aufbauende und dirigierende Kraft aus. Es hilft, strukturierend in das Verfließen und sich aus der Form herauslösende Geschehen bei Ödemen und Ascites zu wirken.

Therapeutische Anwendungsgebiete

Dekompensationserscheinungen des Kreislaufes mit Beteiligung der Leber; Ödeme, Ascites; vor allem bei plethorischen Patienten.

Dosierung und Anwendung

Ampullen:	2mal wöchentlich bis 1mal täglich 1 s. c. Injektion;
Dilutio:	mehrmals täglich 15 Tropfen.

Carduus marianus

Silybum marianum (L.) GAERTN. (Mariendistel)
– getrocknete Frucht

Präparate

Carduus marianus	Dilutio D1, D4

Charakterisierung und allgemeine Eigenschaften

Bei den Disteltypen unter den Kompositen, zu denen Carduus marianus gehört, überlagern sich im Stengel-, Blatt- und Blütenbereich formende, in die Starre führende Wärmekräfte und treibende vegetative Kräfte. Die überformenden Wärmekräfte bewirken die durchgehende Stachelbildung im Blatt- und Blütenbereich. Die vegetativen Kräfte überwinden jedoch die Stauchungskräfte und lassen Pflanzen mit ausgeprägter Blattmetamorphose entstehen; der Blattbereich wirkt zudem stark in den Blütenbereich hinein. Die Blätter bleiben dabei mit dem Stengel verwachsen.

Innerhalb der Disteltypen nimmt Carduus marianus eine mittlere Stellung ein. Die Mariendistel bildet bis zu 150 cm hohe strauchartige Pflanzen, deren Blütenstände sich zu einer großen Rosette mit spitzig-dornig endenden Blättern erheben. Die Laubblattfolge zeigt, wie erwähnt, eine deutliche Metamorphose. Die großen Laubblätter sind charakteristisch weiß geädert und im oberen verzweigten Bereich umfassen sie den Stengel. Der Sproß wird von großen, rosaroten Blütenköpfchen abgeschlossen, die sternartig von stacheligen Hüllblättern umgeben sind.

Die Samen von Carduus marianus sind ein wichtiges Heilmittel bei Leberstauung im Unterleib, zur Anregung des Pfortaderkreislaufes und des Gallenflusses. Sie wirken hier im Wärmebereich der Ich-Organisation.

Therapeutische Anwendungsgebiete

- Aszites.
- Gallenblasenentzündung und Gallensteine, Cholangio-Hepatitis, chronisch persistierende Hepatitis, toxische Hepatosen, intrahepatische Cholestase, Fettleber.
- Haemorrhoiden.
- Bronchitis.

Dosierung und Anwendung

Dilutio:	3mal täglich 5–10 Tropfen.

Cichorium

Cichorium intybus L. var. intybus (Wegwarte)
- frische blühende Pflanze

Präparate

Cichorium	Ampullen D6
	Dilutio D1, 5 %, D3
	Dilutio aquosa D3
Cichorium, Radix	Dilutio D3
	Ampullen D3
Cichorium comp.	Dilutio
Cichorium Plumbo cultum	siehe vegetabilisierte Metalle
Cichorium Stanno cultum	siehe vegetabilisierte Metalle

Carbo Cichorii	Pulvis D3
Cochlearia comp.	Dilutio

Charakterisierung und allgemeine Eigenschaften

Dem Betrachter erscheint die blühende Wegwarte deutlich polar gestaltet in einerseits sparrige, verhärtete Stengel und andererseits direkt hieran angrenzend in zarte blaue Kompositenblüten. Von der Fülle der Blütenknospen erblühen im Laufe des Sommers täglich diejenigen, die nach dem jeweiligen Sonnenstand ausgerichtet sind. Die Blüten bilden so insgesamt ein vom Lichte bewegtes, ständiges Erblühen und Verblühen auf dem Untergrunde der von Erdkräften starr gebildeten Stengel. Bei Cichorium intybus grenzen kosmische Umwelt- und irdische Verhärtungskräfte in ihrem Wirken direkt aneinander, ohne ineinander überzugehen. Innerhalb dieser Gebärdenpolarität bildet die Pflanze Kräfte der Mitte aus. Diese offenbart sie u. a. in ihrer Vorliebe für Standorte des Überganges wie an trockenen Weg- und Straßenrändern und substantiell in der Bildung des merkuriell geprägten Milchsaftes sowie in ihrem Reichtum an Kalium als Repräsentant der pflanzlichen Mittelstellung zwischen Kosmischem und Irdischem. In dieser Mittelstellung zeigt sie zudem durch einen ausgeprägten Kieselsäureprozeß ihre Offenheit für Umkreiskräfte und durch den hohen Bitterstoffgehalt das starke Hereinwirken der irdischen Kräfte.

Als Heilmittel zubereitet, spricht Cichorium – nach Rudolf Steiner – in dreifacher Weise Mittel- und Grenzfunktionen im menschlichen Organismus an und stärkt sie. Durch ihren Kalireichtum wirkt Cichorium auf den mittleren zentralen Bereich im Menschen, auf das Blut in Verbindung vor allem mit Leber- und Gallenprozessen. Dies geschieht in der Weise, daß durch den Kaliumprozeß in Cichorium einerseits die organisierenden, chemisierenden Kräfte der Leber verstärkt werden und auf der anderen Seite die hierbei auftretende Eigentendenz zur einseitigen Assimilation, wie sie sonst normal im Pflanzenreich auftritt, im Zusammenhang mit der Gallenbildung überwunden wird. Hiermit steht auch die Wirkung von Cichorium auf die Milz in Verbindung. Sie vermittelt einerseits durch die Bitterstoffe und andererseits durch den Kieselsäureprozeß zwischen Verdauung und peripheren Wahrnehmungsprozessen.

Somit umspannt Cichorium insgesamt eine dreifache Wirkungsrichtung, nämlich erstens auf die irdische, teilweise innere Außenwelt des Organismus, auf die Verdauung, zweitens auf die mittlere Organisation, die des Blutes und die hiermit zusammenhängenden Funktionen des Gallen-Lebersystems und auch der Milz und schließlich drittens auf die peripherisch, kosmisch ausgerichtete Organisation, die des Sinnes-Nervensystems. Cichorium fördert hierbei jeweils die normale Abgrenzung und das Ineinanderwirken dieser Bereiche. Durch die Verwendung der ganzen Pflanze oder der Wurzel von Cichorium kann die Wirkungsrichtung mehr zur peripheren Organisation oder mehr zur Verdauung hin betont werden.

Therapeutische Anwendungsgebiete

Therapeutische Anwendungen entsprechend den drei Wirkungsbereichen:

- Verdauungsstörungen, Dyspepsie, Colitis (Cichorium, Radix, D3).
- Haemolytischer Ikterus; Cholangitis; zu starker (Cichorium, Radix D3) oder zu schwacher Gallenfluß (Carbo Cichorii D3), Cholecystitis.
- Fieberhafte Tracheitis, Laryngitis; Konjunktivitis, Choroiditis, Lungen-TBC; Appendicitis (Cichorium D3); Kraniotabes (Cichorium Plumbo cultum 1 %, 0,1 %).

Dosierung und Anwendung

Ampullen:	2mal wöchentlich bis Imal täglich 1 subcutane Injektion;
Dilutio, Pulvis:	3mal täglich 1 Messerspitze voll vor dem Essen.

Cina

Artemisia cina O. C. Berg et C. F. Schmidt (Zitwerbeifuß) – getrocknete Blütenknöpfchen

Präparate

Cina	Dilutio D2, D3
Cina comp.	Dilutio

Charakterisierung und allgemeine Eigenschaften

Cina ist ein von unten her verholzender, kniehoher Halbstrauch mit sehr zusammengezogenen, kleinen, unten doppelfiederschnittigen, oben einfach graubehaarten Blättern. Die gelblichen Blütenkörbe sind nur wenige Millimeter groß und sehr zahlreich. Cina wächst in Salzsteppen.

In Auseinandersetzung mit den salinischen Qualitäten ihres Standortes ist der Gehalt an ätherischen Ölen gegenüber anderen Artemisia-Arten noch gesteigert. Zur starken Darm-Gallenwirkung und der ebenfalls gesteigerten Wirkung auf die obere Organisation kommt eine starke darmparasitenfeindliche Eigenschaft hinzu.

Therapeutische Anwendungsgebiete

- Wurmerkrankungen (Ascariden und Oxyuren).
- Spasmophilie, Verdauungsstörungen.
- Enuresis, nächtliches Zähneknirschen.

Dosierung und Anwendung

Dilutio:	3mal täglich 5–10 Tropfen bzw. 10–15 Tropfen bei Mischungen.

Chamomilla

Chamomilla recutita (L.) Rauschert (Echte Kamille)
– Wurzel
– Blüte
– frische blühende Pflanze

Präparate

Chamomilla (Radix)	Ampullen D3
	Dilutio D1, D2, D3, D6, D30
Chamomilla, Flos	Dilutio D3
Chamomilla, Planta tota	Dilutio D3
Chamomilla comp.	Kinderzäpfchen
Chamomilla D12/Gencydo D6/Quarz D20 aa	Ampullen
Chamomilla/Malachit comp.	Ampullen
Chamomilla D3/Stibium D8/Tabacum D10 aa	Ampullen
Chamomilla D3/ Tabacum D6 aa	Ampullen
Chamomilla D2/ Lachesis D6 aa	Dilutio

Charakterisierung und allgemeine Eigenschaften

Chamomilla regt als potenziertes Heilmittel im ausgeprägten Maße plastizierende Prozesse im menschlichen Organismus an, und zwar in Verbindung mit den formenden Kräften des Sinnes-Nervensystems.

Ein zu starkes Heraufwirken vegetativ-seelischer Einflüsse des unteren Nierenpoles in den Nerven-Sinnes-Pol führt hier zu unregelmäßigen Formtendenzen. Dies löst wiederum im Stoffwechselgebiet Funktionsstörungen, wie z. B. Verkrampfungen, Blähungen oder Dysmenorrhöe, aus. Die Abkochung der Wurzel von Chamomilla wirkt bei diesem Krankheitsgeschehen direkt auf den Nerven-Sinnes-Pol und stärkt diesen in seiner eigentlichen formenden Tendenz. Somit erlaubt sie die Wiederherstellung des Gleichgewichtes zwischen Nerven-Sinnes-Pol und unterem vegetativen (Nieren-)Pol, womit die Krankheitssymptome der Verkrampfung abklingen.

Ist dagegen das Gleichgewicht nicht insgesamt im Organismus gestört, sondern nur lokal im Verdauungstrakt, so wirkt hier der Auszug der Blüte von Chamomilla über das vegetative Nervensystem in diesem Bereich formend und ausgleichend. Dies drückt sich in seiner entzündungshemmenden, spasmolytischen und blähungstreibenden Wirkung aus.

Therapeutische Anwendungsgebiete

Spastische Zustände, besonders im Verdauungs- und Genitaltrakt, Migräne, Meteorismus, Nabelkoliken bei Kindern, Fäulnis, Dyspepsie, Sommerdiarrhöe bei Kindern; gewisse Formen von Dysmenorrhöe; Dentitio difficilis (Chamomilla D3); Hypertonie (Chamomilla D2/Lachesis D6).

Dosierung und Anwendung

Ampullen:	bei akuten Zuständen täglich, evtl. auch in kurzen Abständen, sonst 2- bis 3mal wöchentlich 1 Amp. s. c.;
Dilutio:	3mal täglich 5–10 Tropfen, bei Kindern und Säuglingen haben sich besonders die Potenzen D6 und D20 als schlaffördernd erwiesen.

Cineraria maritima

Senecio bicolor (WILD) TOD. (Aschenpflanze)
– frisches Kraut vor dem Blühen

Präparate

Cineraria maritima	Augentropfen D3 Dilutio D2, D3

Charakterisierung und allgemeine Eigenschaften

Der Name Cineraria charakterisiert prägnant das Erscheinungsbild dieser Pflanze – sie zeigt die Farbe der Asche. Es sind die silbergrauen oder auch schneeweißen filzigen Haare, welche Stengel und Blätter dicht überziehen, die die Pflanze aussehen lassen, als bestünde sie aus Asche.

Diese Farberscheinungen weisen darauf hin, daß die Pflanze in besonderem Maße Salze in ihre oberirdischen Teile hinaufgetragen und in der Peripherie abgelagert hat. Die Wurzelkräfte, durch welche sich der Salzprozeß in der Pflanze manifestiert, durchziehen also bei Cineraria auch die oberirdischen Teile und verleihen ihr ein »verbranntes« Aussehen.

Die Blätter von Cineraria erinnern an Eichenblätter (Silbereiche), die ebenfalls einen starken Versalzungsprozeß aufweisen. Ebenfalls bei Gnaphalium leontopodium haben wir einen ähnlichen Prozeß vorliegen. Während Gnaphalium leontopodium jedoch eine besondere Beziehung zum Sinnesorgan Ohr hat, weist Cineraria maritima durch seinen spezifischen Veraschungsprozeß diese zum Sinnesorgan Auge auf. Wenn dieses Organ dazu tendiert, zu stark zu verhärten und dadurch seine naturgemäße kristalline Klarheit verliert, dann kann Cineraria maritima therapeutisch eingesetzt werden.

Therapeutische Anwendungsgebiete

Schmerzhafte Konjunktivitis, allgemeine Sehschwäche, Blepharitis, Katarakt, Glaskörper- und Corneatrübung.

Anwendung und Dosierung

Augentropfen:	4–5mal 1 Tropfen in den Augenbindehautsack geben;
Dilutio:	3mal 5–10 Tropfen vor den Mahlzeiten einnehmen.

Cynara scolymus

Cynara scolymus L. (Artischocke)
– frisches Blatt

Präparat

Cynara scolymus	Dilutio 30 %

Charakterisierung und allgemeine Eigenschaften

Die treibenden vegetativen Kräfte sind bei Cynara scolymus stärker wirksam als bei anderen Disteltypen. So weist diese Pflanze neben den zusammengezogenen, eingebuchteten und stacheligen Formen auch schwellende, saftige Erscheinungen auf.

Aus dem ausdauernden Wurzelstock entspringen die großen, langen, tief und mehrfach gefiederten, in dornigen Spitzen endenden Blätter. Zu Sommerbeginn erhebt sich aus ihrer Mitte der stämmige, etwas kurze Blütenstand, der das mächtige Dornenhaupt der großen blauen oder rötlich-blauen Blütenkörbe trägt. Die Fruchtböden sind fleischig angeschwollen, was charakteristisch ist für Cynara scolymus; sie bringt also in der Blüten- und Fruchtregion eine knospenhafte Anschwellung zustande. So sind hier neben den höchst differenzierenden Formkräften, die zur Ausbildung der Kompositenblüte führen, gleichzeitig vegetative Schwell- und Wachstumskräfte in sich durchdringender Weise tätig.

Beim Menschen spricht die Pflanze daher im besonderen Maße jenes Organ an, wo in entsprechender Abwandlung ebenfalls diese beiden Kräfte wirksam sind. Dies ist in der Leber der Fall, wo Wärmeäther und chemischer Äther – sich durchdringend – die Funktionen dieses Organs bedingen.

Therapeutische Anwendungsgebiete

- Zur Förderung der Entgiftungsleistung der Leber.
- Cholesterinämie; Gallenerkrankungen.

Dosierung und Anwendung

Dilutio:	3mal täglich 5–10 Tropfen.

Echinacea

Echinacea angustifolia D.C. (Sonnenhut)
– frische blühende Pflanze

Präparate

Echinacea	Ampullen D3 Augentropfen D3 äußerliche Flüssigkeit 20 % Dilutio 30 %, D1, D3 Unguentum 5 %
Calendula 20 %/ Echinacea 1 %	äußerliche Flüssigkeit

Calendula Schüttelmixtur   äußerliche Flüssigkeit
Argentum D30/Echinacea D6 Ampullen

Charakterisierung und allgemeine Eigenschaften

Unter den Kompositen fallen die Echinacea-Arten durch ihren roten »igelkopfartigen« Blütenstand auf. Damit ist die Stauung der Kompositen hier in einem Stadium, wo sie noch stark ihre Kräfte nach innen entfaltet. Echinacea angustifolia zeigt in der Gesamt- sowie in der Detailgestaltung von Wurzel, Blatt und Blüte eine kompakte, zusammengezogene Gestik. Sie konzentriert in der Blüte einen stark spezifischen Geruch, und polar dazu bildet sie in der Wurzel stark säuerliche bis ätzende Geschmacksstoffe. Geruch und Geschmack werden also deutlich getrennt durch Blüte und Wurzel angesprochen.

Sie ist eine stattliche Pflanze, die vor allem an trockenen, warmen Plätzen vorkommt und problemlos in normalen kalkreichen Böden gedeiht. Im ersten Jahr entsteht aus den Samen eine niedrige, schmalblättrige Rosette, während unter der Erde eine kräftige Pfahlwurzel erstarkt. Im zweiten und jedem darauffolgenden Sommer bilden sich an der Spitze der rosettigen Triebe die kleinen Blütenknospen, von denen jeder Stiel nur eine trägt. Sie sind nicht in eine geschlossene Knospe eingehüllt, sondern von Anfang an offen. Nun wachsen über längere Zeit die Blüten an den langen Stielen empor. Diese tragen nur bis zur Hälfte schmale, herabhängende Blätter und zeigen sich im oberen Teil blattlos und borstig-rauhaarig. Die zungenförmigen Randblüten färben sich allmählich von grün zu violettrosa und stehen zunächst etwas lückenhaft und schwach aneinander, schräg aufwärts, um dann beim Erblühen der Scheibenblüten schlaff nach unten zu hängen. Nach und nach wölbt sich der anfangs flache Blütenboden mehr und mehr aufwärts, bis schließlich ein stacheliger, fast kugelförmiger, innig holziger, harter Igelkopf als Blütenstand entstanden ist.

Echinacea kann zum Arnikatyp der Kompositen gezählt werden. Die therapeutische Verwendung von Echinacea angustifolia stammt aus der Volksheilkunde der nordamerikanischen Indianer. Sie wirkt in ihrer auffällig beherrschten vegetativen Kraft – immer nahe zur Erstarrung in ihren holzigen Dauerorganen – in Richtung formender, ordnender, gestaltbewahrender Kräfte. Wie auch Arnika zeigt sie eine Kieseltendenz in ihrer Gestaltung und Wirksamkeit. Echinacea wirkt resistenzsteigernd und stimulierend auf das Lymphsystem.

Therapeutische Anwendungsgebiete

Zur Infektabwehr bei Erkältungen oder Resistenzschwächen;

eitrige Angina tonsillaris; Eiterungen, Übergang in Sepsis, Endocarditis, Peritonitis, Pyelitis acuta, Cystopyelitis (Argtentum D30/Echinacea D6 aa Amp.);
Zahneiterungen, Zahnabszeß, Stomatitis, Granulome;
unspezifische Prostatitis.

Dosierung und Anwendung

Ampullen:	2mal wöchentlich bis 1 mal täglich 1ml subcutan injizieren;
Augentropfen:	2mal täglich 1–2 Tropfen in den Konjunktivalsack geben;
Äußerliche Flüssigkeit:	für Umschläge, Spülungen und Betupfung;
Dilutio:	3mal täglich 5–10 Tropfen;
Gelatum:	2mal täglich auftragen;
Oleum:	2mal täglich einreiben;
Unguentum:	mehrmals täglich dünn auftragen.

Eupatorium perfoliatum

Eupatorium perfoliatum L. (Durchwachsener Wasserhanf)
– frisches blühendes Kraut

Präparate

Eupatorium perfoliatum	Ampullen D6
	Dilutio D3, D15
Infludo	Tropfen
Infludoron	Globuli

Charakterisierung und allgemeine Eigenschaften

Aus einem in der Erde kriechenden Wurzelstock erhebt sich bis zu etwa 1 m Höhe der aufrechte, runde, zottig-rauhhaarige Sproß von Eupatorium perfoliatum. Im Blütenbereich teilt sich die Pflanze in zahlreiche Stengel und bildet endständig je ein Blütenkörbchen, die zusammen eine Doldentraube bilden. In der Blütenbildung zeigt also Eupatorium perfoliatum eine doppelte Steigerung, wie wir sie nur bei wenigen anderen Kompositen, z. B. bei Millefolium, finden. Dabei weist Eupatorium perfoliatum im Blattbereich ausgesprochen terrestrische Kräfte auf: Die 8 bis 10 cm langen lanzettartig zugespitzten Blätter stehen gegenständig, die unteren Blattpaare sind am

Grunde verwachsen. Das Hereinwirken terrestrischer Kräfte zeigt sich dadurch deutlich, jedoch bringt die Pflanze daneben kosmische Kräftewirkungen in extremer Weise gleichzeitig zur Geltung.

Die Blätter haben einen sehr bitteren Geschmack; werden sie gerieben, so riechen sie stark. Eupatorium perfoliatum ergibt ein wirksames Mittel gegen Grippe, Fieber, starkes Zerschlagenheitsgefühl, intensive Kopfschmerzen und allgemeine Unruhe. Es aktiviert spezifisch die Tätigkeit der Milz und damit die zelluläre Abwehr; sie besitzt auch choleretische Wirkung.

Therapeutische Anwendungsgebiete

- Grippe, Bronchitis.
- Kopfschmerzen.

Dosierung und Anwendung

Ampullen:	2mal wöchentlich bis 1mal täglich 1ml subcutan injizieren;
Dilutio:	3mal täglich 5–10 Tropfen;
Globuli:	3mal täglich 3–5 Globuli;
Tropfen:	3mal täglich 10–15 Tropfen.

Gentiana lutea

Gentiana lutea L. (Gelber Enzian)
– frische Wurzel

Präparate

Gentiana lutea	Dilutio D1, 5 %, D2, D3 Dilutio aquosa 5 %
Anaemodoron/Gentiana lutea D2 aa	Dilutio

Charakterisierung und allgemeine Eigenschaften

In Gentiana lutea durchdringen sich von der Wurzel bis zur Blüte und von der Blüte bis zur Wurzel zwei polare Bildeprinzipien gegenseitig. Das eine Bildeprinzip wirkt vor allem als Wurzelkraft im Frühling stark nach oben aufbauend und prägt die rhythmische Bildung der kräftigen Blätter und die stark blütenhaft-sulfurische Entfaltung der Pflanze zum Lichte hin. Dieser Strom beinhaltet die irdischen Bildeprinzipien, die so bis in die Gestaltung der Blüte hineinwirken. Auf der anderen Seite weist die Blütenfülle auf das tiefe Hereinwirken von kosmischen Kräften hin. Dieses Bildeprinzip kann wiederum bis in die Wurzel hinunterwirken und hier die Substanzbildung in Form von fetten Ölen mitgestalten. Die fetten Öle bilden mit den Bitterstoffen und dem Zucker der Wurzel eine Substanzkomposition, die als pharmazeutische Zubereitung vor allem auf die Verdauungstätigkeit des Magens anregend wirkt. Auf der einen Seite wird durch die Bitterstoffe das Empfindungsvermögen im Magen angesprochen und andererseits durch die fetten Öle die hiermit verbundene Verfestigung und Abbautendenz aufgefangen und so insgesamt die Verdauungstätigkeit im Magen gekräftigt. Durch den Zuckergehalt der Wurzel wird weiterhin die Ich-Organisation stärker auf die Verdauung gelenkt, wodurch die anregende Wirkung der Wurzel hier noch gesteigert wird.

Therapeutische Anwendungsgebiete

Dyspepsie, Achylie, Appetitlosigkeit, allgemeine Verdauungsschwäche, Völlegefühl.

Dosierung und Anwendung

Bei Appetitlosigkeit werden 5–10 Tropfen in etwas Wasser 10 Minuten vor dem Essen eingenommen. Bei Völlegefühl wird die gleiche Menge nach dem Essen eingenommen.

Gnaphalium leontopodium

Leontopodium alpinum CASS. (Edelweiß)
– frische blühende Pflanze

Präparate

Gnaphalium leontopodium	Ampullen D6 Dilutio D6, D12 Pulvis D16
Cucumis Melo D30/ Gnaphalium leontopodium D15 aa	Pulvis

Charakterisierung und allgemeine Eigenschaften

Die Blütenbildung bei Gnaphalium leontopodium zeigt in der Metamorphosenreihe der Kompositen die vollkommenste Steigerung. Es werden zunächst mehrere Blütenkörbchen zu einem gemeinsamen Körbchenstand zusammengefaßt. Fünf Körbchen aus reinen Röhrenblüten scharen sich beim Edelweiß um ein sechstes im Zentrum. Diese sechs Blütenkörbchen werden dann von einem gemeinsamen Hüllblätterkranz umgeben, der wiederum zur Fünfzahl tendiert. Die grüne Farbe der Hüllblätter wandelt sich in schneeiges Weiß und verleiht dadurch der Edelweißblüte ihr reines Leuchten. Wie ein weißer Pelz flimmern die feinen Härchen in der Sonne, von blaugrünen Lichtern überspielt wie Gletschereis.

Das Edelweiß trägt seinen Namen mit Recht. Seine Lebenselemente sind eisiges Gefels, Schneelagen, die während zwei Dritteln des Jahres bestehen bleiben, und im Sommer die ungetrübte, kristallklare Lichtgewalt der Höhensonne.

Rudolf Steiner hat die Pflanze als Heilmittel bei Otosklerose angegeben. Wie können wir dies verstehen? Bei Gnaphalium leontopodium treiben in besonderem Maße die Wurzelkräfte den Blattbereich zur Rosettenbildung in die Blütenregion hinauf, wo sie sich mit dem Blütenstand zu einer einzigartigen Einheit verbinden. Der Salpol und der Sulfurpol sind hier in höherer Art und Weise miteinander vereinigt, was der Blüte das reinweiße, samtene Aussehen schenkt. So kann sie in besonderer Weise kosmische Kräfte in sich aufnehmen; die ganze Pflanze scheint so in reinster selbstloser Weise ein Sinnesorgan der Erde für kosmische Kräfte zu sein. Wenn das Ohr zu stark den irdischen mineralischen Kräften unterliegt, dann kann Gnaphalium leontopodium als verwandter Gegenprozeß in der Natur therapeutisch eingesetzt werden.

Therapeutisches Anwendungsgebiet

- Otosklerose.

Dosierung und Anwendung

Ampullen:	2mal wöchentlich bis 1mal täglich 1 ml subcutan injizieren;
Dilutio:	3mal täglich 5–10 Tropfen;
Pulvis:	3mal täglich eine Messerspitze voll.

Millefolium

Achillea millefolium L. (Schafgarbe)
– blühendes Kraut

Präparate

Millefolium	Dilutio D1
	Unguentum 10 %
Millefolium/Hypericum	Unguentum
Achillea comp.	Dilutio
Menodoron	Dilutio

Charakterisierung und allgemeine Eigenschaften

Wie viele andere Kompositen zeigt auch Millefolium eine tiefe, polare Durchdringung ihrer besonders ausgeprägten sulfurischen Blütenhaftigkeit mit vegetativen Kräften. Charakteristisch für Millefolium ist dabei, daß die vegetativen Kräfte sich vom ersten Sprießen an in besonderem Maße mit den Lichtkräften auseinandersetzen. Millefolium ist ein »Lichtkeimer«, wobei sich die Wirkung des Lichtes in der feinen Ziselierung der gefiederten, mattgrünen Blätter zeigt, die in ihrer Form an jene der Kamille erinnern. Das Blütenhafte kündet sich in seinen Vorstufen damit sehr früh und deutlich an, so daß ein schnelles Erblühen zu erwarten wäre. Dies ist aber nicht der Fall, weil vegetative, gerüstbildende Kräfte die Blütenbildung hinauszögern. Sie sind die Ursache dafür, daß neben dem Feinen, Ziselierten auch Festes, Stämmiges, »Gerüstartiges« in der Pflanze entsteht – mit zäher Stengelbildung wird Knoten um Knoten, Blatt um Blatt aufgebaut. Und dieses beharrliche Element wirkt bei Millefolium bis in die Blütenbildung hinein.

Erst spät in der zweiten Jahreshälfte erblüht Millefolium, jeweils endständig mit einer weißen bis zart violetten Doldenblüte, die zu mehreren insgesamt eine Scheindolde bilden. So haben wir auch hier nicht nur eine einfache Steigerung in der Blütenbildung, sondern eine zweifache. Obwohl die Pflanze so anzeigt, daß sie ganz den Umkreiskräften hingegeben ist, weist sie keine mit dem Jahreslauf einhergehende Gestaltverwandlung auf. Der waagerechte Blütenabschluß des Stengels bleibt vielmehr über die ganze zweite Jahreshälfte bis zum ersten Schnee so gut wie unverändert.

In der Schafgarbe finden wir somit in einmaliger Weise wandelbare, ziselierende, hoch organisierende Blütenkräfte und beharrende, gerüstbildende, vegetative Elemente miteinander vereint.

Die Schafgarbe hat vor allem eine Beziehung zu den Stoffwechselprozessen im unteren Pol des Menschen. Wenn hier – sei es im Magen-Darmtrakt, im Leber-Gallensystem oder auch in den Unterleibsorganen der Frau – ein Mißverhältnis auftritt zwischen den umwandelnden, auflösenden Kräften einerseits und den substanzbildenden, formbewahrenden Kräften andererseits, kann dieses durch die Schafgarbe angesprochen werden.

Therapeutische Anwendungsgebiete

Hämorrhoiden, proctitische Prozesse, Analekzeme, fistulöse Prozesse (Achillea comp.); Hepatitis, Icterus, Cholangitis; zur Unterstützung des Eiweiß-Stoffwechsels der Leber und ihrer Aufbautätigkeit; klimakterische Schlafstörungen, Menorraghie (Menodoron); Wunden, insbesondere leicht blutende, entzündete Hämorrhoiden, Pruritus ani (Millefolium/ Hypericum).

Dosierung und Anwendung

Dilutio:	3mal täglich 5–10 Tropfen bzw. bei Mischungen 10–15 Tropfen;
Unguentum:	mehrmals täglich dünn auftragen.

Onopordon, Folium

Onopordon acanthium L. (Eselsdistel)
– frisches Blatt

Präparate

Onopordon, Folium	Dilutio D1
Onopordon comp.	Ampullen
	Tabletten
Onopordon comp. mite	Ampullen
	Dilutio
	Pulvis
Onopordon comp. praep.	Ampullen
	Dilutio

Charakterisierung und allgemeine Eigenschaften

Bei Onopordon ist der Disteltypus nach zwei Seiten hin besonders ausgebildet. Einerseits prägt eine besonders stark treibende und schwellende Vegetativkraft Onopordon bis in die Blütenstände hinein. Dadurch entsteht eine Distel, die alle anderen Disteln an Wuchs überragt, und bei der der gesamte Sproß und die Böden der Blütenkörbchen stets fleischig saftig bleiben. Daneben macht sich im besonderen Maße ein zurückdrängender und zunehmend verzehrender Einfluß im Wachstum von Onopordon geltend. Dieser wirkt z. B. dem von innen her starken Spreitungswachstum in den Blättern hemmend entgegen, so daß sich die Blattfläche wellig krümmt. Das Blatt nimmt plastische Gestalt an, wie sie typischerweise erst in der Blütenbildung auftritt. Die gewellten Laubblätter werden bereits wurzelnah von spitzenden Wärmekräften ergriffen und bilden Stacheln aus, die sich der schwellenden Vegetativkraft verzehrend und zusammenziehend entgegenstellen. Sie führen zur Dornenbildung im gesamten Stengel-, Blatt- und Blütenbereich.

Ein weiteres Charakteristikum resultiert aus dieser besonderen Durchdringung entgegengesetzter Kräfte. Die wechselständigen Blätter sitzen direkt dem emporschießenden Sproß auf und laufen an ihm herab. So ist der Stengel von vier bis fünf Blattflügelleisten besetzt, und der Sproß enthält eine asymmetrische Gestalt und nimmt Flächencharakter an.

Die Entwicklung von Onopordon ist zweijährig. Im ersten Jahr wird eine grundständige Rosette und eine kräftige, vertikale Pfahlwurzel ausgebildet. Im zweiten Jahr wächst ein mächtiger, reichverzweigter Sproß über 2 m hoch, während sich von der Pfahlwurzel Seitenwurzeln abzweigen. Nach oben werden abschließend große, von dornigen Hüllblättern umgebene Körbchen mit rosa Röhrenblüten gebildet.

In Onopordon scheinen sich irdisch vegetative Kraft und kosmisch hemmende Wärmekräfte nicht nur überlagernd zu durchdringen, sondern einander zu durchstoßen und dann erst in gesteigerter, veränderter Form sich zu entfalten.

Therapeutisch hat Onopordon wie alle Disteln eine enge Beziehung zum Wirken der Ich-Tätigkeit in der Wärmeorganisation. Onopordon wirkt hierbei vor allem dort, wo die Wärmeorganisation Übergangs-, Umwandlungs- und Durchbruchsphasen im prozessualen Geschehen ermöglicht. Dies kann sowohl im Stoffwechselsystem als auch in der Leber sowie im Kreislauf bei der Herztätigkeit geschehen.

Therapeutische Anwendungsgebiete

Kreislauflabilität, Herzklopfen, Extrasystolen, Herzschmerzen mit Ausstrahlung in den linken Arm; Leber-Gallen-Funktionsstörungen; euphorisch-depressive Wechselphasen.

Dosierung und Anwendung

Ampullen:	2mal wöchentlich bis 1mal täglich 1ml subcutan injizieren;
Dilutio:	3mal täglich 5–10 Tropfen bzw. 10–15 Tropfen bei Mischungen;
Pulvis:	3mal täglich eine Messerspitze voll;
Tabletten:	3mal täglich 1–2 Tabletten.

Petasites

Petasites hybridus (L.) PH. GÄRTN., B. MEY. et SCHERB (Pestwurz) – frische blühende Pflanze

Präparate

Petasites	Dilutio D3

Charakterisierung und allgemeine Eigenschaften

Bei Petasites läßt sich keine Stauchung oder deutliche Hemmung in der Gestaltung feststellen, wie es sonst für viele Kompositen charakteristisch ist; sie zeigt im Gegenteil ein vorzeitiges Aufschießen und ungehemmtes Breitenwachstum im Blattbereich. Bei ihr fällt eine ungewöhnliche Wechselwirkung zwischen Wurzelstock und Blütenstand auf, die zu einer besonderen Ausprägung der Pflanzenmitte, des Blattbereiches, führt. Die Pflanze bildet zunächst einen kräftigen Wurzelstock mit meterlangen Ausläufern, der überwintert. Im zeitigen Frühjahr treibt Petasites hieraus einen etwa 40 cm hohen Blütenstand, der mit rötlich-weißen Blütenköpfen in Form einer lockeren Traube übersät ist. Erst beim Verblühen, also nachdem der Wurzelstock sich ganz in diesen mächtigen Blütenstock ausgeatmet hat, werden die bis 60 cm großen breitherzförmigen, langgestielten, unregelmäßig gezähnten Blätter ausgebildet. Die Pflanze gedeiht mit Vorliebe auf tiefgründigen, nährstoffreichen, tonigen oder lehmigen Böden an Ufern von Bächen und Flüssen.

Entsprechend den intensiven Wurzel-, Blüten- und Blattprozessen wirkt Petasites auf alle drei funktionellen Bereiche des Menschen, so auf das Sinnes-Nervensystem, z. B. bei Migräne, auf das rhythmische System, z. B. bei Bronchitis, und auf das Stoffwechsel-Gliedmaßensystem, z. B. als Diureticum. Hierbei steht jeweils eine krampflösende und schmerzstillende Wirkung im Vordergrund.

Therapeutische Anwendungsgebiete

- Migräne, Kopfschmerzen.
- Bronchitis, Verschleimung; Asthma.
- Spasmen des Magen-Darmtraktes.

Dosierung und Anwendung

Dilutio:	3mal täglich 5–10 Tropfen.

Solidago virgaurea

Solidago virgaurea L. (Goldrute)
– frisches blühendes Kraut

Präparate

Solidago virgaurea	Ampullen D3 Dilutio D3, D6
Populus tremula D2/Sabal serrulata D3/Solidago virgaurea D3 aa	Dilutio

Charakterisierung und allgemeine Eigenschaften

Innerhalb der gesamten Metamorphosenreihe der Kompositen nimmt Solidago virgaurea eine mittlere Stellung ein. Sie besitzt eine Zungenröhrenblüte, ist in der Gestaltung nicht gestaucht und zeigt keine Überformung durch Wärmekräfte. Solidago ist ein bis meterhohes, schlankes Gewächs mit kahlen oder spärlich behaarten Blättern und mit gelben endständigen, meist in zusammengesetzten Trauben oder Rispen stehenden Blüten. Mit ihrem schiefen, knotigen Wurzelstock wächst sie in trockenen Wäldern und auf Waldlichtungen jeder Bodenart.

Therapeutische Anwendungsgebiete

Nierenerkrankungen; Gicht; Prostatahypertrophie.

Anwendung und Dosierung

Ampullen:	2mal wöchentlich bis 1mal täglich 1ml subcutan injizieren;
Dilutio:	3mal täglich 5–10 Tropfen bzw. 10–15 Tropfen bei Mischungen.

Taraxacum

Taraxacum offcinale »Wiggers« (Löwenzahn)
– blühende Pflanze

Präparate

Taraxacum	Ampullen D3
	Dilutio D1, D3, D4
Taraxacum Stanno cultum	siehe unter vegetabilisierte Metalle
Lac Taraxaci	Dilutio D10
Lac Taraxaci D10 / Parmelia D10 aa	Ampullen

Charakterisierung und allgemeine Eigenschaften

Die Entwicklungsgebärden von Taraxacum zeigen Phänomene der Stauchung, Durchdringung und Steigerung als Überwindung von extrem polaren Bildeprinzipien. Gestaut wird zunächst die Entwicklung von Taraxacum im Wachstum seines Hauptsprosses, und an den Boden gedrängt entwickelt sich die Blattrosette mit ihren gezähnten Laubblättern. Diese zeigen wohl eine Variabilität der Form, die abhängig ist von Umwelteinflüssen, aber keinen Gestaltwandel als vermittelnden Übergang zwischen kosmischen Umkreis- und irdischen Zentralkräften. Die ausgesprochen starke Vitalität dieser Pflanze kann diese Stauung jedoch in eine Steigerung überführen, indem sich ein langer Blütentrieb mit einer morphologisch gesteigerten Blütenkomposition ausbildet. Dieser Trieb schießt aus der Rosette weit in den durchlichteten Umraum hinein und kulminiert in der gelben Kompositenblüte.

Polar hierzu entwickelt Taraxacum eine mächtige Pfahlwurzel mit zahlreichen Seitenwurzeln zum Erdmittelpunkt hin. Die merkurielle Mitte der Pflanze, die morphologisch gestaut und somit nicht in der Gestaltung erscheint, kommt dagegen substantiell im Milchsaftprozeß, der die ganze Pflanze durchzieht, voll zur Entfaltung.

Die ausgesprochene Vitalität, seine besondere Aufnahme und Gestaltung von kosmischen Umkreiskräften sowie sein Milchsaftprozeß weisen auf bestimmte therapeutische Eigenschaften von Taraxacum hin. Durch seine Beziehung zu den kosmischen Umkreiskräften spricht er vor allem das Wirken der Ich-Organisation an, und durch seine Vitalität und den Milchsaft unterstützt er die Leber- und Gallenprozesse, so daß der von der Ich-Organisation ergriffene Wille über die Leber- und Gallen-Prozesse auf die Verdauung wirken kann. Die Pflanze wirkt so vermittelnd im Organismus zwischen den in der peripheren Organisation wirkenden kosmischen Kräften und den mit der Nahrung aufgenommenen irdischen Kräften.

Therapeutische Anwendungsgebiete

Cholecystitis, Cholecystopathie, Hepatitis, Pfortaderstauung, Antriebsschwäche und Depressivität, vor allem Frauen mit pyknischer Konstitution; hepatogene Ekzeme und Hautunreinheiten (Lac Taraxaci D10 / Parmelia D10 aa, Ampullen).

Dosierung und Anwendung

Ampullen:	2mal wöchentlich bis 1mal täglich 1 s. c. Injektion, bei Leber-Gallenerkrankungen z. B. in die Lebergegend;
Dilutio, Pulvis:	3mal täglich 5 Tropfen bzw. eine Messerspitze vor dem Essen.

Cucurbitaceae = Kürbisgewächse

Trotz großer Wachstumsdynamik fehlt den Kürbisgewächsen die Kraft, sich vom Boden zu erheben. Sie bilden nur rankende oder am Boden kriechende Sprosse. Um so auffälliger sind ihre mächtigen Früchte, die als »Wasserköpfe« alle Substanz der Pflanze in sich zu speichern scheinen. Bei Bryonia, die als Kürbisgewächs eine wichtige Rolle in der anthroposophischen Medizin spielt, ist es jedoch nicht die Frucht, sondern die Wurzel, die alle Substanzen in sich zurückhält und keine haltgebenden Kräfte nach oben wirken läßt.

Weiterhin bilden die Kürbisgewächse oft große, stark eingebuchtete, weiche Blätter und große gelbe, anmutig weiche Blüten. Ganz offensichtlich ist in dieser Pflanzenfamilie das Gleichgewicht zwischen Wurzel-, Stengelblatt- und Blütenbereich in extremer Art verzerrt. Es sind die Schwellkräfte, die entweder in der Frucht oder in der Wurzel übermäßig ausgebildet sind, und zwar auf Kosten der gerüstbildenden Substanzen; somit ist keine Ausrichtung der Pflanze zur Sonne hin möglich. Die Kürbisgewächse können damit als ein Naturbild für Krankheitsprozesse angesehen werden, wo zwischen schwellenden exsudativen Lebensprozessen und strukturbildenden, verhärtenden Bindegewebskräften kein Gleichgewicht herrscht. Als Krankheitsbild gehören hierzu einerseits u. a. Heuschnupfen (Luffa), exsudative Entzündungen (Bryonia), Hydrops (Bryonia) sowie andererseits u. a. Arteriosklerose (Cucumis melo), Otosklerose (Gnaphalium leontopodium/Cucumis melo), trockene Entzündung (Bryonia).

Als Heilmittel werden vor allem folgende Pflanzen aus dieser Familie verwendet:

Cucurbita pepo oder maxima	=	Garten- oder Speisekürbis
Cucumis melo	=	Zuckermelone
Citrullus colocynthis	=	Koloquinte
Bryonia cretica	=	Zaunrübe
Luffa operculata	=	Esponjilla

Bryonia

Bryonia cretica L. ssp. dioica (Jacq.) Tutin (Rote Zaunrübe) – Wurzel

Präparate

Bryonia	Ampullen D3, D6, D30
	Dilutio D2, D3, D6
	Globuli D3, D6
	Unguentum 5 %
Bryonia/Formica comp.	Ampullen
Bryonia/Spongia comp.	Dilutio
Resina Bryoniae	Ampullen D4

Charakterisierung und allgemeine Eigenschaften

Die Zaunrübe ist als einzige Vertreterin ihrer Familie in den kühleren, gemäßigten Klimazonen Südost- und Mitteleuropas bis hinauf nach Südschweden heimisch. Charakeristisch für sie ist das abnorme Ineinanderwirken von Wärme- und Flüssigkeitsprozessen. Es führt bei diesem abnormen Kürbisgewächs einerseits zu einer fast monströs zu nennenden Schwellung der Wurzel, während andererseits die meterlangen, beblätterten Triebe sich mangels einer gerüstbildenden Substanz nicht selber halten können. Was die Wurzel substanzmäßig zu viel bildet, scheint der Ranke zu fehlen. Hierbei nimmt u. a. das Harz der Wurzel die Rolle einer Substanz ein, die eigentlich in die nach Halt suchenden Ranken hinaufwirken sollte. Daß das Bryoniaharz als sulfurische Substanz gerade im Erdreich verbleibt, verleiht der Wurzel jedoch ihre besonderen therapeutischen Eigenschaften. Die mächtig angeschwollene, wasserreiche Wurzel kann als Naturprozeß für Flüssigkeitsstauungen der interzellulären Grundsubstanz im Menschen angesehen werden. Bryonia ist demnach überall dort indiziert, wo entzündliche Stoffwechselprozesse, z. B. in den serösen Häuten, so stark werden, daß Exsudate entstehen. Überhaupt überall, wo die gestaltenden Kräfte des Astralleibes in einem labilen Gleichgewicht zu den ätherischen Kräften stehen, wie z. B. im Atemtrakt, kann Bryonia therapeutisch eingesetzt werden, um die im wäßrigen wirkenden Gestaltungskräfte anzuregen.

Therapeutische Anwendungsgebiete

- Erkrankungen der serösen Häute, insbesondere im Stadium der Exsudation, z. B. bei Pleuritis; meningeale Reizsymptome.
- Fieberhafte Erkrankungen im Bereich der Luftwege, Pharyngitis-Laryngitis, Bronchitis mit trockenem, schmerzhaften Husten, Pneumonie.
- Rheumatische Erkrankungen (Bursitis, Arthritis, Polyarthritis).
- Hepathopathien, Gastritis, Obstipation.
- Schmerzen haben stechenden Charakter, Verschlimmerung durch Bewegung und Wärme, Besserung durch Ruhe.

Dosierung und Anwendung

Ampullen:	2mal wöchentlich bis 1mal täglich 1ml subcutan injizieren;
Dilutio:	3mal täglich 5–10 Tropfen bzw. 10–15 Tropfen bei Mischungen;
Globuli:	3mal täglich 3 Globuli;
Unguentum:	mehrmals täglich dünn auftragen.

Colocynthis

Citrullus colocynthis L. Schrad (Koloquinte)
– getrocknete, geschälte Frucht ohne Samen

Präparate

Colocynthis	Ampullen D4
	Dilutio D4

Charakterisierung und allgemeine Eigenschaften

Die in den Wüstengebieten Westafrikas heimische, ausdauernde Pflanze wächst kriechend mit ihrem Stengel auf dem warm-trockenen Wüstensand. Sie bildet ein reichlich gebuchtetes Blattwerk. Wie Bryonia sich von der Wärme, so hat Colocynthis sich gleichsam von der Feuchte der für die Familie typischen tropischen Standorte freigemacht. Trotz ihres trockenen Wüstenstandortes gelingt es ihr, einen für die Familie typisch wäßrig geschwollenen Fruchtkörper zu bilden. Hier sind auch ihre Wirkstoffe konzentriert, die der Frucht einen äußerst bitteren Geschmack verleihen. Sie besitzen eine starke Reizwirkung auf Schleimhäute und Wundflächen. In homöopathischer Dosierung ist Colocynthis bei Koliken aller Art indiziert, insbesondere bei Patienten mit rheumatisch-gichtischer Diathese. Spastische kolikartige Schmerzen der glatten Muskulatur der Bauchorgane sprechen vor allem auf Colocynthis an. Wenn es in diesen Organbereichen zu Störungen und Austrocknungserscheinungen kommt, die zu nervösen Reaktionen (Krampf, Schmerz, Kolik) führen, dann kann Colocynthis als Heilmittel eingesetzt werden.

Therapeutische Anwendungsgebiete

Magen-Darm-Tenesmen und Koliken; Neuralgien, Neuritiden, Ischias; Migräne, Coxitis; Dysmenorrhöe; Adipositas (Colocynthis D12); Nabelkoliken bei starker kindlicher Wachstumsperiode; Besserung bei Druck und bei Ruhe.

Dosierung und Anwendung

Ampullen:	2mal wöchentlich bis 1mal täglich 1 ml subcutan injizieren;
Dilutio:	3mal täglich 5–10 Tropfen.

Anagallis

Anagallis arvensis L. (Ackergauchheil)
– blühendes Kraut

Präparate

Anagallis	Ampullen D3 Dilutio D1, D2, D3 Dilutio aquosa D3
Anagallis/Malachit comp. (Anagallis, Herba, Rh D3/ Chamomilla, Flos, Rh D3/ Kalium aceticum comp. D6/Malachit D6 aa)	Ampullen

Charakterisierung und allgemeine Eigenschaften

Um Anagallis als Heilpflanze zu charakterisieren, soll die Pflanzengemeinschaft, in der sie mit Vorliebe wächst, in die Betrachtung mit einbezogen werden. Ein charakteristischer Standort von Anagallis – zu deutsch Ackergauchheil – ist das Getreidefeld. In dieser einseitig ausgerichteten Pflanzengemeinschaft wirkt das Sonnenlicht in doppelter Weise. Von außen wirkt es entvitalisierend, und von innen – nach seiner Verinnerlichung – verleiht es der Getreidepflanze ihre besondere Aufrichtekraft. In diesem polaren Wirken gestaltet sich die Getreidepflanze einerseits als zur Sonne hinstrebender, mineralisierender Halm und andererseits als Ähre mit zahlreichen Samenkörnern, die mit ihren vitalen Substanzen die Grundlage für die tägliche Ernährung des Menschen bilden. Ein irgendwie gearteter mittlerer Pflanzenbereich entwickelt sich nicht: keine farbigen Blüten, keine grünen Blätter. Die Getreidepflanze bildet also keine eigentlichen Flächen, die sich in den Raum ausbreiten und ihn erfüllen könnten.

Während das Getreide ganz von den Lichtkräften polar geprägt ist, so scheint Anagallis zunächst in seiner Gestaltung ganz von den Erdkräften bestimmt zu sein. Der vierkantige Stengel, die kreuzgegenständigen Blätter und das zwischen Kriechen und Aufrichten schwankende Wachstum zeigen die starke Erdverbundenheit der Pflanze an. Dies ist jedoch nur eine Seite ihrer Wesenheit. Eine andere wird durch die leuchtend rote auffällige Blütenbildung angetönt. Diese deutet an, daß neben der Erdverbundenheit eine starke seelische Berührung, ein »Entzünden« am Umkreis, die Pflanze ergreift. Aber nicht wie der Mohn, der ebenfalls mit Vorliebe im Getreidefeld wächst, gibt Anagallis sich selbstvergessen diesem feurigen Erblühen hin – wodurch sie das polare Extrem zur Getreidepflanze ausleben würde –, sondern die »Entzündung« im Blütenbereich wird beherrscht und in einer knospenhaften Zartheit bewahrt. Sie wird dafür aber in den mittleren, von Erdkräften geprägten, etagenhaften Aufbau des Stengelbereiches hereingenommen. So wird die ganze Pflanze in ihrem Wesen belebt, was sich in ihrem saftigen Grün ausdrückt. Anagallis ist im Getreidefeld das Bild des inneren Ausgleichs, der gleichsam als Gegenbild zum Getreide und zum Mohn errungen wurde.

Nach Rudolf Steiner sind Kalium und Natrium in Anagallis wesentliche therapeutische Komponenten, die »dem astralischen Leib seine zu große Nervenwirkung abnehmen«. Therapeutisch wirkt Anagallis Einseitigkeiten entgegen, die vom Sinnes-Nerven-System ausgehen und im Stoffwechselbereich im Sinne eines zu starken Physischwerdens, also einem Verfallen an die Erdkräfte entgegenwirken. Der Ernährungsstrom bleibt stocken, und reaktiv kann dies zu Koliken und Entzündungen führen. Im seelischen Bereich drückt sich die zu starke Erdverbundenheit in Hypochondrie und Melancholie aus.

Therapeutische Anwendungsgebiete

- Nabelkoliken (Anagallis D3/Colocynthis D3/Carbo Chamomillae D3 aa; Anagallis D6, Dil.).
- Colitis (Anagallis D3).
- Hiatus-Hernie (Anagallis D3).
- Gastritis und Duodenitis; Ulcus ventriculi et duodeni mit Spasmen des Magen-Darm-Traktes (Anagallis/Malachit comp.).

Dosierung und Anwendung

Ampullen:	2mal wöchentlich bis 1mal täglich 1 ml subcutan injizieren;
Dilutio:	3mal täglich 5–10 Tropfen.

Chelidonium

Chelidonium majus L. (Schöllkraut)
– Wurzelstock mit Wurzeln
– Blüte

Präparate

Chelidonium	Ampullen D3
	Augentropfen D4
	Dilutio D3
	Unguentum 10 %
Chelidonium, Flos	Ampullen D3
	Dilutio D3
Chelidonium Ferro cultum	Ampullen 1 %
	Dilutio 1 %
	Dilutio aquosa 0,1 %
Chelidonium Ferro cultum 0,1 %/Hepar Bovis D4 aa	Ampullen
Chelidonium/Colchicum/ Quercus	Unguentum
Chelidonium/Colchicum/ Spongia	Unguentum
Chelidonium comp.	Dilutio
Chelidonium/Curcuma	Dilutio
Chelidonium/Curcuma comp.	Tabletten
Chelidonium/Curcuma praeparatum	Dilutio
Chelidonium/Oxalis comp.	Ampullen
Chelidonium D2/ Colocynthis D3 aa	Dilutio
Choleodoron	Dilutio

Charakterisierung und allgemeine Eigenschaften

Chelidonium majus wird von einer ausgeprägten dynamischen Polarität durchzogen, die ihren Ausdruck in der eigentümlichen Wachstumsperiodik der Pflanze findet. Vom Frühling bis zum Herbst wechseln Blütenbildung und Abblühen in einem ständigen Rhythmus ab. Die pflanzlichen Wachstums- und Lebenskräfte stehen hier mit den abbauenden, aus der überpflanzlichen Sphäre hereinwirkenden Kräften in einem ständigen Kampf. In diesem Kräftewirken verläuft die Bildung des Milchsaftes, der zahlreiche Alkaloide enthält und die ganze Pflanze durchzieht. Im oberen Teil der Pflanze ist er heller, während er in der Wurzel eine orangerote Färbung annimmt.

Die stärkste Konzentration des Milchsaftes an Alkaloiden wird nicht im oberen Teil der Pflanze, sondern in ihrer Wurzel gefunden. Eigentümlicherweise konnte auch hier ein ätherisches Öl nachgewiesen werden. Dies weist deutlich darauf hin, daß Blütenprozesse in die Wurzel hinabgedrängt worden sind. Die Pflanze nimmt wohl begierig die überpflanzlichen Formimpulse auf, verdrängt sie dann aber jeweils unter Abblühen der betroffenen Blüte ins Wurzelgebiet, um dann wiederum mit erneuter kräftiger Blütenbildung der überpflanzlichen Astralsphäre entgegenzustreben.

Der hohe Alkaloid-Gehalt und die polaren Kräfte, die die ganze Pflanze durchziehen, prägen ihre therapeutische Wirksamkeit. Die Abkochung aus der Wurzel wirkt vor allem auf die Galleproduktion (Cholerese) und die Galleabsonderung (Cholekinese) normalisierend, indem sie auf der einen Seite diese anregt und auf der anderen Seite einem zu starken Abbau ins Mineralische und damit einem Ausfallen mineralisierender Substanzen wie Calcium und Cholesterin entgegenwirkt.

Mit einer pharmazeutischen Zubereitung aus der Blüte wird dagegen mehr im Prozessualen der polaren Kräfte gewirkt. Sie spricht insbesondere die Schilddrüse als das »Gehirn des Stoffwechsels, welches in Stoffen denkt«, an. Die Astralität des Organismus wird dabei in ihrem Wirken zur Schilddrüse hin angeregt und das Gleichgewicht zwischen durchformenden und rein seelischen Kräften gestärkt.

Therapeutische Anwendungsgebiete

- Störungen der Gallenbildung und Gallenausscheidung (Chelidonium/Curcuma comp; Choleodoron).
- Gallenwegsdyskinesien, Gallenkoliken, Abdominalspasmen (Chelidonium D2/Colocynthis D3 aa; Chelidonium/Oxalis comp.).
- Schwächezustände; gestörtes seelisches Gleichgewicht; Struma (Chelidonium, Flos D2, D3; Chelidonium/Colchicum/Quercus Ungt.; Chelidonium/Colchicum/Spongia, Ungt.).
- Rezidivierende Konjunktivitis (Chelidonium D4, Augentropfen).
- Cholerische Aggressivität (Chelidonium, Flos D2).

Dosierung und Anwendung

Dilutio:	2- bis 3mal täglich 10–15 Tropfen einnehmen; bei Blähungen und Völlegefühl nach den Mahlzeiten;
Injektionen:	2- bis 3mal wöchentlich bis 1mal täglich 1 ml subcutan injizieren;
Unguentum:	als Salbenlappen auf Schilddrüsenbereich über Nacht einwirken lassen.

Oxalis

Oxalis acetosella L. (Waldsauerklee)
– Blatt

Präparate

Oxalis	Ampullen D3, D6
	äußerliche Flüssigkeit 20 %
	Dilutio D2, D3, D4
	Gelatum 30 %
	Unguentum 10 %
Oxalis comp.	Ampullen
	Dilutio
Formica D3/Oxalis D3 aa	Ampullen

Charakterisierung und allgemeine Eigenschaften:

Der Sauerklee ist eine kleine (5–10 cm große) zarte Pflanze mit charakteristischen dreiteiligen Blättern. Im zeitigen Frühjahr, bald nach der Anemone und Schlüsselblume, wächst er auf feucht-kühlem Waldboden – den leicht durchlichteten Schatten mehr liebend als das grelle Sonnenlicht – und bildet die kleinen weißen mit rötlich bläulichen Adern durchzogenen Blütenglöckchen. Er reagiert sehr sensibel auf das einwirkende Sonnenlicht, senkt die Blättchen bei zu starker Belichtung ebenso wie bei Einbruch der Dunkelheit. In seiner ganzen Erscheinung zeigt der Sauerklee eine eigenartige Tendenz zur Sammlung und Zurückhaltung bei gleichzeitiger »Leichte und Durchlichtung«. Er zeigt in seiner Gestaltung nur geringe Beziehung zum Mineralisch-Irdischen.

Der absterbende, in Fäulnis und Vermoderung übergehende Humus des Waldbodens dient Oxalis acetosella als Nahrung und wird von ihr wieder ins Grün-Pflanzliche übergeführt. Ihre Wurzel dringt nicht bis zum Mineralischen des Bodens vor, sondern bleibt als kriechender Stock in der Humusschicht verhaftet und läßt nach oben direkt aus sich die langgestielten Blätter und Blüten hervorgehen. Wie ein Teppich bedeckt die Pflanze im Frühling den humusreichen, schattigen Waldboden und entwickelt trotz des hier herrschenden Lichtmangels in seinen Blättern ein helles, intensives Grün. Das Pflanzliche als grünender Lichtprozeß, der das Schattenhafte und Verfaulende überwindet, ist an der Erscheinung von Oxalis erkennbar und findet in ihr substantiell im hohen Gehalt an kaliumsaurem Oxalat seinen Abdruck.

Die Oxalsäure (Kleesäure) ist im Pflanzenreich sehr verbreitet und entsteht dort, wo das Mineralisch-Irdische überwunden bzw. ausgeschieden wird. Als freier chemischer Stoff bildet die Oxalsäure selber salzartige Kristalle sowie schwerlösliche Salze. Im Sauerklee dagegen tritt sie in Verbindung mit dem pflanzenverwandten Kalium auf. So kommt sie in engere Beziehung zum Ätherischen, wobei die ursprüngliche Beziehung zum Astralen nicht verloren geht.

Als Heilmittel weist Oxalis eine deutliche Beziehung zu den aufbauend strukturierenden Kräften des Bildekräfteleibes auf, insbesondere dort, wo diese im menschlichen Organismus vorherrschen, nämlich in der Stoffwechseltätigkeit der Leber, des Magen-Darmtraktes und der Milz. Gleichsam wie der Sauerklee im schattigen Waldboden zwischen Vermoderung und Fäulnis und der hierher nur schwach hinreichenden Lichtwirkung vermittelt, so erlaubt Oxalis als Heilmittel im menschlichen Organismus ein stärkeres Hereinwirken der höheren Wesensglieder im Sinne einer Anregung der aufbauenden Stoffwechselprozesse im Flüssigkeitsorganismus des Abdominalbereiches. Die Heilpflanze wirkt damit einem Ausfallen und Stocken entgegen, indem sie das Ausfallende ins Flüssige zurückführt oder ganz zur Ausscheidung überführt.

Oxalis ermöglicht nach Rudolf Steiner im Organismus die Bildung der Ameisensäure, die wiederum die Grundlage für das volle Wirken der geistig-seelischen Kräfte im Organischen ist. Insgesamt wirkt Oxalis Stauungen, Stockungen, Steinbildungen, die verbunden mit einer Verkrampfung im Abdominalbereich auftreten, entgegen.

Therapeutische Anwendungsgebiete

Stoffwechselschwäche, verbunden mit Verdauungsstörungen; Neigung zu Steinbildungen; Magen-, Darm-, Gallenblasen-, Nierenbecken-, Harnblasenspasmen (Oxalis D3, Inj.; Oxalis comp., Inj.), Cholezystopathie; Obstipation (äußerliche Anwendung); Schockwirkungen (Oxalis, äußerliche Flüssigkeit 20 %; 10 % Ungt.), Menstruationsstörungen (Oxalis D2 Amp.; 10 % Ungt.).

Dosierung und Anwendung

Ampullen:	je nach Bedarf können bis 3 Ampullen auf einmal s.c. gegeben werden;
Dilutio:	3mal täglich 5–10 Tropfen;
Unguentum:	auf dem Abdomen 1- bis 2mal täglich einreiben.

Urtica dioica

Urtica dioica L. (Große Brennessel)
- frische ganze Pflanze
- getrocknetes Blatt

Präparate

Urtica dioica	Ampullen D3
	äußerliche Flüssigkeit 20 %
	Dilutio D3, D6
	Pulvis 50 %
	Streupuder 5 %
	Unguentum 10 %
Urtica Ferro culta	siehe unter vegetabilisierte Metalle
Solutio Ferri comp.	Ampullen D3, D6
	Dilutio D3, D6

Charakterisierung und allgemeine Eigenschaften

Der feste vegetative Sproß von Urtica dioica strebt senkrecht in die Höhe und bildet einen stark rhythmisch gestalteten mittleren Stengel-Blattbereich. Zur Blüte hin verwandeln sich die Sproßkräfte jedoch nicht deutlich ins Sulfurische; kein metamorphosierter Reifungsprozeß in Form einer farbigen Blüte schließt nach oben das Wachstum der Pflanze ab. Er ist vielmehr mit seinem Bildeimpuls tiefer in die Pflanze hineingezogen, wo er im Blattbereich in rhythmischen Wiederholungen in Form unscheinbarer Rispen erscheint und in den Hauptwurzeln die gelbliche Farbe prägt. Darüber hinaus findet diese sulfurische Durchdringung der Pflanze nicht ihren vollen Niederschlag in entsprechenden Substanzausbildungen, wie z. B. in ätherischen Ölen oder Giftbildungen. Allein in der Bildung der Reizstoffe der peripheren Brennhaare, die durch Kalk und Kiesel zu starren Gebilden gestaltet sind, kann eine entsprechende Ausbildung gesehen werden. Diese spezielle Art des Auftretens von sulfurisch geprägten Stoffen weist auf ein anderes, von der Wurzel stark heraufwirkendes Prinzip hin, das einem eigentlichen Giftbildungsprozeß entgegensteht. Wie der sulfurische Bereich nach oben nicht klar ausgebildet ist, so weist auch die Wurzel nach unten keine deutliche salartige Prägung auf. Die Wurzel strebt nicht zum Erdmittelpunkt, sondem läuft vor allem flach oder schräg zur Erdoberfläche in zahlreichen feinen Wurzelbildungen aus. Der Prozeß der Verhärtung und Verfestigung als Alkali- oder Wurzelprozeß ist in Richtung der Blüte nach oben verlagert und prägt hier u. a. den festen, mit Fasern durchsetzten Stengel sowie die einfache Laubblatt- und Blütenblattstellung.

In Urtica dioica wird also der Sulfurprozeß in Richtung der Wurzel zum Mineralischen hin verlagert, während das Alkali- und Calciumprinzip als Wurzelprozeß in Richtung der Blüte mehr ins Organische verwandelt erscheint. Somit stehen der Sulfurprozeß auf der einen Seite und der Alkali- und Calciumprozeß auf der anderen Seite im mittleren Blattbereich der Pflanze in einem entgegengesetzten Verhältnis zueinander – somit anders, als es ihren eigentlichen Qualitäten entspricht. In diesem ungewöhnlichen, polaren Kräfteverhältnis wirkt der hohe Eisengehalt der Pflanze vermittelnd.

Durch diese merkurielle Prägung des Eisens ruft die Pflanze, als Heilmittel eingenommen, im menschlichen Organismus ordnende und regenerierende Reaktionen hervor. Die Pflanze spricht hierbei vor allem Funktionen an, die zur Beherrschung der Eisenprozesse im Stoffwechsel führen und die die substantielle Grundlage für die Willensimpulsierung sind. Durch das spezifische Zusammenwirken der polaren Kräfte fördert die Pflanze insgesamt den durchseelten, aufbauenden Nahrungsstrom.

Therapeutische Anwendungsgebiete

Anämie, die nicht primär durch Eisenmangel, sondern durch mangelnde Beherrschung der Eisenprozesse bedingt ist; mangelhafte Substanzaufnahme (chronische Verdauungsschwäche und -störungen, Durchfall, Abmagerung); verzögerte Rekonvaleszenz; lang hinziehende Grippen oder andere Infekte; Hypertonie; Hämorrhoiden; Gewebeerschlaffung.

Dosierung und Anwendung

Ampullen:	2mal wöchentlich bis täglich 1 s. c. Injektion;
Dilutio, Pulvis:	3mal täglich 5 Tropfen bzw. eine Messerspitze voll vor dem Essen.

Wenn wir ihn (den Baum) nämlich verständig anschauen, so können wir zunächst zum eigentlichen Pflanzlichen nur rechnen beim Baum dasjenige, was in dünnen Stengeln, in den grünen Blätterträgern, in Blüten, in Früchten herauswächst. Das wächst aus dem Baum heraus, wie die Krautpflanze aus der Erde wächst. Der Baum ist nämlich wirklich für dasjenige, was das an den Zweigen wächst, die Erde.
Rudolf Steiner (GA 324, Vortrag v. 15. 6. 1924)

Wie bereits im Kapitel »Heilpflanzen« ausgeführt, ist die therapeutische Wirksamkeit von Baumpräparaten unter anderen Aspekten zu verstehen als die von Kräutern. Während bei den Kräutern das therapeutische Verständnis auf dem Aspekt der Dreigliederung des Salartigen, Merkurartigen und Sulfurartigen basiert, haben wir bei den Bäumen – wir sprechen hier vor allem von den Laubbäumen – primär den Aspekt der Polarität von Stamm und Krone. Dabei stellt das Prinzip des Stammes eine Art Ausstülpung des Wurzelbereiches dar, während das Prinzip der Krone in metamorphosierter Art Blatt und Blüte zusammenfaßt. Daher werden von Bäumen sehr häufig Rindenpräparate verwendet, was den Wurzelzubereitungen des Krautes entspricht. Was beim Kraut der mittlere, merkurielle, Bereich ist, nämlich der Blattbereich mit seinen Metamorphosen, erscheint beim Baum nach oben verlagert, wobei ideell eine Umstülpung geschieht und Blüten und Blätter zusammen die Krone bilden. Die Blätter selbst weisen dementsprechend auch keine eigentliche Metamorphose mehr auf.

Stamm und Krone sind also die Polaritäten, aus denen die therapeutischen Beziehungen der Baumpräparate zum Menschen entwickelt werden können. Wie können wir die beiden Polaritäten charakterisieren und so die prinzipiellen Wesensaspekte der Bäume erfassen? Daran, daß die Krone immer wieder mit ihrem Laubwerk neu entsteht und dem Baum jedes Jahr ein junges, frisches Aussehen verleiht, erkennen wir, daß hier der eigentliche Lebensquell des Baumes wirkt. Hier steht der Baum mit dem kosmischen Kräften in Beziehung. Den Stamm dagegen erleben wir in seiner mineralischen, starren und festen Gestalt als das absterbende, tote Prinzip des Baumes und dem Irdischen zugehörig.

Die beiden Prinzipien entsprechen in ihren Qualitäten der zentralen und der peripheren Organisation des Menschen. Die zentrale Organisation ist die des Stoffwechsels, die den Organismus mit Leben und Aufbaukräften durchzieht. Sie ist mehr im unteren Pol des Menschen konzentriert. Die periphere Organisation dagegen ist durch die Abbauprozesse wirksam und bedingt die Formkräfte, aber damit ist auch eine Geistbefreiung des menschlichen Organismus verbunden. Sie ist hauptsächlich im oberen Pol des Menschen wirksam, obwohl sie den ganzen Menschen von der Peripherie her gestaltet. Der Baumstamm mit seinen mineralischen Kräften entspricht also den abbauenden Kräften der peripheren Organisation des Menschen, während die Krone mit ihren Lebenskräften zu den aufbauenden Prozessen der zentralen Organisation in Beziehung steht.

Unter dem Aspekt der polaren Zweiheit stellt der Mensch einen »umgestülpten« Baum dar, wie er im Sinne der funktionellen Dreigliederung als eine »umgekehrte Pflanze« angesehen werden kann.

Da die periphere Organisation die Abbauprozesse und die zentrale Organisation die Aufbauprozesse bewirken, spielen die beiden Organisationen bei der Aufnahme und Ausscheidung von Stoffen eine entscheidende Rolle. Sie ermöglichen es dem Menschen, sich von der Umwelt abzuschließen und einen inneren Freiraum zur Entwicklung des Seelisch-Geistigen zu schaffen. Das Nierensystem spielt hierbei eine entscheidende Rolle. Entsprechend zeigen viele Baumpräparate deutliche Wirkungen auf das Nierensystem.

Der Einfluß der Polarität von irdischen und kosmischen Kräfte äußert sich bei jedem Baum in einer spezifischen Weise; in den entsprechenden Monographien dieses Buches wird darauf im einzelnen eingegangen. Daraus ergibt sich ein Verständnis für die therapeutische Anwendung der verschiedenen Baumpräparate.

Was hier ausgeführt wurde, trifft, wie gesagt, für die Laubbäume zu und ist nicht auf die Nadelbäume übertragbar. Bei Nadelbäumen kann nicht von einem eigentlichen Kronenprinzip gesprochen werden. Hier ist, ideell gesehen, keine Umstülpung vom mittleren in den oberen Bereich und kein sphärisches Kronenprinzip feststellbar. Die Nadelbäume zeigen in ihrer ganzen Signatur allein eine Ausrichtung von oben nach unten bzw. von unten nach oben. Der Zentralsproß prägt die ganze Erscheinung des Nadelbaumes, und die Zweige mit ihren Nadeln gliedern sich ihm an.

Die Nadeln zeigen keine Entfaltung in die Fläche, wie dies bei den Blättern der Laubbäume der Fall ist. Die Verbindung mit Luft und Sonne ist daher außerordentlich gering. Die Nadelbäume werden von Kräften beherrscht, die begrenzend und erstarrend wirken. Auf der anderen Seite bilden sie, gleichsam als Gegengewicht, ausgesprochen sulfurische Substanzen wie ätherische Öle und Harze. Die Harze haben eine besondere Beziehung zur Geistgestalt des menschlichen physischen Leibes – sie sind Bewahrer kosmischer Gestaltungskräfte im Physischen. Sie wirken vor allem auf die obere Sinnes-Organisation des Menschen.

Die Nadelbäume stehen damit nicht wie die Laubbäume in Beziehung zur zentralen und peripherischen Organisation des Menschen, sondern zur ursprünglichen Polarität seiner Organisation, nämlich zu seiner oberen und unteren Organisation. Daß die Nadelbäume die evolutiv älteren Bäume sind, steht hiermit im Einklang.

Aesculus

Aesculus hippocastanum L. (Roßkastanie)
– Rinde
– Same

Präparate

Aesculus	Ampullen D3, D30
	äußerliche Flüssigkeit 10 %
	Dilutio D1, D2, D3, D50
	Gelatum 10 %
	Unguentum 10 %
Aesculus, Semen	äußerliche Flüssigkeit 20 %
Aesculus D30/ Lavandula D4 aa	Augentropfen
Hämorrhoidal-Supp., WELEDA	Suppositorien

Charakterisierung und allgemeine Eigenschaften

Die irdischen, baumbildenden Kräfte wirken in der Roßkastanie sehr stark: sie lassen einen mächtigen Stamm bis zu 5 m Umfang und eine prächtige breite Krone entstehen. Die Raschwüchsigkeit, die Form der Krone, die Beschaffenheit der Blätter, alles zeigt die starken, substanzbildenden, quellend-vitalen Kräfte dieses Baumes an. Die dicken Äste des jungen Baumes sind nur Verlängerungen des Stammes. Die großen Blätter und die gewaltigen Samen (von Kartoffelgröße) weisen ebenfalls die starken, »verphysizierenden« Tendenzen dieses Baumes auf. Auch die Blattform bringt die außerordentlichen Substanzkräfte zum Ausdruck. Selbst in der Blütenbildung zeigt sich eine gewisse Massigkeit, nur wird sie hier ganz der Schwere enthoben. Wenn der Baum blüht, so werden ihm gleichsam kerzenförmige Blütenstände aufgesetzt – sie repräsentieren einen kosmischen Einschlag, der hier, für einen Baum in ungewöhnlicher Art und Weise, als etwas Selbständiges aus der Krone herausleuchtet und auf die besondere Lichtbeziehung dieses Baumes hinweist.

Die übermächtig substanzbildenden Kräfte der Roßkastanie erklären sich aus einem wuchernden Chemismus. Um diesen einzuschränken und zu ordnen, ist vor allem eine Substanz, nachweisbar in den Sproßspitzen und in der Rinde, von Bedeutung, nämlich das Aesculin. Seine spezifische Aufgabe ist es, diesen von der Erde aufsteigenden Chemismus in rein physische, mineralisierende Tendenzen überzuleiten. In vergleichsweise sehr geringer Menge ist das Aesculin auch in den braunen, lederartigen Samenschalen enthalten; in den Samen dagegen finden sich Saponine in starker Konzentration. Aesculin besitzt eine besondere Lichtbeziehung und ausgesprochen strukturierende Eigenschaften, die bis zur Mineralisierung reichen können. In der Therapie wirkt der Auszug aus der Rinde festigend und damit auch formend auf das Gewebe. Er unterstützt zum Beispiel die Mineralisierung der Zähne.

Die Saponine dagegen bewirken Auflösung, Verflüchtigung und beeinflussen im menschlichen Organismus Prozesse, wo ätherische und astralische Organisation durch ihre Träger, Flüssigkeits- und Luftorganisation, rhythmisch zusammenwirken. Sie besitzen eine günstige Wirkung vor allem auf den venösen Blutkreislauf, wenn dieser zu stark den Schwerekräften unterliegt.

Therapeutische Anwendungsgebiete

Anregung und Durchstrukturierung des Flüssigkeitsorganismus, venöse Erkrankungen mit Ödembildung, nässende Ekzeme, Varizen;
Zahnkaries (Aesculus D50);
variköser Symptomenkomplex, Hämorrhoiden, Anitis, Fissura ani; degenerative und chronische entzündliche Prozesse des Bewegungssystems; entzündliche Prozesse mit Stauungen im LWS-Bereich; Lichtempfindlichkeit (Aesculus D30/Lavandula D4 aa Augentropfen).

Dosierung und Anwendung

Ampullen:	2mal wöchentlich bis 1mal täglich 1ml subcutan injizieren;
Augentropfen:	2mal täglich 1–2 Tropfen in den Konjunktivalsack geben;
Äußerliche Flüssigkeit:	1 Eßlöffel auf 1/4 l Wasser zu Umschlägen oder zu Teil-

	bädern;
Dilutio:	3mal täglich 5–10 Tropfen;
Gelatum:	2mal täglich auftragen;
Unguentum:	mehrmals täglich dünn auftragen;
Suppositorien:	2mal täglich – möglichst nach der Stuhlentleerung und vor dem Schlafengehen 1 Zäpfchen in den Darm einführen.

Betula

Betula pendula Roth (Sandbirke, Weißbirke) und Betula pubessens Ehrh. (Moorbirke) = Betula alba L.
– getrocknete Rinde
– Blatt
– Saft
– Birkenteer

Präparate

Betula (Cortex)	Ampullen D2, D3
	Dilutio D1, D2
	Pulvis D2, D3
Betula, Folium	Ampullen D2, Dilutio D3
Betula comp.	Ampullen
Betula/Gummi Cerasi	Dilutio
Birkenelixier, WELEDA	Sirup
Carbo Betulae	Ampullen D15, D30
	Dilutio D8, D20
	Pulvis 5 %, D3 , D6, D20
Carbo Betulae cum Methano	Pulvis D3, D4
»Carvon«	Tabletten
Galenit comp.	Dilutio
Pix Betulae	Dilutio D3

Charakterisierung und allgemeine Eigenschaften

Aufbau- und Abbauprozesse liegen als Grundkräfte sämtlichen Vorgängen des menschlichen Organismus in einem jeweils spezifischen und fortwährenden Wechselverhältnis zugrunde. Ein Überwiegen der Abbauprozesse, wie es sich in der Regel in der Lebensphase des höheren Alters durch eine verstärkte Verinnerlichung der peripheren Organisation entwickelt, aber auch schon vorher in mehr krankhafter Form auftreten kann, führt zunächst zu Stauungen. Werden diese nicht richtig aufgefangen, so können dann Ablagerungen in dem Maße auftreten, daß sie sich als Krankheiten, vor allem als Alterskrankheiten, wie z. B. Rheuma, äußern.

Zu diesem Prozeß stellt die Birke ein polares wie auch verwandtes Pflanzenbild dar, da sie Ausscheidungen in ihrem Innern in einem immerwährenden Flusse hält, in der Rinde dagegen vor allem als Kalisalze konserviert. Schon in der Wurzel beginnend, werden – nach Rudolf Steiner – in ihrem Säftestrom die eiweißbildenden und kalisalzbildenden Prozesse getrennt – was sonst bei keiner anderen Pflanze in diesem Ausmaß geschieht –, wodurch der Birkenbaum eine immer jung erscheinende Baumkrone aufweist. Während die Eiweißprozesse in den Birkenblättern konzentriert auftreten, nehmen die Kalisalze ihren Weg nach außen in die Rinde der Birke, wo sie abgelagert werden.

Das Blatt der Birke hat daher eine besondere prozessuale Beziehung zur Eiweißbildung in der unteren zentralen Organisation des Menschen, die es als Heilmittel anzuregen vermag. Sie kann hier Stauungen auffangen und die Ausscheidung von Abbauprodukten aus dem menschlichen Organismus fördern, so daß einer Gicht- oder Rheumaentstehung entgegengewirkt wird.

Will man dagegen mehr die periphere Organisation des Menschen ansprechen, der vor allem das Sinnes-Nerven-System wie auch die Hautprozesse unterliegen, dann sind pharmazeutische Zubereitungen der Rinde als entsprechend verwandte pflanzliche Natursubstanzen anzuwenden. Wenn das Ineinanderwirken der peripheren und der zentralen Organisation so gestört ist, daß Hautausschläge und/oder arteriosklerotische Veränderungen im Sinnes-Nerven-System auftreten, dann sind die Rinden-Präparate therapeutisch indiziert.

Das gestörte Verhältnis zwischen zentraler und peripherer Organisation kann auch dazu führen, daß sich die Ich-Organisation nicht richtig zur Seelenorganisation verinnerlicht und diese wiederum sich zum Geistigen nicht voll auflichtet. Damit entwickelt sich im zentralen Stoffwechsel eine Vereinseitigung und Verselbständigung der organgestaltenden Kräfte, vor allem bei der Eiweißbildung. Diese Vereinseitigung ist im Tierreich als normaler Prozeß anzutreffen, im Menschen führt sie aber zu krankhaften Störungen, die sich im Luftorganismus zwischen Atmung und Niere auswirken. Diesen Krankheiten wirkt die pharmazeutische Zubereitung der Birke entgegen, in der der Kohlenstoff als zentraler eiweißgestaltender Prozeß besonders herausgearbeitet wurde, nämlich durch den Verkohlung des Holzes. Als pharmazeutisch ins Mineralische gesteigerter Birkenprozeß spricht die so hergestellte Carbo Betulae den Ausgleich im Verhältnis von abbauend-peripherischer und aufbauend-zentraler Organisation an.

Therapeutische Anwendungsgebiete

Rheuma, Gicht (Betula, Folium D1, D2; Birkenelixier; Betula comp.), Sklerose (Betula D1, D2; Betula, Folium D3); trockene, rissige und psoriatische Ekzeme, Pruritus als atrophischer Vorgang im Senium (Betula D1, D2), Blähungen (Carbo Betulae D1, D2; Carvon); Ödeme (Betula/Gummi Cerasi).

Dosierung und Anwendung

Birkenelixier:	3mal täglich 1–2 Teelöffel voll auf eine Tasse Wasser oder Mineralwasser während 6–8 Wochen am besten im Frühling einnehmen;
Ampullen:	2mal wöchentlich bis einmal täglich subcutane Injektionen;
Dilutio, Pulvis, Tabletten:	3mal täglich 5–10 (15) Tropfen bzw. 1 Messerspitze voll oder 1–2 Tabletten vor dem Essen; bei Blähungen Carbo Betulae oder Carvon-Tabletten nach dem Essen und je nach Bedarf.

Camphora

Cinnamomum camphora (L.) J. S. PRESL. (Kampferbaum)
– Campher aus dem Holz

Präparate

Camphora	Ampullen D3
	Dilutio D3
	Oleum 20 %
Camphora oleosum 20 %	Ampullen

Charakterisierung und allgemeine Eigenschaften

Beim Kampferbaum durchdringen sich in extremer Weise sulfurische und salinische

Qualitäten. Der sulfurische Prozeß beispielsweise prägt nicht nur die leuchtend roten Blüten, sondern auch die Art der Substanzbildung im Stamm: Unter der tropischen Hitze des Fernen Ostens findet im Holz und in der Rinde des Kampferbaumes eine intensive Bildung ätherischer Öle statt. Das salinische Element dagegen kommt zum Ausdruck in dem mächtigen, knorrigen Stamm; der Baum erreicht eine Höhe von bis zu 50 m. Seine Blätter sind länglich bis elliptisch, oberseitig dunkelgrün und glänzend, unterseits blaugrün.

Zur Gewinnung des Kampfers wird das Holz zu Spänen verkleinert und einer Wasserdampfdestillation unterworfen. Die hierbei entweichenden Kampferdämpfe werden in einem gekühlten Gefäß aufgefangen und schlagen sich hier nieder, wobei sie zu einem weißen Pulver kristallisieren.

Kampfer wirkt anregend auf die Herztätigkeit und den Kreislauf; die Haut wird kräftig durchblutet.

Therapeutische Anwendungsgebiete

- Periphere Durchblutungsstörungen, Hypotonie und Kreislaufschwäche, Kreislaufversagen (Camphora oleosum 20 %, Injektion).
- Neuralgien.
- Muskelrheumatismus, rheumatische Schmerzzustände.
- Bronchitis, Grippe, Rhinitis.

Dosierung und Anwendung

Ampullen:	2mal wöchentlich bis 1mal täglich 1 ml subcutan injizieren;
Dilutio:	1- bis 3mal täglich 5–10 Tropfen;
Oleum:	mehrmals täglich einreiben;
Ölige Injektionslösung:	bei Bedarf 1ml tief intramuskulär injizieren.

Caryophylli

Syzygium aromaticum (L.) Merr. et L.M. Perry (Gewürznelkenbaum) – getrocknete Blütenknospen, Gewürznelken

Präparate

Caryophylli	Dilutio D1, D2, D3

Charakterisierung und allgemeine Eigenschaften

Myrrhus caryophyllus gedeiht auf den Inseln des indischen Ozeans. Der stattliche »Nelkenbaum« wird bis zu 20 m hoch und bildet eine dichte, immergrüne Krone von meist pyramidalem Wuchs, deren unterste Äste tief auf den Boden herabhängen. Von der gewellten Spreite der ledrigen, glänzenden, oberseitig sattgrünen Blätter werden die Strahlen der Tropensonne grell reflektiert. Bei hohem Sonnenstand glitzert der ganze Hain förmlich durchsetzt von unzähligen Glanzlichtern.

Der Gewürznelkenbaum blüht im September mit vielen endständigen Trugdolden. Was wir als Gewürz kennen, sind die getrockneten Blütenknospen. Sie werden gesammelt, wenn der zunächst grünlich-weiße Kelch sich prächtig rot verfärbt hat, jedoch ehe das Hütchen der Kronblätter von den sulfurisch versprühenden Staubgefäßen abgeworfen wird. Die Blütenteile strotzen von eingebetteten Drüsen voll ätherischen Öls. Im nelkenartigen Geruch kommt zum Ausdruck, daß sich mit der Flüchtigkeit der ätherischen Öle auch Schwere verbindet.

In der Gewürznelke besitzen wir eine reine Blütendroge, die starke Wirkungen auf die Stoffwechselregion ausübt. Als Gewürz wirkt sie stärkend auf die Verdauungskräfte bei zu schweren bzw. zu »erdhaften« Speisen, d. h. sie aktiviert die Bereiche, wo der Nahrungsabbau von den höheren menschlichen Wesensgliedern Ich und Astralleib richtig gesteuert werden muß.

Therapeutische Anwendungsgebiete

Verstopfung, Verdauungsschwäche; unterstützend bei Diabetesbehandlung.

Dosierung und Anwendung

Dilutio:	3mal täglich 5–10 Tropfen.

China

Cinchona pubescens VAHL. (Chinarindenbaum)
– getrocknete Rinde

Präparate

China	Dilutio D3
Chinetum arsenicosum	Pulvis D3
Chininum sulfuricum	Dilutio D4

Charakterisierung und allgemeine Eigenschaften

Der elegante an die 25 m hohe Chinarinden-Baum ist heimisch in Südamerika und wächst hauptsächlich in den mittleren Lagen der östlichen Anden. Hier treffen die tropische Hitze aus den Niederungen und die eisige Kälte von den Bergeshöhen, lange Regenzeiten und Trockenperioden, spärliches Licht und strahlender Sonnenschein chaotisch aufeinander. Dies alles prägt diesen Baum; er ist immergrün mit glänzenden, ledrigen Blättern, mit rotbrauner Rinde, steht vereinzelt und ragt teilweise über den Urwald mit einer dichten, aber uneinheitlichen Krone empor.

Der Chinabaum ist ein Verwandter des Kaffeestrauches. Im Gegensatz zu diesem sendet er jedoch seine Blütenstände deutlich aus dem Blattwerk hinaus. Die ungestielten Blüten stehen in stattlichen Rispen zusammen. Sie haben einen purpurnen, becherförmigen Kelch und eine rötliche Krone. Die Frucht ist eine lange, beidseitig zugespitzte Kapsel.

Der aus den Wunden der Borke fließende Saft ist milchartig, färbt sich jedoch bald rot. Alkaloide sind in allen Teilen des Baumes vorhanden, am meisten in der Rinde und in den Wurzeln, weniger in den Blättern und nur gering in Blüten und Holz. Daneben besitzt der Baum einen hohen Gehalt an Gerbstoffen, die auch auf ein verstärktes Heranziehen von astralen Kräften hinweisen.

Therapeutisch wird die getrocknete Rinde junger Stämme und Äste verwendet. Sie ist innen glatt und rotbraun, riecht eigenartig und schmeckt sehr bitter und zusammenziehend. Chinarinde wirkt als Heilmittel auf das Blut, das Nervensystem und die Verdauungsorgane; ihre Hauptangriffsorte sind Leber und Milz.

Die therapeutische Wirkung der Chinarinde beruht darauf, daß sie die gestörte Wirkung der höheren Wesensglieder Astralleib und Ich im Stoffwechselbereich und in der Blutbildung ausgleicht. Hiermit ist häufig auch eine konsolidierende Wirkung auf das Sinnes-Nerven-System im oberen Bereich des Organismus verbunden, wo die Aktivitäten der höheren Wesensglieder durch ihr unregelmäßiges, verstärktes Eingreifen im unteren Pol abgeschwächt sind.

Therapeutische Anwendungsgebiete

- Anämie, Blutverluste, anämische Kopfschmerzen, anämischer und otogener Schwindel; Wechselfieber; Rekonvaleszenz nach schweren Infektionskrankheiten; kachektische Zustände (Chinetum arsenicosum D4).
- Cor nervosum, Arrhythmie, Kreislaufkollaps (Chinetum arsenicosum D4 – China D4, D6).

- Ménière, Tinnitus (Chininum sulfuricum D4).
- Hyperthyreose (Chinetum arsenicosum D4).

Dosierung und Anwendung

Dilutio:	3mal täglich 5–10 Tropfen bzw. 10–15 Tropfen bei Mischungen;
Pulvis:	3mal täglich eine Messerspitze voll.

Coffea

Coffea arabica L. (Kaffeestrauch)
– gerösteter Samen
– Kohle

Präparate

Coffea tosta	Ampullen D30
	Dilutio D3, D10, D30, D60
Coffea praeparata ad usum veterinarium	Flüssigkeit
Carbo Coffeae	Pulvis D3
Cuprum sulfuricum comp.	Tabletten

Charakterisierung und allgemeine Eigenschaften

Die Kaffeepflanze ist ein etwa sechs Meter hoher immergrüner Baum. Ihr Stamm verzweigt sich sparrig und ist umgeben von einer pyramidenförmigen Krone – eigentlich eine »Blattumkleidung« –, die bis zum Erdboden reicht. Die dicht wachsenden, großen, lederartigen, dunkelgrün glänzenden Blätter sind kreuzweise gegenständig angeordnet. Aus den Achseln dieser Blätter entspringen die schneeweißen, nach Orangenblüten oder Jasmin duftenden Blütenbüschel. Blüten und Blattwerk bilden eine Einheit. Die Kaffeebohnen sitzen zu zweien in den kirschroten Fruchtbeeren.

Die Kaffeepflanze gehört zur Familie der Labkraut- bzw. Krappgewächse (Rubiaceen), zu welchen auch die Kräuter Krapp, Labkraut und Waldmeister zählen. Bei ihnen zeigt sich deutlich die rhythmisierende Kraft, welche beim Kaffeebaum dagegen mehr in seinen Chemismus hereingenommen wurde. Daher regt der Kaffee z. B. die peristaltische Darmbewegung an sowie überhaupt die Ausscheidungsprozesse. Anderseits wirkt er im oberen Pol auf die Denkprozesse belebend. Mit dieser polar sich entsprechenden Wirkung ist eine vermittelnde bei der Stimulierung der Herztätigkeit verbunden.

Therapeutische Anwendungsgebiete

- Schlaflosigkeit (Coffea tosta D10, D30, D60).
- Colitis, Dickdarmdivertikel (Coffea tosta D6, D12, Carbo Coffeae D3).
- Intestinalmykosen, Blähungen, Durchfall (Carbo Coffeae 100 %, D3).
- Ulcerös entzündliche Erkrankungen der Mundhöhle, Angina Plaut Vincent (Carbo Coffeae 100 % zur Bestäubung).

Dosierung und Anwendung

Ampullen:	2mal wöchentlich bis 1mal täglich 1 ml subcutan injizieren;
Dilutio:	3mal täglich 5–10 Tropfen;
Pulvis:	3mal täglich eine Messerspitze voll;
Tabletten:	3mal täglich 1–2 Tabletten.

Condurango

Marsdenia condurango RCHB. fil. (Kondurangostrauch)
– getrocknete Rinde

Präparate

Condurango	Dilutio D1, D2

Charakterisierung und allgemeine Eigenschaften

Die an den Westhängen der südamerikanischen Kordilleren heimische Schlingpflanze Marsdenia condurango besitzt einen armdicken Stamm, samtartig behaarte Triebe und breite eiförmige, samtige immergrüne Blätter. In den Blattachsen stehen in traubigen Rispen die Blüten mit glockenförmiger, gelber Blumenkrone. Die sechs bis sieben Zentimenter langen Balgkapseln enthalten die mit einem Haarschopf versehenen Samen.

Therapeutisch wird die getrocknete Rinde verwendet, die bitter schmeckende Glykoside enthält. Sie mildern spastische Zustände und Übererregbarkeit der Darmmotilität und steigern die Magensekretion.

Therapeutische Anwendungsgebiete

- Anorexie, Gastroduodenitis, Ulcus ventriculi.
- Lippenrhagaden.

Dosierung und Anwendung

Dilutio:	3mal täglich 5–10 Tropfen.

Eucalyptus

Eucalyptus globulus LABILL. (Blaugummibaum)
– getrocknetes Blatt
– ätherisches Öl aus Blatt

Präparate

Eucalyptus	Dilutio D3, D4
Eucalyptus comp.	Pasta
Oleum aethereum Eucalypti	Ampullen 1 % oleosum
	Emulsio 5 %
	Oleum 10 %
	Unguentum 10%
Oleum aethereum	
Eucalypti comp.	Oleum

Charakterisierung und allgemeine Eigenschaften

Die Heimat des Eucalyptus-Baumes ist Australien, wo die unterschiedlichsten Eucalyptusarten das Landschaftsbild auf weite Strecken prägen. Auch in den subtropischen Gebieten des Mittelmeerraumes ist er heimisch geworden. Angepflanzt wurde er in diesen Gebieten vor allem zur Trockenlegung von sumpfigen Niederungen, um den Moskitos ihre Brutplätze zu entziehen. Obwohl er dem Boden große Mengen an Wasser entzieht, hält der Baum auch große Dürre und lange Trockenperioden aus.

Als einer der größten Laubbäume, die es gibt, ist er tief in der Erde verwurzelt, bildet einen hartholzigen Stamm und besitzt eine alles überragende, reich belaubte, zugleich aber aufgelockerte, uneinheitliche und kaum schattenspendende Krone. Die Rinde zeigt bei den verschiedenen Eucalyptusarten eine breit gefächerte Vielfalt von Ausgestaltungen. Bei Eucalyptus globulus ist sie glatt und wird abgestoßen, so daß der Stamm darunter fast weiß zum Vorschein kommt. Die jungen Blätter sind rundgeformt, hartlaubig, dicht am Stengel aufsitzend. Später bilden sie einen Stiel, stellen ihre Breite in die Senkrechte und wachsen in der Spitze nach unten zu einer schlanken, sichelartigen Gestalt. Jede Gliederung fehlt dem Eucalyptusblatt.

Der Eucalyptus zählt zu den Myrtengewächsen. In der Gattung Eucalyptus weist diese Familie eine blütenblattlose, hölzerne Blütenknospe auf. Das irdische Verholzungsprinzip wirkt hier bis in die Blütenbildung hinein. Beim Blühen entschießt dieser »Holzknospe« ein Bündel feurig gelbrot ausstrahlender Staubgefäße, einem Feuerwerk vergleichbar.

Im Eucalyptus durchdringen sich mineraliserende Kräfte mit Vitalkräften, die in kurzer Zeit – er ist schnellwachsend – einen Riesenbaum entstehen lassen. Durchzogen wird der Baum dabei von besonderen Wärme- und Lichtqualitäten, was zu der reichen Bildung von ätherischen Ölen, besonders in den Blättern, führt.

Therapeutisch bewirken Eucalyptus-Präparate eine Durchwärmung und Durchgestaltung des menschlichen Organismus. Bei katarrhalischen und entzündlichen Erkrankungen der Atmungsorgane bringt Eucalyptusöl Erleichterung. Entzündungswidrig und entquellend wirken Eucalyptus-Zubereitungen auch bei rheumatischen Erkrankungen. Die desinfizierende Wirkung des Eucalyptusöles macht seine Verwendung weiterhin für Mund- und Zahnpflege geeignet.

Therapeutische Anwendungsgebiete

Entzündungen, auch mit Neigung zu eitriger Einschmelzung, z. B. bei Anginen, Abszessen, Panaritien, Furunkeln, Pleuritis, Arthritis, Periarthritis (Eucalyptus comp., Paste); akute Entzündungen der Luftwege, Bronchitis, auch spastische und chronische Formen, Sinusitis;

Muskelrheumatismus (Oleum aethereum Eucalypti comp.); Blasenschwäche (Oleum aethereum Eucalypti 10 %);

evtl. bei der Malaria-Behandlung zusammen mit Cuprum sulfuricum D6 (Oleum aethereum Eucalypti 1 %, Ampullen).

Dosierung und Anwendung

Ampullen 1 % oleosum:	bei Bedarf 1ml intramuskulär injizieren;
Dilutio:	3mal täglich 5–10 Tropfen;
Oleum:	2mal täglich einreiben;

Pasta:	mehrmals täglich dünn auftragen;
Tabletten:	3mal täglich 1–2 Tabletten;
Unguentum:	mehrmals täglich dünn auftragen.

Hamamelis

Hamamelis virginiana L. (Virginischer Zauberstrauch
– getrocknete Rinde
– getrocknetes Blatt

Präparate

Hamamelis	Ampullen D3
	Dilutio D1, D2, D3, D4
Hamamelis, Folium	äußerliche Flüssigkeit 20 %
	Suppositorien 10 %
	Unguentum 10 %
Hamamelis destillata	Unguentum 10 %
Hamamelis destillata 10 %/ Stibium 0,4 %	Unguentum

Charakterisierung und allgemeine Eigenschaften

Hamamelis ist ein Busch-Strauch und nimmt somit eine Zwischenstellung zwischen Kraut und Baum ein. Es kommt hier zu keiner wirklichen Stammbildung. Seine verholzten Seitenzweige können mit Seitenwurzeln verglichen werden, und so macht der Strauch den Eindruck, als wenn das Wurzelsystem umgekehrt nach oben gedrängt wäre. Verbunden hiermit ist ein verschobener Blühimpuls. Dieser wird zurückgehalten und setzt erst im Herbst ein, wenn der Strauch seine prächtig verfärbten Blätter abgeworfen hat.

Die zahllosen vierzipfligen blaßgelben Blüten verbreiten einen zarten Duft und bedecken alle Zweige. So zeigt Hamamelis in ihrem Jahresrhythmus eine bemerkenswerte Selbständigkeit: Diese erreicht dann erst den Höhepunkt des Blühens, wenn die übrige Natur in Winterruhe übergeht. Im Frühsommer des folgenden Jahres reifen die vierklappigen Früchte, die bei trockenem Wetter plötzlich aufspringen und den Samen weit umherschleudern.

Diese Eigenheit im Jahresrhythmus, ebenso wie die etwas harten, nicht leicht welkenden, gerbstoffreichen Blätter (auch die Rinde ist besonders gerbstoffreich) und die bei aller Wuchsfreudigkeit beherrschte, nicht üppig wuchernde Gestalt des Busches kann uns als Signatur auf die formgebenden, straffenden Eigenschaften, die Hamamelis als Heilmittel entfaltet, hinweisen. Wird eine mildere, nicht adstringierende Wirkung gewünscht, dann kommt die Anwendung des Destillats der blühenden Zweige in Frage, das keine Gerbstoffkomponente enthält.

Therapeutische Anwendungsgebiete

- Blutungen, wie Myomblutungen, atonische Genitalblutungen; verstärkte oder verlängerte Periodenblutung (Hamamelis D3 Inj; Hamamelis D1, D2, D3 Dil.; Hamamelis Tamponaden).
- Hämorrhoiden (Hamamelis Supp., Hamamelis dest. 10 %/Stibium 0,4 % Ungt.).
- Verbrennungen, Ulcus cruris, Ekzeme (Hamamelis dest. 10 % Ungt.).
- Nässende Ekzeme (Hamamelis 20 %, äußerliche Flüssigkeit).

Dosierung und Anwendung

Ampullen:	2mal wöchentlich bis 1mal täglich 1ml subcutan injizieren;
äußerliche Flüssigkeit:	für Umschläge, Spülungen und Betupfung;
Dilutio:	3mal täglich 5–10 Tropfen;
Suppositorien:	1- bis 2mal täglich – möglichst nach der Stuhlentleerung und vor dem Schlafengehen – 1 Zäpfchen in den Darm einführen;
Unguentum:	mehrmals täglich auftragen oder als Salbenverband anwenden.

Ignatia

Strychnos ignatii BERGIUS (Ignatiastrauch)
– getrockneter Samen

Präparate

Ignatia	Ampullen D6, D30 Dilutio D3, D4, D6

Charakterisierung und allgemeine Eigenschaften

Der Ignatiastrauch ist eine dornenlose immergrüne Kletterpflanze, die mit hakenförmigen, seitlich zusammengedrückten, holzigen Ranken bis in die höchsten Spitzen der Bäume klettert. Der Stamm dieser seltsamen Pflanze wird armdick, ihre Zweige sind gelbbraun und filzig behaart. Die Frucht ist eine 10–13 cm dicke, orangegelbe, hartschalige, vielsamige Beere, deren grauschwarze Samen 2–3 cm dick, unregelmäßig und sehr hart sind. Sie schmecken sehr bitter.

Ignatia ähnelt in der therapeutischen Wirkung Nux vomica; beide haben eine Beziehung zum Verdauungssystem. Bei Ignatia ist die Wirkung auf die Psyche jedoch verstärkt. Vor allem Frauen und Kinder mit veränderlicher Stimmung, verbunden mit Gram, Kummer und Sorgen, können durch Ignatia in ihren Beschwerden gelindert oder geheilt werden.

Therapeutische Anwendungsgebiete

Magen-Darmbeschwerden, wie spastische Zustände von Magen und Darm, Globusgefühl; Migräne; Dysmenorrhöe; psycho-vegetative Übererregbarkeit, Depression.

Dosierung und Anwendung

Ampullen:	2mal wöchentlich bis 1mal täglich 1 ml subcutan injizieren;
Dilutio:	3mal täglich 5–10 Tropfen.

Juglans regia

Juglans regia L. Walnußbaum)
– getrocknete Blätter
– Walnußhaut

Präparate

Juglans regia	Dilutio D1
Carpellum Mali comp.	Pulvis

Charakterisierung und allgemeine Eigenschaften

Den Walnußbaum kennzeichnet ein kräftiger Stamm mit festem, schwarzbraunem Holz, eine helle, glatte Rinde und eine breite, lockere Krone mit stark rippigen, breitfiedrigen Blättern. Ein wundersames Farbenspiel zeigt Juglans regia bei der Blattentwicklung, wo sich über Schattierungen von goldenem Rot, sattem Braun, kräftigem Olivgrün schließlich die dunkelgrünen Blätter bilden.

In auffälliger Weise vertreibt der Baum Insekten wie Käferfliegen, Ameisen und Mücken. Ein intensiver Gerbstoffprozeß durchzieht Blatt, Fruchtschale und Samenhaut. Die Heilwirkung von Juglans regia entspricht ihrem Wesen, nämlich das Astralische so an sich heranzuziehen, daß Festigkeit und Zähigkeit entstehen. Ähnlich wie die Eiche ist die Juglans regia ein wichtiges Heilmittel für Kinder, bei denen der Astralleib nicht genügend formend bzw. unregelmäßig in rhythmischen Prozessen wirkt, wie z. B. der Atmung.

Therapeutische Anwendungsgebiete

- Asthma.
- Ekzem, Skrofulose.
- Rachitis.

Dosierung und Anwendung

Dilutio:	3mal täglich 5–10 Tropfen;
Pulvis:	3mal täglich 1 Messerspitze voll.

Juniperus communis

Juniperus communis L. (Wacholder)
– getrocknete Früchte

Präparate

Juniperus communis	Dilutio D1, D2
Juniperus destillata	Spiritus
Olibanum comp./Succinum	Räuchergranulat

Charakterisierung und allgemeine Eigenschaften

Die Nadelbäume werden unter geisteswissenschaftlich-evolutiven Aspekten der Saturnsphäre zugeordnet, so auch Juniperus communis. Der Saturncharakter kann an Juniperus communis deutlich aufgezeigt werden. Entsprechend dem individuellen Charakter dieser Sphäre wächst der Wacholder vorwiegend als Einzelbaum mit jeweils individueller Ausprägung. Von allen Seiten kann er das Licht empfangen. Alles an ihm ist fein zusammengezogen, und er bildet in sich zahlreiche feurige Substanzen, die als Ausdruck seines inneren saturnischen Feuers angesehen werden können. Der ganze Baum ist mit sulfurischen Substanzen durchzogen, und besonders würzig sind die braunvioletten Fruchtbeeren. Sie enthalten reichlich ätherische Öle mit viel Terpenen, Invertzucker, Flavonoiden, Gerbstoffen, Harz und Wachs. Das innere Feuer des Wacholders kann von außen auch an seiner säulenartig hochstrebenden Gestalt erlebt werden. Der Baum ist dabei ohne eigentlichen Stamm, dieser ist durch aufstrebende Vielästigkeit ersetzt.

Als Heilmittel wirkt Juniperus communis ausgesprochen belebend auf den Stoffwechsel und anregend auf die Ausscheidung. Entsprechend seinem saturnischen Charakter wirkt er mehr bei den erstarrenden Formkräften des älteren Menschen und spricht die physische Geistgestalt des Menschen an, z. B. bei Phantomschmerzen.

Therapeutische Anwendungsgebiete

- Rheumatische Erkrankungen.
- Neuralgische Schmerzzustände.
- Phantomschmerzen (Olibanum comp./Succinum).

Dosierung und Anwendung

Dilutio:	3mal täglich 5–10 Tropfen;
Spiritus:	2mal täglich betroffene Bereiche einreiben;
Räuchergranulat:	zum Räuchern: etwas Granulat auf glühende Räucherkohle streuen.

Kreosotum

Destillat aus Buchenholz-Teer

Präparate

Kreosotum	Ampullen D6
	Dilutio D4, D6

Charakterisierung und allgemeine Eigenschaften

Aus dem Buchenholz wird durch trockene Destillation zunächst der Buchenholz-

Teer und hieraus dann das Kreosotum als Öl gewonnen. Kreosotum ist farblos, nicht brennbar, hat einen penetranten Geruch und brennenden Geschmack. Es ist auf Grund seiner Herstellung und Zusammensetzung der Holzkohle verwandt, jedoch in seinen Eigenschaften bedeutend sulfurischer geprägt. Die sulfurische Prägung ist aber auch hier – wie bei der Holzkohle – nicht ganz zu Ende geführt, sondern liegt in verhaltener Form vor.

Therapeutisch wird es bei Neigungen zu putriden Entzündungen, Geschwüren, malignen Entartungen und bei Blutungen angewandt. Bei diesen Krankheiten steht häufig eine Kachexie im Mittelpunkt, und charakteristischerweise sind die Absonderungen des Patienten stinkend und scharf ätzend.

Therapeutische Anwendungsgebiete

- Chronisch entzündliche Vorgänge an Haut und Schleimhäuten mit Störungen der Absonderung, z. B. chronisch ekzematöse Hauterkrankungen.
- Chronische Bronchitis.
- Fluor vaginalis, ulceröser Substanzdefekt der Vaginal-Schleimhaut; Pruritus diabeticus, Pruritus senilis; Gangrän.

Dosierung und Anwendung

Ampullen:	2mal wöchentlich bis 1mal täglich 1 ml subcutan injizieren;
Dilutio:	3mal täglich 5–10 Tropfen.

Laurocerasus

Prunus Laurocerasus L. (Kirschlorbeer)
– frisches Blatt

Präparate

Laurocerasus	Dilutio 30 %, D1, D2
Hustentropfen Doron	Tropfen

Charakterisierung und allgemeine Eigenschaften

Der immergrüne, bis über 6 m hohe Baum oder Strauch mit großen elliptischen, glänzenden Blättern stammt aus den feuchtschattigen Wäldern Kleinasiens und des Balkans. Seine kleinen weißen Blüten stehen blattachselständig als Trauben und bilden nach dem Verblühen kleine schwarze Fruchtkirschen. Die Blüten verbreiten einen betäubenden, süßen Duft.

Der Baum zeichnet sich durch eine besondere Vitalität aus. Man braucht nur einen abgeschnittenen Zweig in die Erde zu stecken, schnell wurzelt er und wächst zum ansehnlichen Strauch heran. Kurz bevor im Frühjahr die frischen Triebe sprossen, summen die Bienen bereits in den Kirschlorbeerhecken. Sie saugen den süßen, klebrigen Saft auf, den die ledrigen Blätter auf der Unterseite ausschwitzen.

Der bei sonstigen Prunusarten, besonders bei der Bittermandel, in den Samen eingeschlossene Zyanprozeß hat sich bei Laurocerasus in Knospe, Rinde und Blätter ergossen. Besonders letztere enthalten einen hohen Anteil und dienen daher der Herstellung des Heilmittels Laurocerasus.

Laurocerasus wirkt regulierend auf das Zusammenwirken von Herz- und Atmungsfunktionen. Unregelmäßigkeiten zwischen Herz und Atmung entstehen durch eine zu intensive Tätigkeit des Nerven-Sinnespoles, der zu stark salartig auf den Organismus wirkt. Die besondere, mit dem Blausäureprozeß verbundene Vitalität dieses Baumes vermag dem entgegenzuwirken.

Therapeutische Anwendungsgebiete

Trockene Bronchitis, Bronchialasthma und Lungenemphysem; Hustenanfälle besonders gegen 3 Uhr morgens; flächige Zyanose der Gliedmaßen und des Gesichtes; Rechtsherzinsuffizienz.

Dosierung und Anwendung

Dilutio:	Erwachsene: 3- bis 5mal täglich 15–30 Tropfen; Kinder: 3- bis 5mal täglich 8–15 Tropfen; jeweils in genügend Wasser.

Myristica sebifera

Virola sebifera AUBL. (Talgmuskatnußbaum)
– Saft aus verletzter Rinde

Präparate

Myristica sebifera	Ampullen D4 Dilutio D3, D4

Charakterisierung und allgemeine Eigenschaften

Der immergrüne Baum Myristica sebifera ist im tropischen Amerika beheimatet. Seine fleischigen Beerenkapseln enthalten nur einen Samen.

Der frische, rote Saft aus der verletzten Baumrinde wird therapeutisch verwendet. Myristica wird dort verordnet, wo eine Förderung des eitrigen Einschmelzens bzw. eine spontane Öffnung eines Abszesses erwünscht ist. Myristica sebifera wird daher als »homöopathisches Messer« bezeichnet. Das Präparat wirkt ähnlich wie Echinacea.

Therapeutische Anwendungsgebiete

Entzündungen, besonders bei eitrigen abszedierenden Formen;
Pyodermie, Furunkel, Panaritien, beginnende Phlegmone, Abszesse, Lymphadenitis, Paronychie, Tonsillarabszeß; eitrige Sinusitis.

Dosierung und Anwendung

Ampullen:	1- bis 3mal wöchentlich bis 2mal täglich 1 ml subcutan injizieren;
Dilutio:	3mal täglich 5–10 Tropfen.

Myrrha

Commiphora molmol ENGL. (Myrrhenstrauch)
– getrockneter Milchsaft

Präparate

Myrrha	Dilutio D6
Myrrha comp. (Aurum met. praep./Myrrha/Olibanum)	Ampullen D8
	Dilutio D8, D10
	Pulvis D6
Myrrha comp./Belladonna	Ampullen D20
	Dilutio D8, D10
	Pulvis D6
Myrrha comp./Lamina	Ampullen D20
	Dilutio D8, D10
	Pulvis D6

Charakterisierung und allgemeine Eigenschaften

In den trockenen, heißen Küstenländern am südlichen Roten Meer und in Abessinien wächst der die Myrrhe liefernde Baumbusch an kargen Standorten, verstreut in mittleren Höhenlagen. Er wird nur wenige Meter hoch, ist kurzstämmig mit breit ausladenden Ästen. Sie ragen in regelmäßigem Zickzackwuchs gegen den Himmel. An jedem Knick sitzt ein spitziger Sproßdorn. Die in der Regenzeit hervorbrechenden Blüten und Blätter sind klein und unscheinbar.

Insgesamt wirkt die Gestalt dieses Baumbusches zusammengezogen, verkümmertkrüpplig, dornig. Obwohl die ganze Pflanze diesen gleichsam »zerknirschten« Eindruck macht, zeichnet sie sich durch eine zarte Borkenbildung aus. Häufig schilfert die Borke in silbrigen oder papierweißen Streifen von der rotbraunen oder saftig-grünen Rinde ab.

Ein zarter, aromatischer Duft umweht den Strauch. Häufig bilden sich am Stamm große Klumpen bernsteinfarbener Harze; vor allem bei Verletzungen der Rinde tritt ein dickflüssiges Sekret aus, das an der Luft zu Myrrhe erhärtet und von herumziehenden Sammlern abgeerntet wird. Myrrhe ist ein Gummiharz.

Die Myrrhe weist desinfizierende, entzündungswidrige, antimykotische und zusammenziehende Eigenschaften auf und wird daher für viele Mundpflege-Präparate verwendet. Innerlich wirkt sie lösend bei Bronchialkatarrh mit reichlichem Schleim und führt bei längerer Verwendung konstitutionell zu einer Festigung.

Therapeutische Anwendungsgebiete

Stomatitis, freiliegende Zahnhälse, Schleimhautaffektionen;
Kontaktstörungen im Rahmen einer kindlichen Psychose vor der Pubertät (Myrrha comp.)

Dosierung und Anwendung

Ampullen:	2mal wöchentlich bis 1 mal täglich 1 ml subcutan injizieren;
Dilutio:	3mal täglich 5–10 Tropfen bzw. 10–15 Tropfen bei Mischungen;
Pulvis:	3mal täglich eine Messerspitze voll.

Nux vomica

Strychnos nux vomica L. (Brechnußbaum, Strychninbaum) – Same

Präparate

Nux vomica	Ampullen D3, D6, D30 Dilutio D3, D4, D5, D6 Globuli D3, D4, D6
Nux vomica comp. (Gentiana lutea, Radix D1/ Nux moschata D4/ Nux vomica, Semen D4 aa)	Dilutio

Charakterisierung und allgemeine Eigenschaften

Nux vomica ist der Same des 10 bis 13 Meter hohen Brechnußbaumes, der im tropischen Indien, aber auch in Nordaustralien heimisch ist. Seine kahlen, breitförmigen Blätter stehen kreuzgegenständig, und seine weißen, langröhrigen Blüten sind sprossenständig zu doldenartigen Blütenständen vereinigt.

Seine therapeutische Wirkungsweise ist sowohl auf die Verdauung wie auch auf das Sinnes-Nervensystem gerichtet.

Verdauungsschwäche oder eine Überforderung der Verdauungstätigkeit kann bedingen, daß der Nahrungsstrom bei seiner Aufnahme in den Organismus nicht voll durchindividualisiert wird und so, mit Fremdvitalität behaftet, zu weit in den Organismus eindringen kann. Zu seiner Überwindung müssen dann Kräfte der oberen Organisation des Menschen, die üblicherweise bei der Wahrnehmung der Umwelt und der Verarbeitung der Sinneseindrücke tätig sind, im unteren Stoffwechselbereich vermehrt abbauend eingreifen und werden so ihren eigentlichen Aufgaben entzogen. Im Stoffwechselbereich wird dadurch die Wahrnehmung dermaßen gesteigert, daß die Nahrung besser ergriffen werden kann. Die Verdauungsvorgänge werden aber auch z. T. bewußt und als Schmerz erlebt. Ebenfalls ist hiermit verbunden, daß in der oberen Organisation des Menschen die Kräfte fehlen, mit denen Sinneseindrücke in angemessener Weise verarbeitet werden können.

Der sehr bittere, alkaloid- und glykosidhaltige, mit einem seidenglänzenden Haarmantel umgebene Same von Nux vomica kann als Heilmittelzubereitung das Bewußtsein im Stoffwechselbereich unterdrücken, ohne die notwendigen Wahrnehmungsprozesse zur Überwindung des Fremdstofflichen zu stören. Durch seine Bitterstoffe werden die Wahrnehmungsprozesse im Verdauungsbereich angesprochen, durch die Glykoside wird die Beziehung zum vegetativen Nervensystem hergestellt und durch die Alkaloide die Bewußtseinskräfte im Stoffwechselsystem gleichsam übernommen, so daß diese wieder im oberen Menschen ihre normale Tätigkeit aufnehmen können.

Therapeutische Anwendungsgebiete

Überreiztheit, angiospastischer Kopfschmerz (Katzenjammer), Gastritis, Gastritis alcoholica, spastische Obstipation, Dysmenorrhöe, Lumbago, Ulcus ventriculi et duodeni auf spastischer Grundlage, vor allem jeweils in Verbindung mit neurasthenischer Konstitution.

Dosierung und Anwendung

Ampullen:	2mal wöchentlich bis 1mal täglich 1 s. c. Injektion;
Dilutio, Globuli:	3mal täglich 5–10 (15) Tropfen bzw. 15 Globuli vor dem Essen.

Olibanum

Boswellia ROXA. ex COLEBR. (Weihrauchbaum)
– Harz (Weihrauch)

Präparate

Olibanum	Dilutio D6, D12
Olibanum comp. (Aurum met. praep. D30/ Myrrha D6/Olibanum D12)	Ampullen Dilutio
Olibanum comp./Succinum	Räuchergranulat

Charakterisierung und allgemeine Eigenschaften

Weihrauch als Substanz ist ein Gummiharz, das von dem zierlichen, höchstens 6 m hohen afrikanischen Baum Boswellia gewonnen wird. Auf den sonnendurchglühten Berghängen des Somalilandes wächst er in Höhen zwischen 500 und 1500 m und vermag äußerste Hitze und Dürre zu überdauern. Die Borke des Baumes blättert, ähnlich wie bei den Myrrhe liefernden Bäumen, leicht ab und wird von innen her immer wieder ersetzt. Die Lebendigkeit ist hier so groß, daß keine feste mineralisierte Borke entsteht.

Der Baum hat gefiederte Blätter und kleine, zu Trauben vereinigte fünfblättrige weiße Blüten. Diese sind aromalos, der Duft ist ganz nach innen genommen und offenbart sich erst im Weihrauch. Der bei Verletzung austretende Milchsaft besteht zu mehr als der Hälfte aus reinem Harz, im übrigen aus Gummi und zu 5 Prozent aus ätherischen Ölen. In der eingedickten Weihrauchsubstanz liegen ätherisches Öl und Harz – als entvitalisierte kosmische Substanzen – mit einem lebentragenden und im Wasser wieder quellfähigen Schleim vereint, als Gummiharz vor.

Die menschliche Seele wird durch den Weihrauchduft in ihrem Ich-Bewußtsein angesprochen, weil sich in ihm das flüchtig Hingebungsvolle mit dem kräftig Würzigen in Harmonie zusammenfindet. Weihrauch verstärkt die oberen Ätherströme im Menschen so, daß sie in die unteren besser einwirken und Andacht und Opfergesinnung hervorrufen können.

Als Heilmittel innerlich genommen, stabilisieren Olibanum-Präparate die rhythmischen Funktionen, z. B. von Herz und Kreislauf. Sie wirken, vom Bereich des Rhythmischen ausgehend, ebenfalls konsolidierend auf seelische Prozesse.

Therapeutische Anwendungsgebiete

- Gicht, Rheuma, chronische Polyarthritis; allgemein zur seelischen Stabilisierung, z. B. bei Halluzinationen (Olibanum D12, Olibanum comp.).
- Zur Behandlung nervöser Herzpatienten (Olibanum comp.); in der Sterbesituation (Olibanum comp.).
- Phantomschmerzen (Olibanum comp./Succinum).

Dosierung und Anwendung

Ampullen:	2mal wöchentlich bis 1mal täglich 1 ml subcutan injizieren;
Dilutio:	3mal täglich 5–10 Tropfen bzw. 10–15 Tropfen bei Mischungen;
Räuchergranulat:	Zum Räuchern: etwas Granulat auf glühende Räucherkohle streuen.

Populus tremula

Populus tremula L. (Zitterpappel)
– frische Rinde und frisches Blatt

Präparate

Populus tremula	Dilutio D2
Populus tremula D2/Sabal serrulata D3/ Solidago virgaurea D3 aa	Dilutio

Charakterisierung und allgemeine Eigenschaften

Populus tremula soll hier im Vergleich zur Weide charakterisiert werden. Beide gehören zur selben Familie und beinhalten gleiche innere Wesensmotive, doch dies in recht unterschiedlicher Ausprägung. Pappel und Weide können in ihrem Verhältnis von Krone zum Stamm als die Steigerung der Birke angesehen werden. Im Vergleich zur Birke besteht bei beiden ein Überwiegen und ein noch stärkeres und tieferes Hineinwirken des Kronenprinzipes in den Stamm. Es findet daher bei beiden keine Mineralisierung des Holzes im Stamm statt. Bei Populus tremula bleiben sogar alle Holzzellen lebendig, und das Holz ist daher sehr weich. Auch in den Ästen ist bei beiden die Vitalität ungemindert, und sie können als Stecklinge fortgepflanzt werden. Beide zeigen keine Differenzierung in farbige Blüten, sondern bilden nur Kätzchen. Indem der Kronenbereich als Vitalitätsprinzip bei beiden Bäumen also besonders stark ausgebildet ist und bis tief in den Stamm hineinwirkt, liegt hier ein Kräfteverhältnis vor, das in der Therapie vor allem den älteren Menschen anspricht.

Die äußere Erscheinung ist bei beiden Bäumen jedoch sehr unterschiedlich. Während bei der Weide die weiche Lebendigkeit im Kronen- und Astbereich zum Durchbiegen der Äste führt, unterstreichen die aufwärtsgerichteten Äste der Pappel ihre säulenartig nach oben gerichtete Erscheinung. Die Pappel ist der typische Alleenbaum, der immer in Gruppen auftritt und wie ein Gardesoldat die Straßen »bewacht«. Die starre Aufgerichtetheit scheint das weiche, lebendige Innere dieses Baumes äußerlich in sein Gegenteil zu kompensieren. Auffällig sind hierbei die deutlich langgestielten Blätter, die beim leisesten Lufthauch »nervös« zittern und somit einen äußeren Kontrast zur starren Gestalt dieses Baumes bilden.

Die Grundbeziehung der Pappel zum älteren Menschen ist entsprechend anders ausgeprägt als bei der Weide oder der Birke. Die Pappel hat eine spezifische Beziehung zum männlichen älteren Patienten, wobei vor allem Prostatahypertrophie und Blasenleiden, wie akute und chronische Cystitis, Blasenschwäche und Enuresis des Greises im Vordergrund stehen.

Therapeutische Anwendungsgebiete

- Prostatahypertrophie (Populus tremula D2/Sebal serrulata D3/Solidago virgaurea D3 aa, Dil.).
- Akute und chronische Cystitis sowie Enuresis des älteren Patienten.

Dosierung und Anwendung

Dilutio:	3mal täglich 5–10 Tropfen, bzw. 10–15 Tropfen bei Mischungen.

Quercus

Quercus rubor L. (Stieleiche) und Quercus petrae (MATTUSCHKA) LIEBL. (Traubeneiche, Wintereiche)
– Rinde

Präparate

Quercus	äußerliche Flüssigkeit
	Dilutio D1, D2
	Pulvis D3, D6
	Unguentum 10 %
Conchae/Quercus comp.	
S. u. K.	Pulvis
Pharmakolith comp.	Ampullen
	Dilutio
Menodoron	Tropfen

Charakterisierung und allgemeine Eigenschaften

Die Eiche wächst langsam, aber immer ganz verholzend. Es scheint, als müßte sie sich gegen einen starken Druck, der von oben wirkt, stemmen. Der Stamm der Eiche entwickelt sich dabei massiv, wuchtig, fest, zerfurcht, und die Äste sind vielfach zackig gewinkelt. Die Festigkeit und Zähigkeit dringt bis in die Blätter hinein, die die charakteristischen runden Ausbuchtungen aufweisen und selbst im Winter als rostfarbene Blätter nicht vom Baum fallen. Während bei der Birke das Kernholz fehlt, bildet sich in der Eiche eine äußerst starke Ausprägung dieses harten, abgestorbenen, fast mineralischen Holzes.

Betrachten wir die Eiche unter dem allgemeinen Aspekt ihrer kosmisch-irdischen Beziehungen, dann erkennen wir, daß hier folgende Verhältnisse vorliegen: Bei der Eiche durchdringt der irdische Strom, der zur Erstarrung und festen Form führt, den ganzen Baum bis in die Blätter hinein, so daß selbst diese fest werden und im Winter am Baum hängen bleiben. Der irdische Strom bedingt die Festigkeit, Dauerhaftigkeit und die deutliche Ausbildung des Kernholzes. Substanzmäßig finden diese Prozesse ihren Niederschlag im hohen Kalk- und Gerbstoffgehalt der Eichenpräparate.

Mit anderen Worten ausgedrückt, bedeutet die Betonung des Stammprinzips, daß hierdurch die Eigenraumbildung – und nicht Umweltoffenheit, wie bei der Birke – im Vordergrund steht. Entsprechend werden Eichenpräparate dort angewandt, wo beim Patienten im Organismus die Eigenraumbildung als Wesensaspekt angeregt werden soll. Dies ist vor allem bei Kindern der Fall, wo die seelisch-geistige Wesenheit sich erst ihren Eigenraum in der Körperlichkeit schafft und so den Körper erst mit ihrer Wesenheit durchdringen muß. Die Ich-Organisation und der Astralleib werden unterstützt, das Physische gestaltend und formend zu durchdringen und gleichzeitig auf die plastisch-ätherischen Kräfte dämpfend einzuwirken. Verharrt das Kind zu stark mit seinem Wesen in der seelisch-geistigen Welt, aus der es in diese Welt herausgetreten ist, dann wird seine Körperlichkeit nicht genügend mit Eigenkräften durchdrungen, und es können verschiedene Krankheitsformen auftreten, wie z. B. Ekzeme, allergische Erkrankungen, Asthma, Rachitis.

Therapeutische Anwendungsgebiete

Asthmabehandlung (morgens 10 Tropfen Quercus D1, abends 10 Tropfen Veronica D1); allergische Zustände (Quercus D10, Inj.), Thyreotoxikose (Quercus D10, Inj.); Tetanie (Pharmakolith comp.);
feuchte Ekzeme, nässende Neurodermitiden (Quercus 10 %, äußerliche Flüssigkeit); übermäßiges Schwitzen (Quercus D1, Dil.); Rachitis-Prophylaxe (Conchae/Quercus comp. S. u. K. zusammen mit Apatit/Phosphorus comp. S. u. K.; Bad mit Quercus, äußerliche Flüssigkeit); zum Abstillen (Quercus 10 % äußerliche Flüssigkeit – Umschläge der Brüste); Hämorrhoiden (Quercus D6, Dil.; Quercus 10 %, Ungt.; Quercus 20 %, äußerliche Flüssigkeit für Sitzbäder).

Dosierung und Art der Anwendung

Ampullen:	2- bis 3mal wöchentlich bis 1mal täglich 1 ml subcutan injizieren;
Dilutio:	3mal täglich 5–10 Tropfen bzw. 10–15 Tropfen;
Außerliche Flüssigkeit:	2–3 Eßlöffel auf ein Vollbad, für Teilbäder entsprechend weniger, für Umschläge, Spülungen und Betupfung 1 Eßlöffel auf 1/2 Liter Wasser;
Tropfen (Menodoron):	3mal täglich 10–15 Tropfen;
Unguentum:	mehrmals täglich dünn auftragen.

Resina Laricis

Larix decidua MILL. (Lärche)
– Balsam aus dem Stamm

Präparate

Resina Laricis	Ampullen D5
	Dilutio D3, D5
	Unguentum 5 %
Resina Laricis comp.	Augentropfen
	Emulsio (äußerl. Flüssigkeit)
	Gelatum
	Unguentum
Resina Laricis 1 Teil/Oleum aethereum Terebinthinae 4 Teile	Inhalationsflüssigkeit
Absinthium D1/Resina Laricis 10 %	Dilutio
Flores Sambuci comp.	Ampullen
	Dilutio
Resina Laricis D6/Retina D4 aa	Ampullen

Charakterisierung und allgemeine Eigenschaften

Die Lärche folgt – im Gegensatz zu anderen Nadelbäumen – dem Rhythmus des Jahres: sie ergrünt mit ihren Nadeln im Frühjahr und wirft sie im Herbst vergilbt wieder ab. Die Lebensprozesse der Lärche stehen so in engem Zusammenhang mit dem Sonnengang im Laufe des Jahres. Diese für einen Nadelbaum besondere Lichtbeziehung äußert sich auch in ihrer Vorliebe für Standorte in lichten Bergeshöhen, wo sie mit ihren hellgrünen Nadeln den Eindruck eines besonders durchlichteten Baumes auf uns macht.

Bei der Lärche ist weniger die Bildung von ätherischen Ölen in den Nadeln von Bedeutung als vielmehr die Bildung von balsamischen Harzen im Stamm. Der klare, dickflüssige Harzsaft der Rinde und der äußeren Holzpartien wird dort therapeutisch verwendet, wo die Sinnessphäre angesprochen werden soll. Dies bezieht sich nicht nur auf bewußte Sinnesprozesse, sondern auch auf die feinen inneren, unbewußten Wahrnehmungsprozesse, die durch den ganzen Organismus hindurchwirken.

Therapeutische Anwendungsgebiete

- Neigung zu Verhärtungen und Ablagerungen, z. B. Störungen der Trophik und Durchblutung der Haut; Dermatomykosen.
- Behandlung von degenerativen Augenerkrankungen, z. B. Netzhautdegeneration, Katarakt; allgemein zur Kräftigung des Auges bei Ermüdung und Überanstrengung
- Katarrhalische Erkrankungen der Luftwege.
- Diabetes (Absinthium D1/Resina Laricis 10 %).
- Furunkulose (Flores Sambuci comp.).
- Heuschnupfen (Flores Sambuci comp.).
- Psoriasis (Flores Sambuci comp.).

Dosierung und Anwendung

Ampullen:	2mal wöchentlich bis 1mal täglich 1ml subcutan injizieren;
Äußerliche Flüssigkeit:	für Umschläge, Spülungen und Betupfung;
Dilutio:	3mal täglich 5–10 Tropfen bzw. 10–15 Tropfen bei Mischungen;
Gelatum:	2mal täglich auftragen;
Inhalationsflüssigkeit:	mehrmals täglich inhalieren;
Unguentum:	mehrmals täglich dünn auftragen.

Sabal serrulata

Serenoa repens (BARTR.) SMALL (Zwergpalme)
– frische Früchte

Präparat

Sabal serrulata	Dilutio D3

Charakterisierung und allgemeine Eigenschaften

Der Palmentypus entwickelt sich aus dem Blattelement heraus und ist den Farnbäumen vergleichbar. Nur hat bei den Palmen das Blatt seine Weichheit und Wandlungsfähigkeit verloren und ist vollkommen in der Form verfestigt. Die Blattstümpfe verholzen und bilden nach dem Absterben der Blattflächen den Stamm des Baumes. Während die Pflanze nach unten verholzt, bildet sie nach oben immer wieder neue Blätter. Lichtkräfte und substanzverfestigende Formkräfte prägen somit die Palme.

Die einzige Palmenart, die therapeutisch verwendet wird, ist Sabal serrulata. Sie ist eine niedrigstämmige, buschige Palme mit kriechendem Rhizom, fächerförmigen Blättern und stacheligen Blattstielen. Therapeutisch werden die reifen Früchte verwendet, die von tiefpurpurner Farbe sind.

Therapeutische Anwendungsgebiete

- Prostatahypertrophie.
- Cystitis, Dysurie, Enuresis.
- Weitere Indikation: Bronchitis.

Dosierung und Anwendung

Dilutio:	3mal täglich 5–10 Tropfen.

Sabina

Juniperus sabina L. (Sadebaum)
– frische Triebspitzen

Präparate

Sabina	Dilutio D3, D4
Colchicum D3/Sabina D4 aa	Dilutio

Charakterisierung und allgemeine Eigenschaften

Der Zypressentypus betont normalerweise das Senkrechte, Aufwärtsstrebende. Von diesem Typus weicht die Zypressenart Juniperus sabina vollkommen ab. Der 1,5 bis 3 m hohe Strauch oder Baum besitzt einen liegenden Stamm oder nur zahlreiche, liegende Äste und eine unregelmäßige, buschige Krone. Auch die Blätter sind nicht zu Nadeln zusammengezogen wie bei Juniperus communis, sondern schuppig an die Zweige gepreßt, an Thujablätter erinnernd. Zerreibt man die Blätter, so riechen sie unangenehm widerlich trotz der zedernholzartigen Beinote.

Therapeutisch werden die frisch beblätterten Zweigspitzen, die im April/Mai gesammelt werden, verwendet. Als Heilmittel zubereitet, bewirken sie – innerlich genommen – eine Anregung des Wärmeorganismus im Bereich der Unterleibsorgane.

Therapeutische Anwendungsgebiete

- Menorrhagien und drohender Abort (Sabina D3, D4).
- Gicht (Colchicum D3/Sabina D4 aa Dil.).

Dosierung und Anwendung

Dilutio:	3mal täglich 5–10 Tropfen bzw. 10–15 Tropfen bei Mischungen.

Sambucus nigra

Sambucus nigra L. (Schwarzer Holunder)
– frische Blüte und frisches Blatt

Präparate

Sambucus nigra	Dilutio D3
Sambucus nigra, Medulla	Dilutio 5 %
Flores Sambuci comp.	Ampullen
	Dilutio

Charakterisierung und allgemeine Eigenschaften

Sambucus nigra ist ein strauchartiger Baum mit auffallend prächtigen, schirmförmigen Trugdolden. Wenn ein Kraut eine Trug- oder eine echte Dolde bildet, so zeigt sie dadurch sein ungewöhnlich tiefes Eindringen in den Gegenraum an. Geschieht diese Blütenbildung zudem bei einem Baumstrauch, wie bei Sambucus nigra, dann ist sie ein Zeichen für eine nochmalige Steigerung des auffälligen Eindringens in die Umkreiskräfte. Sambucus nigra weist damit Eigenschaften auf, die sonst nur bei bestimmten Kräutern gefunden werden.

Beim Holunder wirkt also der vegetative Trieb tief in den Blütenstand hinein. Im Frühsommer öffnen sich die unzähligen kleinen weißen Blütchen und hüllen den Strauch in eine fast betäubende, schweflig-süßliche Duftwolke ein. Dies weist auf zwei wesentliche Komponenten der Blüte hin, nämlich auf Schwefel und ätherische Öle. Der Holunder öffnet sich somit im Blüten- und im Fruchtbereich in besonders auffälligem Ausmaß kosmischen Einflüssen.

Auch bildet der Holunder kein richtiges Holz. Das Mark des einjährigen, vegetativen Sprosses ist so gebaut, wie wir es von den markerfüllten Sprossen der Monokotyledonen, z. B. der Binsen, kennen. Der Holunder zeigt also auch selbst beim Holz das Hereinwirken der hohlraumbildenden Umkreiskräfte, die wohl zu einer Entvitalisierung führen, aber nicht zu einer Mineralisierung: Das Holundermark ist ein lufterfülltes, trockenes, totes Gewebe; alles Saftige, Lebendige ist nach außen an die Oberfläche gedrängt.

Entsprechend dieser Signatur wirken Holunderpräparate, als Heilmittel genommen, im menschlichen Organismus von innen zur Peripherie ableitend, schweißtreibend und generell die Ausscheidung fördernd. Sie sind daher besonders bei verhärtenden Krankheitstendenzen, wie Rheumatismus, Gicht, Sklerose, aber auch bei allergischen Erkrankungen, wie Heuschnupfen oder Ekzemen, indiziert. Während die Blüten und Früchte von Sambucus nigra eher in Richtung vermehrter Ausscheidung wirken, werden Zubereitungen des Markes mehr bei überschießenden Reaktionen, wie bei allergischen oder entzündlichen Prozessen, eingesetzt.

Therapeutische Anwendungsgebiete

- Abnorme Schweißbildung (unterdrückte oder übermäßige).
- Klimakterische Störungen (Flores Sambuci comp.).
- Schnupfen (bei verstopfter Nase vor allem nachts), Sinusitis (Sambucus nigra D3).
- Entzündungszustände subakuter Art: Furunkulose, rheumatische Affektionen, Arthrosen, Ekzeme (Flores Sambuci comp.).
- Allergische Reaktionen, Heuschnupfen, Ekzeme (Flores Sambuci comp.).

Dosierung und Anwendung

Ampullen:	2mal wöchentlich bis 1mal täglich 1 ml subcutan injizieren;
Dilutio:	3mal täglich 5–10 Tropfen bzw. 10–15 Tropfen bei Mischungen.

Viburnum opulus

Viburnum opulus L. (Gemeiner Schneeball)
– frische Rinde

Präparat

Viburnum opulus	Dilutio D2

Charakterisierung und allgemeine Eigenschaften

Viburnum opulus gehört zur Familie der Geißblattgewächse, wie auch der Holunder, und weist wie dieser eine besondere und auffällige Blütenbildung auf. Seine weißen Blüten stehen in hoher, flacher Trugdolde und bilden durch den Zusammenschluß der einzelnen Blüten eine höhere Einheit. Diese Einheit wird besonders dadurch betont, daß die Randblüten strahlig vergrößerte Blütenblätter ausbilden, was insgesamt den Eindruck einer Einzelblüte hervorruft. Die Randblüten sind steril; nur die inneren Blüten sind fruchtbar. Bei dieser Blütenbildung ist ferner erstaunlich, daß der Blütenschirm keinem gemeinsamen Stielende entspringt wie bei einer Dolde, sondern aus einer vielverzweigten Rispe entsteht.

Als bis zu 4 m hoher Strauch kommt der wilde Schneeball in Europa, Asien und Nordamerika in feuchten Auwäldern vor. Seine Zweige sind kahl. Aus den inneren Blüten bilden sich scharlachrote, giftige Früchte, die gewöhnlich von Vögeln gemieden werden. Beeren und Wurzelrinde riechen nach Baldriansäure.

Therapeutisch wird von Viburnum opulus die Rinde verwendet, die u. a. Bitterstoffe (das Glykosid Viburnin) und Gerbstoffe enthält. Die Wirkung entsprechender Präparate zielt vor allem auf den Unterleib, insbesondere auf Uterus sowie Magen-Darmtrakt, wo sie krampflösend und beruhigend wirken.

Therapeutische Anwendungsgebiete

- Dysmenorrhöe; anfallsartige pelvine Migräne.

- Abortus imminens.
- Uteruskrämpfe.

Dosierung und Anwendung

Dilutio:	2stündlich 5–10 Tropfen bis der Schmerzanfall abgeklungen ist, dann 3mal täglich 5 Tropfen.

Oleum Strophanthi

Strophanthus kombe Oliv. (Strophanthus)
– fettes Öl aus dem Samen

Komposition

Eine Kapsel enthält: 0,5 mg Oleum Strophanthi (fettes Öl aus dem Samen) in öliger Lösung.
Dilutio: D3 (in alkoholischer Lösung).

Begründung und Eigenschaften

Die tropische Pflanze Strophanthus kombe windet sich spiralig um Baumstämme, vom schattigen Urwaldgrund bis in die höchsten Baumwipfel, um dort im vollen Lichte zu erblühen. In den auffallend langen Blütenzipfeln klingt ihre spiralige Drehung aus. Der rhythmische mittlere Blattbereich von Strophanthus wird in reicher Fülle von immergrünen, gegenständigen Blättern von Knoten zu Knoten gebildet, die ohne jegliche Metamorphose zur Blütenregion hin hervorsprießen. Substantiell ist die Bildung eines giftigen Milchsaftes in Strophanthus bedeutsam.

In der Samenbildung löst sich der Strophanthusstrauch fast ganz aus den irdischen Schwerekräften heraus: An luftigen Haarschirmen hängend, verlassen die ölreichen Samen im Schwebeflug die langgestreckten Fruchtkapseln.

In Oleum Strophanthi, als Capsulae oder Dilutio, liegt das Öl des Strophanthussamens für die therapeutische Anwendung bei Herz- und Kreislauferkrankung vor. Die Beziehung zum Herzen, die der Pflanzenteil Same an sich aufweist, wird durch die alleinige Verwendung seines fetten, nicht-giftigen Öles in bestimmter Richtung verstärkt. Während ätherische Öle auf die Kreislaufrhythmik in der Peripherie des Organismus anregend und zugleich harmonisierend wirken, beeinflußt das fette Öl des Strophanthus kombe das Zentralorgan des Blutkreislaufes, das Herz, in entsprechender Weise.

Die Phänomene, daß fette Öle gleichsam Licht und Wärme in sich speichern, die sie dann bei ihrer Verbrennung freigeben, und daß sie, auf Wasser gegossen, Wellen glätten, können zwei Wirkungsrichtungen des Strophanthus-Öles verdeutlichen. Es wirkt einerseits auf das Herz innerlich durchwärmend und durchlichtend und andererseits beruhigend und abschirmend, z. B. gegenüber nervösen Überforderungen von seiten des vegetativen Nervensystems.

Therapeutische Anwendungsgebiete

Herzinsuffizienz, Kurzatmigkeit, Arrhythmie, Bradykardie, Koronarspasmen im Zusammenhang mit nervlicher Überbelastung durch Dauerstreß; zur Prophylaxe des Herzinfarktes.

Dosierung und Anwendung

Kapseln:	3mal täglich 1–2 Kapseln;
Dilutio:	3mal täglich ca. 7 Tropfen.

Thuja

Thuja occidentalis L. (Lebensbaum)
- junge Triebe

Präparate

Thuja	Ampullen D3, D4
	äußerliche Flüssigkeit 20 %
	Dilutio D1, D3, D4, D6, D30
	Dilutio aquosa D3, D6
	Pulvis D6
	Unguentum 10 %
Thuja comp.	Pulvis
Thuja Argento culta	siehe unter vegetabilisierte Metalle

Charakterisierung und allgemeine Eigenschaften

Im Gegensatz zu den verwandten Nadelbaumgewächsen weist Thuja keine Nadelbildung auf, sondern entwickelt flache, wie primitive Farnwedel aussehende, aufgefiederte Nadelschuppen. Auch die Zweigenden werden der Verholzung entzogen und nehmen Blattcharakter an. Während bei den übrigen Nadelhölzern die Form im Zusammenhang mit der Wärmequalität der ätherischen Öle betont ist, werden bei der Thuja die Wärmequalitäten durch Kampfer und kampferartige ätherische Öle ins Feurig-Scharfe gesteigert und von einer allgemeinen formauflösenden Vitalität und einem Schleimreichtum begleitet. Thuja überkompensiert so die mineralisierende Formkraft der Nadelholzfamilie durch ihre wuchernde Lebenskraft, worauf ihre Heileigenschaften beruhen.

Die pharmazeutische Zubereitung von Thuja wird therapeutisch genutzt, wenn der Organismus Fremdsubstanzen nicht genügend auflösen kann und diese so mit ihrer Fremdätherität zu tief in den Organismus eindringen. Die Fremdsubstanzen können als Nahrungsstoffe, durch Impfungen oder Infektionen in den Organismus gelangen und bleiben dann mit ihrer für den Organismus fremden Ätherität behaftet, die hier weiterwirkt und zu proliferativen Wucherungen wie Papillome, Warzen, Kondilome oder Polypen führt. Bei Abwehrreaktionen des Organismus zur Überwindung der Fremdsubstanzen innerhalb der zentralen Stoffwechselprozesse kann es auch zu entzündlichen Prozessen kommen.

Thuja fördert durch seine wuchernde Lebenskraft die Auflösung der Fremdsubstanzen. Indem es hierbei die Empfindungsprozesse des Organismus anregt, wird einerseits der seelische Bereich belebt, und andererseits werden die unbewußten Wahrnehmungsprozesse gegenüber Fremdsubstanzen im Stoffwechsel gesteigert. Dies fördert die volle Auflösung der Nahrungsstoffe und anderer in den Organismus gelangter Substanzen und damit auch die Überwindung des Fremdätherischen.

Therapeutische Anwendungsgebiete

- Folgende Krankheitsprozesse, vor allem bei pastöser Konstitution: entzündliche Prozesse im Verdauungstrakt, Muskelsystem, in den Gelenken sowie bei Haut- und Sinnesorganen.
- Proliferative Prozesse wie Warzen, Papillome, Condylome, Ranula.
- Anregung der Aufnahmefähigkeit im seelischen Bereich.

Dosierung und Anwendung:

Ampullen:	2mal wöchentlich bis täglich 1 s.c. Injektion;
Dilutio:	3mal täglich 5–10 (15) Tropfen.

4. Zusammenfassende Darstellung der äußerlichen Anwendungsformen

Äußerliche Flüssigkeiten zur Anwendung in Form von Badezusätzen, Abreibungen, Wickeln oder Kompressen

Allgemeine Eigenschaften

Ein Verständnis für die therapeutische Bedeutung der äußerlichen Anwendungen von Wasser mit bestimmten Natursubstanzen in Form von Bädern, Abreibungen, Umschlägen oder Kompressen ergibt sich aus dem anthroposophischen Menschenbild und einer entsprechenden Substanzerkenntnis. Vor allem die funktionelle Dreigliederung und ihre Entsprechungen in der den Menschen umgebenden Natur als sulfurische, merkurielle und salartige Qualitäten ergeben Erkenntnisse zum Verständnis der Wirkungsweise dieser Maßnahmen. Im Sinne der funktionellen Dreigliederung stellt die Haut in ausgeprägtem Maße ein Organ für Sinnes-Nerven-Prozesse dar, über die die peripherische Tätigkeit der Ich-Organisation direkt durch Anwendung bestimmter Therapeutika angesprochen werden kann. Die äußerliche Anwendung ruft Reaktionen im Gesamtorganismus hervor und kann somit eine tiefgreifende Wirkung ausüben. Sie spielt daher allgemein in der anthroposophischen Medizin eine bedeutende Rolle.

Neben der Substanzwirkung der Präparate auf die Haut, die auf Wahrnehmungsprozessen der Ich-Organisation in der Peripherie beruht, beinhaltet die äußerliche Anwendung in Form von Bädern, Abreibungen oder Kompressen auch die spezifisch merkurielle Wirkung des Wassers sowie weiterhin die des Wärmeelementes. Durch das merkurielle Wasserelement wird der Organismus beim Baden seiner Schwere enthoben, womit die Ich-Organisation in ihrer Tätigkeit der Regulation, der Kompensation und der Gleichgewichtsfindung angesprochen wird. Durch die jeweils individuell angepaßte Temperatur des Wassers wird der Wärmeorganismus aktiviert, der das Wirkenselement der Ich-Organisation darstellt. Diese beiden Reaktionen steigern die Empfindlichkeit des Organismus für die unbewußten feinen Wahrnehmungsprozesse der Haut, die durch die angewandten Präparate in spezifischer Weise angesprochen werden. Erkenntnisse zu den Wirkungen der Substanzen ergeben sich ebenfalls unter dem prinzipiellen Aspekt der drei Qualitäten im Sinne von Sal, Merkur und Sulfur.

Salartige Eigenschaften weisen die Substanzen auf, die entweder selber aus Salzlagerstätten kommen oder als Pflanzenpräparate aus der Wurzel als pflanzliche Entsprechung der Salprozesse stammen, wie z. B. die Präparate Calamus oder Lappa major. Bei Calamus ist zudem in ausgeprägtem Maße die sulfurische Seite vertreten, indem in der Wurzel ätherische Öle als eigentlich charakteristische Blütensubstanzen ausgebildet werden. Durch die Vereinigung von salartigem Wurzelbildungsprozeß mit sulfurisch-blütenhaften Substanzen erhält der Calamus seine spezifische Beziehung zu den vom Kopfpol ausgehenden und direkt im Stoffwechselgeschehen wirkenden Prozessen. Ätherische Öle dagegen, die aus der Blüte gewonnen werden, sowie überhaupt Blütenpräparate wie Heublumen, regen als spezifisch sulfurische Substanzen den Stoffwechselpol an und werden z. B. bei Stoffwechselleiden wie Rheuma angewandt. Auf Atmung und Kreislauf als rhythmische Prozesse wird durch Pflanzenpräparate gewirkt, die aus dem Blatt- und Nadelbereich gewonnen werden, wie z. B. Hamamelis oder Edeltanne-Badezusatz.

Die äußerlichen Flüssigkeiten sind eine wichtige und spezifische Ergänzung zu anderen Applikationsarten von Heilmitteln und ermöglichen eine wesentliche Erweiterung der therapeutischen Maßnahmen in der anthroposophischen Medizin.

Allgemeines zur Anwendung

Aus dem dargelegten Verständnis der Anwendung von äußerlichen Flüssigkeiten ergibt sich, daß diese Therapie den Patienten in seiner individuellen Reaktionslage anspricht und entsprechend individuell ausgerichtet sein muß, um wirksam sein zu können. Die folgenden Empfehlungen können daher nur allgemeine Hinweise darstellen. Im Einzelfall hat sich die Therapie jedoch nach der Konstitution und dem Reaktionsvermögen des Patienten zu richten. Sie muß eventuell differenzierter oder anders durchgeführt werden, als sie in den folgenden Empfehlungen angegeben ist.

Von entscheidender Bedeutung für die Wirksamkeit der äußerlichen Therapie in Verbindung mit dem Wasserelement ist neben dem geeigneten Badezusatz die individuell abgestimmte Wassertemperatur. Ein weiterer wichtiger Faktor für die Wirksamkeit ist die Zeitdauer der Anwendung, ihre Häufigkeit, und bei den Bädern spielt auch die Tageszeit der Anwendung eine wichtige Rolle.

Bäder

Beim Baden beträgt die Wassertemperatur in der Regel zwischen 35 °C und 38 °C. Bei Herzkranken wird die Wassertemperatur eher im unteren Bereich dieser Spanne gewählt, bei Herzgesunden eher im oberen. Badezusätze, die Säuren pflanzlicher oder tierischer Herkunft enthalten, wie Prunus oder Ameisensäure, kommen meist besser im unteren Temperturbereich zur Wirksamkeit, während bei den ätherischen

Ölen dies mehr im oberen Temperaturbereich zu erwarten ist. Wenn ein Überwärmungseffekt oder längeres Nachschwitzen angestrebt wird, kann die Badetemperatur auf 39 °C bis 40 °C und evtl. höher gesteigert werden. Hierbei wird z. B. von 36 °C ausgehend, unter Berücksichtigung der Reaktionen des Patienten, heißes Wasser nachgefüllt. Als Badezusätze für diese Überwärmungsbäder eignen sich besonders die ätherischen Öle oder Heublumenzusatz. Diese Bäder sind besonders wirkungsvoll bei chronischen Erkrankungen, aber auch bei beginnenden Erkältungen. Wegen der besonderen Belastung dieser Bäder sind sie nur unter ärztlicher Kontrolle durchzuführen.

Wird der Patient durch heiße Bäder überfordert, beginnt man mit niedrigeren Temperaturen, z. B. 35 °C, und läßt das Bad dann leicht in der Temperatur ansteigen, wobei z. B. als Badezusatz Lavendel oder Edeltanne verwendet wird.

Bei Erkrankungen mit Blutdrang zum Kopfe kann auch ein absteigendes Vollbad Linderung bewirken.

Teilbäder

Sie werden als Sitzbäder, Fußbäder und Armbäder durchgeführt, wobei in der Regel ein stärkerer Temperaturreiz als beim Vollbad ausgeübt wird, indem sie als ausgesprochene Wechselbäder, ansteigende oder absteigende Teilbäder angewendet werden. Beim ansteigenden Fußbad wird z. B. mit 35 °C begonnen und dann durch langsames Zugießen von heißem Wasser die Temperatur innerhalb von 15 Min. auf 39 °– 40 °C gesteigert. Hierbei werden häufig die Badezusätze wie Equisetum, Quercus, Hamamelis oder Arnika zugesetzt.

Waschungen

Sie stellen eine milde Wasseranwendung dar. Sie sind am gut durchwärmten Körper morgens z. B. mit Rosmarin-Badezusatz oder abends z. B. mit Lavendel-Badezusatz durchzuführen. Das Wasser braucht hierfür nicht besonders kalt zu sein, es darf aber auch nicht zu warm sein, da sonst keine Wirkung erzielt wird.

Bei hochfiebernden Kranken, insbesondere bei Kindern, haben sich kalte, feuchte Abreibungen der Glieder ausgezeichnet bewährt. Eine mittelgroße Schale kalten bzw. zimmerwarmen Wassers wird mit einem Teelöffel voll Edeltanne-Bademilch versehen und zwei Handtücher eingetaucht. Mit dem einen, nachdem es gut ausgewrungen wurde, werden Arme und Beine umhüllt und so lange gerieben, bis das Handtuch warm ist. Dann kommt das andere Handtuch an die Reihe, nachdem man das erstgebrauchte wieder in die Schüssel gelegt hat. Man wechselt an einem Glied nacheinander etwa vier- bis fünfmal und geht dann an ein anderes.

Kompressen (Umschläge)

Kompressen werden wie Wickel entweder kühl oder heiß angewendet. Kühle Kompressen werden z. B. mit Arnika-Essenz bei Verletzungen, Blutergüssen und Quetschungen oder z. B. mit Orthoklas zur Beruhigung des Herzens angewendet. Warme bis heiße Kompressen, z. B. mit Oxalis, sind sehr wirksam bei Verkrampfungen wie z. B. Gallen-, Magen-, Nieren-Koliken im betreffenden Gebiet oder als heiße Wadenkompressen, z. B. mit Arnika bei asthmatischen Beschwerden.
Der Zeitpunkt der Anwendung der Wickel und Kompressen spielt im Hinblick auf den Tagesrhythmus keine wesentliche Rolle.

Nachhaltige therapeutische Wirkungen der äußerlichen Anwendungen in Form von Bädern, Abwaschungen, Wickeln oder Kompressen sind in der Regel nur bei wiederholten Anwendungen zu erwarten. Besonders bei Bädern kann erst mit einer nachhaltigen Wirkung gerechnet werden, wenn sie wiederholt werden, wobei zwei bis drei Bäder pro Woche bei mindestens zehn Bädern als allgemeine Regel gelten kann. Nach jeder äußerlichen Anwendung ist eine Nachruhe von mindestens 1 Stunde zu empfehlen.

Einzelne Präparate

Aesculus 10 %, äußerliche Flüssigkeit (Aesculus hippocastanum, Cortex sicca, Decoctum)

Aesculus, Semen 20 %, äußerliche Flüssigkeit (Aesculus hippocastanum L., Semen recens)

- Varizen, Hämorrhoiden, Ulcus cruris, Thrombophlebitis, rheumatischer Formenkreis so wie alle Krankheitsprozesse, die auf Ödembildung und mangelhafte Kapillarresistenz zurückgehen.

Anwendung: 1 Teelöffel auf eine Tasse warmes Wasser zu Umschlägen
2 Eßlöffel auf ein Vollbad.

Arnica siehe Monographie »Arnica-Essenz, Weleda«

Arnica/Urtica urens siehe Monographie »Combudoron«

Berberis 20 %, äußerliche Flüssigkeit (Berberis vulgaris L., Fructus recens)

- Schwächezustände, nervöse Erschöpfung, Ermüdbarkeit.

Anwendung: 2 Eßlöffel auf ein Vollbad.

Berberis/Prunus, äußerliche Flüssigkeit

• Asthenie.

Anwendung: 2 Eßlöffel auf ein Vollbad.

Betula, Folium 20 %, äußerliche Flüssigkeit

(Betula pendula, Folium siccum, Decoctum)

• Rheuma, Gicht.

Anwendung: 2 Eßlöffel auf ein Vollbad.

Borago 20 %, äußerliche Flüssigkeit (Borago officinalis L., Folium)

• Trombophlebitis.

Anwendung: 2 Eßlöffel auf eine Tasse warmes Wasser zu Umschlägen.

Calamus 20 %, äußerliche Flüssigkeit (Acorus calamus L., Rhizoma, Decoctum)

• Hautheilende Wirkung, bei rheumatischen Krankheitszuständen, kräftigend und drüsenanregend, fördert die Durchblutung; bei Rachitis, bei konstitutioneller Unterentwicklung, Kinderbad.

Anwendung: 2 Eßlöffel auf ein Vollbad.

2 Teelöffel auf eine Tasse warmes Wasser zu Umschlägen.

Calendula 20 %, äußerliche Flüssigkeit (Calendula officinalis L., Herba)

• Entzündungen der Haut und des Unterhautgewebes; Abszesse, Phlegmone, Panaritium, Ulcus cruris.

Anwendung: 2 Teelöffel auf eine Tasse warmes Wasser zu Umschlägen,

2 Eßlöffel auf ein Vollbad.

»Calendula-Badezusatz, Weleda« (Calamus/Calendula/Prunus spinosa/ Thymus serpyllum/Oleum aetherea/Excip.)

• Pflegepräparat: beugt dem Wundsein vor und ist speziell für sehr zarte Haut und als Kinderbad geeignet.

Anwendung: 1–2 Eßlöffel voll auf ein Vollbad.

1 Teelöffel voll auf ein Kinderbad.

Calendula 20 %/Echinacea 1 %, äußerliche Flüssigkeit (Calendula, Herba recens 20 %/Echinacea, Planta tota recens 1 %, Excip. ad Solutionem)

• Eitrige Sinusitiden.

Anwendung: Zu Spülungen 1 : 10 mit physiologischer Kochsalzlösung verdünnen.

Calendula-Schüttelmixtur, äußerliche Flüssigkeit (Calendula, Herba recens 3,5 g/ Echinacea, Planta tota recens 0,7 g/Sulfur 1 g/Zincum oxydatum 1 g/Excip. ad 100 g)

• Subakutes Ekzem, Epidermitis.

Anwendung: 2 Teelöffel auf eine Tasse Wasser zu Umschlägen.

Cuprum sulfuricum 20 %, äußerliche Flüssigkeit

• Bei Erregungszuständen und Nierenkrankheiten; als ansteigende Arm- und heiße Fußbäder bei Hypertonie und peripheren und arteriellen Durchblutungsstörungen
Anwendung: 1–2 Eßlöffel auf ein Vollbad,
ca. 1 Eßlöffel auf Teilbäder.

Echinacea 20 %, äußerliche Flüssigkeit (Echinacea angustifolia DC, Planta tota recens)

• Entzündliche Prozesse.
Anwendung: 2 Teelöffel voll auf 1 Tasse Wasser zu Umschlägen.

»Edeltannebademilch, Weleda«

• Pflegepräparat zur Hebung des Wohlbefindens, besonders nach körperlichen Anstrengungen; wirkt ausgleichend.
Anwendung: 2 Eßlöffel voll auf ein Vollbad.

Equisetum arvense 10 %, äußerliche Flüssigkeit (Equisetum arvense L., Herba sicca, Decoctum)

• Entzündungsdämpfend, kapillardichtend, gewebestraffend, anregend auf Diurese, bei schlecht heilenden Wunden, bei chronischen Ekzemen.
Anwendung: 2 Teelöffel auf eine Tasse warmes Wasser zu Nierenkompressen und Umschlägen; 2 Eßlöffel voll auf ein Vollbad.

Gramen, Flos 20 %, äußerliche Flüssigkeit

(Gramen, Flos, Decoctum – Heublumen-Badezusatz)

• Krampflösend, beseitigt Gewebestauungen, anregend, belebend, allgemein stärkend, hyperämisierend, erweichende Wirkung, gegen Rheumaleiden.
Anwendung: 2 Teelöffel voll auf eine Tasse heißes Wasser zu Wickeln und Auflagen
2 Eßlöffel voll auf ein Vollbad.

Hamamelis, Folium 20 %, äußerliche Flüssigkeit (Hamamelis virginiana L., Folium siccum)

• Gewebestraffend, bei Hämorrhoiden, Varizen, Ulcus cruris.
Anwendung: 2 Teelöffel voll auf eine Tasse warmes Wasser zu Umschlägen
1 Eßlöffel voll auf ein heißes Sitzbad.

Kalium sulfuratum 30 %, äußerliche Flüssigkeit (Kalium sulfuratum crudum, Schwefelleber; Gemisch von Kaliumsulfid, polysulfiden, -thiosulfat und geringen Mengen -sulfat)

• Allgemeine Anregung der Stoffwechselreaktionslage, Verbesserung der Hautdurchblutung und Hautresistenz gegenüber exogenen und endogenen Reizen; bei rheumatischen Erkrankungen sowie chronisch-entzündlichen Veränderungen der Organ- und Skelettsysteme; zur Unterstützung der Rachitistherapie; als Kinderbad.

Anwendung: 2 Eßlöffel voll auf eine Tasse heißes Wasser zu Umschlägen,

2 Eßlöffel voll auf ein heißes Vollbad.

1 Teelöffel auf ein Kinderbad, Dauer: 5 Minuten.

»Kastanien-Badezusatz, Weleda«

• Pflegepräparat, kräftigt die Hautfunktionen, stärkt und belebt das Gewebe.

Anwendung: 2 Eßlöffel voll auf ein Vollbad.

Lappa major 20 %, äußerliche Flüssigkeit (Arctium lappa L., Radix recens)

• Chronische Ekzeme, Geschwüre und Eiterungen.

Anwendung: 2 Eßlöffel voll auf ein Vollbad.

2 Teelöffel voll auf eine Tasse warmes Wasser zu Umschlägen.

»Lavendel-Badezusatz, Weleda«

• Pflegepräparat, wirkt beruhigend, vor dem Schlafengehen anzuwenden.

Anwendung: 2 Eßlöffel voll auf ein Vollbad.

Melilotus officinalis 20 %, äußerliche Flüssigkeit (Melilotus officinalis [L.] Lam., Herba)

• wirkt auf Störungen im venösen Gebiet erweichend, entzündungshemmend und schmerzstillend.

Anwendung: 1 Teelöffel voll auf eine Tasse heißes Wasser zu Umschlägen.

Mercurialis perennis 20 %, äußerliche Flüssigkeit (Mercuralis perennis L., Planta tota recens)

• Geschwüre, Furunkel, Entzündungen

Anwendung: 2 Teelöffel voll auf eine Tasse warmes Wasser zu Umschlägen.

Orthoklas 0,1 %, äußerliche Flüssigkeit

(Natürliches Kaliumaluminiumsilicat)

• Entzündungen, Quetschungen, abends als Herzkompresse.

Anwendung: 2 Teelöffel voll auf eine Tasse lauwarmes Wasser (ca. 30 °C) zur Herzkompresse.

2 Teelöffel voll auf eine Tasse kühles Wasser zu Umschlägen.

Oxalis 20 %, äußerliche Flüssigkeit (Oxalis acetosella L., Folium recens)

• Stoffwechselschwäche, Spasmen im Gallen- und Nieren-Blasen-Bereich.

Anwendung: 2 Teelöffel voll auf eine Tasse warmes (maximal 39 °C) Wasser zu Umschlägen oder Kompressen.

2 Eßlöffel voll auf ein Vollbad.

Prunus-Bad (Prunus spinosa L., Fructus recens, unter Zugabe von Steinsalz)

• Zur Anregung der Vitalität.

Anwendung: 2 Eßlöffel auf eine Tasse warmes Wasser zu Umschlägen,
2 Teelöffel auf ein Vollbad.

Quercus 20 %, äußerliche Flüssigkeit (Quercus robur L. und Quercus petraea, Liebl., Cortex siccus)

- Zur oberflächlichen Wundbehandlung, zur Heilung von Fissuren und Rhagaden, ferner zur Behandlung von Hämorrhoiden.

Anwendung: 2 Teelöffel auf eine Tasse warmes Wasser zu Umschlägen,
2 Eßlöffel auf ein Vollbad; 1 Teelöffel auf ein heißes Sitzbad.

»Rosmarin-Badezusatz, Weleda«

- Stoffwechselschwäche, besonders bei Diabetes durchblutungsfördernd.

Anwendung: 2 Eßlöffel auf ein Vollbad (vormittags);
1–2 Teelöffel auf 1 Liter Wasser zu Waschungen (morgens);
$^1/_2$–1 Teelöffel auf eine Tasse lauwarmes Wasser zu Brust-,
Leib- und Wadenwickeln.

Thuja 20 %, äußerliche Flüssigkeit (Thuja occidentalis L., Summitates recentes)

- Entzündungserscheinungen der Haut; bei Neigung zu Eiterungen, Pyodermien, Otitis, Cystopyelitis.

Anwendung: 2 Teelöffel auf eine Tasse warmes Wasser zu Umschlägen,
2 Eßlöffel auf ein Vollbad.

Urtica dioica 20 %, äußerliche Flüssigkeit (Urtica dioica L., Planta tota recens)

- Hautblasen, Nesselsucht, Pemphigus, Erythema nodosum, Psoriasis, gestörter Wärmeorganismus.

Anwendung: 2 Eßlöffel auf ein Vollbad.

Salben, Gelate, Öle und Metallspiegelfolien als Therapeutika zur äußerlichen Anwendung

Präparate

siehe unten

Begründung und Eigenschaften

In der anthroposophischen Medizin spielt die äußerliche Therapie, z. B. als Salbenanwendungen auf der Haut, eine bedeutende Rolle. Dabei steht die lokale Wirkung selber nicht im Vordergrund, sondern eine den gesamten Menschen umfassende. Die tiefgreifende Wirksamkeit dieser Behandlungsart kann immer wieder beobachtet werden, und es sollen die grundsätzlichen Aspekte zu ihrem Verständnis dargestellt werden.

Zum Verständnis der Bedeutung der äußerlichen Therapie muß zunächst die Haut in ihren verschiedenen Funktionen für den menschlichen Organismus erkannt werden. Die Haut stellt nicht nur eine Schutzhülle für den Organismus gegenüber der Außenwelt dar; sie steht auch funktionell zum gesamten Organismus in einer direkten Beziehung und weist eine entsprechende Dreigliederung auf. Sie kann die Rolle des Spiegels des Organismus nach außen einnehmen, weil das innere Geschehen die Haut in ihren Funktionen beeinflußt, und umgekehrt kann über die Haut auf das Innere gewirkt werden.

Im umfassenderen Sinne ist die Haut das repräsentative Organ des peripheren Nerven-Sinnes-Systems, durch das der Mensch geistig mit dem Kosmos verbunden ist. Sie wirkt nach innen zentripetal formend und der zentralen Organisation des Organismus abbauend entgegen. Die Ich-Organisation ist in der peripheren Sinnes-Nerven-Organisation frei tätig und wirkt nach innen auf den physischen Leib direkt ein. Nach außen tritt sie geistig mit der Außenwelt in Beziehung. Die periphere Organisation, zu der auch der Kopfpol zu zählen ist, ermöglicht durch ihre nach innen formend-abbauende Tätigkeit die Bewußtseinsentfaltung und -entwicklung.

Durch die äußerliche Anwendung bestimmter Substanzen kann die Ich-Tätigkeit des Organismus in zentripetaler Richtung angeregt werden. Dies führt zu ihrem stärkeren Hineinwirken in die zentrale Organisation, wodurch ein neues Gleichgewicht gefunden werden muß. Die durch dieses Kräftewirken betroffenen Organe werden dabei in ihrer inneren Atmungstätigkeit angeregt. Die zentripetal gleichsam strahlende Wirkung der äußerlichen Anwendung, z. B. von Metallsalben, führt so zu einem stärkeren seelisch-geistigen Wirken im Organisumus.

Die äußerliche Behandlungsart kann jedoch nicht nur eine zu schwache periphere Ich-Tätigkeit in ihrer zentripetalen Richtung verstärken, sondern auch mit bestimmten Substanzen in entgegengesetzter Richtung wirken. Wenn die Ich-Organisation zu stark ins Physische eingreift, kann ihre zerstörerische Tätigkeit durch reizende, gleichsam ziehende Substanzen, wie z. B. Cochlearia Armoracia, als Salbenanwendung ausgeglichen werden. Durch die äußerliche Anwendung dieser Substanzen wird die Ich-Organisation von ihrer zu starken zentripetalen, direkt auf den physischen Leib wirkenden Tätigkeit abgelenkt und wieder mehr zur Sinnestätigkeit in der Peripherie hingelenkt.

Nicht nur die Wahl der Substanzen, seien sie mineralischen, pflanzlichen oder tierischen Ursprungs, spielt eine entscheidende Rolle für die Wirkungsweise der äußerlichen Anwendung, sondern auch deren Applikation an bestimmten Hautbezirken. Von entscheidender Bedeutung für die Wirkungsweise ist, ob sie am oberen oder unteren Menschen zur Anwendung kommt. Im oberen Menschen ist nur der physische Leib selber primär wirksam, während die übrigen Wesensglieder hier allein als Abdruck wirken und somit selber frei tätig sein können. Durch die äußerliche Therapie wird im oberen Menschen die gesamte seelisch-geistige Sphäre direkt angesprochen, die im physischen Leib formend und gestaltend wirkt. Im unteren Menschen ist dagegen nur die Ich-Organisation frei tätig, so daß hier bei der äußerlichen Behandlungsart direkte wie auch indirekte Wirkungen im seelisch-geistigen Bereich auftreten. Weiterhin ist zu berücksichtigen, ob die äußerliche Therapie vorne oder hinten, z. B. an der Stirne oder am Hinterkopf erfolgt, da sie entgegengesetzte Funktionsrichtungen, deren Kräfte aus dem Umraum in die Organe hineinwirken, ansprechen. Anregungen der Nerven-Sinnestätigkeit über die Haut im Bereich der vorderen unteren Organe, die vorwiegend eine aufbauende Tätigkeit zeigen, und im Bereich der hinteren oberen Organe, die im Physischen abbauend verfestigend wirken, stehen in polarer Wechselwirkung zueinander. Die topographischen Gesichtspunkte zur äußerlichen Behandlungsart können schließlich so differenziert werden, daß gezielte Organ- und Funktionswirkungen erreicht werden können durch die Applikation an hierfür jeweils spezifisch und individuell ausgewählten Hautbereichen, z. B. im Sinne der traditionellen chinesischen Medizin an bestimmten Meridianpunkten.

Unter dem dargelegten Aspekt stellt die äußerliche Behandlungsart eine bedeutsame und umfassende Therapieform dar, die von der Bewußtseinsorganisation des Menschen in Richtung der Stoffwechselorganisation wirkt. Diese spezifische Eigenschaft verleiht ihr eine eigenständige, der menschlichen Entwicklung Rechnung tragende und somit zukunftsweisende Bedeutung.

Präparate und deren Anwendung

Aconitum napellus Emplastrum 5 %; Oleum 5 % (Aconitum napellus L. Eisenhut)

- Zur Unterstützung der lokalen Gestaltungskräfte; bei Überbein, Nervenschmerzen.

Anwendung: 1- bis 2mal täglich auftragen.

Aconitum/Nicotiana comp. Oleum (Aconitum Napellus, Tuber 5 %/Tabacum, Folium 10%/Oleum aethereum Rosmarini 10 % aa)

- Die Gestaltungskräfte des Aconitum werden ergänzt durch die Formkräfte des Tabacum und durch die auf die Wärmeorganisation anregenden Kräfte des Rosmarinöls; bei Deformationen der Wirbelsäule.

Anwendung: 1- bis 2mal täglich auftragen.

Amygdalae amarae Unguentum 15 % (Prunus dulcis var. amara (DC.) [Bittermandelbaum] Samen, bittere Mandeln)

- Brustdrüsenschwellung; klimakterische Brustdrüsenschmerzen; Mastodynie.

Anwendung: einmal täglich auf die Brüste auftragen.

Antimonit Unguentum 5 %; 0,4 % (Grauspießglanz = natürliches Antimon [III]sulfid)

- Zur Anregung der peripherischen Ich-Tätigkeit und der inneren feinen Organatmungstätigkeit; bei Ekzemen.

Anwendung: einmal täglich die betroffenen Bezirke einreiben.

Antimonit/Anisum Unguentum (Antimonit, magnetisiert 2 %/Oleum aethereum Anisi 1%/Pimpinella Anisum, Fructus siccus 1 %/Excip. ad Unguentum)

- Anissamen und Anisöl regen den Organismus in seiner feinen Sinnestätigkeit an und machen ihn empfänglicher für die durchorganisierenden Kräfte des Antimonit; bei Magenbeschwerden, bei Ptose, bei Praecancerose.

Anwendung: 2- bis 3mal wöchentlich in der Magengegend auftragen.

Apis Unguentum 1 % (Apis mellifica L. [Honigbiene])

- Regt innere Wärme- und innere Durchlichtungsprozesse an; bei Rheuma.

Anwendung: 1- bis 2mal täglich einreiben.

Archangelica Oleum 10 %; Unguentum 5 % (Angelica archangelica L. [Engelwurz]); Ungt.: Radix recens, Decoctum. – Oleum: Radix sicca, Ölauszug

- Drüsenschwellung, Mumps, Tonsillitis, Lymphstauungen.

Anwendung: 1- bis 2mal täglich auftragen; auch als Salbenlappen verwendbar.

Argentum, Metallspiegelfolie

(silberbeschichtete Folie/Metallspiegel mit aufgesteppter Baumwolle)

- Blasenschwäche, Cystitis, Enuresis; Sterilität, Amenorrhöe, Genitalentzündungen;

Hauterkrankungen, Ernährungsstörungen der Haut, Ulcus cruris, Furunkulose, Schweißdrüsenabszesse; Mondsucht.

Argentum Unguentum 0,4 % (Argentum metallicum praeparatum)

- Fördert vom unteren Pol aus das plastizierende Wirken der Ich-Organisation im Flüssigkeitsorganismus; bei Blasenschwäche, bei pastöser Konstitution.

Anwendung: auf den Unterbauch über Nacht einwirken lassen.

Argentum/Stibium aa Unguentum 0,4 % (Argentum metallicum praeparatum 0,2 % /Stibium metallicum praeparatum 0,2 %/Excip. ad Unguentum)

- Die im Flüssigkeitsorganismus durchgestaltenden Kräfte des Argentum werden ergänzt von den durchorganisierenden des Stibium; bei Darmreizungen, Entzündungen.

Anwendung: 2- bis 3mal wöchentlich über Nacht auf den Bauch einwirken lassen.

Aristolochia clematitis Unguentum 10 % (Aristolochia clematitis L. [Osterluzei], Herba [frisches, blühendes Kraut])

- Wirkt regenerationsfördernd bei schlecht heilenden Wunden.

Anwendung: 1- bis 2mal täglich auftragen.

Arnica Unguentum: siehe unter Monographie Arnica-Essenz, Arnica-Salbe

Arnica comp. Unguentum fettarm (Aconitum napellus [Eisenhut], Planta tota recens 1%/Arnica [Arnika], Planta tota recens 3,5 %/Betula [Birke], Folium recens 2 %/Mandragora [Alraune], Radix sicca, Decoctum 0,3 %/Oleum aethereum Rosmarini [Rosmarin] 1 %/Excip. ad Unguentum)

- Rheumatische Schmerzen.

Anwendung: 1- bis 2mal täglich einreiben.

Arnica comp./Apis Unguentum (Aconitum napellus [Eisenhut], Planta tota recens 1 %/ Apis [Honigbiene] 1 %/Arnica [Arnika], Planta tota recens 3,5 %/Betula [Birke], Folium recens 2 %/Mandragora [Alraune], Radix sicca, Decoctum 0,3 %/Oleum aethereum Rosmarini [Rosmarin] 1 %/Excip. ad Unguentum)

- Rheumatischer Formenkreis; Neuritis.

Anwendung: 1- bis 2mal täglich einreiben.

Arnica comp./Cuprum Oleum (Cuprum metallicum praeparatum 0,001 %/Weleda Massageöl mit Arnica (Arnica, Flos; Betula [Birke], Folium; Oleum aethereum Lavandulae [Lavendel]; Oleum aethereum Rosmarini [Rosmarin]; Oleum vegetabile)/Excip. q. s.)

- Durch die Kupferkomponente weist das Präparat auch eine entkrampfende Wirkung auf; bei Myogelosen, Lumbago.

Anwendung: 1- bis 2mal täglich einreiben.

Arnica comp./Formica Unguentum (Aconitum napellus [Eisenhut], Planta tota recens 1%/Arnica [Arnika], Planta tota recens 3,5 %/Betula [Birke], Folium recens 2 %/Formica [Ameise] 1 %/Mandragora [Alraune], Radix sicca, Decoctum 0,3 %/Oleum aethereum Rosmarini [Rosmarin] 1 %/Excip. ad Unguentum)

• Durch Formica bekommt das Präparat eine auflösende Komponente; rheumatischer Formenkreis; Arthrosen; Neuritis.

Anwendung: 1- bis 2mal täglich einreiben.

Arnica/Symphytum comp. Unguentum (Arnica comp., Ungt./Mandragora [Alraune], Radix, Decoctum 1 %, Ungt./Resina Laricis [Lärchenharz] 5 %, Ungt./Symphytum [Beinwell], Radix, Decoctum 10 %, Ungt. aa)

• Arthrosis deformans, Gelenkrheuma.

Anwendung: 1- bis 2mal täglich.

Arnica/Urtica urens	*Gelatum*	*siehe*	*Monographie*
	Unguentum	*siehe*	*COMBUDORON*

Aurum, Metallspiegelfolie

(goldbeschichtete Folie/Metallspiegel mit aufgesteppter Baumwolle)

• Depressive Zustände, Ängstlichkeit.

Aurum D5 Unguentum

• Funktionelle Herzbeschwerden: Erythema nodos., Lupus vulgaris.

Anwendung: Herzgegend oder betroffene Bezirke einreiben.

Aurum D5/Oleum aethereum Lavandulae 1 % Unguentum (Aurum metallicum praeparatum D4 10 %/Oleum aetherum Lavandulae 1 %/Excip. ad Unguentum)

• Herzneurose, Herzklopfen, Herzangst.

Anwendung: Herzgegend 1- bis 2mal täglich einreiben.

Berberis Unguentum 10 % (Berberis vulgaris L. [Sauerdorn], Fructus recens, Rh)

• Die Frucht des Sauerdorns hat ausgesprochen vitalisierende Eigenschaften mit besonderer Beziehung zum Nieren-Blasen-System und Uterus sowie zur Region des Nasen- und Stirnhöhlenbereiches; Sinusitis.

Anwendung: täglich einreiben.

Berberis 10 %/Cochlearia Armoracia 10 % Unguentum (Berberis vulgaris L. [Sauerdorn], Fructus recens, Rh/Cochlearia armoracia [Meerrettich], Radix)

• Die sulfurisch reizenden Eigenschaften der Meerrettich-Wurzel ermöglichen eine tiefere Wirkung des Sauerdorns; Sinusitis, Stockungen im Nasen-Stirnhöhlenbereich.

Anwendung: einmal täglich im Stirn- oder Kieferhöhlenbereich leicht einreiben

Bismutum/Graphit/Stibium aa 0,4 % Unguentum (Bismutum metallicum 0,13 %/Graphit 0,13 %/Stibium metallicum praeparatum 0,13%/Excip. ad Unguentum)

- Chronische Entzündungs- und Eiterungsprozesse

Anwendung: täglich einreiben

Bismutum 2 %/Hyoscyamus 5 % aa Unguentum (Bismutum metallicum 2 %/Hyoscyamus, Herba, Rh 5 % aa) Durchblutungsstörungen, Angiopathien

- Durchblutungsstörungen, Angiopathien.

Anwendung: täglich einreiben

Borago Unguentum 5 % (Borago officinalis L. [Borretsch], Folium)

- Thrombophlebitis, zur Nachbehandlung.

Anwendung: einmal täglich auftragen oder als Salbenlappen nachts anwenden, evtl. im Wechsel mit Borago-Umschlägen.

Calendula Gelatum 10 %, Oleum 10 %, Unguentum 10 %, Unguentum fettarm 10 % (Calendula officinalis L. [Ringelblume], Gel., Ungt. und Ungt. fettarm: frisches blühendes Kraut; Oleum: getrocknete Blüte mit Hüllkelch)

- Wirkt wundreinigend; bei Eiterungen, Furunkeln, offenen Wunden mit Neigung zur Eiterbildung, Ulcus cruris, Pruritus.

Anwendung: 1- bis 2mal täglich auftragen.

Camphora 10 %/Hypericum 30 % aa Oleum (Camphora 10%/Hypericum [Johanniskraut], Flos 30%)

- Wirkt wärmend und schmerzstillend bei rheumatischen Beschwerden, Nervenschmerzen, Bandscheibenerkrankungen; für Herzeinreibungen.

Anwendung: 1- bis 2mal täglich einreiben.

Carex arenaria Unguentum 5 % (Carex arenaria L. [Sandsegge], Rhizoma [getrockneter Wurzelstock mit Wurzeln], Decoctum)

- Bei Sinusitis.

Anwendung: 1- bis 2mal täglich im Stirn- oder Kieferhöhlenbereich einreiben.

Cepa Unguentum 10% (Allium cepa [Küchenzwiebel], Bulbus recens) – Otitis; Hernia; Gelenkentzündungen, rheumatische Beschwerden

Anwendung: 1- bis 2mal täglich einreiben.

Chelidonium/Colchicum/Spongia Unguentum (Chelidonium [Schöllkraut], Flos recens, Digestio 0,1 %/Colchicum [Herbstzeitlose], Spongia tosta [Meerschwamm] 1 %/Excip. ad Unguentum)

- Struma, Schilddrüsenunterfunktion.

Anwendung: als Salbenlappen über Nacht einwirken lassen

Chelidonium/Colchicum/Quercus Unguentum (Chelidonium [Schöllkraut], Flos recens, Digestio 0,1 %/Colchicum [Herbstzeitlose], Tuber recens, Digestio 1 %/Quercus [Eiche], Cortex sicca, Decoctum 5 %/Excip. ad Unguentum)

• Struma, Hyperthyreose.

Anwendung: als Salbenlappen über Nacht einwirken lassen.

Cochlearia Armoracia Unguentum 10 % (Armoracia rusticana [Meerrettich], Radix [frische Wurzel])

• Sinusitis; zur Anregung der Wärmeorganisation in der Peripherie.

Anwendung: einmal täglich dünn auftragen.

Conium maculatum Unguentum 5 % (Conium maculatum L. [Gefleckter Schierling], Herba [frisches blühendes Kraut])

• Mastopathia cystica.

Anwendung: 1- bis 2mal täglich einreiben oder als Salbenverband anwenden.

Corallium comp. Unguentum (Corallium rubrum [Rote Koralle, Edelkoralle] 0,1%/Ossa [Tierknochen] 1%/Tormentilla [Blutwurz], Rhizoma siccum, Decoctum, 2,5 %/Excip. ad Unguentum)

• Menstruationsstörungen.

Anwendung: 2mal wöchentlich bis täglich auf dem Unterbauch über Nacht einwirken lassen.

Cuprum Metallspiegelfolie (Kupferbeschichtete Folie/Metallspiegel mit aufgesteppter Baumwolle)

• Krämpfe oder Ptosis im Verdauungstrakt, Cardiospasmus, Pylorospasmus, Magenkrämpfe; Durchblutungs- und Durchwärmungsstörungen der Niere; Rückenverspannung, Kreuzschmerzen; Brachialgia nocturna.

Cuprum Unguentum 0,4% (Cuprum metallicum praeparatum)

• Die feinere innere Strahlung des Kupfers wirkt einhüllend auf die Wärmeorganisation und damit entkrampfend und aufbauend; Blähungen, Brachialgia noct., Magenkrämpfe, Pylorospasmus, Nierenbeschwerden, Unterernährung.

Anwendung: betroffene Region 1- bis 2mal täglich einreiben; bei Unterernährung auf Unterleib am Abend einreiben oder als Salbenlappen anwenden.

Cuprum 0,1 %/Hyoscyamus D6 aa Unguentum (Cuprum metallicum praeparatum 0,1 %; Unguentum/Hyoscyamus [Bilsenkraut], Herba, Rh D6; Unguentum aa)

• Durchblutungsstörungen.

Anwendung: 1- bis 2mal täglich einreiben.

Cuprum citricum Unguentum 0,4 % (Kupfer[II]-citrat)

- Zur Anregung eines zu schwachen oder gestörten Aufbaustoffwechsels; bei venösen Stauungen der Beine.

Anwendung: Fußsohlen, Waden, Kniekehlen, Nieren oder Lendengegend je nach erwünschter Wirkung 2- bis 3mal wöchentlich einreiben.

Dulcamara/Lysimachia	*Gelatum*	*siehe Monographie*
	Unguentum	*DERMATODORON*

Echinacea Unguentum 5 % (Echinacea purpurea L. [Roter Sonnenhut])

- Die abwehrenden Selbstkräfte anregend.

Anwendung: 1- bis 2mal täglich.

Ferrum Metallspiegelfolie (Eisenbeschichtete Folie/Metallspiegel mit aufgesteppter Baumwolle)

- Leber- und Gallenfunktionsstörungen, insbesondere bei Cholangitis; bei hypochromer Anämie, Mastoiditis; bei Willenshemmung und Selbstunsicherheit.

Ferrum Unguentum 0,4 % (Ferrum metallicum)

- Cholangitis.

Anwendung: 2- bis 3mal über Nacht im Leberbereich einwirken lassen.

Ferrum 5 %/Anisum 10 % Unguentum (Ferrum metallicum 5 %/Pimpinella Anisum [Anis], Fructus siccus 10 %/Excip. ad Unguentum)

- Durch die pflanzliche Komponente wird der Organismus empfänglicher für die Eisenwirkung; bei Leber- und Gallenbeschwerden

Anwendung: 2- bis 3mal über Nacht im Leberbereich einwirken lassen.

Fluorit Unguentum 10 %

- Bindegewebsschwäche.

Anwendung: 1- bis 2mal täglich einreiben

Formica Unguentum 5 %

- Rheuma, Arthrose.

Anwendung: 1- bis 2mal täglich einreiben.

Graphit Unguentum 0,4 %

- Akne, Kraurosis vulvae, Ekzeme.

Anwendung: 1- bis 2mal täglich auftragen.

Hamamelis, Folium Unguentum 10 % (Hamamelis virginiana L. [Virginischer Zauberstrauch], Folium [getrocknetes Blatt])

- Hämorrhoiden, Fissura ani.

Anwendung: 1- bis 2mal täglich einreiben.

Hamamelis destillata Unguentum 10 % (Hamamelis virginiana L. [Virginischer Zauberstrauch], Destillat (1:1) [aus frischen blühenden Zweigen])

- Verbrennungen, Pruritus, Varizen, Phlebitis, Ulcus cruris.

Anwendung: 1- bis 2mal täglich einreiben.

Hamamelis destillata 10 %/Stibium 0,4 % Unguentum (Hamamelis destillata 10 %/Stibium metallicum praeparatum 0,4 %/Excip. ad Unguentum)

- Hämorrhoiden, Ekzeme, Rhagaden.

Anwendung: 1- bis 2mal täglich auftragen.

Heilsalbe, WELEDA siehe Monographie Weleda Heilsalbe

Hypericum Oleum 30 % (Hypericum perforatum L. [Johanniskraut], Flos [frische Blüte])

- Hämorrhoiden, Fissura ani, Herzneurose, Enuresis nocturna.

Anwendung: 1- bis 2mal täglich einreiben.

Kalium aceticum comp. Unguentum 1%

(Präparat aus Kalium aceticum, Crocus sativus und Corallium rubrum)

- Chronische Ekzeme, bei Stauungen, periphere Kreislaufstörungen, Haarwurzelschwäche, bei Durchblutungsstörungen; siehe auch Monographie zu Kalium aceticum comp.

Anwendung: zwei- bis 3mal wöchentlich ein bohnengroßes Stück einreiben.

Levisticum Oleum 10 %

- Otitis.

Anwendung: 1- bis 2mal täglich ölgetränkte Watte in den Gehörgang einschieben.

Majorana/Melissa Unguentum (Majorana [Majoran], Herba sicca 5 %/Melissa [Melisse], Folium siccum 5 %/ Excip. ad Unguentum)

- Spezifisch durchwärmend und belebend im gynäkologischen Bereich; Endometritis; Fluor vaginalis, Kolpitis, Sterilität.

Anwendung: Unterbauch 1- bis 2mal täglich einreiben.

Mandragora Unguentum 5 %

- Gicht, Rheuma.

Anwendung: 1- bis 2mal täglich einreiben.

Mercurialis perennis Unguentum 10 %

- Wunden, Eiterungen, Rhagaden, Furunkulose, Sinusitiden.

Anwendung: 1- bis 2mal täglich auftragen im Hautbereich um Nase und Augen.

Mercurius vivus naturalis Unguentum D6

- Eiterungen.

Anwendung: 1- bis 2mal täglich auftragen.

Millefolium Unguentum 10 %

• Hämorrhoiden, Fissura ani.

Anwendung: 1- bis 2mal täglich einreiben.

Oleum aethereum Eucalypti Oleum 10 %, Unguentum 10 %

• Bronchitis.

Anwendung: am Abend einreiben.

Oleum aethereum Eucalypti comp. Oleum (Cuprum metallicum praeparatum D20/Oleum aethereum Eucalypti 1 %/Oleum aethereum Juniperi Baccae 2 % aa [Excip.: Oleum vegetabile])

• Bronchitis, Muskelrheumatismus.

Anwendung: am Abend einreiben.

Oleum aethereum Lavandulae Oleum 10 %

• Bei Ohnmachtsneigung, Schlaflosigkeit, Überarbeitung; wirkt ausgleichend und lösend.

Anwendung:1- bis 2mal täglich in der Herzgegend einreiben; auch als Brust-Wickel 1/2 Stunde täglich anwendbar.

Oleum aethereum Rosmarini Oleum 10 %, Unguentum 10 %

• Den Wärmeorganismus ansprechend.

Anwendung: 1- bis 2mal täglich die Gliedmaßen einreiben.

Oleum lactagogum (Oleum aethereum Carvi 10 %/Weleda Massageöl mit Arnica [Arnica, Flos; Betula, Folium; Oleum aethereum Lavandulae; Oleum aethereum Rosmarini; Oleum vegetabile] 90 %)

• Zur Anregung der Milchbildung.

Anwendung: Unter leichter Massage Brüste (außer Warze) nach dem Stillen einreiben.

Oxalis Gelatum 30 %, Unguentum 10 %

• Cholelithiasis, Vegetative Dystonie, Dysmenorrhöe, Obstipation.

Anwendung: am Abend den Bauch einreiben.

Phosphorus Oleosum 0,1 %

• Arthrose.

Anwendung: 2- bis 3mal täglich betroffene Gelenke einreiben.

Plantago lanceolatum Unguentum 10 %

• Bronchitis.

Anwendung: Brust am Abend einreiben.

Plumbum Unguentum 0,4 %

- Rachitogene Symptome, bei überschießender wäßriger Konstitution; Perthes-Krankheit.

Anwendung: Einreibung am Hinterkopf wöchentlich 2 bis 3mal während 2 Wochen; wegen der tiefgreifenden Wirkung genügen in der Regel wenige Anwendungen.

Quarz Oleum 1 %, Unguentum 5 %

- Bei chronischen Eiterungen, bei Mittelohreiterungen; vasomotorischer Rhinitis

Anwendung: 1- bis 2mal täglich Öl in den Gehörgang einträufeln; Salbe: 1- bis 2mal täglich die betreffenden Hautbereiche einreiben; bei vasomotorischer Rhinitis: Nasengegend einreiben.

Resina Laricis Unguentum 5 %

- Unterstützt die Sehfunktionen des Auges.

Anwendung: wie Resina Laricis comp.

Resina Laricis comp. Emulsio, Gelatum, Unguentum (Emulsio und Ungt.: Ananassa, Fructus 5 %/Resina Laricis 5 % [Lärchenharz]/Oleum aethereum Lavandulae 1 %/Excip. ad Emulsionem sive Unguentum. – Gel.: Ananassa, Fructus 5 %/Resina Laricis 2 %/Oleum aethereum Lavandulae 1 % /Excip. ad Gelatum)

- Zur allgemeinen Kräftigung des Auges bei Ermüdung, nach stärkerer Anstrengung und einseitiger Beanspruchung.

Anwendung: abends oder zusätzlich auch morgens die Emulsio, das Gelat oder die Salbe in der Augenumgebung dünn auftragen; nicht ins Auge selber, d.h. auf die Bindehaut, auftragen, da sonst Reizungen entstehen.

Rheumasalbe, WELEDA (Aconitum napellus [Eisenhut], Planta tota recens 1 %/Arnica [Arnika], Planta tota recens 3,5 %/Betula [Birke], Folium recens 2 %/Mandragora [Alraune], Radix sicca 0,3 %/Oleum aethereum Rosmarini 1 %/Excip. ad Unguentum)

- Arthritis, Arthrosen, Ischias, Muskelrheumatismus, Gicht, Hexenschuß, Neuralgien, Prellungen, Muskel- und Bänderzerrungen, Frostschäden.

Anwendung: 1- bis 2mal täglich die schmerzende Stelle einreiben.

Rhus Toxicodendron Unguentum 5 %

- Arthrosis deformans.

Anwendung: 1- bis 2mal täglich einreiben.

Ruta graveolens Unguentum 10 % (Ruta graveolens L. [Weinraute], Herba recens)

- Durchblutungsfördernd; Arthrosis; Folgen von Traumen.

Anwendung:1- bis 2mal täglich einreiben.

Stannum Metallspiegelfolie (Zinnbeschichtete Folie/Metallspiegel mit aufgesteppter Baumwolle)

- chronisch degenerativ-entzündliche Gelenkerkrankungen, Arhtrosis deformans, Hüftgelenkdysplasie.

Stannum Unguentum 5 %, 0,4 %-

- Zur Durchgestaltung von Deformationen an knorpeligen Organen, bei Arthrosis deformans.

Anwendung: 2- bis 3mal wöchentlich auftragen oder als Salbenverband einwirken lassen.

Stibium Unguentum 0,4 %

- Bei trockenen und feuchten Ekzemen (ohne Stauung); bei Menstruationsunregelmäßigkeiten.

Anwendung: 1- bis 2mal täglich ein haselnußgroßes Stück einreiben oder über Nacht als Salbenverband einwirken lassen.

Symphytum Unguentum 5 %, Gelatum 10 %

- Durchgestaltend und regenerationsanregend mit besonderer Beziehung zu Knochen, Periost und Bändern.

Anwendung: 1- bis 2mal täglich einreiben.

Unguentum vulnerarium (Blei 0,04 %/Eisen 0,04 %/Kalium 0,06 %/Kupfer 0,03 %/Natrium 0,002 %/Chlorid 0,02 %/Sulfat 0,12 %/Excip. ad Unguentum)

- Zur Wundbehandlung.

Anwendung: 1- bis 2mal täglich auftragen.

Urtica dioica Unguentum 10 %

- Psoriasis, Brandwunden, Urtikaria.

Anwendung: 1- bis 2mal täglich auftragen.

Vespa Crabro Unguentum 1 %

- Zur Narbenbehandlung.

Anwendung: 1- bis 2mal täglich auftragen.

Viscum Mali Unguentum 10 %

- Hautwucherung, Keloide, Röntgenschäden, Frostschäden, Mastodynie

Anwendung: 2- bis 3mal wöchentlich auftragen.

Viscum Pini Unguentum 5 %

- Hautwucherungen, Mastopathia zystica.

Anwendung: 2- bis 3mal wöchentlich auftragen.

Weitere allgemeine Hinweise zur Anwendung und Dosierung:

Salben können nicht nur auf die Haut direkt aufgetragen, sondern auch mit einem Salbenlappen angewandt werden. Dieser ist dann indiziert, wenn die Wirkung einer Einreibung nicht erwünscht oder nicht möglich ist, z. B. bei offenen Wunden. Beim Anwenden eines Salben-Verbandes wird ein doppelt gefalteter Baumwoll- oder Leinenlappen verwendet. Es muß weiterhin berücksichtigt werden, ob es sich um Pflanzen- oder Tiersalben, um Mischungen daraus oder um Metallsalben handelt. Pflanzensalben werden dick aufgetragen, so daß die Oberfläche glänzt. Der Lappen wird täglich oder jeden 2. Tag nachgestrichen und kann, je nach hygienischem Zustand, zwei bis drei Wochen verwendet werden.

Bei der Metallsalbe genügt es, sie so dünn und gleichmäßig wie möglich aufzutragen. Ein Nachstreichen des Verbandes bei täglicher Anwendung erfolgt nur alle drei bis fünf Tage.

Werden die Salben direkt auf die Haut aufgetragen, so wird eine mehr oder weniger kräftige Massage ausgeführt, je nachdem, ob dadurch eine anregende Wirkung erzielt werden soll oder nicht.

Die Metallfolie wird mit der Schere auf die gewünschte Grösse und das geeignete Format zugeschnitten. Sie wird dann in einem bestimmten Bereich der Haut aufgelegt, z. B. im Nieren- oder Leberbereich, mit einem Heftkleber fixiert und eventuell mit einem Wolltuch eingebunden. Die mit Baumwolle besteppte Seite der Metallfolie soll dabei der Haut aufliegen. Bei der Dauer der Anwendung sind die reaktiven Empfindungen des Patienten zu berücksichtigen. Bei Anzeichen von Anspannung, Unruhe, Nervosität oder sogar Verschlimmerung der Symptomatik ist die optimale Anwendungsdauer überschritten, und die Folie sollte das nächste Mal nur solange angewandt werden, wie diese Anzeichen noch nicht auftreten.

Heilmittel aus dem Tierreich

> Sehen Sie, die Alten haben nicht umsonst den Tierkreis »Tierkreis« genannt. Der ist zwölfgliedrig, verteilt gewissermaßen sein gesamtes Sein auf zwölf einzelne Teile. Diese Kräfte, die aus dem Kosmos, von dem Tierkreis kommen, die gestalten sich eben aus in den Tieren.
> **Rudolf Steiner (GA 230, Vortrag v. 21. 10. 1923)**

Neben den Metallen, dem Mineral- und dem Pflanzenreich liefert auch das Tierreich zahlreiche Heilsubstanzen. Diese unterscheiden sich wesentlich von den anderen Heilmitteln; sie besitzen spezifische Eigenschaften, die hier dargestellt werden sollen. Versuchen wir zunächst, wichtige Unterschiede zwischen Pflanze und Tier zu charakterisieren, was zum Verständnis der therapeutischen Wirksamkeit der tierischen Heilmittel beitragen soll.

Die Pflanze steht gleichsam als Mittler zwischen Himmel und Erde; sie gestaltet sich in selbstloser bzw. in selbstfreier Weise in der Polarität von oben und unten. Durch ihre Gestaltveränderungen in Abhängigkeit vom Tages- und Jahreslauf steht die Pflanze in einem zeitlichen Geschehen drinnen, und zwar jede Pflanzenart in anderer Weise. Hierdurch zeigt sie in lebendiger Weise das Wirken von kosmischen und irdischen Kräften an; sie spiegelt diese durch ihre Lebensäußerungen wider. In der Art und Weise, wie die Pflanze sich in der Polarität von Kosmos und Erde gestaltet, offenbart sie sozusagen ihre Bestimmung auf Erden.

Ganz anders sind die Verhältnisse beim Tier: es ist ein Wesen mit einer seelischen Innenwelt. Es führt ein Eigenleben und reagiert auf die Umwelt aus seinem Inneren heraus. Durch die Verinnerlichung erlangt das Tier – im Gegensatz zur Pflanze – in der Gestalt eine gewisse Unabhängigkeit gegenüber den direkten kosmischen Einflüssen; seine Gestalt bleibt vom Jahreslauf unbeeinflußt und wird im wesentlichen bis zum Tode bewahrt. Beim Tier wird also das zeitliche Geschehen mit dem Element der Beständigkeit durchzogen, und so ergibt sich dasjenige, was wir als die Konstitution bezeichnen können. Der Wandel und das Verharrende sind in der Konstitution aufs innigste ineinander verwoben. Das Konstitutionelle als räumlich bleibender Aspekt ist also beim Tier mit dem Zeitlichen als ein ständig sich veränderndes Geschehen zu einer Einheit verschmolzen. Was wir bei der Pflanze als ihre Bestimmung bezeichnet haben, tritt beim Tier nun in verwandelter Form als das Schicksalhafte auf. Die Bestimmung der Pflanze ergibt ihre Signatur, die zum therapeutischen Verständnis ihrer Heileigenschaften hinführt, das Schicksalhafte des Tieres äußert sich durch seine Wesenseigenschaften, an denen wir die Heileigenschaften der entsprechenden Tierarzneien erkennen können.

An den Wesensäußerungen des Tieres können also seine verwandtschaftlichen Beziehungen zum Menschen erkannt werden, die für das therapeutische Verständnis von Bedeutung sind. Das Tierheilmittel wirkt therapeutisch vor allem auf den konstitutionellen Wesensbereich des Menschen. Dies ist im engeren Sinne derjenige Bereich, welcher direkt in den physischen Leib hineinwirkt und hierbei u. a. eine bestimmte Temperamentsprägung entstehen läßt. Heilmittel tierischen Ursprungs haben daher eine besondere Beziehung zum Ätherleib des Menschen. Dies äußert sich z. B. in den auffälligen Raum- und Zeitsymptomen der Arzneimittelbilder tierischer Heilmittel: Der Patient irrt sich in Orten, über- oder unterschätzt Entfernungen, die Zeit vergeht für ihn unverhältnismäßig schnell oder langsam, die Beschwerden zeigen häufig eine Periodizität.

Der Grund für die verwandtschaftlichen Beziehungen zwischen Tier und Mensch wurde in früheren Zeiten darin gesehen, daß beide von Tierkreiskräften, u. a. in ihrem Körperbau und ihrer Konstitution, geprägt werden. In den zwölf Tierkreiszeichen sah man Kräftewirkungen vorliegen, die den Menschen und das Tier in ihrer Gestalt vom Kopf bis zu den Füßen aufbauen. In der Anthroposophie wird dieses Wissen wieder aufgegriffen und neu in rationaler und damit in nachvollziehbarer Form entwickelt.

Für das therapeutische Verständnis der Tierarzneien ist somit die Kenntnis ihrer Beziehungen zu den Tierkreiskräften von Bedeutung; diese sollen daher näher betrachtet werden. Den zwölf Tierkreiskräften lassen sich bestimmte Tiergruppen zuordnen, und wir geben hier die Zuordnung wieder, die Rudolf Steiner angegeben und erforscht hat. Wenn die Gruppen Tiere beinhalten, die arzneilich verwendet werden, so sind diese ebenfalls in der Skizze aufgeführt.

Im Überblick erkennen wir im Tierkreis und damit auch bei den Arzneitieren zwei Gruppen, die jeweils Gemeinsames aufweisen und die sich voneinander deutlich unterscheiden. Die linke Seite setzt sich aus sieben Tiergruppen zusammen und enthält viele Arzneitiere wie Corallium und Spongia, die Mollusken Sepia, Murex und Conchae sowie eine große Anzahl von Gliedertieren, zu denen die wichtigsten und am häufigsten verwendeten Arzneitiere gehören.

Die rechte Seite beinhaltet fünf Tiergruppen, von denen die Fische (Fel pisces), die Amphibien (Bufo Rana), die Reptilien (Lachesis, Crotalus, Naja und Vipera berus) und die Säugetiere (Ambra, Mephitis, Organpräparate) Arzneisubstanzen liefern. Die Tiergruppen in der linken Hälfte unterscheiden sich von jenen der rechten durch ihren Verinnerlichungsgrad.

Bei den sieben Tiergruppen der linken Hälfte erfaßt die Verinnerlichung allein das Sinnesmäßige, und von einer eigentlichen seelischen Verinnerlichung kann hier noch nicht die Rede sein. Bei den Gliedertieren erreicht die sinnesmäßige Verinnerlichung ihren Höhepunkt. Mit diesem geht eine zunehmende Offenheit gegenüber den reinen Sinneseindrücken der Umwelt einher, auf die aber ohne seelisches Innenleben reagiert wird. Die Gliederfüßler können wir unter diesem Aspekt als offene Sinnestiere bezeichnen.

Ganz anders verhält sich der Prozeß der Verinnerlichung bei den Tieren der rechten Hälfte des Tierkreises. Obwohl hier die Sinnesdifferenzierung weitergeht und dann bei den Säugetieren ihren Höhepunkt erreicht, geschieht dies nicht mehr in einem offenen Verhältnis zur Umwelt. Der seelische Eigenraum entsteht, und damit bildet sich eine Abgeschlossenheit gegenüber der Umwelt, wie sie für die höheren Tiere charakteristisch ist. Hier ist mit einer weiteren Entwicklung der Sinne eine Verinnerlichung des Seelischen verbunden.

Diese Charakterisierung macht deutlich, daß beide Gruppen von Tieren voneinander unterschieden werden müssen und damit auch die entsprechenden Arzneitiere. Die Arzneitiere der linken Hälfte wirken mehr auf das Verhältnis des Patienten zu den peripherisch hereinwirkenden Kräften, z. B. den Durchlichtungs- und Formkräften. So kann einer zu starken Umkreisbezogenheit, z. B. beim Kinde, mit Conchae entgegengewirkt oder eine zu starke Verfestigungs- und Deformationstendenz, z. B. beim Rheumatiker, mit Apis oder Formica gelindert werden.

Die Arzneitiere der rechten Seite sprechen dagegen mehr das individuelle Wesensverhältnis zwischen Seelisch-Geistigem und Körperlichem innerhalb des Organismus an.

Neben dieser allgemeinen Beziehung müssen noch weitere grundsätzliche Gesichtspunkte berücksichtigt werden. So weist nicht nur die Zugehörigkeit zu einer bestimmten Tiergruppe aus dem Tierkreis auf eine bestimmte therapeutische Eigenschaft hin, sondern es spielt auch die Art der tierischen Substanz, die verwendet wird, für die therapeutische Wirkung eine entscheidende Rolle. Die Tiersubstanzen, die in der Therapie verwendet werden, können in drei Gruppen eingeteilt werden:

1. Drüsensekrete;
2. Mineralsubstanzen tierischen Ursprungs;
3. Organsubstanzen.

Die meisten in der Therapie verwendeten tierischen Substanzen sind Drüsensekrete. Hierbei handelt es sich um Sekrete, die das Tier nach außen ausscheidet. Es sind vorwiegend Giftdrüsensekrete, wie z. B. Ameisen- oder Bienengift. Die Bedeutung können wir uns anhand ihrer Funktion im Menschen vergegenwärtigen. Die inkretorischen Drüsen des Menschen zeigen deutlich durch ihre Funktion, daß sie gleichsam Kraftzentren für die normale Ausgestaltung der menschlichen Form sind. Sie bedingen nicht nur die männliche oder weibliche Konstitution, sondern auch Wachstumsentwicklung und damit die Ausbildung der Proportionen des menschlichen Körpers sowie zahlreiche seiner entscheidenden Grundfunktionen. Hier zeigt sich klar die Beziehung der Drüsen zu den grundlegenden konstitutionellen Aspekten des menschlichen Körpers.

Die exkretorischen Drüsen des Menschen wirken dagegen in der Verdauung, wo sie die Nahrung, die für den Organismus zunächst Fremdartiges darstellt, zerstören und auflösen. Die Drüsentätigkeit wirkt also einerseits auflösend auf dasjenige, was vom Organismus von außen aufgenommen werden soll, und andererseits formend nach innen. Sie ermöglicht die Selbstgestaltung des Eigenraumes und seine Abgrenzung gegenüber der Umwelt.

Im Unterschied zur Drüsentätigkeit des Menschen, die vor allem nach innen gestaltend und gegenüber den Nahrungsstoffen im Verdauungsapparat auflösend wirkt, scheidet das Tier die Drüsensubstanzen, die arzneilich verwendet werden, ganz nach außen in die Umwelt ab. Dies ist vor allem bei den Substanzen der linken Tierkreishälfte der Fall. Die Ausscheidung in die Umwelt deutet darauf hin, daß diese Tiere noch eng mit ihr verbunden sind. Sie müssen offensichtlich die Drüsensubstanzen in

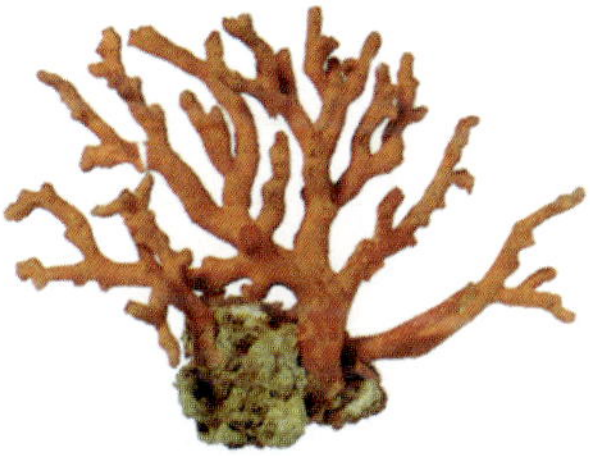

Die Koralle ist ein Tier, das ein Skelett aus Kalk bildet, der durch seine Entstehung spezifische Eigenschaften verinnerlicht.

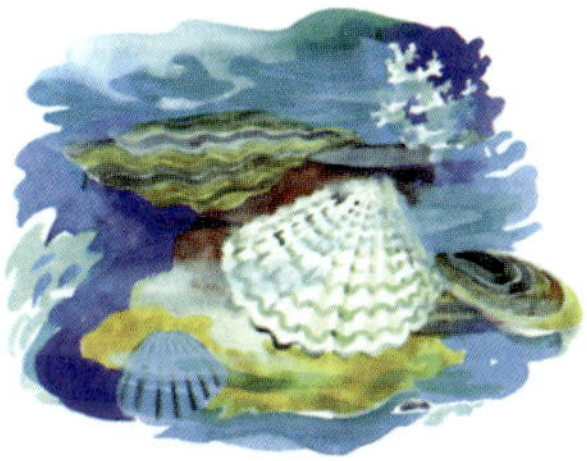

Die Auster (Ostrea edulis) setzt sich als millimetergroße Jungmuschel an einer geeigneten Unterlage fest und kann den einmal gewählten Platz nie mehr verlassen. Sie scheidet zeitlebens in rhythmischer Folge kohlensauren Kalk ab, den sie dem umgebenden Meerwasser entnimmt. Dabei entstehen ihre außergewöhnlich dicken, vielschichtigen Schalen.

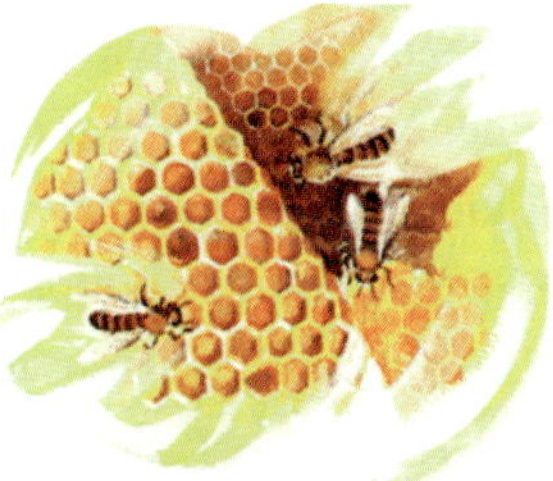

Die ausgesprochene Licht- und Wärmebeziehung der Biene kann therapeutisch genutzt werden. Bei akuten und subakuten Entzündungen der Haut und Schleimhäute werden die aus Bienen hergestellten Heilmittel häufig angewendet.

die Umwelt ausscheiden, damit sie sich ihr gegenüber behaupten können. Während der Mensch durch seine Drüsentätigkeit seinen Eigenraum innerhalb seines Körpers gestaltet und bewahrt, müssen die Arzneitiere durch die Drüsentätigkeit ihre Eigentätigkeit innerhalb der Umwelt aufrechterhalten. Da bei diesen Tieren die Umkreiskräfte noch stark auf sie einwirken, muß durch die Drüsentätigkeit nach außen die Innen- und Außenwelt im Gleichgewicht gehalten werden. Die Giftigkeit der Drüsensubstanzen weist darauf hin, daß dieses Verhältnis noch nicht ausgeglichen ist und die Substanzen daher auch eine besondere Beziehung zu Krankheitsprozessen beim Menschen aufweisen können.

Die tierischen Kalksubstanzen werden nach außen als Abgrenzung zur Umwelt oder nach innen (Corallium) zur Behauptung der eigenen Standhaftigkeit gegenüber der Umwelt gebildet. Beim Krebs (Lapis cancri) wird sogar der Kalkprozeß zeitweise ganz nach innen verlagert und damit die äußere Abgrenzung ins Innere, gewissermaßen ins Seelenhafte, übergeführt. Die Kalksubstanzen tierischen Ursprungs sind so jeweils das substantielle Resultat für das direkte polare Aufeinanderwirken von Innen- und Außenkräften. Als Heilmittel zubereitet, wirken sie auf konstitutionelle Prozesse, die direkt im polaren Wirken, also nicht im Sinne der bereits erwähnten funktionellen Dreigliederung, verlaufen.

Werfen wir noch einen Blick auf die Arzneimittelbilder der tierischen Substanzen. Die Störungen auf der konstitutionell-ätherischen Ebene haben wir bereits erwähnt. Mit diesen gehen im Arzneimittelbild bestimmmte seelisch-geistige Motive parallel. Diese beinhalten u. a. insbesondere Probleme zwischen männlichen und weiblichen Aspekten der Seele wie auch real in der Partnerschaftsbeziehung und den hiermit verbundenen Ängsten, Aggressionen, Sexualitätsstörungen, Verletzlichkeiten. Erinnern wir uns, daß in den Arzneimittelbildern bei den Metallen die Aspekte der Leistung, des Verzichtes und der Vollbringung, bei den Mineralien die Frage der Identität, wie z. B. im Erleben der Polarität von Geist und Materie oder derjenigen von Schein und Sein, bei den Kräutern die Funktionalität und Entwicklung im Sinne der funktionellen Dreigliederung, bei den Bäumen die Verinnerlichung und Heraussetzung im Vordergrund stehen, dann wird das spezifisch Neue der tierischen Heilmittel deutlich.

Die höheren Säugetiere liefern uns die Organpräparate. Sie stehen dem Menschen am nächsten und können daher direkt auf die entsprechenden menschlichen Organe wirken. Entsprechend der Beziehung der Arzneisubstanzen zum Ätherbereich, können die Organsubstanzen vor allem bei degenerativen Prozessen therapeutisch verwendet werden, wo sie aufbauend wirken.

Diese Einführung in die Heilmittel tierischen Ursprungs kann nur allgemeine Hinweise geben und soll als Rahmendarstellung für die folgenden Monographien dienen.

Apis D2 cum Levistico
Apis D3 cum Levistico

Komposition

Injektionsflüssigkeit (Ampullen à 1 ml)

Apis D2 cum Levistico:	
Apis D1 (Honigbiene)	10 g
Mucilago Levistici D1 (Liebstöckel)	10 g
Excip.	ad 100 g

Apis D3 cum Levistico:	
Apis D2 (Honigbiene)	10 g
Mucilago Levistici D2 (Liebstöckel)	10 g
Excip.	ad 100 g

Begründung und Eigenschaften

Die Bienen zeigen eine besondere Beziehung zur Wärme und zum Licht; ihre Lebensweise ist in sehr differenzierter Art nach dem Licht ausgerichtet, und auch die Wärme spielt in ihrer Organisationsform eine besondere Rolle. Im Winter erhält z. B. der Bienenstock eine gleichbleibende Temperatur aufrecht und nimmt somit eine homöotherme Lebensweise, wie sie erst bei den Säugetieren auftritt, auf der Insektenstufe in einer gewissen Weise voraus. Die Biene ist in ihrer Organisationsform als Bienenstock einerseits zum Zentrum als zurückgehaltener Wärmeprozeß und anderseits in ihrer Lebensweise zur Peripherie als umfassender Lichtprozeß ausgerichtet. Diese spezifische Beziehung zur Peripherie wie auch zum Zentrum weist auf die Heileigenschaften der Biene als Heilmittel.

Bei rheumatischen Erkrankungen und bei Neuralgien, wo ursächlich durch eine Schwächung des Wärmeorganismus Stauprozesse auftreten und infolge mangelhafter innerer Durchlichtungskräfte die Wahrnehmungsprozesse zur Umwelt sowie zum eigenen Zentrum gestört sind, kann Apis D3 oder D2 als Heilmittel eingesetzt werden. Hierdurch werden die Wärmeprozesse vom Blut aus angeregt, und durch die Verbindung mit den Durchlichtungskräften werden die feinen Wahrnehmungsprozesse wiederbelebt. Die Verbindung zwischen Peripherie und Zentrum kann wiederhergestellt werden. Damit klingen die Entzündungsprozesse und Schmerzen ab.

Die Wirkung von Apis wird durch die Schleimstoffe von Levisticum unterstützt, indem sie vom Stoffwechsel her die Verbindung zu den Umkreiskräften anregen.

Therapeutische Anwendungsbereiche

Muskelrheumatismus, Lumbago, Myogelosen, Ischias, Neuralgien, Neuritis.

Kontraindikationen

Insektenallergie; Angina pectoris.

Dosierung und Anwendung

3mal wöchentlich 1 subcutane Injektion in die Herdgegend, in hartnäckigen Fällen empfiehlt sich, zu Apis D2 cum Levistico überzugehen.

Aranea diadema

Araneus diadematus Clerk (Kreuzspinne)
– ganzes Tier

Präparate

Aranea diadema	Ampullen D6 Dilutio D6, D10, D30

Mygale avicularis

Avicularia avicularia L. (Vogelspinne)
– ganzes Tier

Präparate

Mygale avicularis	Dilutio D4, D6

Mygale comp.
(Agaricus muscarius D3/
Stramonium D2/
Mygale avicularis D4) Dilutio

Charakterisierung und allgemeine Eigenschaften

Der Anblick von Spinnen ist für viele Menschen furchterregend und ruft Widerwillen hervor. Instinktiv wird hierbei etwas Wesentliches der Spinnen wahrgenommen, auch wenn dies in der Regel nicht bewußt, sondern nur als Reaktion erlebt wird. Versuchen wir, den unheimlichen Eindruck, den eine Spinne hervorruft, zu ergründen.

Bemerkenswert ist u. a. die eigenartige Funktion der dünnen langen Gliedmaßen, die als Sinneswerkzeuge das Umfeld »ergreifen«. Bei der Spinne setzen im Kopfbereich vier dünne, überdimensionale Beinpaare an. Dies ist vollkommen ungewohnt, denn bei den Insekten entspringen die Beine dem mittleren Segment, während sie bei den Säugetieren wie auch beim Menschen im Abdominalbereich ansetzen Der Ansatzpunkt am Kopf weist darauf hin, daß die Spinnenbeine im Grunde nicht dem Stoffwechselbereich zugehörige Gliedmaßen, sondern nach außen gerichtete Sinnesorgane sind. Die Fortbewegung der Spinne ist daher in keiner Weise vergleichbar mit den willensmäßig gesteuerten Bewegungen der höheren Tiere. Die Bewegungen der Spinnen wirken entsprechend nicht rhythmisch oder harmonisch, sondern abrupt, tastend, seelenlos, ja roboterhaft.

So wie das Auge in den Raum hinaussieht und auf Lichtreflexe automatisch reagiert, so tastet sich die Spinne mit ihrer enormen Empfindlichkeit auf Erschütterungen in den Raum vor. Liegt kein Reiz vor, bewegt sich die Spinne auch nicht. Sie kann monatelang in absoluter Ruhe verharren, um plötzlich, wenn ihr Netz vibriert, hervorzuschießen. Dieser plötzliche Bewegungsimpuls beruht nicht auf einer inneren, irgendwie gearteten seelischen Regung oder Erregung, sondern ist als eine rein sinnesmäßige Reaktion anzusehen.

Die seelenlose Bewegungsart der Spinnen erscheint uns darum befremdlich, weil Gliedmaßenbewegungen ansonsten immer etwas Seelenmäßiges beinhalten. Beim Menschen z. B. verschwindet der Willensimpuls aus dem Bewußtsein sozusagen über »die Schwelle des Herzens« ins rein Geistige, um dann verbunden mit seelischen Impulsen als Raumesbewegung zu erscheinen. Bei der Spinne dagegen ist der Willensimpuls direkt mit dem Sinnesmäßigen verbunden, daher ergreift die Bewegung den Umkreis wie ein Sinnesprozeß, also ohne eigene Seelenhaftigkeit.

Unter dem Aspekt der funktionellen Dreigliederung können wir die Spinnen als reine Sinnes-Nerventiere betrachten. Durch diese einseitige Ausprägung hat ein vorzeitiger Form- und Verhärtungsprozeß die Spinne in ihrer jetzigen Gestalt entstehen lassen. Ein auflösender, verwandelnder und ausgleichender Stoffwechselpol ist bei ihr nicht zur Ausbildung gekommen und damit auch keine eigentliche Beziehung zum Irdischen entstanden. Der Sinn, den die Spinnen in meisterhafter Hypertrophie entwickelt haben, ist der Tastsinnn. Nur dieser ermöglicht es ihnen, Verbindung mit dem Irdischen aufzunehmen. Mit diesem Sinn können sie das Irdische in seiner äußeren Form und Bewegung wahrnehmen, die Substanz selber können sie aber so in ihrem Wesen nicht erfassen und damit auch nicht verwandeln. Ihre Wahrnehmung der Welt begrenzt sich somit auf das Äußere.

Das herausgesetzte Spinnennetz hat in seiner fast vollkommenen Form Organcharakter und somit eine Beziehung zur Astralwelt. Auch die Verdauung ist bei der Spinne teilweise aus dem Organismus herausgesetzt, indem das Tier Verdauungssekrete in seine Beute einspritzt und diese so außerhalb des Körpers vorverdaut.

Insgesamt befindet sich somit das eigentlich Wesenhafte der Spinne außerhalb ihrer selbst. Die Spinne stellt damit als Naturprozeß einen Zustand dar, wo das Seelische keine richtige Verbindung mit dem Körperlichen eingeht. Diese Situation liegt beim Menschen den verschiedenen Formen von motorischen Störungen zugrunde, z. B. bei bestimmten Lähmungen mit Taubheitsgefühl. Wenn durch eine Degeneration der Nerven die Gliedmaßen nicht mehr in richtiger Weise wahrgenommen werden können und daher der Wille nicht richtig eingreifen kann, können Spinnenpräparate als potenzierte Heilmittel therapeutisch eingesetzt werden. Aber auch bei Krankheitsbildern, bei denen das Willensmäßige direkt mit den Sinnen zusammen unkontrolliert wirkt und z. B. zu Kaufzwang oder auch beziehungsloser Sexualität führt, kann Aranea diadema als Heilmittel eingesetzt werden.

Greift z. B. das Seelische nicht in die Unterleibsorgane ein, dann kommt es zur Menorrhagie, weil das Ich so direkt abbauend tätig sein kann und damit die Gebärmutter eigentlich immer Periode hat.

Rudolf Steiner hat Mygale avicularis zusammen mit ISCADOR für die Krebsbehandlung empfohlen.

Therapeutische Anwendungsgebiete

Aranea diadema:

- Muskelkrämpfe, Muskelatrophie (Aranea diadema D6).

- Paresen (Aranea diadema D30), Morbus Parkinson, Parästhesien (Aranea diadema D6).
- Menorrhagie, klimakterische Blutungen, Kraurosis vulvae (Aranea diadema D10).
- Neuralgien, Neuritiden.
- Periphere Durchblutungsstörungen, beginnende Zerebralsklerose.
- Kaufzwang (Aranea diadema D30); beziehungslose Sexualität (Aranea diadema D6).
- Beschwerden mit Periodizität, mit Kältegefühl, mit Verschlimmerung durch Nässe, mit Verlangen nach Tabakrauchen.

Mygale avicularis:

- Paresen, Parästhesien, motorische Unruhe, choreaähnliche Bilder, unwillkürliche Bewegungen, z. B. Tics, Singultus, Muskelkrämpfe (Mygale comp.).
- Athetose, Hyperkinesen (Mygale comp.).
- Krebs, vor allem Plattenepithelcarzinome, z. B. Zungencarcinom (Mygale avicularis D6 zusammen mit Iscador vom Nadelbaum, z. B Iscador A).

Dosierung und Anwendung

Ampullen:	2mal wöchentlich bis 1mal täglich 1 ml subcutan injizieren;
Dilutio:	3mal täglich 5–10 Tropfen.

Bufo Rana

Bufo rana L. (Erdkröte)
– Kopf – Rücken – Drüsen

Präparate

Bufo Rana	Ampullen D6 Dilutio D4, D6

Charakterisierung und allgemeine Eigenschaften

Während der Anblick der Spinnen Furcht erregen kann, empfinden wir gegenüber den Fröschen und Kröten mehr Ekel und Widerwillen. Bei den Spinnen, die evolutiv ursprünglich auch Wassertiere waren, sind alle Funktionen vom Sinnes-Nervenpol des Tieres geprägt und automaten-roboterhaft. Bei den Fröschen dagegen bestimmt der Bauchpol alle Funktionen. Das ganze Tier stellt im Grunde einen Bauch dar, der die

Brust mit einschließt und auch den Kopf nicht davon absetzt. Die Bewegungen des Frosches sind nicht roboterhaft wie bei Spinnen, sondern plump, impulsiv. Da dem Tier im Sinne der funktionellen Dreigliederung ein eigentlicher Kopf-Sinnespol fehlt, sind bei ihm auch keine entsprechenden Sinnesfunktionen der Haut anzutreffen. Die Haut ist wie ein Stoffwechselorgan gestaltet und gleicht einer umgestülpten Darmschleimhaut; sie ist immer feucht, mit holokrinen Schleimdrüsen besetzt und vermag Luft und Flüssigkeit aufzunehmen. Neben den Schleimstoffen werden hier Steranderivate gebildet, wie das Bufotoxin, das den Glykosiden von Scilla maritima und Helleborus ähnelt. Weiterhin treten hier Adrenalin und Noradrenalin sowie Serotonin auf. Auch die Brust ist wie ein Verdauungsorgan organisiert. Da die Frösche keine Rippen haben, kann sich ihre Brust auch nicht ausdehnen, sondern sie müssen für die Einatmung Luft schlucken. Was bei den höheren Säugetieren als rhythmische Atmungstätigkeit erfolgt, geschieht hier also wie ein Verdauungsprozeß.

Der Stoffwechsel-Gliedmaßen-Pol ist die Quelle der Sympathie im Organismus, die normalerweise durch die Antipathiekräfte des Kopfpoles im Gleichgewicht gehalten wird. Durch die einseitige Ausprägung des Stoffwechselpoles bei den Fröschen steigern sich die Sympathiekräfte zu obsessiven Funktionen. Dagegen empfinden wir einen Widerwillen, weil wir an ihnen mehr oder weniger bewußt die Schattenseiten unseres Selbst erleben.

Die Frösche zeigen das eigenartige Phänomen der Lebensverwandlung vom Wassertier zum Landtier. Sie beginnen ihre Entwicklung als Wassertier, als Kaulquappe, und verwandeln sich dann zum Landtier. In dem Moment der Verwandlung werden die Atmungsorgane hereingenommen, und die Lunge entsteht. Zum ersten Male können Seelenregungen durch Laute nach außen offenbart werden. Weiterhin entstehen Beine, die dem Frosch eine sprunghafte Fortbewegung auf festem Boden ermöglichen.

Als spezifisches Charakteristikum weisen die männlichen Tiere von Bufo Rana einen Hermaphrodismus auf: das männliche Tier beginnt seine Entwicklung als Weibchen. Bei der Paarung kann das Männchen nicht zwischen den Geschlechtern unterscheiden, und erst das Ausprobieren zeigt ihm, ob er auf ein Weibchen gestoßen ist. In diesem Falle hält er es dann mehrere Tage umklammert. Die Glieder führen aber nicht nur diesen obsessiven Umklammerungsreflex aus, der als Ausdruck eines einseitigen sympathischen Impulses angesehen werden kann, sondern sie können auch zur sprunghaften Fortbewegung und Flucht dienen. Hierfür ist die Entwicklung des antipathischen Elementes des Sinnes-Nervenprozesses nötig. Erst das Zusammenspiel von sympathischen und antipathischen Elementen ermöglicht eine zielgerichtete Bewegung, die mehr als einen Reflex darstellen. Hier offenbart sich, daß der Frosch seine einseitig ins Obsessive ausgerichtete Lebensorganisation überwinden kann.

Insgesamt können wir Bufo Rana als Naturbild für Krankheitsprozesse ansehen, bei denen die Stoffwechselprozesse in ihrer irdischen Ausgerichtetheit zu stark überwiegen und nicht von den antipathischen Kräften des Vorstellungslebens zum Ausgleich gebracht werden. Bei diesem Krankheitsgeschehen wird auch die seelisch-geistige Natur des Menschen in ihrer Entwicklung und in ihrem Wirken eingeschränkt und zu stark den Bedürfnissen des Stoffwechsels unterworfen. Bufo Rana ist das entsprechende Naturbild hierfür und kann als Heilmittel entsprechend therapeutisch eingesetzt werden.

Therapeutische Anwendungsgebiete

- Sexualneurose.
- Angina pectoris, Altersherz.
- Dyshydrosis, Schweißhypersekretion, Furunkulose, Inderdigitalmykose, entzündliche Hautaffektionen.
- Epilepsieartige Anfälle.
- Colitis, Morbus Crohn, Krebsprophylaxe und -behandlung, insbesondere bei Darmmalignomen.

Dosierung und Anwendung

Ampullen:	2mal wöchentlich bis 1mal täglich 1 ml subcutan injizieren;
Dilutio:	3mal täglich 5–10 Tropfen.

Conchae

Calcium carbonicum naturale (natürliches Calciumcarbonat) der Ostrea edulis L. (Auster)
– Schalen

Präparate

Conchae	Ampullen D10
	Dilutio D6, D8, D10, D30
	Pulvis 5 %, D3, D6, D10, D30
	Tabletten 5 %, D6

Conchae D10/Kalium carbonicum D10 aa	Ampullen
Conchae/Quercus comp. S.	
Conchae/Quercus comp. K.	siehe unter Calcium
Bryophyllum D5/Conchae D7 aa	Ampullen

Charakterisierung und allgemeine Eigenschaften:

Aus ihrem weichen, eiweißreichen Leib sondert die Auster kohlensauren Kalk in die Peripherie schichtenweise und zweiseitig in Form von zwei Außenschalen ab. Der ursprünglich im tierischen Eiweiß der Auster fein verteilte Kalk wird aus dieser lebendigen Substanz in die harte, mineralisierte und damit entvitalisierte Form des Kalksalzes der Schalen übergeführt.

Das pathologische Gegenbild zu dem Naturprozeß der Kalkschalenbildung der Auster kann vor allem in der gestörten Entwicklung des Kindes erkannt werden, und zwar als Ungleichgewicht zwischen formend-abgrenzenden und aufbauenden Kräften. In der Kindheit herrschen die Sinnes-Nerven-Prozesse gegenüber den Stoffwechsel- und rhythmischen Prozessen nicht nur in der oberen Organisation, sondern im ganzen Organismus vor; dieser ist somit in einem gewissen Sinne insgesamt ein Sinnesorgan, und als solches weist er eine ausgeprägte zentrifugale Tendenz zur Umwelt auf. Der Organismus des Kindes ist so Umwelteinflüssen unmittelbar ausgesetzt. Bestehen nun in der unteren Organisation überschüssige seelisch-geistige Kräfte und gehen sie zu stark in dieser zentrifugalen Tendenz auf, während die vom Kopf aus gestaltenden und verfestigenden Kräfte zu schwach wirken, dann neigt der Organismus zu Krankheitsreaktionen, die z. B. als exsudative Diathese oder Lymphatismus bezeichnet werden können. Das Kind bleibt mit den gestaltenden seelisch-geistigen Kräften der oberen Organisation zu stark in der geistigen Welt verhaftet und ist mit den mehr wahrnehmenden seelisch-geistigen Kräften der unteren Organisation zu stark mit der Umwelt verbunden.

Conchae wirkt als polarer sowie auch entsprechender Naturprozeß den zentrifugalen Lockerungstendenzen der unteren Organisation entgegen und hilft dem Organismus, sich nach außen hin abzugrenzen. Conchae übernimmt im Organismus auf der einen Seite die zu starken zentrifugalen Kräfte und wirkt auf der anderen Seite als entvitalisiertes Kalksalz direkt verfestigend und gestaltend. Als ursprünglich tierische Substanz hat sie eine besondere Beziehung zur unteren, zentralen Organisation, in der sich ihre Prozeßkräfte entfalten können.

Aber nicht nur beim Kinde, sondern auch beim Erwachsenen können im Stoffwechselbereich überschüssige seelisch-geistige Kräfte wirksam werden, z. B. als frei gewordene Kräfte infolge von Organinvolutionen im Klimakterium, wo dann Conchae ebenfalls ausgleichend zwischen oberer und unterer Organisation wirken kann.

Therapeutische Anwendungsgebiete

Kraniotabes, Rachitis, Lymphatismus, exsudative Diathese; unterstützend bei der Epilepsie-Behandlung; Tonsillenhypertrophie; Milchschorf; Schlafstörungen; klimakterische Beschwerden.

Dosierung und Anwendung

Ampullen:	2mal wöchentlich bis 1mal täglich 1 s. c. Injektion;
Dilutio, Pulvis:	3mal täglich und häufiger 5–10 Tropfen bzw. eine Messerspitze voll; hohe Potenzen einmal täglich und seltener (Dosierung von Conchae/Quercus comp. S und K siehe unter Calcium).

Corallium rubrum

Corallium rubrum L. (rote Koralle, Edelkoralle)
– Skelett

Präparate

Corallium rubrum	Ampullen D6 Pulvis D3
Corallium comp. (Corallium rubrum 0,1 %/ Ossa 1 %/Tormentilla, Rhizoma 2,5 %)	Unguentum

Charakterisierung und allgemeine Eigenschaften

Corallium rubrum gehört zu den Blumentieren, die wiederum zu Polypen und Hohltieren gezählt werden. Während noch bei Spongia das feste Gerüst aus Chitin, einer eiweißartigen Substanz, besteht, bildet das Korallentier ein Kalkgerüst, das ihm wie eine Festung dient.

Der Kalk ist hier zum ersten Male aus der Lebendigkeit des Meeres dem Eiweiß so eingegliedert worden, daß er als starre, tote Grundlage für das Tierische dienen kann. Das saum- oder strauchartige Achsenskelett aus hell- oder dunkelrot gefärbtem Kalk ist so Träger für die unzähligen Kolonien weißer Polypen, die wie selbständige Blüten in der weichen roten Rinde des Bäumchens sitzen. Dies sind die eigentlichen Lebewesen, die in jahrzehntelanger Tätigkeit das pflanzenartige Gebilde aufbauen. Obwohl dieses Gebilde wie eine Pflanze aussieht, zeigt es viele Charakteristika eines tierischen Organismus.

Die Korallentierchen bauen immer senkrecht von der Fläche weg, auf der sie sich angesiedelt haben und kümmern sich nicht um unten und oben, um Sonne und Erdmittelpunkt. Sie haben, wie überhaupt Tiere, ihr Zentrum in sich selbst. In tausenden kilometerlangen Bänken, in riesigen Atollen haben die Lebensvorgänge des kleinen Polypen den großen Meeresgrund gestaltet und damit einen Ort und eine Heimstätte für viele andere Lebewesen geschaffen. Corallium rubrum selber bildet jedoch nur kleinere Bänke. Die Vermehrung der Korallentiere kann geschlechtlich wie ungeschlechtlich erfolgen, und im Falle der geschlechtlichen Vermehrung kann die Koralle einen neuen Standort bestimmen.

Ähnlich wie Spongia weist auch die Koralle das Motiv des evolutiv urfernen, ineinander und entgegengesetzten Wirkens zwischen Ätherischem und Astralischem auf. Das wuchernde Ätherisch-Pflanzliche wird durchdrungen von abbauenden, astralisch-tierhaften Kräften und läßt die »Tierpflanzenlandschaften« entstehen. Wie Spongia ist auch die Koralle ein Naturbild für ein neues, gegenseitiges, noch wenig differenziertes Zusammenwirken und Durchdringen des Ätherleibes mit dem Astralleib. Damit spricht die Koralle im Menschen den Bereich an, wo Luftorganismus (Astralleib) und Wasserorganismus (Ätherleib) innigst ineinander wirken und ständig um ein Gleichgewicht ringen müssen. Dies ist der Bereich des Atemtraktes. Ist das Gleichgewicht durch das Überwiegen des Ätherischen und durch »Verhakung« des Astralischen gestört, dann kann es zu verschiedensten Erkrankungen, wie Keuchhusten, Krampfhusten, Stockschnupfen, häufig verbunden mit einer Schleimstraße an der Rachenhinterwand, kommen, bei denen Corallium therapeutisch einsetzbar ist.

Die andere Wirkungsrichtung von Corallium geht auf die Blutgerinnung. Sind hier die Albuminisierungskräfte zu stark und verzögern dadurch die Blutgerinnung, dann kann Corallium als Heilmittel die abbauenden und strukturierenden Kräfte für den Eintritt der Blutgerinnung unterstützen.

Therapeutische Anwendungsgebiete

Nasenbluten (Corallium rubrum D6/Stibium D6); Anämie (Corallium rubrum D10); Asthma bronchiale, Keuchhusten, Reizhusten, Krampfhusten, Stockschnupfen (Corallium rubrum D3, D6); Diarrhöe (Corallium rubrum D6/Stibium D6); Myom (Corallium rubrum D6/Stibium D6); Urticaria (Corallium rubrum D6); Hypermenorrhöe, Menorrhagie, Metritis (Corallium comp. Ungt.).

Dosierung und Anwendung

Ampullen:	2mal wöchentlich bis 1mal täglich 1 ml subcutan injizieren;
Pulvis:	3mal täglich eine Messerspitze voll;
Unguentum:	morgens und abends den Unterleib einreiben; als Salbenverband.

Formica

Formica rufa L. (rote Waldameise)
– ganzes Tier

Präparate

Formica	Ampullen D3, D6, D 30, D60
	Dilutio D3, D4, D6, D10, D15
	äußerliche Flüssigkeit 5 %
Formica comp.	Ampullen
Formica D3/Formica D15 aa	Ampullen
Formica D3/Oxalis D3 aa	Ampullen
Formica D6/ Prunus spinosa D6 aa	Ampullen

Charakterisierung und allgemeine Eigenschaften

Wie die Ameise in der Natur dafür sorgt, daß Moderungsvorgänge nicht zu einem Absterben der Lebensprozesse führen, sondern in den lebendigen Naturkreislauf wieder einfließen, so bewirkt der Ameisenprozeß im menschlichen Organismus, daß die abbauend-mineralisierenden Prozesse von Austausch- und Aufbauprozessen aufgefangen werden und damit ein bestimmtes Maß nicht überschreiten können. Die Ameisensäure tritt im Organismus überall dort auf, wo Seelisches und damit Bewußtseinsentfaltung sich geltend machen, um die ihnen zugrunde liegenden Abbau- und Mineralisierungstendenzen aufzulösen. So wird vermieden, daß diese als Ablagerungen aus dem Gesamtorganismus herausfallen. Das Auffangen und Auflösen ist mit fortwährenden feinen Entzündungsabläufen verbunden, welche durch den Ameisenprozeß im Gleichgewicht gehalten und konsolidiert werden. Ist der Ameisenprozeß zu schwach vertreten, so erreichen die Stoffwechselendprodukte einen Zustand und Umfang, daß sie als Fremdkörper im Organismus wirken und zu primär degenerativen Erkrankungen führen.

Formica in potenzierter Form ist dann als Heilmittel indiziert, wenn die abbauend-mineralisierenden Prozesse durch feine Entzündungsvorgänge in die Tätigkeit der Ich-Organisation integriert werden sollen. Je nachdem, ob die Wirkung der Ich-Organisation über das periphere Sinnes-Nervensystem zentripetal oder über die Wesensebenen hindurch zentrifugal auf den Stoffwechsel gerichtet werden soll, wird Formica äußerlich als Bad bzw. als Salbe oder innerlich oral bzw. parenteral angewendet. Bei einer schwachen direkten, zentripetalen und entsprechend starken indirekten, zentrifugalen Wirkung der Ich-Organisation herrschen die aufbauenden Stoffwechselprozesse vor, die u. a. Fettleibigkeit bedingen und bis zur allgemeinen Entzündungstendenz gesteigert sein können. Hier spricht die äußerliche Anwendung von Formica die nach innen gerichteten abbauenden Kräfte der Ich-Organisation an. Auf der anderen Seite, wenn die von der Peripherie des Organismus nach innen gerichtete Wirkung der Ich-Organisation vorherrscht, besteht allgemeine Verhärtungstendenz mit Magerkeit, die bis zur Krebstendenz als Steigerung führen kann. Formica als Heilmittel innerlich gegeben, wirkt dieser Tendenz entgegen.

Therapeutische Anwendungsgebiete
Chronische degenerative Gelenkerkrankungen, Arthrosis deformans, Osteochondrosen, rheumatische Affektionen der Muskeln; zur Unterstützung der Karzinomtherapie (Formica D2, D4); Grippe; Osteomyelitis; Hyperurikämie (Formica D3); Keuchhusten (Formica D60); nässende Ekzeme; Psoriasis; Parkinson Krankheit (Formica, äußerliche Flüssigkeit 5 %).

Dosierung und Anwendung

Ampullen:	3mal wöchentlich s. c. an der betroffenen Körperstelle injizieren. Bei Arthrosis deformans und Spondylosen: Formica D15 im Wechsel mit Equisetum D15 jeweils

	1mal wöchentlich s. c. injizieren;
Dilutio:	hohe Potenzen 1mal täglich 5–10 Tropfen, tiefe Potenzen 3mal täglich und bei Bedarf häufiger 3–10 Tropfen
Äußerliche Flüssigkeit:	1- bis 2mal wöchentlich auf ein Vollbad 1–2 Eßlöffel voll;
Salbe:	1- bis 2mal täglich betroffene Bereiche einreiben.

Lachesis

Lachesis muta L. (Buschmeister, Stumme Klapperschlange)
– Sekret der Giftdrüsen

Präparate

Lachesis	Ampullen D10, D15, D20, D30
	Dilutio D6, D8, D10
	Globuli D6, D10, D30

Weitere Schlangengiftpräparate:

Naja tripudians

Naja naja L. (Brillenschlange),
– Sekret der Giftdrüsen

Präparate

Naja tripudians	Ampullen D30
	Dilutio D10
Naja comp.	Ampullen

Crotalus terrificus

Crotalus durissus ssp. terrificus Laurenti (Südamerikanische Klapperschlange)
– Sekret der Giftdrüsen

Präparate

Crotalus terrificus	Ampullen D30
	Dilutio D10

Vipera Berus

Vipera Berus L. (Kreuzotter)
– Sekret der Giftdrüsen

Präparat

Vipera Berus	Ampullen D12

Charakterisierung und allgemeine Eigenschaften

Die Erscheinung der Schlange beeindruckt den Menschen in unangenehmer und furchterregender Weise, selbst wenn er sich nicht durch sie bedroht fühlt. Versuchen wir, diese Empfindung genau zu ergründen, um Wesensaspekte dieses Tieres zu erkennen.

Besonders auffallend bei den Schlangen ist das Fehlen von Gliedmaßen, wodurch sie sich mit ihrem ganzen Körper am Boden ringelnd fortbewegen müssen. Im Sinne der funktionellen Dreigliederung geschieht bei der Gliedmaßenbewegung das Eintauchen des Ichs – beim Tier des Gruppen-Ichs – in die Geistigkeit der Welt. Diese Tätigkeit geht von der Bewußtseinsorganisation, dem Nervensystems, aus, taucht in das Blut ein und geht über das Herz als Grenzorgan hin zu den Gliedmaßen. Eine Verbindung zur Geistigkeit des Umkreises entsteht hierdurch. Erst jetzt kann die Muskelbewegung in voller Harmonie zur Umwelt durchgeführt werden (siehe auch Präparate-Monographie zu Plantago-Primula cum Hyoscyamo). Mit dem Fehlen der Gliedmaßen ist also verbunden – womit bei der Schlange auch der Verlust ihres Gehöres einhergeht –, daß sie nicht voll in die Geistigkeit der Welt eintauchen kann; ihre Rumpfbewegung bleibt so irdisch-begierdenhaft. Dies macht auf den Menschen einen unheimlichen Eindruck, auch wenn er sich über die eigentlichen Gründe hierfür meist nicht bewußt wird.

Mit der Gliedmaßenlosigkeit der Schlange geht ihre metamere Gestaltung einher. Die Schlange zeigt also in der Gestaltung keine Wandlung oder Entwicklung, wie dies bei anderen Reptilien, bei den Insekten und überhaupt im Tierreich, der Fall ist. Sie stellt eigentlich einen Schlauch dar, in dem ein Rippenbogen so wie der vorangehende gestaltet ist. Im Sinne der Dreigliederung fehlen hier somit nicht nur der Gliedmaßenbereich, sondern im Grunde auch der Brust- und Kopfbereich; der ganze Körper stellt allein einen Verdauungsschlauch dar, der mit einem eigenen und selbständigen Nervensystem versehen ist.

Zum Aufspüren und Verfolgen der Beutetiere bedienen sich die Schlangen ihres hervorragenden Geruchssinns. Die Grubenottern, zu denen auch Lachesis gehört, haben zusätzlich noch das Grubenorgan, einen Hohlraum zwischen Nase und Augen, der zur Wahrnehmung der von den Beutetieren ausgehenden Wärmestrahlung dient. Das Mittelohr, welches allen Schlangen fehlt, lebt so bei den Grubenottern als Organ für die Wärmeempfindung wieder auf. Die besondere Wärmeempfindlichkeit erscheint auch im Arzneimittelbild von Lachesis als Leitsymptom, d. h. die Beschwerden werden durch Wärme verschlimmert.

In der Evolution des Tierreiches wird bei den Schlangen der Rückennervenstrang zum ersten Male ganz von den Wirbelknochen umgeben. Das Sinnes-Nervensystem als zentrales Nervensystem, welches Spiegelorgan des Geistigen im Organismus darstellt, wird so in den Organismus fest eingeschlossen.

Die Schlange können wir als ein Wesen ansehen, das in seiner Beziehung zur allgemeinen Geistigkeit einen Unterbruch erleidet; sie hat sich von ihrem geistigen Urgrund abgetrennt. Durch dieses Heraussondern wird jedoch evolutiv die Grundlage für die Entwicklung der Individualität gelegt. Indem die Schlange sich aus der allgemeinen Geistigkeit herauslöst, verkörpert sie den ersten Schritt in der Evolution, der schließlich zur individuellen Geistigkeit führt, wie sie beim Menschen auftritt. Dieser Weg beinhaltet die Möglichkeit zur Entwicklung von Fähigkeiten, die zur Selbsterkenntnis führen. Diese ist wiederum die Voraussetzung, um im Denken zur Welterkenntnis zu kommen.

Hierbei spielt ein bestimmter Stoffwechselprozeß der Schlange eine entscheidende Rolle, der auch beim Menschen von Bedeutung ist, jedoch nicht bei den höheren Tieren. Die Schlangen scheiden als Endprodukt der Verdauung praktisch reine Harnsäure aus, aber keinen Harnstoff. Die höheren Tiere dagegen können die Harnsäure abbauen; damit wird ihre Ausfällung als Harnsäurekristalle verhindert, was zur Gicht führen würde. Nur der Mensch kann sie nicht ohne weiteres in seinem Stoffwechsel umsetzen; er braucht sie vielmehr bis zu einem gewissen Grade, um logisch, gegenständlich denken zu können. Die Harnsäure ist somit für den Menschen die Grundlage, in spezieller Weise durch das Denken ins Geistige einzutauchen. Veranlagt werden die Voraussetzungen hierfür in der Evolution bereits auf der niedrigen Tierstufe der Schlangen.

Wenn das Ich des Menschen nun den Harnsäureprozeß nicht richtig beherrschen kann, kommt es zur Gedankenflut, die z. B. zu einer Geschwätzigkeit führen kann. Dies ist ein Leitsymptom im Arzneimittelbild von Lachesis.

Lachesis ist dann ein Heilmittel, wenn bestimmte Erlebnisse fixiert werden und von der Ich-Organisation nicht durch Selbsterkenntnis verarbeitet werden können. Diese seelische Stauung verursacht ein Beengungsgefühl. Auch im Klimakterium, wenn bisher organgebundene seelische Kräfte frei werden und noch nicht von der Ich-Organisation ganz aufgefangen werden können, fördert Lachesis den Vorgang der Wandlung. Überall dort, wo Seelisches so aufgearbeitet werden muß, daß hiermit eine Selbsterkenntnis verbunden ist, wirkt Lachesis unterstützend. Bei der Aufarbeitung dieser Konflikte zwischen niederem und höherem Selbst muß das Niedere gleichsam als alte Hülle abgestoßen werden, womit das höhere Ich frei wird und wieder voll gestaltend wirken kann. Die mit der Aufarbeitung verbundene Selbsterkenntnis fällt gerade dem Lachesis-Patienten schwer, weil sein Seelisches besonders einer Eigengesetzlichkeit unterworfen ist.

Therapeutische Anwendungsgebiete

Nerven-Sinnes-System:	Multiple Sklerose	Naja tripudians, Crotalus terrificus
	Lähmungen	Crotalus terrificus
	Migräne	Lachesis, Naja tripudians Crotalus terrificus
	Trigeminusneuralgie	Naja tripudians
	Epilepsie	Crotalus terrificus
	Morbus Parkinson	Crotalus terrificus
Rhythmisches System:	Herzinfarkt	Lachesis, Naja tribudians
	Angina pectoris	Naja tripudians
	Schmerzen im Thorax	Lachesis
	Intercostalneuralgie	Crotalus terrificus, Lachesis
	Hypertonie	Naja tripudians, Lachesis
Stoffwechsel-Gliedmaßen-System:	Rheuma	Crotalus terrificus
	Myalgien	Vipera berus
	Gliederschmerzen	Vipera berus
	Thrombosen	Lachesis
	Thrombophlebitis	Lachesis
	Tumore	Lachesis
	klimakterische Beschwerden	Lachesis

Allgemeine Leitsymptome,

besonders für Lachesis:	Beengung Linksseitigkeit Geschwätzigkeit schlimmer durch Wärme

Potenz in der Regel nicht unter D8, meist D12 und höher.

Dosierung und Anwendung

Ampullen:	2mal wöchentlich bis 1mal täglich 1 ml subcutan injizieren;
Dilutio:	3mal täglich 5–10 Tropfen bzw. 10–15 Tropfen bei Mischungen;
Globuli:	3mal täglich 3–5 Globuli.

Murex

Murex purpurea (Purpurschnecke)
– Sekret der Farbdrüse

Präparat

Murex	Dilutio D6

Charakterisierung und allgemeine Eigenschaften

Zum besseren Verständnis der therapeutischen Wirkung von Murex wird dieses Präparat zusammen mit Conchae und Sepia officinalis betrachtet. Alle drei Präparate stammen von wirbellosen Tieren, die zur Gruppe der Mollusken, der Weichtiere, gezählt werden. Diese Tiergruppe ist in ihrer Lebensweise an das Wasser gebunden und kann auf eine urferne Entwicklungsgeschichte zurückblicken. Die drei medizinischen Repräsentanten der Mollusken sind Metamorphosen in drei verschiedene Richtungen des Typus des wirbellosen Weichtieres. Bei der Schalenbildung z. B. steht Murex in der Mitte zwischen Conchae und Sepia. Conchae ist zweiseitig, den Weichkörper ganz umfassend und einschließend beschalt. Außer der Symmetrie weist die Schalung keine geometrische Ausgestaltung aus, sondern bleibt in der Form roh. Den Gegensatz hierzu bildet der Tintenfisch, Sepia officinalis, der den Schalenkörper in sich zurückgezogen hat und somit äußerlich schalenlos erscheint. Murex weist in seiner Mittelstellung eine einseitige Beschalung auf, die asymmetrisch und exakt geometrisch in gewundener Schneckenform gestaltet ist.

Der Kopf mit Mund und Augen ist bei Murex deutlich vom Schalenkörper abgesetzt, wenn er auch in ihn zurückgezogen werden kann. Der Eingeweidesack befindet sich immer in der gewundenen Schale, die ihn so in Form hält, daß jedes Organ seiner Rangstufe gemäß höher oder tiefer auf den Spiraltouren sich bildet. Man wird an die Verbindung von höheren und niedrigeren Zentren des Gehirns höherer Tiere erinnert. Die physische Organisation ist hier auf den Eingeweidesack als ihre Krönung hingeordnet – wie die menschliche auf das Haupt. Die Begattungsorgane der Schnecke sind durch die Drehung nach vorne hin verlagert, als bildeten sie einen zweiten höheren Mund neben dem ersten. Der völlige Mangel einer Segmentierung – als Merkmal der Brustregion – unterstreicht noch diese Erhebung der Bauchorgane auf das Kopfniveau, was bei den höheren Tieren durch die dazwischentretende rhythmische Organisation ständig verhindert wird.

Der bewegliche und äußerst muskulöse Schneckenfuß leckt sich wie eine Zunge auf der Unterlage entlang, so daß auch die Fortbewegung als eine Stoffwechseltätigkeit im Kopfbereich angesehen werden kann. Hierbei ist der Gegensatz zwischen der beweglichen Eigengestalt und dem wunderbar regelmäßigen und in sich geschlossenen Bau des Gehäuses bemerkenswert.

Das auffälligste Organ der Purpurschnecke ist ihre »Schleimdrüse«, die unterhalb der Kiemen sitzt. Sie sondert einen hellen, weißlichen Schleim ab, der sich verändert, wenn die Sonne darauf scheint. Er verfärbt sich bis orange und purpurviolett und ist, auf Stoff aufgetragen, durch kein Mittel wieder zu beseitigen. Bei der Verfärbung entweichen ihm unangenehme, durchdringende, knoblauchähnliche Düfte. Dieses Drüsensekret wird zum Heilmittel verarbeitet.

Innerhalb der Mollusken bilden die Schnecken und damit auch Murex das Darm- und Sexualsystem am stärksten aus. Im Arzneimittel steht die weibliche Sexualsymptomatik ganz im Vordergrund.

Therapeutische Anwendungsgebiete

Die Symptome der weiblichen Sexualorgane treten am stärksten hervor. Besonders passend für nervöse, lebhafte Frauen: bei krampfartigen Schmerzen im Unterleib, Abwärtsdrang des Uterus, Menorrhagien, Fluor albus, sexuelle Überempfindlichkeit; Angst, Gedankenverwirrung, leichte Delirien.

Dosierung und Anwendung

Dilutio:	3mal täglich 5–10 Tropfen.

Potenzierte Organpräparate

Präparate

siehe unten

Charakterisierung und allgemeine Eigenschaften

Zum besseren Verständnis der spezifischen Wirkung von Organpräparaten sei hier auf deren unterschiedliche Wirksamkeit im Vergleich zu den pflanzlichen und mineralischen Heilmitteln hingewiesen. Da die Pflanzen in ihren Bildekräften nicht wie bei den Tieren von kosmisch-astralen Kräften von innen heraus durchdrungen sind, können ihre lebendigen Kräfte von den menschlichen Bildekräften direkt in den rhythmischen Atmungsbereich übergeführt und hierbei vom Seelenleib überwunden werden. Mineralische Substanzen müssen dagegen als unbelebte Substanzen von der oberen peripherischen Organisation des Menschen und somit von der Ich-Organisation aufgenommen werden, da nur diese die genügende Kraft zu ihrer individuellen Belebung und damit Verwendung im individuellen Organismus aufweisen.

Die tierische Substanz weist über den Bildekräfteleib der Pflanzen hinaus eine innerliche Durchdringung mit seelischen Kräften auf, die ihrer Eiweißstruktur ein spezifisches Gepräge geben. Die tierische Substanz muß daher, wenn sie vom menschlichen Organismus aufgenommen und hier in individuelle Substanz umgewandelt wird, zuerst nicht nur von den ihr noch anhaftenden lebendigen Kräften befreit, sondern auch in der Struktur bis zur Mineralität abgebaut werden. Dies geschieht in der zentralen unteren Stoffwechselorganisation. Durch diesen Abbau werden vor allem die Bildekräfte des menschlichen Organismus angesprochen, wobei je nach Art der Tiersubstanz, d. h. je nach Organ, spezifische ätherische Kräftewirkungen entstehen, die auf das entsprechende Organ im Organismus wirken.

Aufgrund dieses Verständnisses können folgende therapeutische Wirkungsweisen für potenzierte Organpräparate als Heilmittel angegeben werden:

– Organpräparate können wegen ihrer organotropen Wirkungsrichtungen in Verbindung mit anderen Präparaten als Leitsubstanzen dienen, um gezielt ein bestimmtes Gebiet anzusprechen;

– Organpräparate wirken auf die untere, zentrale Organisation im Menschen und regen hier als entsprechende Präparate die funktionelle Drüsentätigkeit in Verbindung mit Formgestaltungen an.

– Organpräparate wirken spezifisch auf die Bildekräfte und können daher auch dort Kräfte anregen, wo die höheren Wesensglieder funktionell nicht direkt tätig sind, wie z. B. im Nervengewebe oder z. T. auch Knorpelgewebe.

Es ergeben sich damit vor allem zwei Anwendungsgebiete für potenzierte Organpräparate. Einerseits können sie bei Organerkrankungen, wo eine lokale hypergische Reaktionslage vorherrscht, wie bei chronisch-degenerativen Erkrankungen und Nervenerkrankungen, indiziert sein. Hierbei werden die entsprechenden Organpräparate angewendet. Meist werden sie dabei mit pflanzlichen oder mineralischen Präparaten kombiniert, was bei den folgenden Präparateempfehlungen zu berücksichtigen ist. Weiterhin können die Organpräparate wegen ihrer direkten Wirkung auf den zentralen Menschen bei Stoffwechselstörungen in Verbindung mit Gestaltungsprozessen angewendet werden. Hierzu werden vor allem die Drüsenpräparate genommen.

Präparate und deren Anwendungsgebiete

Aurum D10/Cor D4 aa, Ampullen

Anwendungsgebiete: zur Basisbehandlung degenerativ-entzündlicher Herzerkrankungen.

Cerebellum D15, Ampullen/D4, D6, Dilutio

Anwendungsgebiete: Ménière Symptomenkomplex, Schwindelanfälle, Commotio Cerebri.

Cerebellum comp. (Cerebellum D6/Epiphysis D6/Lamina quadrigemina D6/ Medulla oblongata D6/Nervus vagus D6/Truncus sympaticus D6 aa), Dilutio

Anwendungsgebiete: Neurovegetative Entwicklungsstörungen, Harmonisierung der vegetativen Funktionen.

Corpus vitreum-Stannum D4, Ampullen, Augentropfen

Anwendungsgebiet: Glaukom.

Corpus vitreum D6/Succinum D10 aa, Ampullen

Anwendungsgebiete: Sklerotische Glaskörpertrübung, Glaukom.

Cuprum-Ren (Cuprum-Ren 100 %: Tetramminkupfer(II)-sulfat, 1 Teil/Ren, 5 Teile) D4, D6, Ampullen

Anwendungsgebiete: Chronische Nephritis, Asthma bronchiale; Schizophrenie; Depression.

Discus intervertebralis embryonalis D6/Solutio Siliceae comp. D6 aa Ampullen

Anwendungsgebiete: degenerative Veränderungen der Wirbelsäule.

Glandula suprarenalis D3, D4, Ampullen; D3, D6, Dilutio

Anwendungsgebiete: Erschöpfungszustände; Asthma bronchiale; Vitiligo.

Glandula suprarenalis D3/Solutio Ferri comp. D6 aa, Ampullen

Anwendungsgebiete: Hypotoner Symptomenkomplex, Varicosis, Metrorrhagie.

Glandula thyreoidea D6, Ampullen; D3, D4, D6, Dilutio

Anwendungsgebiet: Schilddrüsenfunktionsstörung.

Hepar Bovis D4, Dilutio

Anwendungsgebiete: wie Taraxacum Stanno cultum/Hepar Bovis; siehe dort.

Hepar-Magnesium D4, Ampullen, Dilutio

Anwendungsgebiete: Endogene Depression, Erschöpfungsdepression bei Fettleber, Zirrhose, Ascites.

Hepar-Stannum D4, Ampullen, Dilutio

Anwendungsgebiete: Basismittel für die Lebertherapie, besonders bei Fettleber, Zirrhose, Ascites.

Hepatodoron/Pankreas 5 % aa Pulvis

Anwendungsgebiete: gestörte Abbauprozesse im Darm.

Hepatodoron/Pankreas D1/Siderit D6 aa Pulvis

Anwendungsgebiet: Orthostatische Albuminurie.

Hypophysis D6, Ampullen; D4, D6, Dilutio

Die Hypophyse wirkt formativ auf die Bildekräfte und ist deshalb z. B. bei Rachitis, aber auch grundsätzlich bei Wachstumsstörungen, z. B. Minderwuchs oder Adipositas, angezeigt. Die Wirkungsrichtung von der Hypophysis ist auf den zentralen Menschen ausgerichtet. Im Gegensatz hierzu steht die Wirkung der Epiphyse, die zum peripherischen Menschen ausgerichtet ist und daher auch die Wirkung von Hypophysis ergänzen kann.

Anwendungsgebiete: Wachstumsstörungen, Rachitis, Hydrocephalus, Kryptorchismus (hierbei zunächst Epiphysis D6, 6 Wochen, anschließend Hypophysis D6, 6 Wochen, Hypophysis D15, 3 Wochen, Hypophysis D30, 1 Woche.

Lamina quadrigemina D4, D6, Ampullen; D4, D6, Dilutio

Anwendungsgebiet: Parkinson Erkrankung.

Lamina/Retina comp., Ampullen

Anwendungsgebiet: Opticusatrophie.

Lens cristallina embryonalis D4/Resina Laricis D5 aa, Ampullen

Anwendungsgebiet: Katarakt.

Mandragora D6/Meniscus Genus D6 aa, Ampullen

Anwendungsgebiete: Chronische Gelenkerkrankungen, vor allem Gonarthrose.

Medulla Ossis D3, Ampullen

Anwendungsgebiet: Knochenmarkschädigungen.

Medulla spinalis D6, Ampullen

Anwendungsgebiete: Tabes dorsalis, Multiple Sklerose.

Medulla spinalis comp., Ampullen

Anwendungsgebiete: Multiple Sklerose, Rückenmarkerkrankungen.

Meniscus Genus D4/Stannum D8, Ampullen

Anwendungsgebiet: Arthrosis deformans.

Ovarium D3, Ampullen; D3, Dilutio; D3, Pulvis

Anwendungsgebiete: Amenorrhöe, klimakterische Beschwerden.

Ovarium comp. (»Biodoron« D3/Ovarium D3/ Stibium metallicum praeparatum D6 aa), Pulvis

Anwendungsgebiet: Klimakterische Beschwerden.

Ovarium D3/Pulsatilla D3/Sepia D3 aa Dilutio

Anwendungsgebiete: Klimakterische Beschwerden, vasomotorische Wallungen.

Pankreas D3, D4, Dilutio; D1, D3, Pulvis

Anwendungsgebiet: Albuminurie; zur Unterstützung der exokrinen Pankreasfunktion.

Pankreas comp. (Aurum metallicum praeparatum D15/Conchae D6/Pankreas D3), Pulvis

Anwendungsgebiete: Allergische Hauterkrankungen bzw. Nahrungsunverträglichkeiten; Obstipation; Rekonvaleszenz.

Pulmo D6, Ampullen; D4, D6, Dilutio

Anwendungsgebiet: Phobien.

Resina Laricis D6/Retina D4 aa, Ampullen

Anwendungsgebiete: Chorioiditis, Netzhautnarben, Macula-Degeneration.

Taraxacum Stanno cultum 1 %/Hepar Bovis D4 aa, Ampullen

Anwendungsgebiete: Einleitung der Stannum-Therapie, degenerative Leberprozesse, chronische Hepatitis bis Zirrhose, leberabhängige Ekzeme.

Dosierung und Anwendung

Die Injektionspräparate werden subcutan etwa 2mal wöchentlich angewendet. Bei Tropfen (Dilutio) oder Pulver werden täglich 3mal jeweils 5–15 Tropfen bzw. eine Messerspitze voll eingenommen.

Sepia

Sepia officinalis L. (Tintenfisch)
– Inhalt des Tintenbeutels

Präparate

Sepia	Ampullen D30 Dilutio D2, D3, D5, D6 Globuli D6, D30
Sepia comp. (Conchae D8/ Ignatia, Semen D5/ Sepia D5 aa)	Dilutio

Charakterisierung und allgemeine Eigenschaften

Der Tintenfisch gehört als »Kopffüßler« zusammen mit den Schnecken und Muscheln zu den Mollusken, den Weichtieren. Ihnen fehlt ein Innenskelett, dafür bilden sie ein Außenskelett, die Schale. Beim Tintenfisch ist es in charakteristischer Weise stark reduziert und schirmt das Tier nicht nach außen ab, wie bei den Schnecken und Muscheln, sondern ist durch eine vom Mantel ausgehende Hautfalte überwachsen und so nachträglich in den Organismus hereingenommen worden. Statt der Introversion der Schnecken und Muscheln haben wir bei den Tintenfischen also eine weiche organische Extraversion. Der Mantel ist ein charakteristisches Organ beim Tintenfisch, der nach hinten unten geschlagen ist und so zu einem Sack verwächst.

Die Leistungsfähigkeit der Sinnesorgane und besonders die der Augen ist vor allem beim Tintenfisch auffällig stark ausgebildet und mit denen der höheren Wirbeltiere vergleichbar. Trotz aller funktioneller Ähnlichkeit wird das Weichtierauge jedoch auf einem ganz anderen Wege gebildet als das der Säugetiere, denn dem Tintenfisch fehlt das zentrale Nervensystem. Das Tintenfischauge erfaßt das gesamte Wahrnehmungsfeld klar, es fixiert nicht und weist auch keinen »blinden Fleck« auf.

Im Grunde reagiert der Tintenfisch ganz wie ein Auge, denn seine Wahrnehmungen werden direkt in die Körperfunktionen übergeleitet; die Funktionen des Tieres können als ein reagierendes Auge angesehen werden. Dasjenige, was bei den höheren Tieren vom Auge zum Zentralnervensystem geleitet wird und hier zu einem Bewußtsein der sinnlichen Welt führt, bleibt beim Tintenfisch organisch gebunden und ist damit immer mit direkten Reaktionen, sei es in der Bewegung der Tentakeln, des Muskelschlauches oder/und des Farbenspieles der Haut verbunden. So wie die Pupille des Säugetieres sofort auf Lichtverhältnisse reagiert, so drückt sich beim Tintenfisch die Gesamtwahrnehmung seiner Umwelt direkt in seinen Körperfunktionen aus. Was in der Ätherorganisation des Kopfes beim Menschen als Wahrnehmungserlebnisse bewußt wird, verläuft beim Tintenfisch in rein organisch-funktioneller Art. Der Tintenfisch ist ein Naturbild dessen, was sich übersinnlich beim Menschen als Ätherorganisation des Kopfes zeigt.

Ein weiterer charakteristischer Wesenszug dieses Tieres ist die Bildung eines schwarzen Farbstoffes in einem speziellen Organ. Der Tintenfisch fügt ihn bei der Flucht dem Wasser zu, das er zur Fortbewegung durch einen Trichter ausstößt. Das Tier verschwindet so bei der Flucht in einer schwarzen Wolke. Hierbei schwimmt der Tintenfisch immer rückwärts, zieht sich gleichsam in seinen eigenen Schatten zurück. So ist er für die Umwelt verborgen, sieht nun aber auch nur noch schwarz.

Dies kann als Bild dafür genommen werden, daß der Sepia-Patient häufig mit seinen eigenen Schattenseiten sehr zu kämpfen hat. Er hat keinen »blinden Fleck«, so wie das Tintenfischauge keinen besitzt, und erkennt dadurch besonders seine Schattenseiten, wie auch die anderer Menschen. Hierdurch ergeben sich im zwischenmenschlichen Bereich zahlreiche Kontaktprobleme.

Dabei werden die Wahrnehmungserlebnisse vom Ich nicht in einen Urteilsprozeß übergeführt, sondern wirken im Astralleib so stark, daß sie in ihm verhaftet bleiben. Der Sepia-Patient wird zu sensitiv, reizbar und entwickelt ein ablehnendes Verhalten seinen Mitmenschen gegenüber.

Therapeutische Anwendungsgebiete

- Varizen, kapillare Stasen, Stauung im kleinen Becken, Hämorrhoiden, Obstipation.
- Uterusprolaps, Enteroptosis, Ptosis.
- Cervicitis, Adnexitis.
- Wallungen, Schweiß, Verstimmungen.
- Ekzem, Herpes, Urticaria, Akne, Hyperhidrosis, Chloasma gravidarum.
- Arthritis, Uraturie, harnsaure Diathese.

Dosierung und Anwendung

Ampullen:	individuell nach Reaktionsweise;
Dilutio:	3mal täglich 10–15 Tropfen oder seltener;
Globuli:	3mal täglich 3–5 Globuli oder seltener.

Spongia tosta

Euspongia officinalis L. (Meerschwamm)
– geröstetes Skelett

Präparate

Spongia tosta	Ampullen D6 Dilutio D3, D6, D12 Pulvis D3
Sanguinaria D15/Spongia tosta D15	Ampullen Augentropfen
Bryonia/Spongia comp. (Apis D3 /Belladonna D3/ Bryonia D3/ Spongia D3)	Dilutio
Chelidonium/Colchicum/ Spongia	Unguentum

Charakterisierung und allgemeine Eigenschaften

Schwämme sind so einfach in ihrer Organisation gebaut, daß sie uns nicht wie tierische Lebewesen, sondern wie Meerespflanzen anmuten. Ihre Entwicklung zeigt jedoch, daß sie Seelenhaftes beinhalten, und wir wollen hierauf kurz eingehen. Die Entwicklung beginnt mit der das Ei verlassenden Flimmerlarve, die ein kugeliges Gebilde ist und sich mit nach außen gerichteten Wimpern fortbewegt. Nachdem die Larve einige Zeit hindurch im Wasser geschwärmt hat, setzt sie sich mit ihrem Vorderpol an einer Unterlage fest und beginnt mit der Einstülpung (Gastrulation), die damit im Tierreich hier zum ersten Male auftritt. So entstehen zwei »Keimblätter». Die bewimperten Zellen, die vorher einen Teil der Oberfläche der Larve bildeten, gelangen durch ihre Einstülpung nach innen und bewirken im angewachsenen, festsitzenden Schwamm einen inneren Flüssigkeitsstrom, der Ernährung und Atmung ermöglicht. Der Wasserstrom wird von Schwämmen durch viele kleine Poren in feinster Verteilung aufgenommen, dann in den größeren Innenraum gesammelt und endlich durch einen einzigen großen Porus wieder ausgeatmet. Die Organe der ehemaligen Fortbewegung dienen also jetzt den inneren Stoffwechselprozessen. Verglichen mit der Flimmerlarve hat der Schwamm hierdurch zwar seine äußere Beweglichkeit verloren und wurde zu einem pflanzenähnlichen, wachsenden und sich verzweigenden Gebilde. Durch die innere Beweglichkeit gewann er jedoch eine Art rhythmisches System, welches Einsaugen und Ausstoßen von Wasser und hiermit pulsierende Ernährung und Atmung als Einheit vollzieht. Der Schwamm erlangt so seine Stufe tierischen Seins zwischen äußerer Ruhe und innerer Bewegung.

Indem das Wasser den Schwamm durchströmt, das Äußere stets ein Inneres, das Innere stets ein Äußeres bleibt, ist das »Bewußtsein« des Schwammes in tief traumhafter Weise mit dem ganzen Meer verwoben. Der ganze Ozean gehört noch mit zu den Schwämmen; Innen- und Außenwelt sind noch nicht voneinander klar getrennt. Das tief traumhafte Ein- und Ausatmen hat zu den entsprechenden Prozessen im Menschen eine Beziehung, die am Anfang unserer Entwicklung stehen.

Die Gerüstsubstanz des Heilschwammes besteht weder aus Kalk noch aus Kiesel, sondern aus Spongin, einer Chitinart, ganz ähnlich der Substanz der Krebs- und Insektenpanzer. Das Spongin enthält relativ viel Jod, und das Arzneimittelbild von Spongia tosta ist wesentlich bestimmt durch den Jodgehalt. Prozesse des Ein- und Ausatmens, sei es in der Atmung selber, sei es in der Diastole und Systole des Herzens oder überhaupt inneres Beleben und äußeres Absterben, wie es von der Schilddrüse vermittelt wird, werden daher durch Spongia angesprochen. Wenn die Prozesse in die eine oder andere Richtung entgleisen, dann kann Spongia tosta gleichsam als ruhender Pol den Krankheitsprozeß abnehmen und wieder normalisieren.

Therapeutische Anwendungsgebiete

Eingliederungsstörungen der Empfindungsorganisation, besonders im Bereich der Luftwege (z. B. Bronchialasthma) und der Schilddrüse (z. B. Struma), auch mit hormoneller Dysfunktion; entzündliche, vor allem spastische Atemwegserkrankungen wie Pseudo-Krupp; vegetative Dystonie, klimakterisches Syndrom, Pavor nocturnus; Iritis, Chorioiditis (Sanguinaria D15/Spongia D15 aa, Augentropfen), Netzhautblutungen.

Dosierung und Anwendung

Ampullen:	2mal wöchentlich bis 1mal täglich 1ml subcutan injizieren;
Augentropfen:	1- bis 2mal täglich 1–2 Tropfen in Bindehautsack geben;
Dilutio:	1- bis 3mal täglich 5–10 Tropfen einnehmen (bei Mischungen 10–15 Tropfen), bei akuten Fällen von Pseudo-Krupp bis viertelstündlich 2-5 Tropfen;

Pulvis:	1- bis 3mal täglich 1 Messerspitze Pulver einnehme
Unguentum:	mehrmals täglich dünn auftragen.

Vespa Crabro

Vespa Crabro L. (Hornisse)
– ganzes Tier

Präparate

Vespa Crabro	Ampullen D3, D6 Dilutio D3 Unguentum 1 %
Flores Tritici comp. (Formica D6/Triticum vulgare, Flos D12/Vespa vulgaris D6 aa)	Ampullen

Charakterisierung und allgemeine Eigenschaften

Die Hornissen werden mit den Bienen und Ameisen den Hautflüglern zugeordnet, wobei die Hornissen wesensmäßig zwischen diesen beiden Tiergruppen einzustufen sind. Während einerseits die Bienen ganz dem Licht und der Wärme hingegeben leben, andererseits die Ameisen ganz mit dem Erdelement verbunden sind und vermodernde Pflanzenteile und Tiersäfte als ihre Lebensgrundlage nehmen, so bilden die Hornissen hier eine Zwischenstufe. Die Hornissen ernähren sich weniger vom Nektar der Blüten als vielmehr von anderen Insekten, die sie erlegen. Auch bauen sie ihre Wabennester nicht aus Wachs, sondern aus Papier, welches sie aus Holz herstellen. Jedoch zeigt die sechseckige Wabenform, daß die Hornissen noch wie die Bienen eine Beziehung zu den Kräften der Peripherie und des Lichtes haben. Diese Beziehungen weisen die Ameisen nicht mehr auf, die auch nachts im Dunkeln ihre Aktivität entfalten. Das Herausgehen aus der Sonnen- und Wärmesphäre, wobei jedoch noch eine Verbindung hierzu bewahrt wird, weist auf die therapeutischen Eigenschaften von Vespa Crabro hin.

Als Heilmittel wirkt Vespa Crabro dort, wo Blut- und Nervenprozesse sich im Gleichgewicht halten bzw. das Gleichgewicht verloren haben. Während Apis vom Blut aus wirkt und Formica den zu starken Nervenprozessen entgegenwirkt, nimmt Vespa Crabro hier eine Mittelstellung ein. Vespa Crabro wirkt auf Sehnen, Bänder, überhaupt auf das Bindegewebe, wo Wärmeprozesse nicht genügend hineinwirken (was umgekehrt gerade die Indikation für Apis ist) und sich infolgedessen Verfestigungen bilden, die zur Chronizität neigen. Diese Verfestigungen gehen aber nicht so weit, daß es zur Ausfällung aus dem Lebendigen kommt (dies wäre wieder eine Formica-Indikation); sie werden noch vom Bildekräfteleib durchwirkt, aber die Gestaltungs- und Formkräfte wirken zu schwach. Die stagnierenden Entzündungsprozesse im Bindegewebe, die häufig zu reaktiver Verhärtung führen, sind die Indikation für Vespa Crabro.

Therapeutische Anwendungsgebiete

Anregung der Wärmeorganisation bei Verhärtungsprozessen des Bindegewebes, der Gelenke und der Haut sowie bei entzündlichen Erkrankungen im Kopfbereich, wie z. B. Narbenbildung, Keloide, Tendinosen, Dupuytren Kontraktur, Arthrosen, Naevus vasculosus, Atherom, Lipom, Haemangiom, Warzen, Ovarialzysten, chronische Sinusitis.

Dosierung und Anwendung

Ampullen:	2mal wöchentlich bis 1 mal täglich 1ml subcutan injizieren;
Dilutio:	3mal täglich 5–10 Tropfen;
Unguentum:	1- bis 2mal täglich einreiben oder als Salbenverband anwenden.

6. Monographien sogenannter Typenheilmittel bzw. Heilmittelkompositionen nach Angaben von Rudolf Steiner

Erläuterungen zu den sogenannten Typenheilmitteln bzw. Heilmittelkompositionen

Die Typenheilmittel sind spezifisch anthroposophische Heilmittel, die auf Angaben von Rudolf Steiner zurückgehen. Sie sind nicht für individuelle Krankheitsfälle konzipiert, sondern für Krankheiten, die allgemeine Charakteristika und Gesetzmäßigkeiten aufweisen. Hierzu gehören z. B. Krankheiten wie Krebs, Migräne, Nierensteine, bestimmte Leber-, Magen-Darm- oder Herzkrankheiten u. v. m.. Die Typenheilmittel üben auf diese Erkrankungen eine Art Leitmotivwirkung aus, die die Funktionen und Prozesse der entsprechenden Organe und Systeme anspricht. Individuelle Organerkrankungen und -defekte sind dagegen nicht das Indikationsgebiet der Typenheilmittel, hier können sie evtl. jedoch unterstützend wirken. Eine Herzinsuffizienz, also eine Herzmuskelschwäche, spricht primär nicht auf das Typenmittel Cardiodoron an, eine Leberinsuffizienz oder degenerative Lebererkrankung erfordert primär nicht das Typenheilmittel Hepatodoron, sondern andere Präparate. Die Wirkung des Typenheilmittels Iscador kann nicht mit denen von Cytostatika verglichen werden; seine Angriffspunkte sind anders, auch wenn dieses Mistelpräparat u. a. zytostatische Aktivität aufweist. Die Wirksamkeit der Typenheilmitel hat sich in der Praxis bestätigt, und einige Präparate haben auch dort breite Anwendung gefunden, wie Biodoron, Cardiodoron und Iscador.

Das Verständnis der Wirkprinzipien dieser Heilmittel kann auf Grund der Geisteswissenschaft Rudolf Steiners entwickelt werden und beinhaltet neue, vielschichtige Aspekte, die dem heutigen naturwissenschaftlichen Denken vollkommen ungewohnt erscheinen müssen. Die Heilmittel sind nicht allein nach dem Grundsatz des »Contraria contrariis curare«, das seit Galen in der Therapie vorherrscht, konzipiert. Ebensowenig ist das Hahnemannsche »Similia similibus curentur« allein das ausschlaggebende Prinzip für diese Heilmittel. Sie basieren vielmehr auf einem dritten Weg, der die beiden Prinzipien wohl beinhaltet, sie aber in einer Synthese zu einem neuen Krankheits- und Heilungsverständnis weiterführt. Um das Prinzip und die Konzeption der Typenheilmittel verständlich zu machen, muß zunächst das Krankheitsverständnis dargelegt werden.

Nicht nur der einzelne Mensch, sondern auch die Menschheit steht in einem ständigen Werdeprozeß und unterliegt so fortlaufend Entwicklungen körperlicher, seelischer und geistiger Natur. Die Entwicklung läuft nicht auf allen Ebenen des Lebens synchron, sondern ganz unterschiedlich. Daher sind im Menschen und in der Natur alle Entwicklungsstufen nebeneinander anzutreffen, z. B. einige, die die Anfänge bewahrt haben und andere, die die Entwicklung vorausnehmen. Im Menschen sind sie auf allen drei Ebenen, ja innerhalb einer Ebene in den unterschiedlichsten Stadien vorhanden. Der Mensch steht so in einem Evolutionsprozeß wie auch die ihn umgebende Natur.

Gesundheit bedeutet, wenn trotz der verschiedensten Entwicklungsstufen im menschlichen Organismus eine Mitte bewahrt werden kann, die alles im Ausgleich zu halten vermag. Krankheit dagegen tritt dann auf, wenn die Mitte verlorengeht, weil in bestimmten Schichten der menschlichen Wesenheit ein Auseinanderfallen stattfindet. Hierbei verselbständigen sich Prozesse aus der Gesamtheit, die bestimmte Phasen des menschlichen Entwicklungsweges repräsentieren und diese nun unzeitgemäß zur Geltung bringen. Unter diesem Aspekt bedeutet, daß Krankheit ein Rückfallen in frühere Phasen oder ein Vorausnehmen von zukünftigen Stadien des menschlichen Entwicklungsweges beinhaltet. Hierbei findet entsprechend eine zeitliche oder räumliche Verschiebung von Prozessen im Organismus statt, wodurch diese an sich normalen Abläufe zu Krankheitsprozessen werden. Krankheitsprozesse sind also an sich nicht krankhaft, nur ihr unzeitgemäßes oder verlagertes Auftreten macht sie zu diesen.

Diese Aspekte können am Lebenslauf des Menschen aufgezeigt werden wie auch in der Evolution der Menschheit überhaupt. Beim Kinde herrschen z. B. eher die entzündlichen Prozesse vor, beim alten Menschen eher die kalten, mineralisierenden. Verlagern sich die entzündlichen Prozesse ins Alter, treten Erkrankungen auf, die nur schwer von den Kräften des alten Menschen beherrscht werden können. Aus einer einfachen Bronchitis z. B. kann sich dann eine Pneumonie entwickeln, deren Verlauf ganz anders zu beurteilen ist als bei einem jungen Menschen. Treten umgekehrt die kalten, im Alter physiologischen Verkalkungsprozesse im Organismus eines jungen Menschen auf, dann verursachen sie Entwicklungsstörungen. Der einzelne Mensch kann auch in Form einer Krankheit in sich Prozesse und Störungen entwickeln, die in einer früheren Menschheitsepoche normal waren, also damals keine Krankheit darstellten und die dann durch die weitere Entwicklung der Menschheit überwunden wurden. Krankheit kann so als ein Zurückfallen oder ein Vorausgreifen in der Evolution des Menschen verstanden werden.

Die Umwelt des Menschen ist das äußere Bild seiner Innenwelt. Mensch und Naturreiche weisen eine gemeinsame Entwicklung auf. Das, was der Mensch seelisch-geistig anstrebt, ist in der Natur physisch gestaltet. In beiden wirken also dieselben geistigen Gesetzmäßigkeiten, und damit können die Gesetzmäßigkeiten der Natursubstanzen, wenn sie in geeigneter Form als Heilmittel zubereitet werden, auf das Geistig-Seelische des Menschen Einfluß nehmen und von hieraus seine Körper- und seine Lebensfunktionen heilen. Das Heilende der Natursubstanzen ist also ihr Wesenhaft-Geistiges, was in ihrer physischen Gestalt Ausdruck findet.

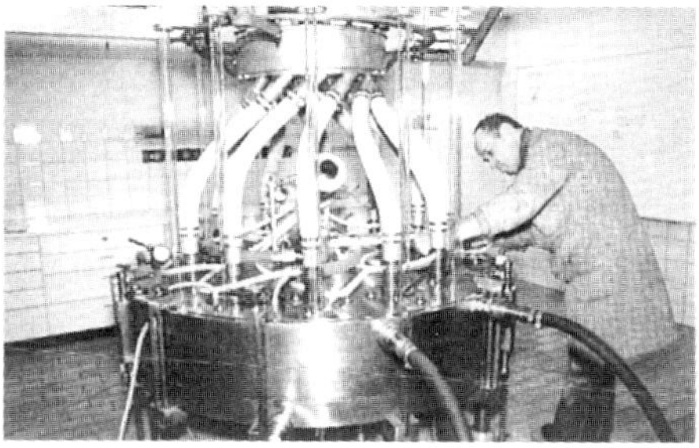

Iscador-Mischmaschine.

Der pharmazeutische Prozeß muß nun diese Wirkprinzipien, welche geistiger Natur sind, in eine geeignete Form überführen, so daß sie als Heilmittel eingenommen werden können. Bei der pharmazeutischen Arbeit wird die Natursubstanz so bearbeitet, daß sie gleichsam von allem Überflüssigen, was nicht Ausdruck ihrer geistigen Natur ist, befreit und in Zusammenhänge übergeführt wird, die ihrem Geistwesen gerecht werden. Hierzu dienen zum Beispiel die Verfahren des Potenzierens wie auch diejenigen der Spagyrik.

Die Wirkprinzipien wollen wir an den Typenheilmitteln kurz charakterisieren. Die Typenheilmittel sind sehr unterschiedlich gestaltet. Mineralische Kompositionen sind nach ganz anderen Gesetzmäßigkeiten als pflanzliche konzipiert. Weiterhin gibt es Kompositionen, die Mischungen aus pflanzlichen und metallischen Substanzen darstellen, und einige enthalten auch Substanzen tierischen Ursprungs.

Betrachten wir zunächst die pflanzlichen Heilmittel. Alle pflanzlichen Typenheilmittel Rudolf Steiners besitzen zwei oder drei wesentliche Komponenten. Diejenigen, die mehr Pflanzen enthalten, wie z. B. Digestodoron, beinhalten jedoch im Grunde genommen auch nur zwei Komponenten, nämlich in diesem Fall Farne und Weiden. Das Charakteristische der jeweiligen beiden Komponenten ist, daß sie gegensätzliche, ja, polare Eigenschaften aufweisen. Hierfür werden Pflanzen zusammengebracht, die sich in ihrer Wachstumsgestik, in ihrem Habitus, in ihrem Verhältnis zur Umwelt und in ihren kosmischen und terrestrischen Beziehungen entgegengesetzt verhalten und gleichwohl innerlich verwandte Wesensmotive erkennen lassen. Die Tabelle 4 gibt zu den Pflanzendualitäten eine Übersicht. In den folgenden Monographien werden hierzu weitere Ausführungen gemacht.

Ziel des pharmazeutischen Verarbeitungsprozesses ist es, die Heilpflanzen so zusammenzubringen, daß sich aus ihrer Polarität ein einheitliches Heilmittel ergibt. Für die Kunst der Heilmittelzubereitung stellen diese Verfahren ebenso etwas Neues dar, wie die ihnen vorangehende Auswahl der Pflanzen und Zusammenstellungen von Paaren. Zwei pharmazeutische Prozesse treten hervor: einerseits Wärmeprozesse, andererseits ganz bestimmte »Ineinanderbewegungsprozesse«. Bei den Wärmeprozessen handelt es sich um differenzierte Abläufe, durch die die Pflanzen aufgeschlossen werden und durch die eine Pflanzenkomponente an die andere angeglichen wird. Kalte Zubereitungen, Behandlung bei Körpertemperatur, Aufgüsse, Kochen, Dörren, Destillieren, Verkohlen und Veraschen sind die verschiedenen Wärmestufen, die zur Anwendung kommen können. Hierauf folgen die »Ineinanderbewegungsprozesse«, die ebenfalls ihrer Intensität nach abgestuft sind und bei den flüssigen Arzneiformen von der einfachen Mischung bis zu einem komplizierten Ineinanderbewegen gehen, wobei Geschwindigkeit, Bewegungsform, Raumesrichtung ihre Rolle spielen. Auch für die Mischung der Pulver zur Herstellung von Hepatodoron hat Rudolf Steiner ein differenziertes Ineinanderbewegen mit bestimmten Raumeskomponenten empfohlen.

Bei den mineralischen und metallischen Kompositionen der Typenheilmittel ist die Polarität nicht das primäre Prinzip. Metalle selber sind in ihrer Gesamtheit bereits merkuriell gestaltet, d. h. sie vereinigen in sich polare Eigenschaften und führen diese zum Ausgleich. Bei diesen Heilmittelkompositionen stehen die Verwandlungsprozesse, sei es durch chemische oder Wärme-Einwirkungen, ganz im Vordergrund, weniger das räumliche Ineinanderwirken wie bei den einzelnen Pflanzenpräparaten. Das Ineinanderwirken der Substanzen geschieht durch chemische Prozesse, während bei den pflanzlichen Heilmitteln dies durch ein Ineinanderarbeiten durchgeführt wird. Die metallischen Heilmittel sind unter dem Aspekt der drei Qualitäten von Sal, Merkur und Sulfur zu verstehen (siehe hierzu Kapitel in der Einleitung). Diese können als Schöpfungsprinzipien verstanden werden, die sich im Menschen in entsprechend metamorphosierter Form als funktionelle Dreigliederung manifestieren. Die Metallpräparate sprechen das Geistig-Seelische des Menschen in der Form an, daß es in seinem gestörten Verhältnis innerhalb der funktionellen Dreiheit wieder zu einem Gleichgewicht gelangen kann. Hierbei zeigt die Heilmittelkomposition den richtigen Weg auf, und sie kann so als eine Art Gesundheitsmodell für den Organismus angesehen werden.

Die pflanzlichen und die metallisch-mineralischen Heilmittelkompositionen stellen eine Weiterführung von Naturprozessen zum Menschen hin dar. Die Natur wird in diesem Sinne nicht als etwas Fertiges betrachtet, sondern als etwas Werdendes, das pharmazeutisch weitergeführt wird und damit zu einem Heilmittel werden kann. Im gewissen Sinne wiederholt der Pharmazeut in den pharmazeutischen Verwandlungsstufen Schöpfungsprozesse, d. h. er gestaltet die geistigen Kräfte, die in den Natursubstanzen wirksam sind, in dem Sinne weiter, daß der menschliche Organismus an ihnen seinen Weg und sein Ziel erkennen kann. Heilmittelkompositionen setzen mit ihren bestimmten Ausgangssubstanzen evolutiv dort an, wo in der Menschheitsentwicklung die »entsprechende Krankheit« aufgetreten ist, in die der Patient gleichsam zurückgefallen ist. In diesem Sinne beinhalten diese Präparate ein evolutives Simile zum Krankheitsgeschehen. Indem sie dann aber aufzeigen, wie die damalige Einseitigkeit oder Fehlentwicklung überwunden werden konnte, weisen sie auch das Contraria-Prinzip auf. Da die Heilmittel durch ihre pharmazeutische Verarbeitung darüber hinaus auch das Ziel der Entwicklung beinhalten, führen sie die beiden Prinzipien zu einer Synthese und stellen ihre Steigerung dar.

Tabelle 4

Präparate-name	Pflanzenpaar	Teil	Erwärmung	Ineinander-Bewegung
Arum maculatum D3/ Pteridium aquilinum D3 aa	Aronstab Adlerfarn	Wurzeknolle Blatt	Digestio	Mischung
Anaemodoron	gr. Brennessel Erdbeere	Kraut Frucht	Mazerat; bei Rh 37°–4°	Mischung
Berberis D2/ Urtica urens Herba D3 aa	Sauerdorn kl. Brennessel	Wurzel Kraut	Mazerat; bei Rh 37°–4°	Mischung bzw. Drehung
Cardiodoron	Schlüsselblume Bilsenkraut Eselsdistel	Blüte Kraut Blüte	Digestio	Mischung
Carduus benedictus D2/Paeonia officinalis D2 aa	Bitterdistel Pfingstrose	Kraut Wurzel	Dekokt	Mischung
Choleodoron	Curcuma, javan. Schöllkraut	Wurzel Wurzel	Mazerat	Mischung bzw. Drehung
Dermatodoron	Bittersüß Pfennigkraut	Blüte Kraut	Dekokt	Mischung
Digestodoron	Farne Weiden	Blatt Blatt	Digestio	Mischung
Hepatodoron	Erdbeere Weinstock	Blatt Blatt	Dörren	in best. Art ineinander-stoßen
Plantago-	Spitzwegerich	Blatt	Digestio	Mischung

Primula cum Hyoscyamus	Schlüsselblume Bilsenkraut	Blüte Kraut		
Iscador	Wintermistel Sommermistel	Kraut mit Früchten Kraut	Mazerat	Drehung

»Anaemodoron«

Gegen Anämie bei mangelhafter Eisenverwertung

Komposition

Tropfen:

Fragaria vesca (Walderdbeere), Fructuarium recens	15 %
Urtica dioica (Große Brennessel), Planta tota recens	30 %
Mel (Honig)	5 %
Saccharum Sacchari (Rohrzucker)	16,2 %
Excip. ad Gutt.	

Begründung und Eigenschaften

Die Wirksamkeit von Fragaria vesca beruht im wesentlichen auf der Dynamik der sie als Heilpflanze prägenden Eisen- und Kieselprozesse. Durch den Eisenprozeß wirkt sie fördernd auf die Blutbildung. In Verbindung mit den Kieselkräften kann sich dieser Prozeß bis in die Peripherie des Organismus auswirken und hier gestaltend wirken.

In Urtica dioica sind neben dem Eisenprozeß Schwefel und Alkalisalze, die für diese Heilpflanze wirksamen Prozeßkomponenten. Über die alkalischen Salze schafft die Brennnessel die Verbindung zum Nervensystem, während der Schwefel das Stoffwechselsystem anregt.

Mit »Anaemodoron« wird somit der gesamte Organismus angesprochen, wobei jedoch der Blutbildungsprozeß im Mittelpunkt steht.

Die Komposition von Anaemodoron geht nachweislich nicht auf Rudolf Steiner zurück, sondern ist vermutlich von Klinikärzten in Arlesheim und Stuttgart aufgrund von Vortragsäußerungen Rudolf Steiners konzipiert worden.

Indikationen

Anregung der Eisenverwertung bei (hypochromen) anämischen Zuständen, besonders da, wo mineralisches Eisen nicht vertragen wird.

Dosierung und Anwendung

3mal täglich 10–15 Tropfen in etwas Wasser.

»Biodoron 0,1 %«[1] Tabletten
»Biodoron (5 %)«[1] Tabletten
»Biodoron 150 mg«[2] Kapseln

Zur Behandlung der Migräne

Komposition

0,1 % Tablette:	0,2 mg »Biodoron« 100 % (entsprechend 0,07 mg Ferrum sulfuricum anhydr. bzw. 0,03 mg Fe und 0,03 mg Quarz/ Excip. q. s.)
(5 %) Tablette:	10 mg »Biodoron« 100 % (entsprechend 3,58 mg Ferrum sulfuricum anhydr. bzw. 1,3 mg Fe und 1,6 mg Quarz/Excip. q. s.)
150 mg Kapseln:	150 mg »Biodoron« 100 % (entsprechend 53,7 mg Ferrum sulfuricum anhydr. bzw. 20 mg Fe und 24 mg Quarz/Excip. q. s.)

Begründung und Eigenschaften

Bei der Herstellung von Biodoron wird Honig in Eisensulfat hineingerührt, wobei eine zähe Masse entsteht. Hierzu wird erhitzter Weißwein und danach geglühter Quarz, ebenfalls in einem bestimmten Zahlenverhältnis, gegeben. Durch gute Durchmischung bildet sich nun eine dünnflüssige Masse. Sie wird in einem abgeschlossenen Raum bei 37 °C getrocknet und alles Wäßrige abdestilliert. Nach dem Erkalten liegt eine hellgraue, spröde und harte Masse vor. Sie hat einen herben, brotartig-aromatischen Geruch. Als »Biodoron« 100 % wird sie zu Tabletten und Kapseln weiterverarbeitet.

1 In der BRD ist das Präparat unter der Bezeichnung »Kephalodoron« erhältlich.
2 In der BRD ist das Präparat unter der Bezeichnung »Ferrum-Quarz-Kapseln« erhältlich.

Die Wirkung von Biodoron als Migränemittel ist nur unter dem Aspekt der Erkenntnis Rudolf Steiners zu verstehen, daß die Migräne als eine Störung der funktionellen Dreigliederung, wie sie ebenfalls zuerst von ihm beschrieben wurde, aufzufassen sei. Bei bestimmten Migräneformen, wie z. B. vor allem bei der klassischen Migräne, ist die funktionelle Dreigliederung ursächlich in dem Sinne gestört, daß Stoffwechselprozesse vom unteren Pol, dem Stoffwechsel-Gliedmaßensystem des Migränepatienten, zu stark ins Sinnes-Nerven-System hineinwirken, welches den oberen Pol repräsentiert. Hierdurch entsteht die funktionelle Störung, die sich als Migräne äußert. »Biodoron« wirkt der unregelmäßigen Verlagerung in der funktionellen Dreigliederung des Migränepatienten entgegen. Nach Rudolf Steiner bewirkt Biodoron folgendes: Durch seine Eisenkomponente fängt »Biodoron« die zu starken Stoffwechselprozesse auf und führt sie in den Blutrhythmus über, wobei vor allem das Prozessuale des Eisens wirkt. Diese Wirkung wird vom Schwefel unterstützt und weitergeführt, indem er den aus der Stoffwechselorganisation hervorgehenden rhythmischen Blutstrom verlebendigt und zum Lungenprozeß hinführt. Die Kieselsäure wirkt direkt auf die Nerven-Sinnestätigkeit anregend. Hierbei spricht sie vor allem die Funktionen der weißen Gehirnsubstanz im Mittelhirn an, wodurch die Ich-Organisation stärker in diesem Gebiet wirken kann und eine zusammenfassende Sinnestätigkeit sowie ein normales Vorstellen wieder möglich wird.

Durch die Entsprechung vom oberen, mittleren und unteren Menschen wirken Eisen und Schwefel in Biodoron nicht nur allgemein auf das Zusammenwirken der Wesensglieder, sondern auch spezifisch im Funktionsbereich des Gehirns. Das Eisen wirkt auf die Funktionen der grauen Gehirnsubstanz regulierend, indem es hier die gestörten rhythmischen Prozesse normalisiert. Der Schwefel beeinflußt entsprechend seiner Beziehung zur Verdauung Stoffwechselprozesse im Großhirn und reguliert sie.

Indikationen

Anfallsartige Kopfschmerzformen, vor allem bei der klassischen Migräne. Bei nervösen Erschöpfungszuständen, chronischer Überreiztheit der Sinnesorgane; postcommotionellen Beschwerden.

Dosierung und Anwendung

»Biodoron« 0,1 % Tabletten

Zur prophylaktischen Behandlung werden täglich etwa 3mal eine Tablette bis alle 2 Stunden eine Tablette 0,1 %, je nach Bedarf, eingenommen. Bei Kindern genügt gewöhnlich 3mal täglich eine Tablette vor den Mahlzeiten. Die Tabletten nicht im Munde zergehen lassen, sondern unzerkaut schlucken.

»Biodoron« (5 %) Tabletten

Zur prophylaktischen Behandlung werden morgens nüchtern und abends jeweils eine Tablette »Biodoron« (5 %) eingenommen. Bei drohendem Anfall oder während des Anfalles ist die Dosierung auf 3–5 Tabletten, die jeweils in halbstündigen Abständen eingenommen werden, zu erhöhen. Tabletten nicht im Munde zergehen lassen, sondern unzerkaut schlucken.

»Biodoron« 150 mg Kapseln

Zur prophylaktischen Behandlung genügt gewöhnlich die Einnahme von 1mal täglich einer Kapsel. Bei drohendem Migräneanfall bzw. während des Migräneanfalles kann die Tagesdosis auf 7 bis 10 Kapseln gesteigert werden, wobei unter Umständen jeweils eine Kapsel unzerkaut mit Flüssigkeit (Wasser, Mineralwasser oder leichtem Tee) in halbstündigen Abständen eingenommen wird.

Spezielle Hinweise, Anwendungs-Einschränkungen, unerwünschte Nebenwirkungen:

Bei Kindern genügt in der Regel die Einnahme der »Biodoron« 0,1 % Tabletten. Sie eignen sich ebenfalls für magenempfindliche Personen, bei denen die 5 %igen »Biodoron«-Tabletten Magenbeschwerden auslösen.

Wegen des relativ hohen Eisengehaltes der »Biodoron«-150 mg-Kapseln ist bei Patienten mit Eisenspeicherkrankheiten (Hämosiderose) Vorsicht geboten.

Je 1/2 Stunde vor und nach der Einnahme der »Biodoron«-Tabletten oder Kapseln ist die Einnahme von Schwarztee oder Kaffee wegen ihres hohen Gerbstoffgehaltes zu vermeiden.

Biodoron eignet sich zur Einnahme während der Schwangerschaft.

Haltbarkeit:

Die »Biodoron« (5 %) Tabletten können ein leicht braun gesprenkeltes Aussehen aufweisen, was aber keinen Einfluß auf die Wirksamkeit des Präparates hat.

Cardiodoron

Bei Kreislauflabilität

Komposition

Tropfen

Hyoscyamus, Herba recens	0,1 %
Onopordon, Flos recens	2,5 %
Primula officinalis, Flos recens	2,5 %

Excip. ad Guttas. (Äthanol 25 % V/V)

Charakterisierung und allgemeine Eigenschaften

Das Verständnis der Komposition von Cardiodoron setzt die Kenntnis der besonderen Funktionen des Herzens im menschlichen Organismus voraus, die über seine physiologischen Leistungen als Hohlmuskel hinausgehen. Das Herz wirkt vermittelnd und wahrnehmend sowohl zwischen der oberen und unteren wie auch zentralen und peripheren Organisation des Menschen. Dabei stellt das Herz den Menschen in ein Weltgeschehen hinein und steht mit diesem in engster Beziehung. Die Herztätigkeit verbindet das Räumliche mit dem Zeitlichen im Ätherischen, das Vorstellungsmäßige mit dem Willen im Astralen und das Ich mit dem Du durch die Herzenswärme im Bereich des Geistigen. Dies sind drei Wesensaspekte der Herztätigkeit, die im Präparat durch die drei pflanzlichen Naturbilder angesprochen werden.

Die Polarität von oben und unten, d. h. von Himmel und Erde, wird von Primula und Hyoscyamus repräsentiert. Die Primel ragt mit ihrem Blütenstengel weit in den frühlingshaften, durchlichteten Umkreis hinein. Sie bleibt wohl mit ihrer Blattrosette am Boden gestaut, ihr Blütenstengel jedoch explodiert gleichsam am oberen Knotenpunkt in eine gelbe vielblütige Dolde. Damit stößt die Primel mit ihrer Blüte ganz in den sphärischen Umkreis hinein. Die Blütenregion der Primel reicht, wenn die Dynamik der Pflanze bildlich geschildert wird, sozusagen in den Himmel hinein. Sie verbindet damit Raum und Gegenraum und hat hierdurch eine besondere Beziehung zum Zeitlichen als Wesensaspekt des Ätherischen.

Der Hyoscyamus (Bilsenkraut) bleibt dagegen ganz irdisch in seiner Gestaltung. In die ätherischen Umkreiskräfte taucht er kaum ein. Das Obere ergreift ihn nicht, dagegen führt er in jedem Sproßelement eine Bewegung der Verinnerlichung durch. Es entsteht so eine Pflanze, die Ansatzpunkte zur Gestaltung von Rechts- und Linksseitigkeit, sowie von vorne und hinten zeigt – Gestaltungselemente also, die wir erst beim Tierreich ausgebildet finden. Auch substanzmäßig zeigt die Giftbildung an, daß überpflanzliche Kräfte hier vorzeitig aufgenommen wurden.

Während die Primel sich mit ihrem Blütenprozeß und ihrer Blütenbildung in den sphärischen Lichtraum ganz hineinbegibt, weist der Hyoscyamus eine ganz andere Beziehung zum Licht auf. Die Blüten wenden sich vom Lichte weg. Vegetatives Wachstum und verfrühtes Blühen schieben sich bei Hyoscyamus fortwährend rhythmisch ineinander, wobei die Blütenbildung wiederholt vom Blattwachstum übergipfelt wird. Was sich hier in der Wachstumsdynamik ausdrückt, findet auch substantiell in der Giftbildung seinen Niederschlag. Die Erscheinung der Pflanze und ihre Giftsubstanzen weisen auf eine Wesenskonstitution hin, in der sich Kosmisch-Überpflanzliches mit dem unteren Vegetativen in deutlich rhythmischer Gestaltung verbindet und einprägt.

Die dritte Komponente von Cardiodoron, die Eselsdistel, hat eine besondere Beziehung zur Wärme. Bei der Distel kann der irdische Substanzstrom eine große Pflanze aufbauen, und der von der Peripherie her wirkende Sonnenstrom prägt die stachlige und eingekerbte Erscheinung der Pflanze. Erde und Sonne, Finsternis und Licht sind bei dieser Pflanze Elemente, die sie zutiefst durchdringen, ohne daß sie dabei verschmelzen und sich gegenseitig umwandeln. Die Charakteristik der Distel führt zu dem Aspekt der verbindenden Herzenswärme.

Zusammenfassend kann gesagt werden: Die Primel-Geste spricht die Ätherisierung im zentralen Kreislauf an, diese wird wiederum überlagert und durchdrungen von der Astralität des Bilsenkrautes, wodurch im Herzen u. a. der Mut-Aspekt sich verstärkt, und schließlich wird die Funktion des Herzens im Sinne der »Herzlichkeit« als ein Aspekt der Ich-Organisation durch die Eselsdistel besonders angesprochen.

Indikationen

Cardiodoron ist ein Herz-Kreislaufmittel auf breiter Basis. Es ist angezeigt bei bestehender Kreislaufschwäche, besonders bei Jugendlichen, bei orthostatischer Labilität, bei Arrhythmien und als Basismedikation bei speziellen Herztherapien; es hat zudem eine den Willen impulsierende Wirkung.

Dosierung und Anwendung

Tropfen:	3mal täglich 15–20 Tropfen vor den Mahlzeiten – am besten in etwas warmem Wasser.

»Choleodoron«

Bei Gallenfunktionsstörungen

Komposition

Dilutio:
Chelidonium (Schöllkraut), Radix recens 2,5 %/Curcuma (Gelbwurz), Rhizoma siccum 2,5 %/Excip. ad Gutt.

Begründung und Eigenschaften

Chelidonium majus zeigt eine eigentümliche Wachstumsperiodik: Vom Frühling bis zum Herbst wechseln Blütenbildung und Abblühen in einem ständigen Rhythmus ab. Die pflanzlichen Wachstums- und Lebenskräfte scheinen hier mit den abbauenden, aus der überpflanzlichen Sphäre hereinwirkenden Kräften in einem spezifisch rhythmisch hin- und herpendelnden Kräfteverhältnis zu stehen. Die Bildung des Milchsaftes, der zahlreiche Alkaloide enthält und der die ganze Pflanze – in ihrem oberen Teil als heller und in ihrer Wurzel als dunkelroter Saft – durchzieht, wird hiervon geprägt.

Auf die Gallenproduktion (Cholerese) und Gallenabsonderung (Cholekinese) wirkt die Zubereitung aus der Wurzel normalisierend, indem sie auf der einen Seite beide anregt und auf der anderen Seite einem zu starken Abbau ins Mineralische hin und damit einem Ausfallen mineralisierender Substanzen wie Cholesterin und Calcium entgegenwirkt.

Die Qualitäten der tropischen Pflanze Curcuma werden durch ihre intensive Kohlenhydratbildung und ihre besondere Beziehung zur Wärme, ausgedrückt durch ihre aromatischen Bestandteile, bedingt. Wie Chelidonium hat es cholagoge und choleretische Eigenschaften, doch weisen schon seine Erscheinung und Inhaltsstoffe auf den ganz andersartigen, z. T. komplementären Charakter dieser Wirkung hin.

Die Komposition Choleodoron ist daher ein umfassend wirkendes Heilmittel bei Gallenfunktionsstörungen mit Neigung zu Gallensteinbildungen.

Indikationen

Störungen der Gallenfunktion, Gallestauung, Erkrankungen der Gallenwege; als Begleitbehandlung bei Lebererkrankungen.

Dosierung und Anwendung

2- bis 4mal täglich 10–15 Tropfen, möglichst in warmer Flüssigkeit, in der Regel nach dem Essen einzunehmen; besonders wirksam bei kurmäßigem Gebrauch zusammen mit »Hepatodoron«.

»Digestodoron«

Zur Regulierung von rhythmischen Störungen im Verdauungsbereich

Komposition

	Tropfen:	Tablette:
Aspidium Filix-mas (Wurmfarn), Folium recens	4 %	8 mg
Polypodium (Engelsüß), Folium recens	1 %	2 mg
Pteridium aquilinum (Adlerfarn), Folium recens	4 %	8 mg
Scolopendrium (Hirschzungenfarn), Folium recens	1 %	2 mg
Salix alba (Silberweide), Folium recens	2 %	4 mg
Salix purpurea (Purpurweide), Folium recens	2 %	4 mg
Salix viminalis (Korbweide), Folium recens	4 %	8 mg
Salix vitellina (Dotterweide), Folium recens	2 %	4 mg
Excip.	ad Guttas	ad 200 mg

Neben den Tropfen als D1 ist Digestodoron weiterhin als Dilutio D3 verfügbar.

Begründung und Eigenschaften

In Digestodoron sind Auszüge der Blätter von je vier verschiedenen Farn- und Weidenarten zu einem Heilmittel verarbeitet worden. Das Präparat spricht die Verdauung in ihren Grundfunktionen an, wobei die Farnblätter den Abbau der Nahrungsstoffe und die Weidenblätter ihre Überführung in den Organismus unterstützen.

Die abbauenden Kräfte der Farne können an der Wachstumsgestik dieser Pflanze selber erkannt werden. Mit den Farnen tritt evolutiv im Pflanzenreich zum ersten Male die Stengelbildung auf und ermöglicht die um die mediane Hauptachse gegliederte links-rechtssymmetrische Blattgestalt. Hierdurch entsteht aus der bisher einheitlichen Raumgestalt der Pflanze die Zweiheit von zwei spiegelbildlichen Hälften in Form der Farnblätter. Die Bildegestik der Farne führt so den ursprünglich einheitlichen Raum in eine entgegengesetzt gerichtete Zweiheit über. Die sich hierin ausdrückenden Kräfte des entzweienden Aufgliederns in entgegengesetzte Richtungen entsprechen den Grundkräften des Abbaus der Nahrung bei der Verdauung und können therapeutisch mit diesen im Sinne des »Digerierens« (lat. digere = ver-, zer-, abteilen) in Verbindung gebracht werden.

Im Gegensatz zu den entzweienden Kräften der Farne stellen die Weiden die Kräfte des Vermittelns zwischen entgegengesetzten Bereichen dar. Dies kommt u. a. dadurch zum Ausdruck, daß die Weiden die Gegensätzlichkeiten, wie sie in jedem Baum als Krone- und Stammprinzip erkennbar sind, in einer bestimmten Weise aufheben. Während andere Pflanzen in ihren dem Lichte zugerichteten Teilen einer Entvitalisierung unterliegen, weisen die Weidenäste eine ausgesprochene Vitalität auf, wodurch sie z. B. als Stecklinge fortgepflanzt werden können. Die Weidenäste zeigen die Vitalitätskräfte, wie sie sonst allein die Wurzel beinhaltet. Die bevorzugten Standorte der Weide, nämlich an lichten Ufern von fließenden Bächen, deutet auf die Richtung der vermittelnden Funktion. Sie nimmt die Mittelstellung zwischen irdisch Festem, welches die äußere Form ermöglicht, und dem bewegten Wäßrigen, welches als Lebenselement die Form ausfüllt, ein. Diese Kräfte werden mit den Blättern der Weide, wie sie in Digestodoron vorliegen, auf die zentrale – die der Rinde wirken mehr auf die periphere – Organisation im Menschen gelenkt und sprechen hier vermittelnd die Prozesse des Überganges an. Sie unterstützen den Übergang der Nahrungsstoffe vom Inneren des Darmtraktes als noch qualitative Außenwelt in die durchlebte Innenwelt des Organismus als durchindividualisierte Eigenwelt.

Rhythmik entsteht im Zusammenwirken von Gegensätzen. Indem Digestodoron gegensätzliche Kräfte bei der Verdauung anspricht, wirkt es auch insgesamt regulierend auf die Rhythmik des Verdauungstraktes, sei es die der Motilität oder die der Sekretion.

Indikationen

Störungen der rhythmischen Tätigkeit des Magen-Darm-Traktes, sekretorischer wie motorischer Natur; Sodbrennen und chronischer Reizmagen, chronisch rezidivierende nervöse Diarrhöe, funktionelle Obstipation sowie bei Wechselzuständen zwischen Durchfall und Verstopfung; Digestodoron hat sich besonders beim Reizmagen leptosomer Patienten bewährt. Nervöse, neurasthenische und als sensibel zu bezeichnende Patienten sprechen vor allem gut auf das Präparat an.

Dosierung und Anwendung

Dreimal täglich 10–20 Tropfen, 1/4 Stunde vor den Mahlzeiten in etwas Wasser, kurmäßig über längere Zeit einnehmen; eine Tablette entspricht 10 Tropfen von »Digestodoron« 20%. Digestodoron D3 hat sich bei Asthenikern allgemein sowie bei Obstipierten bewährt, während Digestodoron Tropfen oder Tabletten bessere Resultate bei Diarrhöe-Patienten zeigten.

»Gencydo«

Heilmittel gegen Heuschnupfen

Komposition

Ampullen

Succus Citri (Zitronensaft) 5 %, 3 % bzw. 1 %

Succus Cydoniae (Quittenfruchtsaft) 1 %

Excip. ad Solutionem injectabilem

Salbe

Succus Citri concentratus (eingedickter Zitronensaft) 7:1 12 % Succus Citri recens (frischer Zitronensaft) 7 %

Succus Cydoniae (Quittenfruchtsaft) 1 %

Adeps Lanae, Glycerinum, Paraffinum subliquidum, Vaselinum ad Unguentum

Augentropfen

Citrus D3/Cydonia D3/Augentropfen[1]

Citrus medica, Fructus D3/Cydonia, Fructus D3 (Endgehalt)

Begründung und Eigenschaften

Wenn im Sinne der funktionellen Dreigliederung Sinnesprozesse nicht genügend von den polaren Stoffwechselprozessen aufgefangen und paralysiert werden und somit z. B. beim Heuschnupfenpatienten lokal an den Schleimhäuten der Nase und der Augen übermäßig vorherrschen können, dann besteht hier eine ausgesprochene Empfindlichkeit gegenüber Umwelteinflüssen. Im Frühling führt dies durch die starken Fremdeinflüsse der Pollen zu einer besonderen Belastung, auf die der Gesamtorganismus in Form des Heuschnupfens reagiert. Die Entzündungsprozesse beim Heuschnupfen zeigen an,

1 Die Augentropfen stellen in der Schweiz keine Spezialität dar und müssen unter der Rezepturbezeichnung verordnet werden.

daß die Selbstbewahrungskräfte überempfindlich reagieren und nicht durch die übergeordneten, durchgestaltenden und abbauenden Kräfte voll erfaßt werden. Die Symptome der wäßrigen Sekretion sind der Ausdruck dafür, daß der Flüssigkeitsorganismus vom Gesamtorganismus nicht beherrscht wird.

Durch »Gencydo« wird ein Gegenprozeß zum Krankheitsgeschehen hervorgerufen, indem es den Fruchtsaft der Zitrone und einen Schleimzusatz der Cydonia in pharmazeutischer Zubereitung enthält, die zum Heuschnupfen polare und verwandte Naturprozesse darstellen. Wenn der Zitronenbaum blüht, duftet er intensiv mit einem leicht süßlichen Aroma. Diesem Versprühen beim Blühen folgt das Zusammenziehen und die ausgeprägte Eigenraumbildung der Frucht, wobei das Flüssige als saurer Fruchtsaft bewahrt und gegen den Umkreis durch lederartige Schalen abgegrenzt wird. Dieser Naturprozeß spricht in Form der Heilmittelzubereitung von Gencydo vor allem die zentripetalen Bildetendenzen im Organismus an und reguliert damit das Verhältnis von Flüssigkeitsorganismus zum Gesamtorganismus. Die mineralischen Bestandteile der Früchte regen die durchgestaltenden Ich-Kräfte an, wodurch die Entzündungsprozesse in die Heilphase übergeführt werden.

Indikationen

Heuschnupfen; unterstützend zur Therapie von Asthma bronchiale.

Dosierung und Anwendung

Ampullen werden subcutan, im allgemeinen zwischen die Schulterblätter oder in den Nacken, gespritzt. Je nach Schwere des Falles wöchentlich 1–2 Injektionen bis täglich eine der 1 %igen Lösung. Bei ungenügender Wirkung kann auf die 3 %igen oder 5 %igen Ampullen übergegangen werden.

Als wirksam hat sich auch die Inhalationsbehandlung mit Gencydo erwiesen. Hierbei muß die Ampullenflüssigkeit in Tröpfchengröße von 1 µ und weniger zerstäubt werden. Etwa 1/3 bis 1/2 der 1 %igen Lösung einer 1-ml-Ampulle wird bei der Inhalation, die möglichst früh morgens durchzuführen ist, eingeatmet. Je nach Schwere des Falles ist eine zweite Inhalationsbehandlung am selben Tag durchzuführen, auch kann bei ungenügender Wirkung auf die 3 %ige Lösung übergewechselt werden.

In schweren Fällen sollte die Behandlung mit Gencydo jeweils schon vor dem Ausbruch der Symptomatik, gewöhnlich im Januar/Februar, als vorbeugende Behandlung geschehen. Hierbei werden 2mal wöchentlich je eine Injektion der 1 %igen Lösung bei insgesamt 8–16 Injektionen verabreicht.

Flüssigkeit und Salbe: Bei Vorliegen der Symptome kann als unterstützende Maßnahme der systemischen Gencydo-Behandlung das Präparat lokal als Pinselungsflüssigkeit und als Salbe angewendet werden. Die Nasenschleimhaut wird mit Hilfe eines Wattestäbchens oder mittels eines üblichen Zerstäubers mit der Pinselungsflüssigkeit mehrmals täglich benetzt. Jeweils im Anschluß an die Behandlung wird Gencydo-Salbe tief in die Nase eingeführt.
Augentropfen: Mehrmals täglich 1 Tropfen in beide Augen einträufeln.

Weitere Therapiehinweise
Auf eiweißarme Kost und normale Darmtätigkeit wie z. B. regelmäßigen Stuhlgang ist zu achten. Bei einer Obstipation können Digestodoron, Weleda Abführtee oder Weleda Kräuter-Abführtabletten verwendet werden. Alkoholische Getränke sollen während der Behandlung vermieden werden. Die Heuschnupfenbehandlung mit Gencydo ist weiterhin durch eine Konstitutionsbehandlung zu unterstützen. Hierbei kann nach Angaben von Rudolf Steiner den mehr hypochondrischen Patienten die Pulvermischung

Plumbum D14 1 Teil
Stannum D14 2 Teile

oder den mehr erethisch veranlagten Patienten die Pulvermischung

Plumbum D14 2 Teile
Stannum D14 1 Teil

gegeben werden. Selbstverständlich muß bei Kindern und Jugendlichen wegen der tiefgreifenden Wirkung von Plumbum mit dieser Medikation vorsichtig vorgegangen werden, bzw. sind andere begleitende Therapien, wie z. B. Kalium carbonicum D6, Argentum nitricum D20, Arsenicum album D10 oder Quarz D20, vorzuziehen.

Die 3 %igen und 5 %igen Injektionslösungen können bei der Injektion ein Brennen auslösen.

»Hepatodoron«

Basistherapeutikum bei Lebererkrankungen

Komposition

1 Tablette enthält:
Fragaria vesca (Walderdbeere),

Folium siccum	40 mg
Vitis vinifera (Weinrebe),	
Folium siccum	40 mg
Excip.	ad 200 mg

Begründung und Eigenschaften

Zur Herstellung von Hepatodoron werden die Blätter von Vitis vinifera und Fragaria vesca nativ in getrockneter und pulverisierter Form, also ohne Extraktion, verarbeitet. Durch die Austrocknung wird der besonders ausgeprägte Reifungsprozeß der Blätter, der sich in den charakteristischen Zuckerbildeprozessen beider Pflanzen ausdrückt, weitergeführt. Bei Fragaria bereiten die Blätter assimilativ den Zuckerreichtum der Früchte vor, während in den Blättern von Vitis schon selbst ein auffallend hoher Gehalt an Zucker und zuckerverwandten Stoffen nachweisbar ist.

Fragaria enthält weiterhin als wirksame Komponenten spezifisch einen Eisenprozeß und einen zur Peripherie hindrängenden Kieselsäureprozeß. Hier deutet sich eine gewisse Polarität zur Weinrebe an, die auch am Habitus und an der Gestaltung beider Pflanzen ersichtlich ist. Während z. B. in der Scheinfrucht der Erdbeere die Früchtchen als Nüßchen in die Peripherie getrieben werden, befindet sich der Same bei der Weinrebe inwendig, zentripetal in der Beere eingeschlossen.

Als Blattpräparat hat Hepatodoron eine spezifische Beziehung zu rhythmischen Prozessen. Gleichsam entsprechend dem Leberfunktionsrhythmus schwingen die Blätter zwischen den beiden Polen von Stärke- und Zuckerbildung je nach Tagesrhythmus von Tag und Nacht hin und her.

Für die Verarbeitung der beiden Bestandteile zu dem Präparat hat Rudolf Steiner ein spezielles räumliches Ineinandermischen angegeben. Das Pulver der Weinbeerblätter soll von oben her in das zu einer dünnen Schicht horizontal ausgebreitete Pulver der Erdbeerblätter hineingestoßen und hineingerieben werden, bis eine gleichmäßige Verteilung entsteht.

Durch Hepatodoron wird nicht nur eine einzelne Funktion der Leber angesprochen, sondern es wirkt in umfassender Weise auf ihre rhythmischen Aufbau- und Abbauprozesse.

Indikationen

Basismittel für die Lebertherapie, organische und funktionelle Lebererkrankungen, Anregung der assimilatorisch aufbauenden Funktion der Leber;

auch zur Unterstützung der Therapie des varikösen Symptomenkomplexes; bei längerem Gebrauch auch regulierend auf die Darmtätigkeit (mild abführend).

Dosierung und Anwendung
Kurmäßig zwei bis 3mal täglich 1–2 Tabletten vor dem Essen.

»Iscador«

Therapeutikum in der Malignombehandlung

Präparate
Iscador ist eine spezielle pharmazeutische Zubereitung in Injektionsform der auf verschiedenen Bäumen wachsenden Mistelart Viscum album L. Je nach ursprünglichem Wirtsbaum der Mistel werden folgende Iscador-Sorten unterschieden: Iscador M (Malus = Apfelbaum), Iscador P (Pinus = Kiefer), Iscador Qu (Quercus=Eiche), Iscador U (Ulmus= Ulme), Iscador A (Abies = Tanne). Die Sorten sind als solche und/oder in Kombination mit potenzierten Metallzusätzen verfügbar. Die Metallzusätze werden mit der Abkürzung ihres lateinischen Namens angegeben, nämlich c. Cu für cum Cupro, c. Arg. für cum Argento und c. Hg für cum Hydragyro. Insgesamt sind folgende Iscador-Sorten verfügbar:

Iscador			
M	Qu	U c. Hg	A
M spezifiziert	Qu spezifiziert		
M c. Arg.	Qu c. Arg.	P c. Hg	
M c. Cu	Qu c. Cu		
M c. Hg	Qu c. Hg		

Bei Iscador M spezifiziert und Iscador Qu spezifiziert ist der Lektingehalt pro Ampulle definiert (siehe weiter unten).
Iscador-Serien: Jede Iscador-Sorte ist in drei verschiedenen Konzentrationsfolgen erhältlich, und zwar als Serien 0, I und II mit jeweils 2 x 7 Ampullen (außer Iscador M spezifiziert und Iscador Qu spezifiziert, die allein in der Konzentration von 5 mg verfügbar sind).

Serienpackung 0	Serienpackung I	Serienpackung II
0,01mg	0,1 mg	1 mg
0,01mg	0,1 mg	1 mg
0,1mg	1 mg	10 mg
0,1mg	1 mg	10 mg
1mg	10 mg	20 mg
1mg	10 mg	20 mg
1mg	10 mg	20 mg

Iscador 7er- und 8er-Packung: Weiterhin ist jede Iscador-Sorte in beliebiger Zusammenstellung als 7er-Packung und mit jeweils nur einer Konzentration als 8er-Packung erhältlich.

Zusammensetzung und Konzentrationen

Fermentierter wäßriger Auszug aus Viscum album von verschiedenen Wirtsbäumen nach spezieller Herstellungsart. Die verschiedenen Konzentrationen werden mit dem Gehalt an Frischpflanzensubstanz in mg pro ml, also pro Ampulle, bezeichnet. Lieferbar sind zusätzlich zu den oben angegebenen Konzentrationen Ampullen von 30 mg und 50 mg sowie außerdem von Iscador M, P und Qu Ampullen St. 7 (= 0,0001 mg) und St. 6 (= 0,001 mg). Bei Iscador M spezifiziert und Iscador Qu spezifiziert ist allein die Konzentration 5 mg verfügbar (Lektingehalt bei Iscador M spezifiziert ist 250 ng/ml, bei Iscador Qu spezifiziert 375 ng/ml, bestimmt mittels modifiziertem ELLA-Test mit Mistellektin 1 II als Standard).

Begründung und Eigenschaften

Zum Verständnis des Krankheitsgeschehens beim soliden Krebs und seiner Therapie mit dem Mistelpräparat Iscador muß die menschliche Form in ihrer vollen Dynamik in unmittelbarer Weise erfaßt werden. Dies ist zunächst nur in einer ganzheitlichen und direkten, d. h. intuitiven, von den Phänomenen und von der Idee ausgehenden Erkenntnismethode möglich, die den kranken Menschen in seinen verschiedenen Wesensebenen an sich und in ihrem Verhältnis untereinander erforscht.

Hierbei zeigt sich, daß beim soliden Krebs als letzte Phase einer langjährigen Krankheitsentwicklung diese Ebenen in ihrer hierarchischen Durchdringung grundlegend gestört sind und auseinanderfallen. Eine Charakteristik dieser Störung kommt bei der Durchformung und Durchgestaltung des Organismus darin zum Ausdruck, daß eine doppelte Polarität vorherrschend wird, die das Geschehen beim soliden Krebs in seinem Verlauf prägt und bestimmt.

Die eine Polarität besteht in dem entgegengesetzten Wirken der zentripetalen, verhärtenden Formkräfte des Gesamtorganismus zu den zur Ausdehnung und zur Vermehrung hinstrebenden Zellkräften. Diese Zellkräfte sind nicht an den Gesamtorganismus als Einheit gebunden, wie Wachstumseigenschaften von Zellkulturen zeigen. Sie sind jedoch den zentripetalen Formkräften im Organismus untergeordnet, womit sie in der jeweils spezifischen Ausformungsebene der Organe in Grenzen gehalten werden. Die Formbewahrung des gesunden Organismus ist u. a. der Ausdruck für ein dynamisches Gleichgewicht zwischen beiden Kräften.

Durch die Lockerung der höheren Wesensglieder mit zunehmendem Alter verselbständigen sich die zentripetalen, verhärtenden Formtendenzen und unterdrücken damit verstärkt die ihnen untergeordneten zentrifugalen Zellkräfte. Hierbei kann im Zusammenhang mit anderen begünstigenden Faktoren ein Punkt erreicht werden, wo diese physisch einengenden und verhärtenden Tendenzen zu einer Entartung der einzelnen Zellen führen, indem diese sich dem übergeordneten Formprinzip entziehen und mit ihren Kräften aus dem Gesamtorganismus herausfallen.

Die andere Polarität besteht darin, daß die zentripetalen Kräfte des Organismus auch zu den ihnen direkt auf gleicher Ebene wirkenden zentrifugalen Entzündungskräften in einem polaren, dynamischen Gleichgewicht stehen. Durch das Vorherrschen der verhärtenden Formtendenzen im Alter können auch die Entzündungskräfte entsprechend weniger wirksam werden, was sich in der häufig anamnestisch feststellbaren Anergie der Krebspatienten äußert. War schon für den bisherigen Verlauf der Erkrankung diese Polarität ebenfalls von entscheidendem Einfluß, so wird sie mit dem Auftreten der Entartung einzelner Zellen und ihrer Wucherung für den weiteren Verlauf der Erkrankung vermehrt von bestimmender Bedeutung.

Um die Kontrolle über die wuchernden Eigentendenzen der Zellen wiederzuerlangen, reagiert der Gesamtorganismus verstärkt mit zentripetal unterdrückenden und formbewahrenden Kräften. Wegen der Polarität dieser Kräfte zu den Entzündungskräften werden die letzteren ebenfalls zunehmend stärker unterdrückt, was sich u. a. in der naturwissenschaftlich erfaßbaren Immunsuppression bei Krebspatienten äußert. Da die Entzündungskräfte die Grundlage für die individuellen Durchgestaltungs- und Selbstbewahrungskräfte sind, wird deren Möglichkeit, in das Krankheitsgeschehen hineinzuwirken, erschwert oder ganz blockiert. Somit führt der Versuch des Organismus, eine Kontrolle über die wuchernden Zellen zu erlangen, zu einer Verstärkung der Krebstendenz des Organismus an sich und bedingt den Krankheitsverlauf, der sich gegen die Natur des menschlichen Organismus selbst richtet.

Zum Verständnis der Wahl der Iscador-Sorte muß die Polarität zwischen zentripetalen und zentrifugalen Kräften im Organismus noch weiter charakterisiert werden. Die oberen Ätherarten, d. h. Licht- und Wärmeäther, die im Organismus von oben nach unten strömen, wirken in den zentripetalen Kräften, während die unteren Ätherarten, d. h. chemischer Äther und Lebensäther, mit den zentrifugalen Kräften verwoben sind. Diese strömen im Organismus von unten nach oben. Die oberen Ätherarten stehen in besonderer Beziehung zu dem Plattenepithelgewebe, welches aus dem Ektoderm entstanden ist, und die unteren Ätherarten zum Drüsenepithel, welches sich aus dem Entoderm entwickelt hat.

Die oberen und unteren Ätherarten verlieren beim Krebsgeschehen das Ineinanderwirken und ihre Beziehungen zueinander; sie verselbständigen sich. Das Ineinanderwirken und die gegenseitige Beeinflussung und Verwandlung geschieht zwischen beiden so nicht mehr in dem notwendigen Maße. Hierbei ist bedeutsam zu erkennen, daß bei Mann und Frau das Verhältnis der oberen und der unteren Ätherarten zueinander unterschiedlich ist. Beim Manne haben Licht- und Wärmeäther gegenüber dem chemischen Äther und Lebensäther Übergewicht, während bei der Frau umgekehrte Verhältnisse vorliegen. Entsprechend treten beim Manne vermehrt Plattenepithelcarcinome auf, während Adenocarcinome (Drüsenepithelcarcinome) vermehrt bei der Frau festzustellen sind.

Rudolf Steiner empfahl, bei Carcinomen der Männer Nadelbaummisteln zu verwenden und bei Carcinomen der Frau Laubbaummisteln. Nadelbäume weisen noch die ursprüngliche innere Ausrichtung nach den oberen Ätherarten aus und enthalten daher im hohen Grade »Lichtsubstanzen« wie ätherische Öle und Harze. Bei den Laubbäumen wirken dagegen stärker die unteren Ätherarten; diese Bäume haben sich in ihrer Wesensbeziehung zum Menschen umgekehrt, was wir bereits im allgemeinen Kapitel zu den Heilpflanzen ausgeführt haben. Auf Grund des dargestellten Verständnisses kann die Empfehlung Rudolf Steiners so verstanden werden, daß Plattenepithelcarcinome mit Nadelbaummisteln und Adenocarcinome mit Laubbaummisteln zu behandeln sind bzw. bei Vorherrschen der oberen Ätherarten und ihrer Verselbständigung eine Nadelbaummistel zu nehmen und umgekehrt bei Vorherrschen der unteren Ätherarten und ihrer Verselbständigung die Behandlung mit einer Laubbaummistel in Betracht zu ziehen ist.

In der Mistel lassen sich auch Substanzgruppen nachweisen, die zu diesem polaren Geschehen eine besondere Beziehung zeigen. Hierzu gehören z. B. die Lektine, die zur zentrifugalen Kräfteseite zu zählen sind und entsprechend u. a. immunstimulierende Prozesse anregen.

In der pharmazeutischen Verarbeitung der Mistel taucht die Polarität wiederum auf und wird durch einen speziellen pharmazeutischen Mischprozeß überwunden. Damit wird im Präparat sozusagen das Leitmotiv für die Anregung des Heilungsprozesses verstärkt. Die Mistel wird zu entgegengesetzten Jahreszeiten gewonnen, und es werden entsprechend ein Sommer- und ein Wintersaft hergestellt. Diese beiden Säfte repräsentieren entgegengesetzte ätherische Wirksamkeiten im Jahreslauf. Ihre Vereinigung geschieht, indem der Sommersaft in vertikaler Richtung auf den horizontal rotierenden Wintersaft hineingetropft wird. Durch die Vereinigung entgegengesetzter Kräfte entsteht ein Heilmittel, das den Organismus anregt, seine Reaktionsmittellage wiederherzustellen und seine Wesensebenen zusammenzuführen; hierdurch wird der Krebstendenz und der Tumorerkrankung entgegengewirkt.

Indikationen

Iscador ist vor allem ein Krebstherapeutikum zur Erhaltungstherapie, sei es in der Adjuvanzsituation zur Verbesserung der langfristigen Prognose oder im fortgeschrittenen Stadium, wobei eine Verbindung mit der Chemotherapie oder anderen Modalitäten möglich ist. Die Indikationen für Iscador sind:

- adjuvante Therapie des soliden Krebses;
- zur praeoperativen Behandlung des Krebses und zur Behandlung von sonstigen Risikopatienten.

Bei der Wahl der ISCADOR-Sorte gibt es keine strikten Regeln, sondern es können allein auf Grund von Erfahrungen gewisse Empfehlungen angegeben werden. Im Einzelfall kann sich durchaus eine andere ISCADOR-Sorte bewähren als die nach der folgenden Liste empfohlene.

Wahl der Iscador-Sorte

Iscador M spezifiziert und Iscador Qu spezifiziert:
für männliche und weibliche Patienten, bei welchen besonders immunmodulierend gewirkt werden soll, unabhängig von Tumorlokalisation

Iscador-Serien

Die hierzu angegebenen Empfehlungen zur Wahl der Sorte richten sich nach der inneren Wesensbeziehung zwischen der Mistel bzw. ihrem Wirtsbaum einerseits und Patient bzw. Krankheitsbild andererseits.

Lokalisation des Primärtumors	Männer	Frauen
a) Verdauungstrakt		
Zunge, Mundhöhle, Oesophagus	Qu	M
Magen, Leber, Galle, Milz	Qu c. Cu	M c. Cu
Pankreas	Qu c. Cu	M c. Cu
Dünndarm, Dickdarm, Rectum	Qu c. Hg	M c. Hg
b) Urogenitaltrakt		
Niere	Qu c. Cu	M c. Cu
Blase	Qu c. Arg. evtl. A	M c. Arg.
Prostata, Testis, Penis	Qu c. Arg.	—
Uterus, Ovar, Vulva, Vagina	—	M c. Arg.
c) Mamma vor der Menopause	—	M c. Arg.
		evtl. M c. Hg
nach der Menopause	—	P c. Hg
d) Respirationstrakt		
Nasen-Rachen-Raum	P	P
Schilddrüse, Kehlkopf	Qu	M
Bronchien		P c Hg
Pleura	Qu c. Hg	evtl. U c. Hg
e) Hautkarzinome	P oder	P oder
	P c. Hg	P c. Hg
f) Extremitäten	Qu	M

Injektionsort

Tumornähe oder Operationsgebiet, eventuell Lymphabflußgebiet, bei Neigung zu entzündlichen Reaktionen an der Injektionsstelle, vorzugsweise Bauchregion; außerhalb eines eventuellen Bestrahlungsfeldes; subcutan.

Kalium aceticum comp.

Komposition

Präparat aus Kalium aceticum, Antimonit, Crocus sativus und Corallium rubrum in besonderem Verfahren hergestellt

Ampullen D6, D10

Dilutio D6, D8, D10
Gelatum 0,4 %
Pulvis D2, D3, D4, D5, D6
Suppositorien 1 %, 0,4 %
Unguentum 1 %, 0,4 %

Anagallis/Malachit comp. und Chamomilla/Malachit comp. sind weitere Präparate, die Kalium aceticum comp. enthalten.

Charakterisierung und allgemeine Eigenschaften

Bei der Herstellung von Kalium aceticum comp. wird ausgegangen vom Weinstein, der verbrannt, ausgelaugt und eingedampft wird, so daß Weinsteinsalz entsteht. Dieses Salz wird in Essig gelöst, der anschließend abdestilliert wird. Das zurückbleibende Salz (Kaliumacetat) wird mit Antimonit oder Flores Antimonii zu einer Masse geglüht. Eine Tinktur von Safran wird mit dieser Masse vermischt, Weingeist zugefügt und das Ganze erneut abdestilliert. Diese Prozedur wird so oft wiederholt, bis das Destillat keine Färbung mehr aufweist, der Safran also wieder herausgezogen worden ist. Nun wird Korallen-Pulver dazugegeben, anschließend die Masse mit Spiritus übergossen und so lange erwärmt, bis sie sich nicht mehr verändert. Der Rückstand wird zum Heilmittel verarbeitet.

Der Schlüssel zum Verständnis des Präparates liegt beim Antimon (= Stibium). Nach Paracelsus ist die Heilkraft des Antimon das »Arcanum« der Form. Den diesbezüglichen Aussagen Rudolf Steiners läßt sich entnehmen, daß Antimon mit den Gestaltbildekräften des Menschen zu tun hat. Diese Kräfte haben sich erst spät in der Entwicklungsgeschichte mit dem Menschen verbunden, und zwar gegen Ende der in der Geisteswissenschaft Rudolf Steiners als »Atlantis« genannten Erdepoche. Erst in dieser Zeit hat auch der Mensch eine nach den Dimensionen des Raumes gestaltete, feste physische Organisation erhalten, so wie er sie heute noch aufweist.

Bei dieser Leibesverfestigung und Gestaltung spielten die Formkräfte, die prozessual auch dem Stibium zugrunde liegen, eine entscheidende Rolle. Um diese Kräfte für die Heilmittelherstellung neu zu aktivieren, bzw. um die Korrespondenz zu den kosmischen Formkräften herzustellen, wird pharmazeutisch die Umformung des Stibiums als gegebene Merkur-Qualität in die Sal-Qualität über sechs Stufen durchgeführt, wie sie am Anfang dieser Darstellung beschrieben sind. In der Sprache der Spagyriker wurden die Schritte als Mortificatio, Putrefactio, Conjunctio, Animatio, Purefactio und Fixatio bezeichnet. Das Herunterholen des Stibiums aus seiner Merkur-Natur in eine irdische

Sal-Qualität erfolgt also nicht nach chemischen Gesichtspunkten, sondern nach evolutiv-geistigen Gesetzmäßigkeiten, wie sie früher von bestimmten Menschen intuitiv erfaßt werden konnten und wie sie von der Geistesforschung Rudolf Steiners bestätigt wurden.

Nicht nur unter dem evolutiven Aspekt der Menschheitsgeschichte, sondern auch in der individuellen Biographie jedes einzelnen Menschen wird dieses Geschehen nachvollzogen, nämlich bei seiner Geburt, indem hierbei im eigentlichen Sinne ein »Einzug in die feste Leiblichkeit« geschieht.

Die Wirkung der einzelnen Substanzen soll ebenfall kurz aus menschenkundlicher Sicht beschrieben werden. Während Antimon im Sinne der Ich-Organisation die Kräfte vom oberen Nerven-Sinnespol in den unteren Stoffwechselpol in die Formgestalt überführt und so insgesamt eine Geschlossenheit beider Pole bewirkt, geht die Wirkung der Weinrebensubstanzen in umgekehrter Richtung. Die Weinrebensubstanzen ersetzen das Ich in der Stoffwechselregion, wodurch es selbständiger im Sinnes-Nervensystem wirken kann. Die »Antimon-Weinrebensubstanz-Verbindung« bewirkt dadurch vom Blut aus eine Phantombildung der Ich-Organisation. Diese Wirkung wird verstärkt durch Verarbeitung der Fruchtknoten von Safran und des Kalkes der Koralle. Auch diese Substanzen wirken auf Blutprozesse, indem Corallium rubrum Gestaltungskräfte des Ich übernimmt und damit in vergleichbare Richtung wirkt wie Antimon, während Safran im Sinne der Ich-Organistion den Stoffwechselbereich belebt und damit die Weinrebensubstanzen unterstützt.

Kalium aceticum comp. stellt ein umfassendes Präparat dar, welches krankhafte Prozesse durch seine Wirkung auf die Ich-Organisation im Blute anspricht. Im Blutgeschehen bildet es gleichsam ein Phantom der Ich-Organisation, wodurch diese entlastet wird und wieder regulierend bei der Formgestaltung wirken sowie sich im Sinnes-Nervensystem wieder frei der Umwelt zuwenden kann.

Wenn der Organismus eines Patienten dazu tendiert, teilweise »ins Vorgeburtliche zurückzufallen«, indem er das Wäßrige nicht richtig vom Luftmäßigen zu trennen vermag und z. B. Ödeme auftreten, dann kann Kalium aceticum comp. als Heilmittel indiziert sein. Da eine stabile Form des Organismus Grundlage für eine sichere Urteilskraft, überhaupt für klares Fühlen und zielgerichtetes Denken ist, können bereits bei feinen Störungen in diesem Bereich Gemütserkrankungen auftreten, wie z. B. bestimmte Depressionen. Auch hier kann Kalium aceticum comp. therapeutisch eingesetzt werden.

Therapeutische Anwendungsgebiete

Störungen des venösen Kreislaufes wie periphere Kreislaufschwäche, Varizen, Hämorrhoiden, Ödeme der Unterschenkel und Knöchel, ferner bei Magen-Darmstörungen mit Neigung zu Ulcus und Ulcus selbst, Menstruationsstörungen, Depressionszustände im Klimakterium. Das Mittel kommt bei einzelnen der erwähnten Störungen auch als Begleitbehandlung anderer Therapien in Betracht.

Dosierung und Anwendung

Pulvis:	meist als D3 oder D4, 2- bis 3mal täglich eine Messerspitze voll;
Dilutio:	3mal täglich 5–10 Tropfen;
Ampullen:	in der Regel D6 als subcutane Injektion 2- bis 3mal wöchentlich;
Unguentum:	1 %, entweder allein oder zur Unterstützung sonstiger Anwendungen, lokal, insbesondere bei gestörter Blutzirkulation, peripheren Blutstockungen mit chronischen Ekzemen, auch am Kopf, z. B. bei Haarwurzelschwäche, 2- bis 3mal wöchentlich bohnengroß oder mehr einreiben.

Kompositionen nach dem Modell von Heilpflanzen (synthetische Pflanzenmodelle)

Präparate

siehe unten

Charakterisierung und allgemeine Eigenschaften

Bei den Kompositionen nach dem Modell von Heilpflanzen handelt es sich um synthetische Heilmittel, die labormäßige Nachbildungen bestimmter Substanzzusammenhänge von Heilpflanzen darstellen. Es werden die Substanzzusammenhänge nachgebildet, die für die Heilwirkung der entsprechenden Pflanze wesentlich sind. Im eigentlichen Sinne handelt es sich jedoch um mehr als eine Nachbildung, da die Herstellung in anorganischer Metamorphose unter Verwendung von Substanzen, die nicht aus der

Pflanze stammen, vollzogen wird. Sie stellt dadurch vielmehr eine Art Weiter- und Zuendeführung dieser Substanzzusammenhänge dar. Durch die Mineralität der Komposition wirken diese Präparate auf den geistigen Wesenskern der menschlichen Organisation, ihr höchstes Wesensglied, die Ich-Organisation, und können von hier aus eine tiefgreifende Wirkung entfalten.

Die Entwicklung und Herstellung der Komposition beruht also nicht auf den Ergebnissen der Analytik allein, sondern vielmehr auf intuitiver, umfassender Erkenntnistätigkeit des Pharmazeuten. Die Präparate werden direkt aus der Erkenntnis von Naturprozessen und damit aus dem Geiste der Natur heraus als etwas Neues geschaffen. Sie weisen gleichsam die Charakteristik eines Gemäldes auf. In einem Gemälde läßt der Künstler das von ihm als wesentlich Erlebte, z. B. einer Landschaft, sichtbar hervortreten, wobei die Wiedergabe die Überführung des Raumes in eine Fläche erfahren hat. Zwar trifft bei der Photographie das letztere ebenfalls zu, sonst steht sie aber zu einem Gemälde im vollen Gegensatz, indem sie äußerlich exakt und damit ohne innere Beziehung das Festgehaltene wiedergibt. Wie das Gemälde einen Betrachter tiefer beeindrucken kann als eine Photographie und evtl. erst die Empfindung für die verborgene innere Beziehung, z. B. zu einer Landschaft, wecken kann, so ermöglicht auch die Komposition eine tiefere und nachhaltigere Wirkung auf den menschlichen Organismus als das entsprechende Pflanzenpräparat.

Präparate und Indikationen

Alkali comp.

Pulvis D3, D6
Tabletten D3

Mineralische Komposition als Nachbildung der Substanzprozesse von Kieselsäure und alkalischen Salzen in Cichorium intybus L.

Therapeutische Anwendungsgebiete: Zur Dauerbehandlung von Verdauungsschwäche, als unterstützendes Mittel bei Leber- und vor allem bei Gallenerkrankungen; unterstützendes Mittel bei Nervenerkrankungen, bei denen der zu starke Abbau von seiten unverarbeiteter Sinneseindrücke durch einen zu schwachen Aufbau vom Stoffwechselpol her nicht mehr aufgefangen werden kann.

Arnica D3/Solutio
alkalina 0,2 % Dilutio

Arnica montana L., Planta tota recens, Fermentation/Salia Cineris vegetabilis (vegetabilische Aschensalze), spezielle Herstellungsart.

Bei der Solutio alkalina wird nicht eine bestimmte Heilpflanze, sondern es werden allgemeine Keimungs-, Reifungs- und Fruchtungsprozesse der Pflanzen auf anorganischer Ebene nachgebildet. Die Solutio alkalina dient als Medium und als komplementäre Heilmittelkomponente zur Arnika.

Therapeutische Anwendungsgebiete: Zerebrale Durchblutungsstörungen, Schwindel bei älteren Menschen, Schlaganfall; postoperative Schmerzbekämpfung; akute Zahnschmerzen; Traumen.

Calcium silicicum comp.

Dilutio D6, D20
Ampullen D6, D20
Pulvis D4

Mineralische Komposition als Nachbildung der Substanzprozesse von Kieselsäure, Alkali- und Erdalkalisalzen, Gerbstoffen, gummi-, eiweiß- und kampferartigen Substanzen in Arnica montana L.

Therapeutische Anwendungsgebiete: Fortsetzung und Stabilisierung der Therapie mit Arnica, Radix; chronisch neuritische und neuralgische Prozesse, Commotio oder Contusio Cerebri, Arthrosis deformans, Multiple Sklerose.

Kalium chloratum comp.

Ampullen D6
Pulvis D3, D6

Mineralische Komposition als Nachbildung der Substanzprozesse von Pflanzenschleimstoffen, Eisen und Alkalisalzen in Pimpinella anisum L.

Therapeutische Anwendungsgebiete: Entzündliche Krankheitsprozesse des Blutes; Anregung von Absonderungsprozessen.

Kalium sulfuricum comp.

Pulvis D3, D6

Mineralische Komposition als Nachbildung der Substanzprozesse von Kalium und Natrium in Anagallis arvensis L.

Therapeutische Anwendungsgebiete: Nervöse Magen-Darmbeschwerden durch zu starkes seelisches Wirken in diesem Bereich.

Solutio Ferri comp.

Ampullen D3, D6
Dilutio D3, D6

Mineralische Komposition als Nachbildung der Substanzprozesse von Schwefel, Eisen und verschiedenen Salzen in Urtica dioica L.

Therapeutische Anwendungsgebiete: Stagnieren des arteriellen und venösen Kreislaufes, Hämorrhoiden, Hypotonie, seelische Erschlaffung; zur konstitutionellen Behandlung vasoneurotischer Störungen in Kombination mit Glandula suprarenalis.

Solutio Sacchari comp.

Ampullen D3, D15
Dilutio D3, D6, D10

Mineralische Komposition als Nachbildung der Substanzprozesse von Kieselsäure, Zucker und alkalischen Salzen in Chamomilla recutita (L.) Rauschert (Echte Kamille).
Therapeutische Anwendungsgebiete: Unbeherrschte Stoffwechselprozesse, Meteorismus, Hypertonie, Krämpfe.

Solutio Siliceae comp.

Ampullen D6
Dilutio D3, D6, D10

Mineralische Komposition als Nachbildung der Substanzprozesse von Kieselsäure und schwefelsauren Salzen in Equisetum arvense L.
Therapeutische Anwendungsgebiete: Niereninsuffizienz, chronische Nephritis, Ekzeme, Arthrosis deformans.

Dosierung und Anwendung

Ampullen:	in der Regel zwei- bis 3mal wöchentlich eine Injektion à 1 ml s. c.;
Dilutio, Pulvis:	3mal täglich vor dem Essen 5–10 Tropfen bzw. eine Messerspitze voll einnehmen.

»Menodoron«

Basistherapeutikum bei Menstruationsbeschwerden

Komposition

Dilutio:

Capsella bursa-pastoris (Hirtentäschel), Herba sicca	3 %
Majorana (Majoran), Fructus siccus	6 %
Millefolium (Schafgarbe),	

Flos siccus	4 %
Quercus (Eiche), Cortex siccus	5 %
Urtica dioica (Große Brennessel), Flos siccus	2 %
Excip. ad Gutt.	

Begründung und Eigenschaften

Die verschiedenen pflanzlichen Bestandteile des Menodoron fügen sich zu einem Wirkungskomplex zusammen, der das Prozessuale des Menstruationsverlaufes aufgreift. Der Menstruationszyklus wird hierbei nicht nur als ein hormonelles Regelkreisgeschehen verstanden, sondern darüber hinaus als ein Prozeß, in dem die weibliche Wesenskonstitution prägend und bestimmend hineinwirkt. Dies geschieht vor allem über den Blutprozeß, in dem die Ich-Organisation sowohl aufbauend wie auch abbauend in Verbindung mit den ihm untergeordneten Wesensgliedern in einem phasenhaften Wechselverhältnis wirkt. Menodoron hat zu den Prozessen im Blut eine besondere Beziehung, die den Menstruationszyklus bestimmen, indem jeder pflanzliche Bestandteil des Präparates eine Grundfunktion des Blutgeschehens in dieser Richtung darstellt. Urtica dioica beeinflußt die Eisendynamik des Blutes im Zusammenhang mit dem Rhythmus der Menstruation; Millefolium, mit seinem hohen Gehalt an Kalisalzen und mit einem ausgeprägten, jedoch beherrschten Schwefelprozeß versehen, übt eine konsolidierende Wirkung auf den Blutprozeß innerhalb des Stoffwechsels aus, was bei den zyklischen Menstruationsblutungen eine harmonisierende Rolle spielt; Capsella bursa-pastoris wirkt hämostyptisch (blutstillend), Majorana regt die Durchwärmung an, und Quercus wirkt mit ihrem Kalk und ihrer adstringierenden Gerbsäure konsolidierend.

Indikationen

Basistherapeutikum bei allen Anomalien des Menstruationszyklus, Menorrhagie, Dysmenorrhöe und Rhythmusstörungen, besonders bei Jugendlichen und im Klimakterium.

Dosierung und Anwendung

Kurmäßig drei- bis fünfmal täglich 15 Tropfen in etwas Wasser; während der Periode aussetzen. Menodoron ist trüb und ist vor Gebrauch umzuschütteln.

Präparat

Plantago-Primula cum	
Hyoscyamo	Ampullen
	Dilutio
	Unguentum

(Amp.: Hyoscyamus, Herba recens 0,02 %/Plantago lanceolata, Folium recens 0,5 %/Primula officinalis, Flos recens 0,5 %/Excip. ad solutionem)

Charakterisierung und allgemeine Eigenschaften

Dieses Präparat wird in gleicher Weise hergestellt wie Cardiodoron und weist auch in der Zusammensetzung eine auffällige Ähnlichkeit mit dem Herzmittel auf. Von Rudolf Steiner wurden diese beiden Präparate sowie Digestodoron als etwas Zusammengehörendes angesehen. Während bei Cardiodoron jedoch die Primel als Ausgangssubstanz genommen wird, ist es bei Plantago-Primula cum Hyoscyamo der Spitzwegerich. Bei beiden Präparaten werden die Ausgangssubstanzen mit verdünntem Hyoscyamussaft vermischt und auf 37° C erwärmt. Danach wird mit Primelsaft gemischt; bei Cardiodoron wird dagegen Eselsdistelsaft verwendet.

Der Wegerich weist in seiner Wachstumsgestik zur Primel gewisse Ähnlichkeiten, aber auch deutliche Unterschiede auf. Bei beiden Pflanzen dringt der vegetative Sproß zunächst nicht in den Lichtraum ein, sondern verharrt in der Erde – bei der Primel als Rhizom und beim Wegerich als ein an der Erdoberfläche gestauter Sproß. Nach der Bildung einer Grundrosette der Blätter – bei beiden Pflanzen – dringt der Blütentrieb weit nach oben in den durchlichteten Raum ein. Während dann die Primel am obersten Knotenpunkt noch einmal eine Steigerung in das Eindringen des Umkreisraumes durch die Bildung einer etwas einseitig ausgerichteten, doldenartigen Blütenkrone zeigt, bleibt die Blüte beim Wegerich unscheinbar in Form der Ähre. Damit weist der Wegerich in der Blüte eine Ähnlichkeit zu den Gräsern auf, z. B. zu den Getreidearten Roggen und Weizen. Das Verbleiben des Wegerich in der scheinbaren Blütenlosigkeit ist um so erstaunlicher, als er mit dem Blütentrieb weit in die ätherischen Umkreiskräfte hineindringt und damit die Kräfte, die eine ausgeprägte und farbige Blütenbildung erlauben, hier besonders stark wirken. Das Fehlen einer farbigen blütenhaften Formentfaltung weist darauf hin, daß der Wegerich in seiner Blütenregion die rein vegetativen Sonnenkräfte stark bewahrt. Substanzmäßig drückt sich dies in einer Festigkeit, ja im gewissen Sinne Mineralisierung von Blatt und Stengel aus, sowie in seiner Fähigkeit, überall wachsen und gedeihen zu können. Ähnlich wie das Getreide durch die Verinnerlichung des Sonnenhaften, unter Aufgabe des Blütenhaften, Grundlage für den ernährenden Substanzstrom im Menschen in Form des Brotes bilden kann, so spricht der Wegerich in besonderer Weise den rein stoffwechselmäßigen Substanzstrom im Menschen an, wo er vom Astralleib zum rein tätigen Muskelleben hingeführt wird. Die Stoffwechselfunktionen des Muskels sind zunächst reine Willenstaten. Damit aus diesen Bewegungsabläufe entstehen können, muß die Vorstellung des Nerven-Sinnespoles vom Herzen mit dem Gefühl der Sympathie empfangen und auf den Blutbahnen als Willensimpuls für die entsprechende Bewegung weitergeleitet werden. Hierzu steht Hyoscyamus in Beziehung. Begleitet werden muß der Ablauf durch innere Wahrnehmungsprozesse, damit eine harmonische Bewegung entstehen kann. Diese Sinnesprozesse werden vor allem durch die Primel unterstützt, die auf der Ätherebene zwischen oberem und unterem Pol vermittelt.

Therapeutische Anwendungsgebiete
Bei primären und sekundären Myopathien mit trophischen und tonischen Störungen, insbesondere im Kindes- und Adoleszentenalter; bei konstitutioneller Schwäche des Bewegungsapparates.

Dosierung und Anwendung

Ampullen:	2mal wöchentlich bis 1 mal täglich 1 ml subcutan injizieren;
Dilutio:	3mal täglich 5–10 Tropfen;
Unguentum:	mehrmals täglich dünn auftragen.

»Renodoron«

Bei Nierenerkrankungen mit Neigung zur Nierensteinbildung

Komposition

1 Tablette enthält:

Acidum silicicum naturale/	
Lapis Cancri aa D15	200 mg
Excip.	ad 210 mg

Begründung und Eigenschaften

Bei der Herstellung von Renodoron werden die Krebssteine (Lapides cancrorum, »Krebsaugen« bzw. Gastrolithen) des Flußkrebses, die sich als zeitweilige Inkrustationen von Calciumcarbonat in der Magenwand bilden, unter feiner Verpulverung mit Flintstein, einem natürlichen Kieselstein, verarbeitet. Hierbei bilden die schleimartigen Kittstoffe der Krebssteine das Bindemittel für diese Vermengung. Durch die beiden Komponenten umspannt Renodoron die Polarität von Kiesel und Kalk in einer ganz spezifischen Weise.

Der normale Steinbildungsprozeß der Krebssteine beim Flußkrebs stellt ein Gegenbild zum pathologischen Kalkbildeprozeß beim Entstehen von Nierensteinen dar. Im Lapis cancri ist die intensive Dynamik des Kalkstoffwechsels hinsichtlich der Steinbildung zur Substanz geronnen. In der Potenz D15 wirkt dieser Prozeß der Nierensteinbildung entgegen.

Die Verwendung des Flintsteines in Renodoron ist darin begründet, daß diese Gelform des Kiesels (im Gegensatz zum kristallinen Bergkristall) besondere Beziehungen zum Flüssigkeitsorganismus aufweist. Sie stammt aus organischen Prozessen von sogenannten Kieselschwämmen, die in dem stark kalkigen Milieu der erdgeschichtlichen Kreidezeit ausgeschieden wurden. Dieser Prozeß weist auf die Beziehung des Flintsteines zur Konkrementbildung hin. In der Potenz D15, wie sie in Renodoron vorliegt, wirkt er regulierend auf die inneren Wahrnehmungsvorgänge der Nierenorganisation, die im Unbewußten liegen. Hierdurch kann die Nierenorganisation wieder ihr Gleichgewicht zwischen den ausscheidenden und konzentrierenden Prozessen auf der einen Seite und den noch in Lösung haltenden Prozessen auf der anderen Seite finden.

Indikationen

Störungen der Nierentätigkeit, insbesondere bei Neigung zu Stein- und Grießbildung.

Dosierung und Anwendung

2- bis 3mal täglich 1–2 Tabletten über längere Zeit einnehmen.

»Scleron«

Zur Vorbeugung und Behandlung von sklerotischen Beschwerden

Komposition

1 Tablette enthält:

Plumbum (spez. Herstellungsart mit Honig und Rohrzucker) D12	200 mg
Excip.	ad 210 mg

Begründung und Eigenschaften

Im Menschen wirkt die Bleifunktionalität als zentripetaler Mineralisierungsprozeß von seinem oberen Pol. Sie bewirkt auf der einen Seite die begrenzende Durchgestaltung des Organismus, und auf der anderen Seite erlaubt sie die Entfaltung des Selbstbewußtseins. Verlagert sich dagegen der Bleiprozeß in den unteren Menschen, in das Stoffwechsel-Gliedmaßen-System, so entgleiten die Abbauprozesse der Gesamtdurchgestaltung durch die Ich-Organisation vom oberen Pol. Es entstehen Abbauprodukte, die weder richtig durchgestaltet noch ausgeschieden werden können, sondern z. B. im Gefäßsystem abgelagert werden. Dieser Prozeß führt zur Arteriosklerose. Auf die prozessuale Affinität von Sklerose und Blei deutet auch das homöopathische Arzneimittelbild, welches Sklerose-ähnliche Erscheinungen aufweist.

Blei in therapeutischer Dosis, d. h. in der Zubereitung, in der nur seine Prozessualität wirkt, wie es z. B. in der Potenz D12 in Scleron vorliegt, ermöglicht dem Organismus, die Abbauvorgänge wieder physiologisch in die Führung der Ich-Organisation zurückzuführen. Die spezielle Zubereitung des Bleis mit Honig und Rohrzucker unterstützt die spezifische Anregung der Ich-Organisation. Während Rohrzucker die Ich-Organisation allgemein anspricht, lenkt der Honig die Wirkung von Scleron in das Stoffwechselsystem und regt von hier aus die Ich-Organisation in ihren durchgestaltenden Kräften an. Dadurch werden die bei der Arteriosklerose über ihren Rahmen hinausgehenden Bleiprozesse aufgefangen. Der Krankheitsprozeß wird in gewisser Weise von Scleron übernommen, und die höheren Wesensglieder können sich von den gestörten Abbauprozessen wieder freimachen und den Gesamtorganismus in normaler Weise durchdringen. Die Ich-Organisation kann sich nun wieder dem oberen Menschen zuwenden und damit die Kontrolle über den Abbau im Organismus zurückgewinnen.

Indikationen
Beginnende Skleroseerscheinungen, besonders im Kopfbereich, wie arteriosklerotische Schwindel oder Ohrensausen, Nachlassen des Gedächtnisses, psychische Einengung, Konzentrationsschwäche.

Dosierung und Anwendung
Zur Prophylaxe kurmäßig 2mal 1 Tablette, etwa 3 Monate lang, dann einen Monat Pause. Bei bereits bestehender Sklerose werden die höheren Potenzen D20 oder D30 (Rezepturbezeichnung: Plumbum mellitum D20 oder D30, Dilutio, Pulvis oder Ampullen) verwendet, besonders als Injektion.

Vegetabilisierte Metalle

Präparate
siehe unten

Charakterisierung und allgemeine Eigenschaften
Die vegetabilisierten Metalle stellen Heilmittel dar, in denen die spezifische Wirkung eines Metalles mit einer gezielten Wirkung einer Pflanze verbunden ist. Diese Verbindung geschieht durch einen Metallzubereitungsprozeß, in dem sich durch chemische Verwandlungsstufen und durch Wachstumsrhythmen dasjenige in gesteigerter Weise vollzieht, was sonst durch die rhythmische Schüttelung (Potenzieren) erreicht wird. Es wird zunächst ein bestimmtes Erz oder Mineral über verschiedene chemische Behandlungen zu einer »Erdenmasse« verarbeitet und in einer Flüssigkeit potenziert. Diese Flüssigkeit wird quasi als »Dünger« zum keimenden Samen einer zu diesem Metall in Verbindung stehenden Pflanze dazugegeben. Beim Fruchten wird die Pflanze abgeschnitten und kompostiert. Mit dem entstandenen Kompost wird im folgenden Jahr Samen einer gleichen, unbehandelten Pflanze gedüngt. Dieser Vorgang wird noch einmal im nächsten Jahr wiederholt, so daß das Metall durch drei Vegetationsperioden hindurch »vegetabilisiert« wurde. Das zuletzt gewachsene Kraut wird zum Heilmittel verarbeitet. Wesentlich bei diesem pharmazeutischen »Lebensprozeß« sind die verschiedenen rhythmischen Prozesse wie Jahreszeiten, Tag-Nacht, Licht-Finsternis, Wärme-Kälte, Sprossen-Vergehen, denen das Metall in vegetabilisierter Form ausgesetzt ist.

Die Auswahl von Metall und Pflanze erfolgt nach ihrer Wesensbeziehung. Dies drückt sich entweder in der Fähigkeit der Pflanze aus, mit einem bestimmten Metall besonders umgehen zu können, z. B. es besonders zu speichern, oder in der gleichen organspezifischen Wirkung von Pflanze und Metall, wie z. B. Eisen und Chelidonium hinsichtlich der Gallentätigkeit.

Durch die vegetabilisierten Metalle kann sowohl eine umfassendere wie auch organspezifischere Therapie durchgeführt werden, als dies mit den Einzelkomponenten allein möglich wäre. Die vegetabilisierten Metalle stehen daher oft am Beginn einer Therapie, die einer nachfolgenden reinen Metalltherapie vorangeht.

Die bei den einzelnen Präparaten angegebenen Anwendungsgebiete haben nur beispielhaften Charakter. Insbesondere in der Pädiatrie und in der Heilpädagogik ergeben sich weitere Indikationen.

Präparate mit therapeutischen Anwendungsgebieten

Aconitum Plumbo cultum

Dilutio 0,1%

Anwendungsgebiete: Beginn einer Bleibehandlung.

Bryophyllum Argento cultum

Ampullen 1 %
Dilutio 1 %

Anwendungsgebiete: Einleitung einer Silberbehandlung nach Schockerlebnissen, Unruhen, Einschlafstörungen; das Präparat betont mehr die psychische Seite der Silbermedikation.

Bryophyllum Mercurio cultum

Ampullen 1 %
Dilutio 1 %

Anwendungsgebiete: Einleitung einer Quecksilberbehandlung; chronische Obstipation auf neurotischer Grundlage, Zwangserscheinungen.

Chamomilla Cupro culta

Ampullen 0,1 %
Dilutio 1 %, 0,1 %

Anwendungsgebiete: Krampfzustände, Erregungszustände, epileptiforme Anfälle; gewisse Formen der Dysmenorrhöe.

Chelidonium Ferro cultum

Ampullen 1 %
Dilutio 1 %

Anwendungsgebiete: Anregung des Eisenprozesses im Leber-Gallen-Gebiet; rezidivierende Gallenkoliken, Entlastung der Gallenfunktion, Aktivierung vom Stoffwechsel her; Eisen-Therapie der Depression.

Cichorium Plumbo cultum

Dilutio 1 %

Anwendungsgebiete: Beginn einer Bleibehandlung, z. B. zur Verstärkung des Abbaus, bei überschießendem Stoffwechsel.

Cichorium Stanno cultum

Ampullen 1 %
Dilutio 1 %

Anwendungsgebiete: Bei Lebererkrankungen, besonders wenn der Prozeß mehr zum Zerfließen neigt (seröses Anfangsstadium der Hepatitis, vor allem bei pastösen Typen); Leberstauungen, chronische Cholangitis.

Equisetum Silicea cultum

Ampullen 1 %
Dilutio 1 %

Anwendungsgebiete: Formung chronisch-entzündlicher Prozesse; bei Überempfindlichkeit der Schleimhäute (Heuschnupfen, vasomotorischer Schnupfen).

Hypericum Auro cultum

Ampullen 1 %
Dilutio 1 %

Anwendungsgebiete: Anfangstherapie bei jeder Depression (Injektion s. c. über der Leber); »energisierende Goldkomponente«.

Melissa Cupro culta

Ampullen 1 %
Dilutio 1 %

Anwendungsgebiete: Pflanzliche Kupfertherapie bei Stauungen in der venösen Zirkulation; Durchwärmung des Abdomens; Spasmen im Abdominal- und Urogenitalbereich; gewisse Hypertonieformen.

Nasturtium Mercurio cultum

Dilutio 0,1 %

Anwendungsgebiete: Einleitende Behandlung entzündlicher Prozesse im Darmgebiet, Colitis.

Primula Auro culta

Ampullen 0,1 %, 1 %

Dilutio 0,1 %

Anwendungsgebiete: Herzneurose, Stenokardie, Erschöpfung; »vitalisierende Goldkomponente«.

Tabacum Cupro cultum

Ampullen 0,1 %

Anwendungsgebiete: Nervöse Krampfzustände, z. B. Asthma.

Taraxacum Stanno cultum

Ampullen 1 %, 0,1 %

Dilutio 1 %

Anwendungsgebiete: Einleitung der Zinnbehandlung; degenerative Leberprozesse, chronische Hepatitis mit Übergang in Zirrhose; leberabhängige Ekzeme. Das Präparat, zunächst D2, wird ebenfalls häufig mit Hepar Bovis D4 in Mischampullen s.c. über der Leber injiziert.

Thuja Argento culta

Ampullen 0,1 %

Dilution 0,1 %

Anwendungsgebiete: Vitalisierende Silbertherapie; Aufbauschwäche, Stockung der Abscheidungsvorgänge, z. B. Oligo- und Hypomenorrhöe, chronische Eiterungsprozesse; betont mehr die physische Seite der Silbermedikation.

Urtica Ferro culta

Ampullen 1 %

Dilutio 1 %

Anwendungsgebiete: Einleitung der Eisentherapie; Hypotonie, konstitutionelle Schwächezustände.

Urtica Ferro culta

Ampullen 1 %

Dilutio 1 %

Anwendungsgebiete: Einleitung der Eisentherapie; Hypotonie, konstitutionelle Schwächezustände.

Urtica Ferro culta, Radix

Dilutio 1 %, 0,1 %

Anwendungsgebiete: Zwangskrankheiten.

Dosierung und Anwendung:

Injektionslösungen: Im allgemeinen zwei- bis 3mal wöchentlich 1 Amp. inji-

zieren; bei chronischen Zuständen seltener, bis zu 1mal wöchentlich;
bei akuten Zuständen täglich, evtl. mehrmals täglich Injektionen;

Dilutio: Im allgemeinen 3mal täglich 5–10 Tropfen einnehmen, bei Bedarf kann die Dosierung und die Häufigkeit der Einnahme erhöht werden.

Indikationsregister

Im folgenden Indikationsregister werden für klinische Diagnosen bewährte anthroposophische Heilmittel angegeben. Die übliche schulmedizinische Terminologie wird hierbei verwendet, und damit bleiben wesentliche Aspekte der anthroposophischen Medizin unberücksichtigt. Dies bedingt die eingeschränkte Anwendbarkeit der therapeutischen Empfehlungen des Registers, und jedes empfohlene Heilmittel ist in einem bestimmten Behandlungsfalle erst auf seine Richtigkeit zu überprüfen. In akuten Fällen und bei Krankheiten, die eine abgeschlossene Entität darstellen und in der anthroposophischen Medizin als typische Krankheiten bezeichnet werden, können die therapeutischen Hinweise von Nutzen sein. In diesen Fällen haben sich die hier angegebenen Heilmittel bewährt.

Anders liegt die Situation bei chronischen Krankheiten und bei Krankheiten, die deutlich individualisiert verlaufen. Hier genügt die klinische Diagnostik allein häufig nicht, sondern muß durch weitere Gesichtspunkte, die die Gesamtsymptomatik des Patienten mit einbeziehen, ergänzt werden. Erst so wird in der Regel die geeignete medikamentöse wie auch weitere, z. B. künstlerische, Therapie gefunden werden können. Die verschiedenen Aspekte, die hierbei in der anthroposophischen Medizin berücksichtigt werden, sind im ersten einleitenden Teil der Fibel dargestellt. Hier soll nur stichwortartig auf die Aspekte noch einmal hingewiesen werden, die im Zusammenhang mit den verschiedenen Wesensgliedern des Menschen stehen und eine umfassende, dem Individuum gerecht werdende Diagnostik ermöglichen. Auf der Ebene des Lebensleibes sind es die Kriterien der Hysterie und Neurasthenie, auf der Ebene des Seelenleibes die der Charaktertypologie, auf der Ebene der geistigen Fähigkeiten die der 12 Weltanschauungsarten und auf der körperlichen Ebene die der 12 Konstitutionstypen. Was in dieser schematischen Form noch recht übersichtlich erscheint, wird in der Praxis bei der Anamnese und Diagnostik zu einem äußerst komplexen und vielschichtigen Ablauf, der von jedem anthroposophischen Arzt in seiner eigenen Weise durchgeführt wird. Rudolf Steiner hat im ersten Medizinerkurs: »Geisteswissenschaft und Medizin« einen Abriß über die Methodik der Anamnesefragen gegeben, die es ermöglichen sollen, die spezifischen Krankheitsstörungen im Wesensgliedergefüge systematisch anzugehen. Hierbei werden z. B. die Konstitution, Körpergestaltung, Wachstumsphasen in der Kindheit, das Traumleben, das Temperament, Kurzsichtigkeit-Weitsichtigkeit,

Zahnzustand, Eßgewohnheiten und Bevorzugung bestimmter Nahrungsmittel und Geschmacksrichtungen, Anfälligkeit für Schwindel, Auffälligkeiten bei den Absonderungen, wie z. B. scharfe Schweiße, Besonderheiten in der Lebensweise usw. erfragt und beurteilt, um zu einem tieferen, individuellen Krankheitsverständnis zu kommen und die geeignete Therapie entwickeln zu können.

In diesem Zusammenhang ist ein Hinweis auf die Homöopathie notwendig, um Parallelen wie auch Unterschiede aufzuzeigen. In der klassischen Homöopathie wird immer die Gesamtsymptomatik beim Patienten erhoben und die Besonderheiten und Auffälligkeiten sowie die Geistes- und Gemütssymptomatik bei der Auswahl des richtigen Heilmittels besonders hoch bewertet. Wir haben in der Einleitung ausgeführt, wie auf Grund des anthroposophischen Verständnisses der Metamorphose von Körper- und Gestaltungskräften in seelisch-geistige Fähigkeiten und umgekehrt dieses Vorgehen als berechtigt angesehen werden kann. Auch wenn also hier ein Indikationsregister allein nach klinischer Symptomatik angegeben wird, bedeutet dies nicht, daß dies das reguläre Vorgehen in der anthroposophischen Medizin wäre und sie damit im Widerspruch zur Homöopathie stände.

Auch in der anthroposophischen Medizin spielt die individuelle Erfassung des Krankheitsgeschehens beim Patienten die zentrale Rolle, und hierbei ergeben sich viele Parallelen zur Homöopathie. Nur wird in der anthroposophischen Medizin nicht rein empirisch vorgegangen, sondern es werden durch die methodisch erarbeiteten Erkenntnisse der Zusammenhänge zwischen Mensch und Natursubstanzen therapeutische Ansatzpunkte entwickelt. Hierbei ergeben sich z. T. eine andere Gewichtung der Heileigenschaften der Natursubstanzen, die therapeutisch verwendet werden, und z. T. auch ganz neue therapeutische Erkenntnisse, die so in den homöopathischen Arzneimittelbildern nicht zu finden sind. Die Krankheit wird in der anthroposophischen Medizin unter ganz neuen Gesichtspunkten gesehen, die auch Fragen der Sinnhaftigkeit und des Schicksals berücksichtigen. Methodisch kommen weiterhin kosmologische Aspekte grundsätzlich mit in Betracht. Die Vielfältigkeit des Vorgehens in der anthroposophischen Medizin ergibt scheinbar ein widersprüchliches Bild zur Homöopathie, dieses ist aber nicht grundsätzlicher Natur, sondern entsteht durch das umfassendere Vorgehen und durch die methodische Erarbeitung von geistigen Erkenntnisaspekten.

Die Verwendung des Indikationsregisters setzt also gewisse Kenntnisse der anthroposophischen Medizin voraus, die eine Beurteilung der einzelnen Empfehlungen möglich machen. Bei Berücksichtigung dieser Einschränkungen kann das Indikationsregister mit Nutzen verwendet werden.

A

Abdominalkrämpfe	Belladonna D6; Inj., Dil.
siehe auch Koliken,	Belladonna D3/Oxalis D3 aa; Inj.
Darmerkrankungen,	Chamomilla Cupro culta 0,1 %; Inj., Dil.
Darmkolik, Gallenkolik,	Cuprum 0,4 %; Ungt.
Dreimonatskolik	Oxalis comp. oder Oxalis D3; Inj.
	Anagallis/Malachit comp.; Inj.
	Chamomilla/Malachit comp; Inj.
Abführmittel	
siehe Constipatio	
Ablagerungen	
siehe Arthrose,	
Gicht, Rheuma,	
Sklerose	
Ablatio retinae	Resina Laricis comp.; Augentr.
	Oxalis 20 %; äußerl.,
	Flüssigkeit für Umschläge,
	Prunus spinosa, Fructus D3; Inj.
	Prunus spinosa, Fructus 10 %; Ungt.
Abmagerungen	Amara-Tropfen, WELEDA
siehe auch Anorexie	Anagallis D6; Dil.
bzw. Kachexie	Argentum nitricum D6; Dil.
	Arsenicum album D6; Dil., Trit.
	Lycopodium, D3, D30; Inj./D3, D4, D6, D30; Dil.
Abnabelung	Wecesin; Wund-Streupuder
Abortus	
– imminens	Bryophyllum 5 %; Inj.10 ml (i. v.)
– Neigung zu	Aurum D6; Trit.
	Bryophyllum 5 %; Inj. (evtl. i. m.)
	Sabina D3, D4; Dil.
	Viburnum opulus D2, Dil.
Abstillen	Quercus D1; Dil./20 %; *äußerl. Flüssigkeit*
	für Umschläge zur Nachbehandlung:
	Quarz D6; Tabl., Trit.
	Sulfur jodatum D6; Dil.

Abszesse	Apis D3/Belladonna D3; Dil.
siehe auch	Carbo Betulae 50 %/Sulfur 1 %; Tabl.
Sepsis, Eiterungen,	(*Erysidoron 1+2)
septische Prozesse	Heilsalbe, WELEDA
	Hepar Sulfuris D6; Trit.
	Lachesis D10, D20; Inj., Dil.
	Mercurialis perennis 10 %; Ungt.
	20 % äußerl. Flüssigkeit;
	für Umschläge/Bäder
	Myristica sebifera D4; Dil.
	Naja tripudians comp.; Inj.
	zur Nachbehandlung:
	Quarz D6; Tabl., Trit.
	Sulfur jodatum D6; Dil.
Abwehrkraft	Aufbaukalk 1+2, WELEDA
(Steigerung der)	Echinacea D1; Dil.
	ISCADOR P, Serie 0; Inj.
	Viscum Mali D1; Dil.
	Viscum Mali D2; Amp.
Achalasie	Amara-Tropfen, WELEDA
	Artemisia comp.; Dil.
	Belladonna D3, D6; Dil.
	Chamomilla Cupro culta 1 %; Dil.
	0,1 %; Dil. aquosa, D3; Glob.
	Cuprum 0,4 %; Ungt.
	Digestodoron; Dil., Tabl.
Achylia gastrica	Acidum hydrochloricum D3; Dil.
siehe auch Verdau-	Amara-Tropfen, WELEDA
ungsschwäche und	Gentiana lutea D3; Dil.
Anaemia perniciosa	Levico D3; Dil.
Adenoide	Barium comp.; Trit.
Wucherungen	Barium jodatum D4; Dil.
	*Berberis D2/Prunus D2 aa; Dil.
	Berberis/Prunus Salbe

Adipositas	Fucus vesiculosus D4; Dil. Gencydo 1 %; Inj. Glandula thyreoidea D6; Dil. Hypophysis D6; Inj. Spongia tosta D3, D6; Dil., Trit. Stannum D15; Trit.
Adnexitis siehe auch Puerperalfieber Salpingitis	Alchemilla vulgaris D3; Dil. Antimonit/Echinacea comp.; Dil. Antimonit D6/Tuba uterina D6 aa; Inj. Apis D3/Belladonna D3; Dil. Argentit D6; Inj. Argentit D6/Tuba uterina, D6 aa; Inj. Arnica D3/Echinacea D4 aa; Inj. Bryonia D2/D3; Dil. Sepia D6; Dil. Lachesis D15, D20; Inj. Echinacea D6/Argentum D30; Inj. als Mischspritze
Agalaktie	Anisum comp.; Dil. Oleum lactagogum (äußerlich) Stilltee, WELEDA (Milchbildungstee)
AIDS	Glandula Thymus D6; Dil. Mercurius vivus naturalis D15; Dil., Trit. ISCADOR
Akkommodations-schwäche der Augen	Ananassa D3; Dil. Belladonna D6; Augentr. Chelidonium D4; Augentr.
Akne rosacea	*Aesculus, Cortex D1; Dil., 2 Teile/ Alumen D15; Dil., 1 Teil; Inj. Antimonit D6; Trit. Aurum D5; Ungt. Apis D3/Belladonna D3; Dil. Carbo animalis e Sanguine D3/D6; Trit. Dermatodoron; Tropfen Vaucheria D3; Dil.

Akne vulgaris	Aknedoron Lotion (äußerliche Anwendung) Dermatodoron; Tropfen Lachesis D6, D8, D10; Dil. Hepar Sulfuris D3/Quarz D20/Skorodit D6 aa; Tr Pulsatilla D3, D4, D6; Dil. Quarz D12, D20; Dil., Trit. Schlehen-Ursaft, WELEDA Sulfur D12; Dil. Sulfur selenosum D6; Trit. Thuja D6; Dil. Urtica dioica D3, D6; Dil. Vaucheria D6; Dil. *Kombinationstherapie:* Belladonna D6; Dil. (morgens) und Quarz D12; Trit. (mittags) und Sulfur D3; Trit. (abends)
Akromegalie	Epiphysis D6; Inj.
Akrozyanose siehe auch Claudicatio interm. vasc., Gangrän, Morbus Raynaud, Perniones	Abrotanum D1; Dil. Arnica comp./Apis; Ungt. Apis D3/Belladonna D3 aa; Dil. Cuprum D6; Trit. Kalium aceticum comp. D3; Trit. Kastanien-Badezusatz, WELEDA Lachesis D10; Dil. Melissa Cupro culta 1 %; Dil. Olivenit D4, D6; Trit. Quarz D60, Dil., Trit. Rosmarin-Bademilch, WELEDA Secale cornutum D6; Dil. Skorodit D10; Inj., Dil. Venadoron; Venen-Gel
Aktinomykose	Argentum D30; Dil. Phosphorus 0,1 %; Caps.
Albuminurie siehe auch	Carbo Pteridii aquilini D8; Inj. Cuprum-Ren D3; Amp.

Nephrotisches Syndrom	Equisetum arvense D6, D15, D20; Dil. Ferrum sidereum D10/Pankreas D6 aa; Inj. Ferrum sidereum D3/Pankreas D1 aa; Trit. Pankreas D3, D4, D6; Trit. Solutio Siliceae comp. D3; Dil. Urtica dioica D3; Dil. Urtica dioica Ferro culta 1 %; Dil.
Alkoholismus	Minium D6; Inj./Minium D3; Trit. nur 2 Wochen anwenden
Allergien siehe auch Asthma, Ekzem, Heuschnupfen, Nahrungsmittelallergie, Quincke Ödem, Urtikaria	Apis D30; Inj. Aufbaukalk 1 und 2; WELEDA Gran. Conchae/Quercus comp. K oder S Equisetum arvense Silicea cultum 1 %; Dil Flores Tritici comp.; Inj. Gencydo 1 %, 3 %, 5 %; Inj. Plumbum D6, D8, D20; Trit. Plumbum 0,4 %; Ungt. (Milzgegend) Quarz D20; Inj. Stibium D6; Inj., Dil., Tabl., Trit. Urtica urens D6; Inj.
Alopecia areata	Choleodoron/Quarz D20 aa; Dil. Fluorit D10; Trit. Formica D6; Dil. Malachit D6; Trit. Quarz D20, D30; Dil., Trit. Thallium aceticum D6; Dil. Thuja D6; Dil. *Kombinationstherapie:* Cuprum sulfuricum D4; Dil. morgens und Quarz D20; Tabl. abends
Altersherz siehe auch Herzerkrankungen	Arnica/Betula comp.; Inj. Aurum D12/Crataegus D3 aa; Inj. Cardiodoron; Tropfen

	Crataegus 30 %; Dil.; 20 %; Tabl.
	Crataegus comp.; Dil.
	Scilla comp.; Dil.
	Strophanthus D4; Inj.
Amblyopie	Chelidonium D4; Augentr.
Amenorrhöe	Argentum D20; Inj.
	Aristolochia clematitis D3; Dil.
	Conchae D6; Trit.
	Hypophysis D4; Dil.
	Levisticum D6; Inj.
	Melissa D2; Dil.
	Mucilago Levistici D6/Ovarium D3 aa; Inj.
	Ovarium comp.; Trit.
	Pulsatilla D3; Dil.
	Secale cornutum D6; Inj.
	Sepia D30; Inj., Dil.
	Thuja D6; Inj.
	Tormentilla D30; Inj.
	Nachbehandlung:
	Menodoron; Tropfen
Anaemien	
– aplastische	ISCADOR P, Serie 0
	Medulla Ossis D3; Dil., Inj.
– megaloblastische	Carbo Betulae cum Methano D4; Trit.
	Cuprum D4; Trit.; 0,4 %; Ungt. (Milzgegend)
– perniciosa	Sassafras D3/Spinacia D3 aa; Dil.
– hypochrom./	Anaemodoron; Tropfen
microzyt. Anaemie	Anaemodoron/Gentiana lutea D2 aa; Dil.
	Cerit D6; Trit.
	Ferrum ustum comp.; Trit.
	Siderit D1; Trit.
	Skorodit D6, D10; Globuli
	Urtica dioica Ferro culta D2; Dil.
– bei Graviden	Biodoron 150 mg; Caps.

Analekzem siehe auch Anitis	Achillea comp.; Dil.
Analfissur, Analfistel siehe Fissura ani	
Anaphylaxie siehe Allergien	
Analprolaps siehe auch Bindegewebsschwäche Enteroptose	Berberis D2/Urtica urens D3 aa; Dil. Equisetum arvense D15/Stannum D8 aa; Inj. Hamamelis destillata 10 %; Ungt. Hamamelis, Folium 10 %; Ungt.
Anazidität siehe Achylia gastrica, Anaemia perniciosa	
Anfallshusten siehe auch Reizbronchitis Reizhusten	Pertudoron; Tropfen
Angina pectoris (Stenocardie)	Aconitum napellus D3; Dil. Ammi visnaga D1; Dil. Aorta D5/Belladonna D4; Inj. Arnica D15/Aurum D10 aa; Inj. Aurum D6/Cardiodoron/ Magnesium phosphoricum D3 aa; Dil. Aurum D10, D12, D15, D30; Dil.,Trit. Cactus grandiflorus D3; Dil. Camphora D3; Inj. Cor D4; Dil. Phosphorus D4; Dil. Primula Auro culta 0,1 %; Dil.
Angina tonsillaris siehe auch Abszesse, Eiterungen, Sepsis	Apis D3/Belladonna D3; Dil. Argentum D30/Carbo Betulae D30 aa; Inj. Argentum D30/Echinacea D6 aa; Inj. Belladonna D6; Dil. Bolus-Gurgelpulver, WELEDA Lachesis D8; Inj.

	Mercurius bijodatus D4; Trit. Mercurius cyanatus D4; Dil. Mercurius vivus naturalis D6; Dil., Trit. Zinnober comp; Tabl.
Angiopathie (diabetische) siehe Diabetes	
Angst siehe auch Examens-angst, Phobien	Aconitum napellus D30; Glob. Arsenicum album D30; Glob. Aurum D10, D20; Trit. Bryophyllum 30 %; Dil. Ferrum sidereum D10, D20; Inj. Hyoscyamus D20; Dil. Skorodit D10; Trit.
Anitis siehe auch Fissura ani, Hämorrhoiden	Hamamelis, Folium 10 %; Supp. Hämorrhoidal-Suppositorien, WELEDA Heilsalbe, WELEDA
Ankylosen siehe Morbus Bechterew	
Anorexie siehe auch Abmagerung/Kachexie	Amara-Tropfen, WELEDA Anagallis D3; Dil. Cichorium D3; Dil. Gentiana lutea D3; Dil.; 5 %; Dil. aquosa Lycopodium D6; Dil. Mercurius vivus naturalis D15; Dil., Trit.
Anorexia nervosa	Argentum D6; Inj. Glandula suprarenalis D8; Dil. Ignatia D6; Inj. Mercurius vivus naturalis D15; Dil., Trit. Sepia comp.; Dil.
Anosmie	Halit D6; Dil. Jaspis D20; Dil. Pulsatilla D6; Dil.
Antazidum	Artemisia comp.; Dil. Digestodoron; Tabl., Tropfen

Anurie siehe Nierenkrankheiten	
Aphasie (kindliche)	Plumbum D30; Dil.
Aphonie siehe Laryngitis	
Aphthen siehe Stomatitis (Entzündungen im Mundbereich)	Calendula Essenz, WELEDA Ratanhia comp.; äußerl. Flüssigkeit Mundwasser, WELEDA
Apoplexie	
– bei drohendem Insult, bzw. im akuten Stadium	Arnica D30; Inj.
– bei frischen Fällen	Arnica D3; Inj. Arnica D3/Belladonna D3 aa; Dil. Arnica/Betula comp.; Inj. Arnica/Strophanthus comp.; Inj. Cardiodoron; Tropfen Ferrum hydroxydatum D6; Inj.
– bei späteren Zuständen/ zerebrovaskulärer Insuffizienz	Agaricus muscarius D4, D6, D10; Dil. Arnica D20, D30; Inj. Arnica-Cerebrum D6; Inj. Belladonna D6; Dil. Convallaria, Flos 10 %; Dil. Stibium D20; Dil.
– bei präapoplektischen Zuständen, sog. »TIA«	Arnica/Betula comp; Inj. Cardiodoron; Tropfen Ferrum hydroxydatum D6; Inj.
Appendicitis konservative Behandlung, wenn Operation nicht möglich bzw. Vor- und Nachbetreuung	Anagallis/Malachit comp.; Inj. Antimonit D4; Trit. Bryonia D4; Dil. Carbo Betulae D4; Trit. Cichorium D3, D4; Dil. Mercurialis comp.; Ungt. Quarz D12; Inj.

Appetitlosigkeit
siehe Anorexie

Arrhythmien (Herz)	Aurum D6; Trit.
	Aurum D10, 3 Teile/Stibium D8, 2Teile; Inj.
	Aurum/Hyoscyamus comp.; Inj.
	Aurum D15/Stibium D15 aa; Inj.
	Cardiodoron; Tropfen
	Chinetum arsenicosum D4; Dil.
	Crataegus 20 %; Dil.
	Crataegus comp.; Dil.
	Oleum Strophanthi 0,5 mg; Caps.
	Onopordon comp.; Inj.
	Primula Auro culta comp.; Inj.
	Spartium scoparium D2; Dil.
	Stibium D6; Dil., Tabl., Trit.
	Tabacum Cupro cult. 0,1 %; Inj.
Arteriosklerose	Absinthium D1/Resina Laricis D3 aa; Dil.
siehe auch	Arnica D20/Belladonna D5 aa; Dil.
Angina pectoris,	Arnica D30/Belladonna D6 aa; Dil.
Apoplexie,	Betula, Folium D3; Dil.
Claudicatio intermittens,	Birkenelixier, WELEDA
arteriosklerotischer	Birkenherb, WELEDA
Schwindel, arterio-	Ferrum hydroxydatum 5 %; Trit.
sklerotisches Ohren-	Plumbum mellitum D20; Inj.
sausen, Tinnitus	Renodoron; Tabl.
	Scleron; Tabl.
	Secale cornutum D6, D20; Dil.
	Witherit D6; Tabl.
Arthritis	Antimonit/Echinacea comp.; Inj.
siehe auch	Apis D3/Arnica D6 aa; Inj.
Gelenkrheumatismus	Apis D30; Inj.
chron. Polyarthritis (c. P.)	*Argentum metallicum praeperatum D8; Dil., Trit.
	Arnica-Essenz, WELEDA
	Arnica-Salbe, WELEDA
	Betula comp.; Inj.

	Bryonia D3; Dil.
	Colchicum D3/Sabina D4; Dil.
	Equisetum arvense D15/Formica D10 aa; Inj.
	Glandula Thymus D4; Inj.
	Mandragora comp.; Inj., Dil.
	Mandragora D6; Dil.
	Quarz D6; Dil.
	Rheumadoron; Tropfen
	Rheumasalbe, WELEDA
	Rhus toxicodendron D6; Dil.
	Stannum D6;
	Symphytum 5 %; Ung.
	Symphytum comp; Dil.
Arthrosen/ Arthrosis deformans	Apatit D6/Stannum D8 aa; Inj.
	Arandisit D15; Trit.
	Arnica comp./Formica; Ungt.
	Betula comp.; Inj.
	Bryonia/Formica comp.; Inj.
	Discus intervertebralis embryonalis 0,5 %/ Mandragora 1 % aa; Inj.
	Equisetum arvense D15/Formica D10 aa; Inj.
	Equisetum arvense D15/Sulfur D25 aa; Inj.
	Equisetum arvense D15/Stannum D8 aa; Inj.
	Formica D6; Inj., Dil.
	Galenit comp.; Dil.
	Kalium sulfuratum 30 %; (äußerl. als Badezusatz)
	Mandragora D3; Inj.; 5 %; Ungt.
	Mandragora comp.; Inj., Dil. (bes. bei Weichteilschwellungen)
	Mandragora D6/Meniscus D6 aa; Inj., Dil.
	Meniscus Genus D4/Stannum D8 aa; Inj.
	Phosphorus D4; Dil.; 0,05 mg; Caps. (morgens einzunehmen)
	Phosphorus 0,1 %; oleosum
	(innerlich und äußeriich)

	Rheumasalbe, WELEDA
	Rheumadoron; Tropfen
	*Rheumodoron 102; Tropfen
	Rhus toxicodendron D6; Dil.
	Rosmarin; Salbe 10 %
	Stannum 5 %; Trit.
	Stannum D8; Inj.
	Stannum 5 %, 0,4 %; Ungt.
	Viscum Mali D3; Dil.
	Viscum Mali D4; Inj.
Ascites	Betula/Gummi Cerasi; Dil.
	Bryonia D2; Dil. +*Stannum D8; Trit.
	Carduus benedictus D2/Paeonia off. D2 aa; Dil. (unterstützende Therapie)
	Hepar-Stannum D4; Inj.
	*Hirudo D6; Inj.
	*Hirudo 1 %; Salbe
Asthenie siehe Neurasthenie	
Asthenopie	Chrysolith comp.; Inj.
	Ruta graveolens D3; Augentr.
	Resina Laricis comp; Ungt.
	Mel D3; Augentr.
Asthma bronchiale	Apis D20; Dil.
siehe auch	Argentit D6, D8; Dil.
Allergien	Argentum D6–D12; Dil., Trit.
	Cinis Arnicae D3; Trit.
	Cuprum aceticum D3, D4; Dil.
	Cuprum-Ren D4, D6; Inj.
	Ferrum rosatum D3/Graphit D15; Inj.
	Formica D6, D8, D30; Dil.
	Gencydo 1%, 3%; Inj.
	Glandula suprarenalis D3; Inj., Dil.
	Lobelia comp.; Dil.
	Olivenit D6; Dil.,Trit.

	Plumbum D8; Dil., Trit.
	Prunus spinosa D5, D6; Inj.
	Realgar D10; Inj.
	Stibium arsenicosum D8; Inj. s. c. od. i. v.
	Tabacum D6, D10; Inj.
– Kombinationstherapie zur Umstimmung:	Quercus D1 oder D2; Dil., *morgens einzunehmen*
	Prunus spinosa D1 oder D2; Dil., *mittags einzunehmen*
	Veronica off. D1 oder D2; Dil., *abends einzunehmen*
– bei starker Verschleimung	Nontronit D15; Inj.
Ataxie	Cerebellum comp.; Inj., Dil.
	Cocculus D4; Dil.
	Conium maculatum D4; Dil.
Atherom	Graphit 0,4 %; Ungt.
Steatose	Vespa Crabro D3; Inj.
	Witherit D6; Trit.
Athetose	Cuprum aceticum D5; Dil.
siehe auch Chorea	Zincum valerianicum D4; Dil.
Myklonien	
Aufbauschwäche	Aufbaukalk 1 und 2, WELEDA; Gran.
– besonders für Kinder	Bryophyllum Argento cultum 1 %, 0,1 %; Dil.
	Cochlearia comp.; Dil.
	Cochlearia officinalis 10 %; Tabl.
	Fragador; Tabl.
	Gentiana lutea D1, D2, D3; Dil.
	Prunus spinosa D10; Dil.

Augenerkrankungen

siehe auch

Ablatio retinae

Akkommodationsschwäche

Amblyopie

Asthenopie
Augenflimmern
Augenschmerzen
Bindehautblutungen
Blepharitis
Blepharo-Konjunktivitis
Blepharo-Spasmus
Chalazion, Chorioretinitis, Chorioiditis
Contusio bulbi
Dakryocystitis
Dakryostenose
Fremdkörpergefühl
Glaskörperblutung
Glaskörpertrübung
Glaukom
Hordeolum
Hyperopie
Hyposphagma
Iritis
Katarakt
Keratitis
Konjunktivalblutungen
Konjunktivitis
Lichtüberempfindlichkeit
Lidödem
Lidrandekzem
Maculadegeneration
Myopie
Netzhautblutungen
Netzhautdegeneration
Retinopathia diabetica
Sehschwäche

– Augenflimmern	Biodoron 5 %; Tabl.
– Schmerzen bei Überanstrengung	Euphrasia D3; Dil. Euphrasia-Augentr., WELEDA

Autoimmunkrankheiten siehe Arthritis, Colitis ulcerosa, Lupus erythematodes, Morbus Basedow	Glandula Thymus D4; Inj.
Avitaminosen (generell)	Hippophan; Sanddorn-Tonicum, WELEDA Schlehen-Elixier, WELEDA

B

Bänderzerrung	Arnica D3; Dil. Arnica-Essenz, WELEDA Meniscus Genus D4/Stannum D8 aa; Inj. Rheumasalbe, WELEDA
Bandscheibenschäden siehe Discopathie, Discushernie, Facettensyndrom, Kreuzschmerzen, Lumbalgie, Wirbel- säulenbeschwerden	
Bartholinitis siehe Abszesse	Apis D3/Belladonna D3; Dil. Lachesis D6 – D10; Dil.
Basedow, Morbus (Hyperthyreose)	Arsenicum album D30; Inj. Aurum D10; Dil., Trit. Belladonna D6/Hyoscyamus D6 aa; Inj. Chalkosin D3; Trit. Chelidonium/Colchicum/Quercus; Ungt. Chinetum arsenicosum D4; Trit. Conchae D6; Trit. Cuprit D3; Trit. Cuprum sulf. D6; Inj. Formica D6; Inj. Glandula Thymus D4; Inj. Kassiterit D3; Trit.

	Leonorus cardiaca D4; Inj.
	Lycopus virginicus D1; Dil.
	Phosphorus D8; Inj.
Bauchschmerzen	Chamomilla, Flos D3; Dil.
bei Kindern	Chamomilla Cupro culta 0,1 %; Dil. aquosa
	Cuprum 0,4 %; Ungt.
	Lycopodium D3; Glob.
Bechterew, Morbus	*Arandisit D15/ Discus intervertebralis embryonalis D6 aa; Inj.
(Spondylarthritis ankylosans)	Argentum D20; Inj., Dil.
	Arnica D20; Inj., Dil.
	Discus intervertebralis embryonalis/ Mandragora aa; Inj.
	*Discus intervertebralis embryonalis D6; Inj. + Stannum D8; Inj.
	Equisetum arvense D15/Formica D10 aa; Inj.
	Fluorit D6; Trit.
	Formica D6; Inj.
	Lava D3; Trit.
	Mandragora comp.; Inj.
	Stannum D8; Inj.
Beinkrämpfe	Cuprum citricum 0,4 %; Ungt.
	Magnesium phosphoricum D6; Dil.
	Venadoron; Venen-Gel
	Zincum valerianicum D3; Dil.
Bestrahlung	
– vor Bestrahlung	Venadoron; Venen-Gel
	Citrus Hautgel
– bei Kopfbestrahlung	Plumbum 0,4 %; Ungt.
– nach Bestrahlung	Borago D6; Dil.
	Combudoron; Konzentrat
	Quarz 1 %; Oleum
	Stibium 0,4 %; Ungt.
Bettnässen	
siehe Enuresis nocturna	

Bienenstich

siehe Insektenstiche

Bindegewebsschwäche

siehe Descensus uteri,
Varikosis

– allgemeine	Aesculus D1, D3; Dil.
	Equisetum arvense D15/Stannum D8 aa; Inj.
	Fluorit D4; Trit.
	Quarz D6; Dil.

Bindehaut des Auges

– Blutungen	Arnica D3; Augentr.
	Ruta graveolens D3; Augentr.
– Katarrh	Euphrasia Augentropfen, WELEDA
Konjunktivitis	Calendula D3; Augentropfen
	Argentum nitricum D3; Augentropfen

Blähungen

siehe Meteorismus

Blasen

– blutung	Arnica D3; Inj.
	Berberis D3; Inj.
	Glacies Mariae D6; Inj.
	1–3 Tage evtl. stündlich s. c.
	Tormentilla D6; Dil.
– entzündung,	
siehe Cystitis	
– schwäche	Berberis D3, 2 Teile/Cantharis D4, 1 Teil; Inj.
	Berberis, Rad. D3/Hypericum D3 aa; Dil.
– steine,	Berberis D3; Dil.
siehe auch	(erleichtert den Steinabgang)
Nephrolithiasis	Renodoron; Tabl.

Bleivergiftung	Argentum D6; Inj.
	(als Gegenmetall)
	Argentum D6; Trit.
	Schwefelbäder

Blepharitis	Antimonit 0,4 %; Ungt. Argentum nitricum D4; Augentr. Conchae D12; Trit. Dioptas D8; Augentr. Echinacea D3; Augentr. Echinacea 5 %; Salbe Heilsalbe, WELEDA Mercurialis perennis 10 %; Ungt. Mercurius vivus naturalis D15; Ungt. Quarz D12; Dil.
Blepharospasmus	Belladonna D20; Dil. Tabacum D30; Dil.
Blutarmut, Blutbildung siehe Anaemie	
Blutdruck – regulationsstörungen, siehe auch Hypertonie, Hypotonie	Cardiodoron; Tropfen Crataegus 20 %; Tabl. Crataegus comp.; Dil.
Blutergüsse siehe auch Hämatom, Trauma, Commotio cerebri	Arnica D3, D4; Dil. (innerl./äußerl.) Arnica-Essenz, WELEDA Arnica-Salbe, WELEDA
Blutreinigung	Birken-Elixier, WELEDA Birkenherb, WELEDA Schlehen-Elixier, WELEDA
Blutungen, **Blutstillung**	Arnica D3; Inj. Capsella bursa-pastoris D1, D3; Dil Corallium rubrum D6; Inj., Trit. Hamamelis D1; Dil. Marmor D6/Stibium D6 aa; Inj. Quercus D1; Dil. Stibium D6; Inj. i. v., Dil., Trit. Tormentilla D6; Dil.
– gynäkologisch	Glacies Mariae D6; Inj.
– Blasenblutungen	Berberis (Cortex Radicis) D3; Inj.

Blutvergiftung
siehe Sepsis

Boeck, Morbus
siehe Sarkoidose

Brachialgia paraesthetica nocturna	Aconitum napellus D3, D6; Inj.
siehe auch	Aesculus D1–D3; Dil.
Karpaltunnelsyndrom,	Arnica/Betula comp.;Inj.
Neuralgien	Arnica D20/Vespa crabro D6; Inj.
	Arnicasalbe, WELEDA
	Crotalus terrificus D30; Inj.
	*Discus intervertebralis embryonalis D6/ Solutio Siliceae comp. D6 aa; Inj.
	Ferrum phosphoricum D6; Tabl.
	Formica D6; Dil.
	Formica D15; Inj.
	Naja comp.; Inj.
	Rhus toxicodendron D6; Inj.
Bradykardie	Aurum/Hyoscyamus comp.; Inj.
	Aurum D10/Strophanthus D6 aa; Inj.
	Crataegus 20 %; Tabl.
	Crataegus comp.; Dil.
	Oleum Strophanthi 0,5 mg; Caps.
	Strophanthus D3, D4; Dil.

Brand
siehe Gangrän

Brandwunden
siehe Verbrennungen

Brechdurchfall	Amara-Tropfen, WELEDA
siehe auch Nausea	Arsenicum album D30; Inj.
	Artemisia comp.; Dil.
	Carbo Betulae comp.; Tabl.
	Mercurius vivus comp.; Tabl.
Brechreiz	Amara-Tropfen, WELEDA
	Balsamischer Melissengeist

	Ipecacuanha D4; Inj., Dil.
	Nausyn; Tabl.
Bronchiektasien	Bryophyllum Mercurio cultum 1 %; Inj.
	Cinis Glechomatis D3; Trit.
	Graphit D15/Stannum D10 aa; Dil.
	Kreosotum D4; Dil.
	Tabacum D10; Inj.
Bronchitis	
– akute	Aconitum napellus 0,05 %/Bryonia D3; Dil.
	Anis/Pyrit D3; Tabl.
	Hustentee, WELEDA
	Oleum aeth. Eucalypti comp.; Öl
	Plantago lanceolata 10 %; Ungt.
– chronische	Aconitum napellus 0,05 %/Bryonia D3; Dil.
	Anis/Pyrit D3; Tabl.
	Hustenelixier, WELEDA
	Hustentee Sytra, WELEDA
	Hustentropfen Doron, WELEDA
	Ipecacuanha D4; Dil.
	Lichenes comp.; Sirup
	Oleum aethereum Eucalypti comp. (auch für Kleinkinder); Öl
	Petasites D3; Dil
	Plantago lanceolata 10 %; Ungt.
	Pulmo D6; Inj., Dil.
	Pyrit D3; Tabl.
	Resina Laricis, 1 Teil/Oleum aethereum Terebinthinae, 4 Teile (zum Inhalieren);
	Stibium sulfuratum aurantiacum D4; Trit.
	Tartarus stibiatus D6; Dil., Trit.
	Tabacum D6, D10; Inj.
Bronchopneumonie siehe Pneumonie	

Bursitis siehe auch Weichteilrheumatismus	Apis D3; Dil. Arnica-Essenz, WELEDA Arnica D3/Cepa D3/Symphytum D3 aa; Dil. Bryonia/Formica comp.; Inj. Calendula-Essenz Cepa D3; Inj. Stannum D8; Inj.

C

Cardiaspasmus siehe gastrokardialer Symptomkomplex und Achalasie	Belladonna D3, D4; Dil. Chamomilla Cupro culta 0,1 %; Dil. aquosa Cuprum 0,4 %; Ungt.
Cataract siehe Katarakt	
Cephalea siehe Cervikalsyndrom, Migräne	
Cerebralsklerose siehe Sklerose, Atherosklerose, Apoplexie	
Cervikalsyndrom siehe auch Lumbovertebralsyndrom	Apatit D6/Stannum D8; Dil. Arnica, Radix D10; Inj. Betonica D3/Rosmarinus D3 aa; Inj. Discus intervert. embryonalis D6/ Sol. Siliceae comp. D6; Inj. Hypericum 30 %; Oleum Rhus toxicodendron D6; Inj.
Chalazion	Apis D4; Dil. Staphisagria D3; Dil. Thuja D2; Dil.
Cholangitis siehe auch	Anagallis/Malachit comp.; Inj. Apis D3/Belladonna D3 aa; Inj.

Gallenblasen- erkrankung	Chelidonium, Flos D3; Inj., Dil. Chelidonium/Oxalis comp; Inj., Dil. Cichorium comp.; Dil. Lycopodium D3; Inj., Dil.
Cholecystitis siehe auch Gallenblasen- erkrankung, Gallenkolik	Apis D3/Belladonna D3 aa; Inj. Chelidonium, Flos D3; Inj., Dil. Chelidonium/Oxalis comp; Inj., Dil. Cichorium comp.; Dil. Cichorium Stanno cultum 1%; Inj., Dil. Cichorium D3/ Formica D6/ Stibium D8 aa; Dil. Hepatodoron; Tabl. Lycopodium D3; Inj., Dil. Stannum D8; Inj., Dil., Trit.
Cholelithiasis siehe auch Gallenblase erkrankung, Gallenkolik	Belladonna D3; Dil. Carduus marianus D1, D4; Dil. Chelidonium D3; Dil. Chelidonium/Curcuma comp.; Tabl. Chelidonium Ferro cultum 1 %; Inj. Choleodoron; Tropfen Cichorium Stanno cultum 1 %; Inj., Dil. Lycopodium D3, D6; Glob. Magnesit D3, D4; Trit. Oxalis D2; Dil. Oxalis comp.; Inj., Dil. Taraxacum D1, D3; Dil.
Cholera	Arsenicum album D6; Dil., Trit. Cuprum D6; Inj., Trit. Carbo Betulae 5 %, D3; Tabl.
Cholerese (Anregung der)	Chelidonium comp.; Dil. Chelidonium/Curcuma comp.; Tabl. Choleodoron; Tropfen

Cholesterinämie
siehe Hypercholesterinämie

Chorea minor siehe auch Kinetosen	Agaricus muscarius D4/Mygale avicularis D5/ Stramonium D3; Dil., im Wechsel mit Cuprum aceticum D4/Zincum valerianicum D4/ Skorodit D8, D10; Dil.
Chorioretinitis, Choroiditis	Chrysolith D12; Trit. Phosphorus D10; Inj., Dil. Quarz D12; Inj., Dil. Quarz D6; Augentr. Sanguinaria D15/Spongia tosta D15 aa; Augentropfen
Ciliarneuralgie siehe auch Trigeminusneuralgie, Neuralgien	Aconitum napellus D10/Apis D3/ Belladonna D3/Stannum D30; Inj. Aconitum napellus 5 %; Oleum Belladonna D6, D10; Dil. Gelsemium D4, D6; Dil. Rhus toxicodendron D30; Dil.
Cirrhosis hepatica	Carduus benedictus D1/Paeonia officinalis D1 aa; Inj., Dil. Carduus marianus D1, D4; Dil. Hepatodoron; Tabl. Magnesit D3; Trit. Pankreas D1, D3; Trit. Stannum D8; Trit. Taraxacum D1, D3, D4; Dil.
Claudicatio intermittens (vaskuläre) siehe auch Atherosklerose, Akrozyanose, Apoplexie	Abrotanum D1; Dil. Belladonna D6; Inj., Dil. Cuprum D6; Trit. Cuprum 0,4 %; Ungt. Magnesium phosph. D6/Tabacum D10 aa; Inj. Plumbum mellitum D20; Inj. Secale cornutum D6, D20; Dil. Tabacum D10; Dil.
Coccygodynie	Aconitum napellus D10; Dil.
– bei Graviden	Hypericum D4; Dil.
– bei Sturz auf	Symphytum D3; Dil.

Steißbein	
Coeliakie siehe auch Colitis chronica	Carbo Betulae cum Methano D3; Trit. Fragador; Tabl.
Colitis acuta	Arsenicum album D12, D30; Inj., Dil. Carbo Betulae 5 %, D3; Tabl.
Colitis chronica siehe auch Zöliakie; Crohn, Morbus; Colitis ulcerosa	Arsenicum album D30; Dil. Bismutum D6; Trit. Cuprum D6; Trit. Gentiana lutea D1; Dil. Geum urbanum 5 %; Dil. Mercurius dulcis D3; Trit. Mercurius vivus comp.; Tabl. Nasturtium Mercurio cultum 1 %, 0,1 %; Inj., Dil. Tormentilla D3; Dil.
Colitis ulcerosa siehe auch Crohn, Morbus	Aethiops antimonialis D3; Trit. Carbo Coffeae D3; Trit. Digestodoron; Tropfen Glandula Thymus D4; Inj. Glandula suprarenalis D6; Dil. Graphit D6; Trit. ISCADOR M. c. Argento, Serie 0; Inj. Mercurius dulcis D3; Trit. Mercurius vivus comp.; Tabl. Tormentilla D3; Dil.
Colon irritabile	Chamomilla D3/Conchae 50 % aa; Trit. Digestodoron; Tropfen Tabacum D3; Dil.
Collapsus siehe auch Hypotonie	Arsenicum album D20; Inj. Camphora D3; Inj. Carbo Betulae D30; Inj.; D6; Trit. Lachesis D12; Dil. Veratrum album D4; Inj.; D3, D6; Dil.

Colpitis siehe Fluor vaginalis (albus)	
Comedones siehe Akne vulgaris	
Combustio siehe Verbrennungen	Arnica D3–D6; Dil. Combudoron-Gel Combudoron-Konzentrat Combudoron-Salbe Combudoron-Spray Wecesin; Wundstreupuder
Commotio cerebri siehe auch Gehirnerschütterung	Arnica D3–D6, Inj. Arnica-Cerebrum D6; Inj. Argentum D30; Inj. *Später im Heilungsverlauf:* Arnica D20; Inj. Arnica-Salbe, WELEDA Biodoron 5 %; Tabl. Biodoron 150 mg; Caps. Quarz D30; Dil., Trit.
Constipatio (Obstipation)	Abführtee, WELEDA Chelidonium/Curcuma comp.; Tabl. Choleodoron; Tropfen Cuprum D5/Tabacum D6 aa; Supp. Digestodoron; Tabl., Tropfen Kräuter-Abführtabletten, WELEDA *Umschläge auf den Bauch:* Oxalis 20 %; äußerl. Flüssigkeit Pyrus Malus D4; Dil., Trit.
Contusio (Quetschung)	für Umschläge: Arnica-Essenz, WELEDA Arnica D6; Dil.
Contusio bulbi	Arnica D3; Augentr.
Contusio cerebri siehe auch	Arnica D20; Dil. Arnica-Cerebrum D6; Inj.

Commotio cerebri	
Coronarinfarkt siehe Herzerkrankungen, -infarkt, -insuffizienz	
Coronarspasmen **– sklerose** siehe Herzerkrankungen, Stenokardie	
Coxarthrose siehe auch Arthrose, Gelenkrheumatismus	Acidum hydrofluoricum D6; Dil. Formica 5 %; Ungt. Mandragora 5 %; Ungt. Stannum 0,4 %; Ungt.
Craniostenose siehe Wachstumsstörungen	
Craniotabes siehe Kraniotabes	
Crohn, Morbus siehe auch chron. Colitis, Colitis ulcerosa	Apis D6, D30; Dil. Argentum nitricum D12; Dil. Arsenicum album D6; Trit. Cuprum sulfuricum comp.; Tabl. Glandula Thymus D4; Inj. Plumbum mellitum D20; Inj. Quarz D12; Trit.
Cystitis (Zystitis) Harnweginfektion	Apis D3/Belladonna D3/ Echinacea D3; Inj. Argentum 0,4 %; Ungt. Berberis, Fructus D3; Dil. Berberis, Fructus D3, 2 Teile/ Cantharis D4, 1 Teil; Inj. Cantharis D6; Dil., Inj. Equisetum arvense D1; Dil. Equisetum/Serum Lactis Uva ursi D1; Dil.

D

Dakryocystitis	Echinacea D1; Dil.
siehe auch	Echinacea D3; Augentr.
Konjunktivitis	Quarz D6; Augentr.
Dakryostenose	Euphrasia-Augentr., WELEDA
Darmerkrankungen	
siehe auch Abdominalkrämpfe, Bauchschmerzen bei Kindern, Brechdurchfall, Cholera, Colitis, Colon Ca, Colon irritabel, Constipatio; Crohn, Diarrhöe, Divertikulose, Divertikulitis, Dysenterie, Megakolon, Meteorismus, Ulcus duodeni, Verdauungsschwäche	
-blutung	
siehe auch Analfissur, Hämorrhoiden, Colitis, Colon Ca, Divertikulitis, Dysenterie, Blutungen, Blutstillung	
-kolik, -spasmen	Artemisia comp.; Dil.
siehe auch	Belladonna D6; Dil.
Abdominalkrämpfe	Belladonna D3/Oxalis D3 aa; Inj.
	Carbo Betulae comp.; Tabl.
	Chamomilla D1–D6; Dil.
	Colocynthis D4; Inj., Dil.
	Tabacum D2–D4; Dil.
-parasiten	Abrotanum D1, D2; Dil.
Würmer	Amara-Tropfen, WELEDA
	Aconitum napellus D3; Inj.
	Artemisia comp.; Dil.
	Carvon; Tabl.
	Cepa D1; Dil.
	Choleodoron; Tropfen

	Cina comp.; Dil.
	Cuprum D3; Trit.
	Cuprum sulfuricum D3; Dil.
	Eucalyptus D3; Dil.
	Gentiana lutea D1; Dil.
Decubitus	Citrus-Hautgel, WELEDA
siehe auch	Calendula-Essenz, WELEDA
Ulcerationen	Heil-Salbe, WELEDA
	Hypericum 30 %; Oleum
– prophylaxe	Calendula-Milch, WELEDA
	Massageöl mit Arnica, WELEDA
	Venadoron; Venen-Gel
Demineralisation	Aufbaukalk WELEDA 1 und 2; Gran.
siehe auch Frakturen,	Fluorit D6; Trit.
Kariesprophylaxe,	
Osteoporose, Osteo-	
malazie, Rachitis	
Dentitio difficilis	Belladonna D6/Chamomilla D3 aa; Dil.
	Belladonna D6/Chamomilla D3/ Kieserit D6; Millefolium D3 aa; Dil.
	Cepa D3; Dil.; 10 %; Ungt.
	Chamomilla D3; Dil., Glob.
	Chamomilla comp.; Supp.
	Kalium phosphoricum D6; Dil.
	Kieserit D6; Dil., Trit.
	Magnesit D3; Trit.
	Magnesium phosphoricum D6; Dil., Tabl., Trit.
Depressionen	*Aurum/Cardiodoron comp.; Dil., Inj.
– nicht endogene	Agnus castus D6; Dil.
	Aurum D15; Inj., Trit.
	Chelidonium Ferro cultum 1 %; Inj., Dil.
	Cichorium Stanno cultum, Radix 1 %; Dil.
	Hepar-Magnesium D4; Inj., Dil.
	Hepar-Stannum D4; Inj., Dil.
	Hepatodoron; Tabl.

	Hypericum Auro cultum 1 %; Inj., Dil.
	Ignatia D3; Dil.
	Mercurius auratus D15; Inj.
	Pankreas comp.; Trit.
	Prunus spinosa D3; Dil.
	Skorodit D10; Inj., Dil.
– endogene	Arandisit D15/Hepar Bovis D4 aa; Inj.
(Melancholia)	Chelidonium Ferro cultum 1 %; Inj.
	Cerit D6; Trit.
Dermatitiden	Dermatodoron; Tropfen
siehe Ekzeme	
Dermatomykosen	Dermatodoron; Tropfen
	Ferrum sidereum D20; Inj.
	Quarz D20; Tabl.
Descensus testiculi	
(unvollständiger)	
siehe Kryptorchismus	
Descensus uteri	Aesculus D1–D3; Dil.
siehe auch	Equisetum arvense D15/Stannum D8 aa; Inj.
Bindegewebsschwäche	Fluorit D4; Trit.
	Quarz D8; Dil.
Diabetes mellitus	adjuvante Therapie:
– insipidus	Hypophysis D6; Inj.
– juveniler (Typ I)	Ferrum sidereum D10/Pankreas D6 aa; Inj.
	Ferrum rosatum D3/Graphites D15; Inj.
	Pankreas D3; Inj. + Platinum naturale D8; Dil.
	Phosphours D6; Dil.
– Erwachsenen-diabetes (Typ II)	Absinthium D1/Resina Laricis D3 aa; Dil.
	Belladonna D6; Dil.
	Pankreas D6; Trit.
	Phosphorus D6; Dil.
	Platinum naturale D8; Dil.
	Rosmarinus D4; Dil., Inj.
	Rosmarinus-Bademilch, WELEDA
	Stibium D30; Dil., Trit.

	Taraxacum D6; Dil.
Diarrhöe	Arsenicum album D4; Dil., Trit.
	Carbo Betulae D3; Trit.
	Carbo Betulae comp.; Tabl.
	Carbo Coffeae D3; Trit.
	Digestodoron; Tabl., Tropfen
	Stibium D6; Trit.
Diathese	
– exsudative	Aufbaukalk 1 und 2, WELEDA; Gran.
siehe auch Ekzeme	Conchae D6; Trit.
	Formica D4; Dil.
	Mercurius vivus naturalis D4; Trit.
	Pankreas D1; Trit.
– hämorrhagische	Aesculus D3–D6; Dil.
	Arnica D3–D6; Inj.
	Stibium D6; Inj.
	Tormentilla D15; Dil.
– urica	Formica D4; Dil.
	Renodoron; Tabl.
	Urtica dioica D3; Dil.
	Urtica urens D3; Dil.
Diphtherie	Apis D30; Dil.
siehe auch	Apis D3/Belladonna D3; Dil.
Krupp	Bolus-Gurgelpulver, WELEDA
	Carbo Betulae D15; Dil., Trit.
	Lachesis D12; Inj., Dil.
	Mercurius cyanatus D4; Dil.
	Zinnober D6; Trit.
	Zinnober comp.; Trit.
Diplopie	Agaricus muscarius D6; Inj., Dil.
	Agaricus bulbosus D6, D30; Inj., Dil.

Diskushernie

siehe Bandscheibenschaden, Discopathie, Kreuzschmerzen, Lumbago

Discopathie siehe auch LWS, Kreuzschmerzen, Wirbelsäulenbeschwerden	Betonica D3/Rosmarinus D3 aa; Inj. *Discus intervertebralis embryonalis D6/ Solutio Sileceae comp. D6; Inj., Dil. Apis/Rhus toxicodendron comp.; Inj.
Distorsionen siehe Trauma und Verstauchungen	
Diuretikum	Betula/Gummi Cerasi; Dil. Birken-Elixier, WELEDA Birkenherb, WELEDA Carduus benedictus D1/Paeonia officinalis D1 aa; Dil.; D2; Inj. Cuprum sulfuricum D6/Equisetum arrense D1; Dil.
Divertikulose	Carpellum Mali comp.; Inj., Trit. Stibium D6; Dil., Tabl., Trit.
Dreimonatskolik siehe auch Nabelkolik des Neugeborenen	Chamomilla D3; Glob., Dil. Chamomilla Cupro culta 1 %; Inj., Dil. Chamomilla Cupro culta D3; Dil. Cuprum 0,4 %; Ungt. Lycopodium D12; Dil. (nur bis am späten Nachmittag geben)
Dreimonatskrämpfe	Chamomilla D3; Globuli
Drüsenschwellungen siehe Lymphknotenschwellung, unspezifisch	
Duodenalulcus siehe Ulcus duodeni	
Dupuytren-Kontraktur	Graphit D30; Inj. Vespa Crabro D6; Inj.;1 %; Ungt. Witherit D4; Trit.
Durchblutungsstörungen (periphere) siehe Akrozyanose,	

Gangrän, Atherosklerose	
Durchfälle siehe Diarrhöe, Dysenterie	
Dysenterie	Arsenicum album D4; Trit. Carbo Betulae comp.; Tabl. Carbo Coffeae D3; Trit. Digestodoron; Tabl., Tropfen
Dyshidrosis siehe auch Hyperhidrosis, Anhidrosis	Bufo Rana D6; Dil.
Dysmenorrhöe	Argentum D6; Inj. Berberis D2/Urtica urens D3 aa; Dil. Chamomilla D3; Inj., Dil. Chamomilla D20/Tormentilla D30 aa; Dil. Cimicifuga racemosa D3; Dil. Colocynthis D4; Dil. Menodoron; Tropfen Ovarium comp.; Trit. *für Salbenauflage:* Oxalis 10 %; Ungt. Pulsatilla D3, D4, D6; Dil., Glob. Secale cornutum D6; Inj. Sepia comp.; Dil. Viburnum opulus D2; Dil.
Dyspepsie siehe auch Verdauungsschwäche, Pylorospasmus, Reflux	Amara-Tropfen, WELEDA Antimonit D6/Belladonna D6/ Hyoscyamus D6; Inj. Artemisia comp.; Dil. Digestodoron; Dil., Tabl. Gentiana lutea 5 %; Dil. Geum urbanum D1; Dil. Pankreas D6; Dil.

	Platinum nat. D10; Dil.
	Pulvis stomachicus cum Belladonna
Dyspnoe siehe Emphysem, Lungenfibrose, Herzinsuffizienz	

E

Einschlafstörungen siehe Schlafstörungen	
Eisenmangelanämie siehe Anämie	
Eiterungen siehe auch Abszesse, Furunkulose, Sepsis	Apis D3/Belladonna D3; Dil. Argentum comp.; Inj. Arnica D4–D6; Dil. Carbo Betulae 5 %/Sulfur 1%; Tabl. Echinacea 30 %; Dil. Heilsalbe, WELEDA Hepar Sulfuris D6; Trit. Lachesis D10; Inj., Dil. Mercurialis perennis 10 %; Ungt. Myristica sebifera D3, D4; Dil. Prunus spinosa, Fructus D3; Inj., 30 %; Dil. Quarz D12, D20; Inj. Thuja D3–D10; Dil.
Eiweißabbaustörungen siehe Albuminurie, nephrotisches Syndrom	
Eiweißallergie	Stibium D6; Trit.
Eklampsie EPH-Gestose siehe auch Hypertonie, Epilepsie	Apis D6; Inj.

Ekzeme

– allergische	Amara-Tropfen, WELEDA
siehe auch	Apis D30; Inj.
Urtikaria,	Arnica/Urtica urens; Gelat
Neurodermitis	Combudoron-Konzentrat
	Conchae 5 %; Trit.
	Heilsalbe, WELEDA
	Plumbum D8; Trit.
	Quercus 20 %; äußerl. Flüssigkeit
	Quarz D20; Inj., Dil.
	Quarz 10 %; Salbe
– nässende	Aufbaukalk 1 und 2, WELEDA
	Dermatodoron; Tropfen
	Equisetum arvense 10 %; äußerl. Flüssigkeit
	Formica D20; Inj.
	Pankreas D1; Trit.
	Quarz D12, D20, D30; Trit.
	Quarz 5 %; Gelat
– seborrhoische	Equisetum D15; Dil.
	Graphit D6; Trit.
	Halit D30; Dil.
	Quarz D12; Trit.
	Stibium 0,4 %; Ungt.
	Thuja D12–D30; Dil.
– trockene,	Anagallis D6; Dil.
sklerosierende	Antimonit D6; Trit.
	Argentit D6, D8, D10; Dil.
	Arsenicum album D30; Dil.
	Betula D1, D2; Dil.
	Betula D2/Sulfur D6 aa; Dil.
	Calendula-Salbe; WELEDA
	Carbo Equiseti arvensis D15; Inj.
	Equisetum arvense 10 %; Ungt.
	Equisetum cum Sulfure

	tostum D4–D6; Trit. Formica D6; Dil. Hamamelis destillata 10 %/ Stibium 0,4 %; Ungt. Lycopodium D6; Dil. Quarz D20, D30; Dil., Trit. Quarz 5 %; Gelat Stibium 0,4 %; Ungt. Sulfur D6–D12; Dil.
– mykotische siehe Fußpilz, Mykose	
Embolie siehe Thrombose, Atherosklerose, Apoplexie	
Emesis gravidarum siehe auch Nausea, Übelkeit	Amara-Tropfen, WELEDA Artemisia comp.; Tropfen Argentum D8/Hyoscyamus D3 aa; Inj. Bryophyllum 5 %; Dil. Cerit D6; Trit. Mercurius vivus naturalis D15; Dil. Nausyn; Tabl. Nux vomica D6; Dil.
Emphysem siehe auch chron. Bronchitis	Carbo Betulae D12–D20; Dil., Trit. Carbo Betulae D12/Stibium D6 aa; Dil. Cinis Glechomatis D3; Trit. Halit 40 %; Ungt. Mercurius vivus naturalis D6; Trit. Pulmo D6; Inj. Stannum D10; Dil., Trit. Stibium sulfuratum aurantiacum D3, D4; Trit.
Empyem siehe auch	Argentum D30/ Echinacea D6 aa; Inj., Dil.

Abszesse,	Bryonia D3; Dil.
Eiterungen	Hepar Sulfuris D6; Trit.
	Lachesis D10; Inj.
	Quarz D20; Tabl.
Encephalitis	Agaricus bulbosus D6; Dil.
siehe auch Meningitis	Apis D3/Belladonna D3/Echinacea D3; Inj.
	Argentum D30; Dil., Trit.
	Argentum D30/Echinacea D6 aa; Inj.
	Skorodit D30; Dil.
	Stibium D20; Dil.
– postencephalitische	Arnica-Cerebrum D6; Inj.
Folgezustände	Belladonna, Radix D20; Inj.
	Cerebellum comp.; Inj.
Endarteriitis obliterans	Belladonna comp.; Dil.
(Morbus Bürger)	Belladonna D6/Hyoscyamus D6 aa; Inj.
siehe auch Gangrän,	Borago 20 %; äußerl. Flüssigkeit
Akrozyanose,	Cuprum-Ren D4; Inj.
Morbus Raynaud	Cuprum D5/Tabacum D6 aa; Supp.
	Cuprum aceticum D3, D4; Dil.
	Lachesis D10, D15; Inj.; D6, D8; Dil.
Endocarditis	Aconitum napellus D3, D4, D6; Dil.
	Argentum D30/Echinacea D6 aa; Inj.
	Arnica D15/Aurum D10 aa; Inj.
	als Embolieprohylaxe: Arnica/Betula comp.; Inj.
	Aurum D10/Stibium D8; Inj.
	Cardiodoron; Tropfen
	Diaspor D4; Trit.
	Lachesis D12; Dil.
	Flüssigkeit für Umschläge:
	Orthoklas 0,1 %; äußerl. Flüssigkeit
	Spigelia anthelmia D4; Dil.
	Strophanthus kombe D6; Inj.
Endometritis	Argentum D30; Trit.
siehe auch Sepsis	Lilium tigrinum D4; Dil.
	Majorana/Melissa; Glob. vag.

Enteritis	Arsenicum album D6; Trit.
siehe auch	Carvon; Tabl.
Morbus Crohn,	China D3; Dil.
Colitis ulcerosa	Cichorium comp.; Dil.
	Coffea tosta D3; Dil.
	Digestodoron; Tabl., Tropfen
	Pankreas D3; Inj.
	Pankreas comp.; Trit.
Enterocolitis	
siehe Colitis,	
Enteritis	
Enteroptose	Cuprum 0,4 %; Ungt.
siehe auch	Stibium D6; Trit.
Bindegewebsschwäche,	
Analprolaps	
Entkrampfung	Arnica comp./Cuprum; Oleum
	Cuprum 0,4 %; Ungt.
	Melissa Cupro culta 1%; Dil.
Entwöhnungsbehandlung	Bryophyllum 5 %, D6; Inj.
Entzugserscheinungen	Kalium aceticum comp. D3; Trit.
Entzündungen	
siehe auch	
Abszesse, Eiterungen,	
spezifische, anatomische	
Lokalisation	
– eitrige	Apis D3/ Belladonna D3 aa; Dil.
	Argentum D30/Echinacea D6 aa; Inj.
	Calendula-Essenz, WELEDA
	Calendula-Salbe, WELEDA
	Hepar Sulfuris D6; Inj.
	Lachesis D10; Inj.
	Thuja D3, D6; Dil.
– im Mundbereich	Apis D3/Belladonna D3; Dil.
siehe auch Aphthen,	Bolus-Gurgelpulver, WELEDA
Parodontose,	Calendula-Essenz, WELEDA

Stomatitis	
– Neigung zu	Sulfur D3–D6; Dil., Trit.
– der serösen Häute, z.B. Mittelmeerfieber	Bryonia D3/Stannum D8; Dil.
Enuresis nocturna	abends in der Blasengegend einreiben: Argentum 0,4 %; Ungt., Belladonna D3, D6; Dil. Berberis, Radix D3; Dil. Bryophyllum Argento cultum 1 %; Inj., Dil. Dyskrasit D30; Dil. Hypericum D2, D3; Dil. Hypophysis D6; Dil. abends in die Fußsohlen einreiben: Phosphorus 0, 1 %; Oleum Stannum D10; Dil.
Epicondylitis siehe auch Periathritis humeroscapularis, Weichteilrheuma	Agaricus muscarius D4; Dil. Arnica D20/Vespa Crabro D6 aa; Inj. Arnica-Salbe, WELEDA Bryonia D3, D6; Inj. Massageöl mit Arnica, WELEDA Stannum D15; Inj., Trit. Symphytum D3; Dil.
Epididymitis	Apis D3, D6; Inj. Arnica D3; Dil. Clematis recta D3; Dil. Pulsatilla D3, D4, D6; Dil. Spongia tosta D3; Dil., Trit. Sulfur jodatum D4, D6; Dil.
Epilepsie	Agaricus muscarius D6; Inj. Apis D15; Dil. Arum maculatum D3/Pteridium aquilinum D3 aa; Inj. Belladonna D10; Inj. Belladonna D10/Sulfur D5 aa; Dil.

	Kombinationstherapie: Belladonna D6; Dil., morgens Belladonna D30; Dil., abends Cerebellum comp.; Inj., Dil. Chamomilla Cupro culta 1%; Inj., Dil. Cuprum D6; Trit. Dioptas D10; Dil. Hyoscyamus D15; Dil. Stannum Metallspiegelfolie Tabacum Cupro cultum 0,1 %; Inj., Dil. Vaucheria D6; Dil.
Epistaxis siehe auch Blutungen	Abrotanum D1; Dil. Berberis, Fructus D2/Urtica urens D3 aa; Inj. Conchae D7; Inj. Fluorit D12; Dil., Trit. Melilotus officinalis D3; Dil. Millefolium D3; Dil. Phosphorus D6, D8, D12; Dil. Stibium D6, D8; Dil. Tormentilla D3; Inj.
Erbrechen siehe auch Nausea, Hyper- emesis gravidarum	Amara-Tropfen, WELEDA Balsamischer Melissengeist, WELEDA Ipecacuanha D4; Dil. Nausyn; Tabl. Nux vomica D6; Dil. Robinia pseudoacacia D3; Dil.
Erkältungskrankheiten siehe Grippe	
Ernährungs- und **Aufbaustörungen**	Aufbaukalk 1 und 2, WELEDA; Gran. Cochlearia officinalis D1; Trit. Fragador; Tabl.
Erregungszustände siehe auch Angst, Examensangst,	Avena sativa comp.; Dil. Bryophyllum 30 %; Dil.; 50 %; Trit. Bryophyllum Argento cultum 1 %; Dil. Humulus comp.; Dil.

Nervosität	Passiflora 30 %, D1; Dil. Phosphorus D25/Malva D25; Dil. Stramonium D3, D6; Dil. Zincum valerianicum D3, D4; Dil.
Erschöpfungszustände siehe auch Neurasthenie	Aurum naturale D10/Prunus spinosa D5 aa; Inj. Aqua Maris D3/Prunus spinosa D5 aa; Inj. Argentum D20; Trit. Argentum nitricum D20/Prunus spinosa 10 %; Dil. Biodoron 0,1 %, 5 %; Tabl. Cochlearia officinalis D1; Dil., Trit.; 10 %; Tabl. Crataegus 20 %; Tabl. Crataegus comp.; Dil. Ferrum sidereum D6; Dil. Fragador; Hippophan; Sanddorn-Tonicum, WELEDA Kalium phosphoricum comp.; Tabl. Phosphorus D5, D6; Dil. Sanddorn Ursaft, WELEDA Schlehen-Elixier, WELEDA Schlehen Ursaft, WELEDA Solutio alkalina; Dil. (morgens 5 Tropfen)
Erysipel siehe auch Abszesse, Eiterungen, Entzündungen, Sepsis, septische Prozesse	Apis D3; Inj. Belladonna D6; Dil. *Kombinationstherapie;* *1. Gabe:* Apis D3/Belladonna D3; Dil. *2. Gabe 2 Stunden später:* Carbo Betulae 5 %/Sulfur 1%; Tabl. Lachesis D15; Inj.; D8; Dil. Myristica sebifera D4; Inj. Naja D30; Inj.
Erythema nodosum	Arnica D6; Inj. Aurum D5; Ungt. Betula comp.; Inj. Formica D6; Inj.

	Kalium aceticum comp. D6; Trit. Phosphorus D15; Dil. Urtica dioica Ferro culta 1 %; Dil.
Erythematodes Lupus eryth. systemicus	Aesculus 10 %; Gelat Apis D3 cum Levistico; Inj. Arnica D6/Formica D6; Inj. Aurum D6; Trit. Nontronit D12; Trit. Quarz D6; Trit. tagsüber Einreibungen, während der Nacht Salbenlappen: Stibium 0,4 %; Ungt.
Examensangst siehe auch Angst, Erregungs- zustände, Nervosität, Lampenfieber, Phobien	Bryophyllum 50 %, 9 Teile/Conchae 50 %, 1 Teil; Trit. Gelsemium D6; Dil. Kalium phosphoricum comp.; Tabl. Magnesium phosphoricum D6; Dil. Stibium D6; Dil., Tabl., Trit.
Exanthema siehe Ekzeme	
Exostosen	Apatit D6; Trit.
Expektoration Förderung	Hustentee, WELEDA Hustentropfen Doron, WELEDA Stibium sulfuratum aurantiacum D4; Trit. Tartarus stibiatus D6; Trit.
Exsudative Diathese siehe Diathese	
Extrasystolen siehe auch Arrhythmien	Aurum D10, 3 Teile/ Stibium D8, 2 Teile; Inj. Onopordon comp. praeparatum; Inj., Dil. Primula Auro culta 1 %; Inj. Stibium D6/Thuja D6 aa; Dil.

F

Facettensyndrom siehe Lumbago	
Fazialis Parese siehe auch Lähmung, Nervenerkrankung	Aconitum napellus D10/Apis D3/ Belladonna D3/ Stannum D30; Inj. Aconitum napellus D4; Dil. Apis comp.; Inj. Arnica D6; Inj. Hypericum D4; Dil.
Fersenbeinschmerz	Equisetum arvense D15/Stannum D8; Inj. Discus intervertebralis embryonalis 0,5 %/Mandragora 1 %; Inj. Ledum palustre D4; Dil. Stannum D8; Inj.
Fettleber	Lycopodium comp.; Dil. Phosphorus D6; Dil.
Fettsucht siehe Adipositas	
Fieber siehe auch Sepsis	Aconitum napellus D4; Dil. Belladonna D6; Dil. Chamomilla comp.; Supp. (besonders für Kleinkinder) Ferrum phosphoricum D6; Tabl. Infludo; Tropfen Infludoron; Glob. (besonders für Kinder)
Fieberbläschen siehe Herpes simplex	
Fissura ani siehe auch Hämorrhoiden	Achillea comp.; Dil. Bismutum D6; Trit. Cuprum D5; Trit. Echinacea 5 %; Ungt. Graphit D6; Trit. Hamamelis destillata 10 %; Ungt. Hamamelis destillata 10 %/Stibium 0,4 %; Ungt.

	Hämorrhoidal-Suppositorien, WELEDA Millefolium D1; Dil. Mercurialis perennis 10 %; Ungt. *Quercus 1 %; Supp.
Fistelbildung siehe auch Abszeß-nachbehandlung, Morbus Crohn	Achillea comp.; Dil. Conchae D8; Dil. Quarz D12; Dil., Trit.
Flatulenz siehe Meteorismus	
Fluor vaginalis albus siehe auch Vaginalmykose	Argentum/Quercus comp.; Tabl. vag. Kalium carbonicum D2; Dil. Kreosotum D4, D6; Dil. Lilium tigrinum D4; Dil. Majorana/Melissa; Gobuli, Tabl. vag. Pulsatilla D3, D4; Dil. Sepia D3, D5; Dil. Thuja D1–D6; Dil.
Föhnbeschwerden	Skorodit D30; Inj., Dil.
Follikulitis s. Ekzeme	
Frakturen	Arnica D3//Cepa D3/Symphytum D3 aa; Dil. Aufbaukalk 1 und 2, WELEDA; Gran. Conchae D30; Dil., Trit. Fragador; Tabl. Sulfur D30; Dil.
Fremdkörpergefühl im Auge siehe auch Konjunktivitis	Euphrasia-Augentr., WELEDA
Frigidität	Agnus castus D3; Dil. Ignatia D30; Dil. Sepia D30; Dil. Ovarium comp.; Trit.

Frostschäden siehe Perniones	
Furunkel siehe auch Abszesse, Akne, Eiterungen	Aknedoron; Lotion Heilsalbe, WELEDA Mercurialis perennis 10 %; Ungt. Quarz D20; Tabl.
Furunkulose	Apis D3/Belladonna D3/Echinacea D3; Inj. Argentum comp; Inj. Lachesis D10; Dil. Mercurialis perennis 10 %; Ungt. *Nontronit D15; Inj.; D6; Trit. Quarz D20; Tabl. Sulfur jodatum D6; Dil.
Fußpilz	Arnica/Echinacea comp.; Gel, Ungt.
Fußschweiß (übermäßiger)	*Cuprum 4 %/ Tabacum D6 aa; Salbe Fußbalsam, WELEDA Quarz D30; Dil., Inj. Tabacum Cupro cultum 0,1 %; Dil.

G

Galaktorrhoe	Conchae D6; Trit. Hypophysis D30; Inj. Pulsatilla D6; Dil.
Gallenblasen- erkrankungen Gallendysfunktion, siehe auch Cholangitis, Cholecystitis, Cholelitiasis	Carduus marianus D1, D4; Dil. Chamomilla D2%; Dil. Chelidonium comp.; Dil. Chelidonium Curcuma comp.; Tabl. Chelidonium Ferro cultum 1 %; Dil. Choleodoron; Tropfen Ferrum D8, D10; Dil. Hepatodoron; Tabl. Kieserit D6; Dil. *Lycopodium comp.; Dil.

	Oxalis D2–D4; Dil.
	Taraxacum D3, D4; Dil.
– kolik	Belladonna D3; Inj., Dil.
	Belladonna D3/Oxalis D3 aa; Inj.
	Chelidonium D3; Inj., Dil.
	Colocynthis D4; Inj. Dil.
	Chelidonium Ferro cultum 1%; Inj., Dil.
	Oxalis D3; Inj. Dil.
	Oxalis comp.; Inj., Dil.
Ganglion	Aconitum napellus 5 %; Emplastrum
Gangrän	
siehe auch Akrozyanose, Arteriosklerose, Brand, Claudicatio intermittens, Embolie, septische Prozesse	
– feuchte	Kreosotum D4; Dil.
– trockene	Naja comp.; Inj.
	Secale cornutum D4; Dil.
– bei Embolie oder Thrombose	Crotalus terrificus D30; Inj.
	Galenit D10; Inj.
	Lachesis D12; Inj., Dil.
	Naja comp; Inj.
Gastritis	Amara-Tropfen, WELEDA
siehe auch	Anagallis/Malachit comp.; Inj.
Dyspepsie	Argentit D6; Inj.
	Chamomilla 2%; Tabl.
	Digestodoron; Tabl., Tropfen
	Gentiana lutea D1, D2, D3; Inj.
	Kalium aceticum comp. D6; Inj., Dil.
	Magentee Pinella, WELEDA
	Nux vomica D4; Dil.
	Pulvis stomachicus cum Belladonna
	Robinia pseudoacacia D3; Dil.

	Stibium D6; Inj., Dil.
Gastroenteritis siehe Enteritis, Diarrhöe, Dysenterie	
Gastroenteroptose siehe auch Binde- gewebsschwäche	Stibium D6; Dil.
Gastrokardialer Symptomkomplex (Cardiospasmus, Achalasie)	Cactus grandiflorus D3/Crataegus D3/Melissa D3 aa; Dil. Carbo Betulae 5 %; Tabl.; D20; Trit. Carvon; Tabl. Chelidonium D3/Colocynthis D4 aa; Dil.
Gebärmutterentzündung siehe Endometritis	
Gebärmutterverlagerung siehe auch Descensus uteri, Bindegewebsschwäche	Fluorit D6; Tabl., Trit. Lilium tigrinum D4; Dil. Sepia D6; Dil.
Geburt	
– Vorbereitung	Berberis, Fructus D3; Inj., Dil. Cuprum 0,4 %; Ungt. Pulsatilla D6; Dil. Tabacum D10; Inj., Dil.
– vorzeitige Wehen	Bryophyllum 30 %; Dil. Viburnum opulus D2; Dil.
– Regulierung der Wehentätigkeit	Caulophyllum thalictroides D3; Dil. Pulsatilla D6; Dil.
Geburtstrauma	Arnica D4; Dil. Arnica comp./Apis; Oleum Arnica-Cerebrum D6; Inj. Arnika-Salbe, WELEDA
Gedächtnisstörungen	Ambra D3, D6; Dil. Belladonna D5, D6; Dil. Formica D3–D6; Dil. Scleron; Tabl. Titricum repens D3; Dil.

Gehirnerschütterung	Argentum comp.; Inj.
siehe auch	Arnica D3; Dil.
Commotio cerebri	Biodoron 5 %; Tabl.
Gehörgangekzem	Quarz 1 %; Oleum
Gehörsturz	
siehe Hörsturz	
Gelbsucht	
siehe Hepatopathien	
Gelenkdistorsion	
siehe auch	
Trauma,	
Verstauchungen	
Gelenkrheumatismus	Apis D3/Bryonia D3 aa; Inj.
siehe auch Arthritis,	Apis/Rhus toxicodendron comp.; Inj.
Arthrose, Bursitiden,	Cepa D3, D4; Dil.
Chondrokalzinose,	Colchicum D3/Sabina D4; Dil.
Meniscus genus,	Equisetum arvense D15/Formica D10 aa; Inj.
Weichteil-	Equisetum arvense D15/Stannum D8; Inj.
rheumatismus	Ferrum sidereum D10; Trit.
	Gramen, Flos 20 %; äußerl. Flüssigkeit
	Kalium sulfuratum 30 %; äußerl. Flüssigkeit
	Phosphorus, 0,05 mg; Caps.; 0,1 %, Oleum
	Pyrit D6; Trit.
	Rheumadoron; Tropfen
	Stannum D8–D10 Inj.; D4–D6; Trit.
	Symphytum comp.; Dil.
– der akuten Phase	Mercurius vivus naturalis D3, D4; Trit.
Gerstenkorn	
siehe Hordeolum	
Geschmacksverlust	Halit D6; Dil.
Gesichtsneuralgie	Aconitum napellus D3; Inj.; 5 %; Ungt.
siehe auch	Balsamischer Melissengeist, WELEDA
Trigeminusneuralgie	
Gewebsschwäche	Fluorit D4; Trit.
siehe auch	Kalium aceticum comp. D3; Trit.

Bindegewebsschwäche	Kalium sulfuratum 30 %; äußerl. Flüssigkeit für Bäder
Gicht	Arnica D3/Betula, Folium 2,5 % aa; Dil.
	Betula, Fol. D3; Dil
	Birken-Elixier, WELEDA
	Birkenherb, WELEDA
	Colchicum D2; Dil.
	Cholchicum D3/Sabina D4; Dil.
	Mandragora in fallenden Potenzen, beginnend mit D8; Inj.
	Mandragora D6; Dil.; 5 %; Ungt.
	Mandragora comp.; Dil.
	Rheumasalbe, WELEDA
– im akuten Anfall	Colchicum D3; s. c. Inj. (bis 1 x alle 2 Std.)
	Colchicum D2; Dil.
Gingivitis	Apis D3/Belladonna D3/Echinacea D3; Inj.
siehe auch Aphthen,	Geum urbanum D1; Dil.
	Mundwasser, WELEDA
Stomatitis	Zahnfleischbalsam, WELEDA
Glaskörper	
– Blutung	Arnica D3; Augentr.
– Trübung	Ananassa D3, D4; Dil.
	Argentum-Corpus vitreum D6; Inj., Augentr.
– Katarakt,	Belladonna/Betula/Formica; Augentr.
Star, grauer	Belladonna D6; Augentr.
	Chrysolith D12; Trit.
	Cineraria maritima D3; Augentr.
	Corpus vitreum/Stannum D4; Augentr.
	Corpus vitreum D6/ Succinum D6 aa; Augentr.
	Resina Laricis comp.; Emuls. für Kompressen
	Ruta graveolens D3; Augentr.
	Stannum D8/Succinum D6 aa; Augentr.

Glaukom	Carbo Betulae D6; Trit. Cissus-Ossa D6; Inj., Trit. Corpus vitreum/Stannum D4; Inj., Augentr. Corpus vitreum D6/Succinum D10 aa; Inj. Corpus vitreum D6/Succinum D6 aa; Augentr. Equisetum arvense D10, D15; Dil. Galanthus nivalis D4; Dil. Stannum D8; Augentr.; D30; Inj., Dil. Stannum D8/Succinum D6 aa; Augentr.
Globusgefühl (Globus hystericus)	Asa foetida D4; Dil. Ignatia D30; Dil.
Glomerulonephritis siehe auch Nephritis, nephritisches Syndr.	Capsella bursa-pastoris D3; Inj. Carbo Betulae D20; Inj. Cuprum 0,1 %; Ungt. Cuprum-Ren D4; Inj. Equisetum arvense D3–D25; Inj. Equisetum cum Sulfure tostum D3; Trit. Pankreas D4; Dil. Ren D6; Inj. + Argentum nitricum D20; Inj.
Glossitis siehe auch Aphthen, Stomatitis, Gingivitis	Apis D3; Dil. Mercurius vivus naturalis D6; Tabl. Mundwasser, WELEDA
Gonarthrose siehe Arthrosis	Meniscus Genus D4/Stannum D8 aa; Inj.
Gravidität Beschwerden siehe Abortus, Emesis gravidarium, Geburt, Involution der Gebärmutter, Kariesprophylaxe Lochialstauung, Striae, Varizen – Eisenzufuhr	 Biodoron 150 mg; Caps. Ferrum ustum comp.; Trit. Siderit D1; Trit.

Grippe	Ferrum phosphoricum D8; Inj.
grippale Infekte	Ferrum sidereum comp.; Inj., Dil.
	Gelsemium D6; Dil.
	Gelsemium comp.; Dil.
	Hippophan, Sanddorn-Tonicum, WELEDA
	Infludo; Tropfen
	Infludoron; Glob.
	Oleum rhinale; Nasentropfen
	Pyrit D3; Trit.
	Sanddorn-Ursaft, WELEDA
	Schnupfencreme, WELEDA
Grippe-Prophylaxe	Ferrum sidereum D20; Tabl.
	Ferrum phosphoricum D6; Tabl.
	Hippophan
Gürtelrose	
siehe Herpes zoster	

H

Haarausfall	
siehe Alopecia areata	Rosmarin-Haarkur
Haltungsschwäche	Betonica D3/Rosmarinus D3 aa; Inj.
Hämangiom	Antimonit 5 %; Ungt.
	Stibium D20; Inj., Dil. Trit.; 0,4 %; Ungt.
	Vespa Crabro D3; Inj.; 1 %; Ungt.
Hämatom	Arnica Essenz, WELEDA
siehe auch Bluterguß,	Arnica Salbe, WELEDA
Trauma	Arnica D3, D4; Inj., Dil. (innerl. + äußerl.)
Hämaturie	
siehe	
Blasenblutung,	
Glomerulonephritis	
Hämophilie	
als Begleittherapie:	Corallium rubrum D6/Stibium D6 aa; Trit.
	Marmor D6/Stibium D6 aa; Trit.

	Stibium D6; Trit. Tormentilla D3; Dil.
Hämorrhagische Diathese siehe Diathese	
Hämorrhoiden	Achillea comp.; Dil. Aesculus D3; Dil. Aloe D3; Dil. Cuprum D5/Tabacum D6; Supp. Hamamelis comp.; Ungt. Hamamelis destillata 10 %/Stibium 0,4 %; Ungt. Hamamelis, Folium 10 %; Ungt. Hämorrhoidal-Suppositorien, WELEDA Mercurialis perennis 10 %; Ungt.
Harninkontinenz siehe Incontinentia urinae	
Harnsäure-Diathese siehe Diathese urica	
Harnwegsinfektion siehe auch Cystitis	Equisetum/Serum Lactis; Dil.
Hautentzündungen unreine Haut; siehe auch Ekzeme	Calendula-Milch, WELEDA Calendula-Schüttelmixtur; äußerl. Flüssigkeit Mercurialis perennis 10 %; Ungt. Quarz D20; Quarz Sulfur D30; Dil.
Hautjucken siehe Pruritus	
Heiserkeit	Anis-Pyrit D3; Tabl. (auch für Kleinkinder) Argentum D30; Dil. Arum triphyllum D3; Dil. Paris quadrifolia D3/Phosphorus D10 aa; Dil.

	für Redner und Sänger: Pyrit D3/Zinnober D20; Tabl.
Hepatitis siehe auch Ascites, Leberzirrhose	*Am Anfang:* Mercurius vivus naturalis D6; Inj. *später:* Carduus marianus D1; Dil. Chelidonium comp.; Dil. Cichorium 5 %; D6; Dil. Cichorium Stanno cultum 1 %/Hepar Bovis D4; Inj. Hepar-Stannum D4; Inj., Dil. Hepar Bovis D4 aa; Inj., Dil. Hepatodoron; Trit., Tabl. Lycopodium comp.; Dil. Oxalis D3; Inj. Stannum D3, D6, D8; Trit. Taraxacum Stanno cultum 1%; Dil.
Hepatopathien siehe auch Ascites, Hepatitis, Zirrhose	Chelidonium/Curcuma comp.; Tabl. Choleodoron; Tropfen Hepar-Stannum D4; Inj. Hepatodoron; Tabl. Lycopodium comp.; Dil. Lycopodium D3; Inj.
Hernia	Arandisit D6; Inj. Cepa D3; Dil.
– Bindegewebs- schwäche	Fluorit D4; Trit. Stannum 0,4 %; Ungt.
Herpes – labialis (simplex)	Apis D3/Belladonna D3/Echinacea D3; Inj. Arsenicum album D30; Dil. Calendula-Salbe, WELEDA Cantharis D10; Dil.: sofort halbstündlich 5–10 Tropfen Graphit D15; Dil. Lippenschutz, WELEDA Quarz D6; Dil., Tabl., Trit. Rhus toxicodendron 5 %; Ungt.

– zoster (Gürtelrose)	Aconitum napellus D6, D30; Dil. Apis D3/Arnica planta tota D3 aa; Inj. Apis D3/Belladonna D3/Echinacea D3; Inj. Arnica D3; Dil. Aurum D6, D12; Inj. Aurum D10/Ferrum sidereum D10 aa; Inj. Combudoron-Konzentrat, -Gel, -Salbe, -Spray Heilsalbe, WELEDA Hypericum D6, D30; Dil. Mercurius solubilis D6; Dil., Trit. Mezereum D3; Dil. Naja comp.; Inj. Quarz D30/Oxalis D30/Tabacum D3; Dil. Rhus toxicodendron D3, D4, D6, D30; Dil. Wecesin; Wundstreupuder

Herzerkrankungen

siehe
Angina pectoris,
Arrhythmien,
Endocarditis,
Extrasystolen,
Myocarditis,
Myocardschwäche,
Pericarditis,
Stenokardie,
Tachycardie

a) Angina pectoris	Aurum/Hyoscyamus comp.; Inj. *Aurum D10/Strophanthus kombe D6 aa; Inj. Cardiodoron; Tropfen Cardiodoron/Magnesium phosphoricum acidum D6 aa; Dil. Cactus grandiflorus D3; Dil. Cerit D6; Inj. Cor D6; Dil. Crataegus comp.; Dil.

	Cuprum aceticum D3; Dil.
	Glonoinum D3; Dil.
	Magnesium phosphoricum D6; Inj.
	Magnesium phosphoricum D6/Tabacum D10 aa; Inj.
	Oleum Strophanthi 0,5 %; Caps.
b) Arrhythmien siehe auch Angina pectoris	Aurum/Hyoscyamus comp.; Inj. Aurum D5/Oleum aethereum Lavandulae 1%; Ungt. Onopordon comp.; Inj., Dil.
c) Kreislauflabilität	Aurum D5/Oleum aethereum Lavandulae 1%; Ungt. Cardiodoron; Tropfen Strophanthus D6; Inj.
d) Herzinfarkt neben der notwendigen thrombolytischen Behandlung und anderen Maßnahmen siehe auch Angina pectoris	Arnica D6, D12; Inj. Cactus grandiflorus D1, D2, D4; Dil. Cardiodoron; Tropfen Crataegus D3; Inj.; 30 %; Dil. Oleum Strophanthi 0,5 %; Caps. Spigelia anthelmia D4; Dil. *zur Nachbehandlung:* Arnica D10/Cor D10 aa; Dil. Primula Auro culta 0,1 %; Inj.
e) Herzinsuffizienz	Adonis vernalis 30 %, D1; Dil. Apocynum cannabinum D1, D2; Dil. Aurum D12/Crataegus D6 aa; Dil. Carbo Betulae D20; Inj. Carbo Betulae D8/Crataegus D2 aa; Inj. Cardiodoron/Crataegus 30 % aa; Dil. Convallaria D1–D3; Dil. Crataegus 30 %; Dil. Oleum Strophanthi 0,5 mg; Caps. Primula Auro culta 1 %; Inj. Scilla maritima 30 %, D1; Dil.

	Scilla comp.; Dil. Strophanthus D4; Inj. *Viscum Mali D5; Inj. + Crataegus D3; Inj.
f) Herzrhythmusstörungen siehe Arrhythmien	
Heuschnupfen siehe auch Allergien, Asthma bronchiale	Aralia racemosa D2; Dil. Argentum/Berberis comp.; Inj., Dil. Arsenicum album D10; Dil. Berberis, Fructus D3; Dil. Chamomilla D12/Citrus-Cydonia D6/ Quarz D20 aa; Inj. Cinis Tabaci D8; Dil. Equisetum arvense Silicea cultum 1%; Dil. Flores Sambuci comp.; Inj., Dil. Flores Tritici comp., Inj. Formica D4; Dil. Gencydo 1 %, 3 %, 5 %; Inj. Plumbum D8; Dil., Trit. Quarz D60; Inj. Quarz D30/Resina Laricis D5 aa; Inj. Sabadilla D3, D6; Dil.
Hexenschuß siehe Facettensyndrom, Ischialgie, Lumbago, Rückenschmerzen, Wirbelsäulenbeschwerden	
Hiatushernie	Anagallis D1–D3; Dil. Carpellum Mali comp.; Inj., Trit. Geum urbanum D1, D3; Dil.
Hitzschlag (Wärmestau des Körpers bis 40 °C)	Mercurialis vivus naturalis D10; Inj., Dil.

Hitzewallungen siehe Wallungen	
Hodenretention siehe Kryptorchismus	
Hordeolum	Echinacea D3; Augentr. Mercurius perennis 10 %; Ungt. Lachesis D8; Dil. Staphisagria D3, D20; Dil. Thuja 20 %; äußerl. Flüssigkeit
Hörsturz	Arnica D3/Strophanthus comp.; Inj. Arnica D4; Dil. Gencydo 3 %, 5 %; Inj. Secale cornutum D6; Dil. Tabacum D30; Dil.
Husten siehe Bronchitis Reizhusten	
Hydrocephalus	Bryonia D3; Inj. Hypophysis D6; Dil. Conchae D8; Dil. Plumbum 0,1 %; Ungt. (Salbenlappen auf den Hinterkopf) Stannum D8; Inj.
Hydronephrose	Cuprum 0,4 %; Ungt. Equisetum arvense D6/ Pelvis Renis D6 aa; Inj. Mixtura Stanni comp.; Dil.
Hydrops siehe Ödeme	
Hypazidität, Subazidität siehe auch Dyspepsie, Verdauungsschwäche	Amara-Tropfen, WELEDA Gentiana lutea D3; Dil.

Hyperazidität	Argentum nitricum D6; Dil.
siehe auch	Belladonna D6; Dil.
Dyspepsie,	Digestodoron; Tabl., Tropfen
Verdauungsschwäche	Gentiania lutea D3; Dil.
	Halit D6; Dil.
	Malachit D6; Trit.
	Nux vomica D3–D6; Dil.
	Pulvis stomachicus cum Belladonna;
	*Robinia pseudoacacia D2; Dil.
Hypercholesterinämie	Arsenicum album D6; Dil., Trit.
siehe auch	Hepatodoron; Tabl., Trit.
Hyperlipidämie	Lycopodium D3; Inj.
	Magnesium D5; Trit.
	Magnesium phosphoricum D6; Trit.
	Phosphorus D6; Dil.
Hyperemesis	Amara; Tropfen
gravidarium	Artemisia comp; Dil.
siehe auch	
Emesis gravidarium	
Hyperhydrosis	Chalkopyrit D6; Trit.
	Flores Sambuci comp.; Dil.
	Quarz D30; Trit.
	Salvia officinalis D2; Dil.
	Sambucus nigra D3; Dil.
Hyperkinese	Bryophyllum 50 %; Trit.
Hyperlipidämie	Arsenicum album D3, D6; Trit.
siehe auch	Hepatodoron; Tabl.
Hypercholesterinämie	Magnesium 5 %; Trit.
	Magnesium phosphoricum D6; Dil., Trit.
	Phosphorus D6; Dil.
Hypermenorrhöe	Corallium comp.; Ungt.
siehe auch	Glacies Mariae D6; Inj.
Blutungen,	Marmor D6; Trit.
Uterusblutung,	Ovarium D3/D6; Inj.
Menorrhagie	Secale cornutum D6 + Argentum D8; Inj., Dil.

Hyperopie	Argentum D6; Dil., Tabl., Trit. Argentum-Corpus vitreum D6; Augentr.
Hyperthyreose siehe Basedow, Morbus	
Hypertonie	Arnica D4, D20; Dil. Arnica/Betula comp.; Inj. Arnica/Formica comp.; Inj. Arnica D20/Strophanthus comp.; Inj. Aurum/Belladonna comp.; Inj. Birken Ursaft, WELEDA Birken-Elixier, WELEDA Birkenherb, WELEDA Carbo Equiseti arvensis D6/ Cinis Arnicae D8/Dioptas D10 aa; Dil. Chamomilla D6; Dil. Chamomilla D2/Lachesis D6 aa; Dil. Crataegus comp.; Dil. Lachesis D12; Dil. Plumbum D20, D30; Trit. Plumbum mellitum D12; Trit. Scleron; Tabl. Solutio Sacchari comp. D3; Inj., Dil. Viscum Mali D3; Dil. Witherit D10; Dil.
– bei hypertoner Krise	Plumbum D20; Inj. Belladonna D15; Inj.
Hyperurikämie siehe auch Diathese urica	Formica D3; Dil.
Hypochondrie	Hepatodoron; Tabl. Lycopodium D3; Inj., Dil. Plumbum D20; Trit. Stannum D15; Trit.

Hypomenorrhöe siehe auch Amenorrhöe	Argentum D6; Dil., Trit. Menodoron; Tropfen Ovarium D3; Dil., Trit. Pulsatilla D2; Dil.
Hyposphagma	Arnica D3; Augentr.
Hypothyreose siehe Struma	
Hypotonie	*Aurum naturale D10/ Prunus spinosa, Summitates D5 aa; Inj. Cardiodoron; Tropfen Crataegus comp.; Dil. Ferrum hydroxydatum 5 %; Trit. Ferrum sidereum D6; Dil., Trit. Glandula suprarenalis D3/ Solutio Ferri comp. D6 aa; Inj. Rosmarin-Bademilch, WELEDA (für Abreibungen, vor allem morgens) Solutio Ferri comp. D3, D6; Inj., Dil. Urtica dioica Ferro culta 1 %; Dil. Veratrum album D3; Dil., Inj.
– hypotone Krise, z. B. bei Infektionskrankheiten	Camphora 20 % oleosum; Inj. i.m.
Hysterie	Bryophyllum 5 %, D2; Dil. Bryophyllum/Argento cultum 1 %; Dil. Ignatia D4; Dil. Sepia comp.; Dil.

I

Ikterus siehe Hepatopathien	
Ikterus neonatorum	Sepia D6; Dil. Stibium 0,4 %; Ungt. Cichorium D3; Dil. aquosa

Ileus	Nux vomica D4; Dil. Tabacum D10; Inj.
Immunsystem Anregung	Argentum D30/ Echinacea D6; Inj.
Impetigo siehe auch Pyodermie	Calendula 20 %; äußerl. Flüssigkeit Combudoron-Konzentrat Dermatodoron; Tropfen Hepar Sulfuris D6; Dil., Trit. Lachesis D6; Dil. Mercurius vivus 0,1 %; Ungt. Quarz D12; Trit. Thuja D10; Dil. Wecesin; Wundstreupuder *Kombinationstherapie:* Apis D3/Belladonna D3; Dil. + Carbo Betulae 5 %/Sulfur 1 %; Tabl.
Impfschäden-prophylaxe	Phosphorus D6; Dil. Stibium D6; Dil., Trit. Thuja D6; Dil. Vaucheria D3; Dil.
Impotenz	Agnus castus D3, D6; Dil. Lycopodium D3; Dil. Phosphorus D6; Dil. Testis D4; Dil.
Incontinentia urinae siehe auch Blasenschwäche	Causticum D3, D6; Dil. Gelsemium D4; Dil. Oleander D3; Dil.
Infarkt siehe Herzerkrankungen: Herz-infarkt; Apoplexie	
Influenza siehe Grippe	
Insektenstiche siehe auch Prurigo	Apis D30; Inj. (sofort) Combudoron-Spray, lokal

Insult	
zerebrovaskulärer	
siehe Apoplexie	
Intestinalmykose	Carbo Coffeae 10%; Trit.
	Myrrhe D2; Dil.
Intercostalneuralgie	*Discus intervertebralis embryonalis D6; Inj.
siehe Neuralgie,	+ Argentum metallicum praeparatum
Herpes zoster	D20; Dil., Trit.
Intertrigo	Arnica/Echinacea comp.; Gelatum
siehe auch Fußpilz,	Graphit D6; Dil., Trit.
Analekzem (Anitis),	Lycopodium D6; Dil.
Dermatomykosen	Sulfur D6; Dil., Tabl., Trit.
	Wecesin; Streupuder
Involution der Gebär-	Argentum D6; Dil.
mutter nach der Geburt	Arnica D6; Dil.
	Berberis D2; Dil.
	Teucrium scorodonia D3; Dil.
Iritis	Absinthium D1/Resina Laricis D3 aa; Dil.
	Arnica-Cerebrum D6; Inj.
	Sanguinaria D15/Spongia tosta D15 aa; Dil.
	Quarz D6; Augentr.
Ischialgie	Apis/Rhus toxicodendron comp.; Inj.
siehe auch	Arnica/Levisticum D3 comp.; Inj.
Discopathie,	Arnica comp./Apis; Ungt.
Kreuzschmerzen,	*Discus intervertebralis embryonalis D6; Inj.
Lumbago,	*Discus intervertebralis embryonalis D6/
Wirbelsäulen-	Solutio Silicea comp. D6 aa; Inj.
beschwerden	+ Argentum D8; Inj., Dil. (im akuten Fall)
	Naja comp.; Inj.
	Nervus ischiadicus D5; Inj.
Ischias	Arnica comp./Cuprum; Oleum
siehe auch	Arnica comp./Formica; Ungt.
Neuritis	Arnica, Radix D6; Dil.
	Bryonia D4/Formica D3/
	Rhus toxicodendron D4 aa; Dil.

	Nervus ischiadicus D5; Inj. Rheumasalbe, WELEDA
– plötzlicher Beginn/ akuter Verlauf	Aconitum napellus D3; Dil. Apis D3 cum Levistico; Inj. Colocynthis D4; Dil. Magnesium phosphoricum D6; Inj. Naja comp.; Inj. Rhus toxicodendron D4; Dil.

J

Juckreiz siehe Anitis, Ekzem trocken, Intertrigo, Pruritus	

K

Kachexie siehe Abmagerung, Anorexie	Carduus marianus D2; Dil. Cichorium D3; Dil. Formica D6; Dil. Hepar Bovis D4; Dil. Hepatodoron; Tabl. Lycopodium D6; Dil. Stibium D8; Dil.
Kalkbildung Förderung	Arnica D3/Cepa D3/Symphytum D3 aa; Dil.
Kalkstoffwechsel	Aufbaukalk 1 und 2, WELEDA; Gran.
Karbunkel siehe Abszesse, Eiterungen	Hepar Sulfuris D6; Dil., Trit. Heilsalbe, WELEDA Mercurialis perennis 10 %; Salbe Myristica sebifera D4; Dil.
Kardiospasmus siehe Achalasie, Cardiospasmus,	

gastrokardialer Symptomkomplex	
Kariesprophylaxe	Aufbaukalk 1 und 2, WELEDA; Gran. Fluorit D4, D6; Trit.
– bei Graviden	Kieserit D20; Dil.
Karpaltunnelsyndrom siehe auch Neuralgie, Brachialgia paraesthetica nocturna	Aconitum napellus D10/Apis D3/ Belladonna D3/Stannum D30; Inj. Arnica D4; Dil. Arnica comp./Formica; Ungt. Belladonna D20; Inj., Dil. *Discus intervertebralis embryonalis D6/ + Argentum metallicum praeparatum D8; Inj. Rhus toxicodendron D6, D30; Dil. Ruta graveolens D4; Dil.
Katarakt siehe auch Heilmittelliste für Ophtalmologen	Belladonna D6; Augentr. Belladonna/Betula/Formica; Augentr. Cineraria maritima D3; Augentr. Resina Laricis comp.; Augentr.
Katarrhe akute Infekte der oberen Luftwege (allg.), siehe auch Bronchitis, Grippe, Laryngitis, Sinusitis	Anis-Pyrit D3; Tabl. Plantago lanceolata 10 %; Ungt. Pyrit D3; Tabl., Trit. Pyrit D3/Zinnober D20; Tabl. Tartarus stibiatus D4, D6; Trit.
Keloidbildung siehe auch Narbenbeschwerden	Gencydo-Salbe Vespa Crabro 1 %; Ungt. Viscum Pini D3; Dil.
Keratitis	Argentum nitricum D4; Augentr. Quarz D6; Augentr. Quarz D30/Resina Laricis D5 aa; Inj.
Keuchhusten siehe Pertussis	

Kiefer- und Stirnhöhleneiterungen siehe Sinusitis	
Kinetosen siehe auch Athetose, Chorea, Myklonien	Cocculus D4; Dil. Nausyn; Tabl. Nux vomica D6; Dil. (perlingual)
Klimakterium siehe auch Wallungen	Aristolochia clematitis D3; Dil. *Kombination:* Argentum D8; Dil. und Ovarium D3; Dil. Aurum metallicum praeparatum D8; Dil. Belladonna D6/Lachesis D12 aa; Dil. Cimicifuga racemosa D2–D6; Dil. Ignatia D6; Dil. Lachesis D10; Dil. *Melissa/Phosphorus comp.; Inj. Dil. Sanguinaria D6; Dil. Sepia D6; Dil. Sepia comp.; Dil.
Knochenbrüche siehe Frakturen	
Koliken siehe Darmkolik, Gallenkolik, Nierenkolik	
Kolitis siehe Colitis	
Kollaps siehe auch Hypotonie,	Arsenicum album D20; Inj. Camphora D3; Inj. Carbo Betulae D30; Inj; Dil. Trit. Lachesis D12; Dil. Veratrum album D4; Inj.; D3, D6; Dil.
Kolpitis	

siehe Fluor albus, Vaginalmykose	
Komedonen siehe Akne vulgaris	
Konjunktivalblutungen	Capsella bursa-pastoris D4; Augentr.
Konjunktivitis siehe auch Kompendium für die augenärztliche Praxis	Argentum nitricum D4; Augentr. Calendula D4; Augentr. Cineraria maritima D3; Augentr. Citrus D3/Cydonia D3 ; Augentr. Cuprum sulfuricum D6; Augentr. Dioptas D8; Augentr. Echinacea D3; Augentr. Euphrasia, WELEDA; Augentr.
– allergica	Citrus D3/Cydonia D3, Augentr.
Kontusion siehe auch Trauma	Arnica D3; Dil.
Konzentrationsstörungen siehe auch Arteriosklerose	Scleron; Tabl. Triticum repens D3; Dil.
Konzentrationsstörungen beim Kind	*Grundmittel:* Aufbaukalk 1 und 2, WELEDA; Gran.
– schlechte schulische Leistungen im allgemeinen	Equisetum limosum/Rubelit D30; Inj. Magnesit D12; Dil.
– Reizbarkeit, Hyperaktivität, schlechtes Gedächtnis	Apatit D4; Trit. Calcium phosphoricum D6; Dil.
Konzeptionsförderung siehe Sterilität, weibl.	
Kopfschmerz siehe auch Migräne, Regelkopfschmerz	Biodoron 150 mg; Caps.; 0,1 %, 5 %; Tabl. Gelsemium D6; Dil. Gelsemium comp.; Dil. Sanguinaria D15; Dil. Stannum mellitum D3; Trit.
Koronarspasmen	

siehe Herzerkrankungen, Angina pectoris, Coronarspasmen	
Koxarthrose siehe Arthrose, Coxarthrose, Gelenkrheumatismus	
Krampfadern der Beine	Aesculus D1/Borago D2/Hamamelis D3/Kalmia latifolia D2/Paeoniaofficinalis D1/ Skorodit D10/Spartium scoparium D2 aa; Dil.
siehe auch Varicosis,	Borago 20 %; äußerl. Flüssigkeit
Varizen	Cuprum citricum 0,4 %; Ungt.
	Hamamelis, Folium 10 %; Ungt.
	Pulsatilla D3, D4, D6; Dil.; D6; Inj.
	Quarz D6; Titr.
	Tabacum D3; Dil.
	Venadoron, WELEDA; Venen-Gel
Krämpfe	Arum maculatum D3/Pteridium aquilinum D3 aa; Inj.
siehe auch	Belladonna D6; Dil.
Abdominalkrämpfe,	Chamomilla Cupro culta 0,1 %; Dil.
Darmkolik,	Colocynthis D4; Dil.
Epilepsie,	Cuprum 0,4 %; Ungt.
Gallenkolik,	Majorana/Melissa; Vag.-Tabl.
Wadenkrämpfe	Melissa Cupro cultum 1%; Inj
	Oxalis D3; Inj., Dil.
	Oxalis comp.; Inj. Dil.
	Tabacum D2, D3; Dil.
Kraniotabes	Conchae D30; Dil. Trit.
	Hypophysis D6; Dil.
	Plumbum 0,4 %, D6; Ungt.
Kraurosis	Aranea diadema D6, D10; Dil.
– ani	Argentum D6; Dil., Trit.
– vulvae	Bismutum/Stibium 0,4 % aa; Ungt.
siehe auch	Formica D3–D15; Dil.
Anitis, Vulvitis	Ovarium 0,1 %; Glob. vag.

	Sulfur jodatum D4; Dil. Majorana/Melissa; Vag.-Tabl.
Kreislauf	
– Kollaps siehe auch Schock	Arsenicum album D20; Inj. Carbo Betulae D30; Inj., Dil. Veratrum album D4; Inj.;D3–D6; Dil.
– Schwäche	Cardiodoron; Tropfen
– Störungen siehe auch Herzerkrankungen; Schock	
Kreuzschmerzen	
– allgemeiner Art siehe Discopathie, Ischialgie, Lumbago, Rückenschmerzen, Wirbelsäulen- beschwerden	
– gynäkologisch bedingte	Kalium carbonicum D6; Dil. Sepia D6; Dil.
Kropf siehe Hypothyreose, Struma	
Krupp siehe auch Diphtherie	Apis D3/Belladonna D3/Bryonia, Radix D3/ Spongia tosta D3 aa; Dil. Argentum 0,4 %; Ungt. Magnesium phosphoricum D6; Trit.
Kurzatmigkeit siehe Emphysem, Lungenfibrose, Herzinsuffizienz	
Kryptorchismus	*Kombinierte Therapie, wobei das Schema mind. 2mal repetiert wird: während 6 Wochen* Epiphysis D6; Dil. (3 x 5 Tropfen) *danach 6 Wochen*

	Hypophysis D6; Dil. (3 x 5 Tropfen) *sowie 3 Wochen* Hypophysis D15; Dil. (1 x 5 Tropfen) *anschließend 3 Wochen* *Hypophysis D30; Dil. (1 x 5 Tropfen) *zusätzlich* Olivenit D8; Dil. und/oder Stannum D8; Dil. Testis D6; Dil.
Kyphose siehe Scheuermann, Morbus	

L

Lactatio	Anisum comp.; Dil. Asa foetida D2, D3; Dil. Oleum lactagogum (äußerlich) Stilltee, WELEDA (Milchbildungstee)
Lähmung(en) siehe auch Facialis Parese, Paresen	Aconitum napellus D10/Apis D3/ Belladonna D3/ Stannum D30; Inj. Apis comp.; Dil. Arnica comp; Inj. Arnica comp./Apis; Oleum Conium maculatum D6; Dil. Hypericum D30; Inj. Levisticum D3; Inj. Plumbum D20; Inj., Trit. Rhus toxicodendron D6; Inj. Rhus toxicodendron 5 %; Salbe
Lampenfieber siehe auch Angst, Erregungszustände, Examensangst, Nervosität	Stibium D6; Trit.

Laryngitis siehe auch akute Bronchitis	Anis-Pyrit D3; Tabl. Archangelica comp.; Inj. Argentum D30; Inj. Arum triphyllum D3; Dil. Oleum aethereum Eucalypti comp. Petasites D2; Dil. Pertudoron; Tropfen Phytolacca decandra D2; Dil. Pyrit D3/Zinnober D20; Tabl. Spongia tosta D6; Dil.
Laryngospasmus siehe auch Laryngitis, Pseudokrupp	Belladonna D4; Dil.
Larynxödem siehe auch Anaphylaxis	Apis D30; Inj., Dil., Glob.
Lebererkrankungen siehe Ascites Hepatitis, Hepatopathien, Zirrhose	
Lebertätigkeit (Unterstützung)	Amara-Tropfen, WELEDA Anagallis D3; Inj. Carduus marianus D3; Dil. Choleodoron; Tropfen Cichorium D3; Dil. Hepatodoron; Tabl. Lycopodium comp.; Dil. Oxalis comp.; Inj., Dil.
Leistenbruch	Arnica-Salbe, WELEDA Quarz 1%; Oleum
Lichen ruber planus	Arnica comp./Apis; Oleum; Ungt. Arsenicum album D6; Trit. Dermatodoron; Tropfen Formica D12; Dil.

	Vespa Crabro D3; Inj.
Lichtdermatosen	Combudoron; Spray
siehe auch	Halit D10; Dil.
Sonnenbrand	Sonnenschutzcreme (prohylaktisch)
Lichtüberempfind-	Chrysolith comp.; Inj.
lichkeit der Augen	Aesculus D30/Lavandula D6 aa; Augentr.
Lidödem	Apis D3–D6; Dil.
entzündliches	Apis D3/Belladonna D3 aa; Glob.
	Belladonna D4; Dil.
	Echinacea 5 %; Salbe
Lidrandekzem	
siehe Blepharitis	
Lipom	Stannum 0,1 %; Ungt.
	Vespa Crabro D3; Inj.
Lochialstauung	Argentit D6; Trit.
	Belladonna D4; Dil.
	Berberis D4; Dil.
Lumbago	Aconitum napellus 5 %; Oleum
(Lumbovertebralsyndr.)	Apis D3/Bryonia D3 aa; Inj.
siehe auch Ischialgie,	Apis comp; Inj.
Wirbelsäulen-	Apis D3 cum Levistico; Inj.
beschwerden	Apis/Rhus toxicodendron comp.; Inj.
	Arnica comp./Cuprum; Oleum
	Arnica/Levisticum D3 comp.; Inj.
	Discus intervertebralis D6; Inj.
	+ Argentum D8; Inj., Dil.
	Formica D3; Inj.
	Naja comp.; Inj.
	Nux vomica D4; Dil.
	Rhus toxicodendron D6; Inj.
Lungenerkrankungen	
siehe Asthma bronch.,	
Emphysem, Pleuritis,	
Pneumonie	

Lungenfibrose	Apis D30; Inj., Dil. Glandula Thymus D4; Inj., Dil. Pulmo D6; Inj. Quarz D12; Inj., Dil. Tartarus stibiatus D10; Inj.; D8; Dil.
Lungenödem	Veratrum album D3; Inj., Dil.
siehe auch Herzerkrankungen, d) Herzinfarkt e) Herzinsuffizienz	+ Tartarus stibiatus D15; Dil.
Lupus erythematodes siehe Erythematodes	
Lymphome **Lymphogranulomatose**	siehe »Richtlinien für die ISCADOR-Behandlung«
Lymphadenitis siehe auch Lymphangitis	Apis D3/Belladonna D3; Dil. *Argentum D20; Inj. + Quarz D30; Inj. Arnica-Essenz, WELEDA Calendula-Essenz, WELEDA Ferrum rosatum D3/Graphites D15 aa; Inj. Lachesis D10; Dil. Sulfur 10 %; Ungt.
Lymphangitis siehe auch Lymphadenitis	Apis D3/Belladonna D3 aa; Glob. Argentum D30/Carbo Betulae D30 aa; Inj. Argentum D30/Echinacea D6 aa; Inj. *Argentum D20; Inj.+ Quarz D30; Inj. *Ferrum rosatum D3/Graphites D15 aa; Inj. Mercurius solubilis D6; Dil. Naja comp.; Inj.
Lymphangitis carcinomatosa	Apis D3; Dil. Argentum comp.; Inj. *Mercurius solubilis D6; Inj.; D15; Dil.
Lymphknoten-schwellung unspezifische	Archangelica 5 %; Ungt. Barium comp.; Inj. Phosphorus D5, D6; Dil.

	Spongia tosta D3, D6; Dil.
Lymphstau (Lymphödem) siehe auch Venenstau	*Amaryllis D6; Inj. Archangelica 5 %; Ungt. Borago D3; Dil.; 20 %; äußerl. Flüssigkeit Scilla comp.; Dil.

M

Maculadegeneration	Chrysolith comp.; Inj., Dil. Chrysolith D12; Inj. Galenit D20; Inj. Lamina/Retina comp.; Inj. Resina Laricis D6/Retina D4 aa; Inj. Ruta graveolens D3; Augentr.
Magenkrankheiten siehe Bindegewebsschwäche, Gastritis, Hiatushernie, Magensenkung, Ulcus ventriculi	
Mammadysplasie	Conium maculatum 5 %; Ungt. Formica D8–D15; Dil. Magnesit D8, D12; Dil. Quarz 1%; Oleum Vespa Crabro 1%; Ungt.
– bei Zystenbildung siehe auch Mastopathia cystica	Fluorit D6–D15; Dil.
– bei Stauungen siehe auch Mastodynie	Thuja D8–D15; Dil.
Manische Zustände	Aurum D6–D10; Dil. Avena sativa comp.; Tropfen Chamomilla D3/Stibium D8/Tabacum D10 aa; Inj.

	Cichorium Stanno cultum, Radix 1 %; Dil. Hyoscyamus D3; Dil. Stibium D6; Dil.
Masern	Apis D3/Belladonna D3; Dil. Ferrum sidereum D20; Dil. Infludo; Tropfen Infludoron; Glob. Phosphorus D8; Inj., Dil. Pulsatilla D10; Glob., Dil. Quarz D12; Trit. Ferrum rosatum D3/Graphites D15 aa; Dil.
Mastitis	Apis D3/Belladonna D3 aa; Glob. Argentum D30/Echinacea D6; Inj. Arnica D3, D6; Inj. Calendula-Essenz, WELEDA Calendula-Salbe, WELEDA Carbo Betulae 5 %/Sulfur 1 %; Tabl. Lachesis D10; Dil. Oleum lactagogum (äußerlich) Phytolacca decandra D2, D6; Dil.
Mastodynie	Agnus castus D3; Dil. Amygdalae amarae 15 %; Ungt. Argentum 0,4 %; Ungt. Kalium carbonicum D6; Dil. Viscum Mali 10 %; Ungt.
Mastopathia cystica	Conium maculatum 5 %; Ungt. Fluorit D12; Dil., Trit. Iscador M c. Arg., Serie I; Inj. Magnesit D4; Trit. Thuja D12; Dil. Vespa Crabro D3–D6; Inj.
Megakolon	Carpellum Mali comp.; Inj., Trit.
Ménière Symptomkomplex	Belladonna, Radix D30; Inj. Betula D2; Dil. Betula, Folium 2 %; Inj.

	Conium maculatum D6; Dil. Gencydo 3 %; Inj. Gnaphalium leontopodium D6, D15; Dil. Hepatodoron; Tabl. Stibium D6; Trit.
Meningitis siehe auch Encephalitis	Agaricus muscarius D6; Inj./D3–D10; Dil. Apis D2–D6; Dil. Apis D30; Inj. Apis D3/Belladonna D3 aa; Glob. Argentum D30/Echinacea D6 aa; Inj. Colchicum, Radix D3; Dil. Quarz D30; Trit.
Menorrhagie **Metrorrhagie**	Berberis D2/Urtica urens D3; Dil. Capsella bursa-pastoris D3; Dil. Corallium comp.; Ungt. Corallium rubrum D3; Trit. Glacies Mariae D6; Inj. + Trit. Hamamelis D2; Dil. Hydrastis canadensis D3; Dil. Marmor D6/Stibium D6 aa; Inj. Menodoron; Tropfen Ovarium D6; Inj. Pulsatilla D3–D6; Dil. Stibium 0,4 %; Ungt. Tormentilla D3; Dil.
Menstruationsschmerzen siehe Amenorrhöe, Dysmenorrhöe, Hypermenorrhöe, Menorrhagie	
Meteorismus	Absinthium/Carophylli comp.; Dil. Anagallis D3; Dil. Anisum comp.; Dil. Asa foetida D3; Dil. Carbo Betulae comp.; Tabl.

	Carum carvi D2; Dil. Carvon; Tabl. Pankreas D6; Dil. Tabacum D4; Dil.
Metritis siehe auch Endometritis, Sepsis	Alchemilla vulgaris D3; Dil. Argentum D20; Inj., Dil., Trit.; 0,4 %; Supp. Majorana/Melissa; Tabl. vag. Menodoron; Tropfen
Migräne siehe auch Kopfschmerz, Regelkopfschmerz	Argentum D6–D20; Dil. Biodoron 0,1 %, 5 %; Tabl.; 150 mg; Kapseln Chamomilla D3; Dil. Chelidonium comp.; Dil. Cimicifuga racemosa D3; Dil. Cyclamen europaeum D3; Dil. Gelsemium D3; Dil. Iris versicolor D6; Dil. Quarz D30/Secale cornutum D30 aa.; Dil. Sanguinaria D2, D15; Dil.
Milchbildung Anregung siehe Lactatio	
Milchschorf siehe auch exsudative Diathese	Conchae D6; Dil., Trit. Dermatodoron; Tropfen Lac Mulieris D60; Dil. Lac Vaccae D60; Dil. Quercus 10 %; Salbe
Milchstau siehe Mastitis	
Minimal cerebral Dysfunction	Bryophyllum 50 %; Trit.
Mittelohrentzündung siehe Otitis media	
Mondsucht	
– zunehmende Phase	Argentum D6; Dil.
– abnehmende Phase	Phosphorus D6; Dil.

Mononucleosis (Pfeiffersches Drüsenfieber)	Mercurius vivus naturalis D3, D4; Trit.
Morbus Bechterew siehe Bechterew, Morbus	
Motilitätsstörungen des Magens, des Duodenums	Digestodoron; Tabl., Tropfen Pulvis stomachicus cum Belladonna
Multiple Sklerose	Arnica, Radix D20; Inj. Arnica-Cerebrum D6; Inj. Arnica-Essenz, WELEDA (für Bäder) Arsenicum album D30; Inj., Dil. Aurum D30; Dil., Trit. Cinis Arnicae D20; Inj., Dil. Lavandula D3; Dil. Magnesium phosphoricum D6; Dil. Medulla spinalis comp.; Inj. Skorodit D30; Inj. Stannum mellitum D6; Trit.
Mumps	
Parotitis epidemica	Apis D3/Belladonna D3; Dil., Glob. Archangelica D2; Dil.; 5 %; Ungt. Argentum D6; Dil. Barium citricum D3; Trit. Mercurius vivus naturalis D8; Inj. Pankreas D6; Dil. Testis D4; Dil. (bei Orchitis)
Mundschleimhaut-entzündung siehe Aphthen, Gingivitis, Stomatitis	
Muskel	
– dystrophie	Plantago-Primula cum

	Hyoscyamo; Inj., Dil., Ungt.
– krämpfe	Magnesium phosphoricum D6; Dil.
– rheumatismus	Apis D3 cum Levistico; Inj.
siehe auch	Formica D3; Dil.
Weichteil-	Hypericum, Flos 30 %; Oleum
rheumatismus	Rheumasalbe, WELEDA
– schmerzen, allg.	Aconitum napellus 5 %; Oleum, äußerl. Anwendung
– schwäche	Plantago-Primula cum Hyoscyamo; Inj., Dil., Ungt.
– zerrung	Arnica D3; Dil.
	Rheumasalbe, WELEDA
Myalgien	Aconitum napellus 5 %; Oleum
	Apis D3 cum Levistico; Inj.
	Magnesium phosphoricum D6; Dil., Tabl.
	Rhus toxicodendron comp.; Dil.
Myasthenia gravis	Glandula Thymus D4; Inj.
Mykose	Cuprum 3 %; Ungt.
siehe auch Intentional-	Lavendel Bademilch, WELEDA
mykose, Fußpilz	Resina Laricis comp.; Ungt.
	Rosmarin Bademilch, WELEDA
Myokardinfarkt	
siehe Herzerkrankungen	
Myocarditis	Aconitum napellus D3, D10; Inj.
	Argentum D30/Echinacea D6 aa; Inj.
	Arnica D15/Aurum D10 aa; Inj.
	Aurum D10/Stibium D8; Inj.
	Camphora oleosum 20 %; Inj.
	Cardiodoron; Tropfen
	Cor D10; Dil.
	Echinacea 30 %; Dil.
	Lachesis D12; Inj.
	Naja tripudians D10; Dil.
	Phosphorus D6; Dil.
	Strophanthus D3, D4; Dil.
Myocardschwäche	Aurum D12/Crataegus D6 aa; Dil.
siehe auch	Aurum D10/Stibium D8; Inj.

Herzinsuffizienz	
Myogelosen siehe auch Epicondylitis, Lumbago, Weichteilrheuma	Apis D3/Arnica D3 aa; Inj. Aconitum napellus 5 %; Oleum Arnica comp./Cuprum; Oleum
Myoklonien siehe auch Athetose, Chorea	Dioptas D30; Inj.
Myom (Uteri)	Aurum D4; Trit. Berberis, Planta tota D2/Urtica urens D3 aa; Dil. Hamamelis D1; Dil. Hydrastis canadensis D2; Dil. Sambucus comp.; Dil. Sulfur jodatum D4; Dil.
Myopie	siehe auch »Kompendium für die augenärztliche Praxis« Belladonna D20; Dil., D6; Augentr. Skorodit D6; Trit. Vivianit D6; Dil.

N

Nabelkoliken **bei Neugeborenen**	Anagallis D6; Dil. Belladonna D6; Dil. Chamomilla, D3–D6; Dil. Chamomilla Cupro culta 0,1 %; Dil. aqu.
Naevus vasculosus	Vespa Crabro D3, Inj.; 1%; Ungt.
Nahrungsmittelallergie siehe auch Allergien	Absinthum D1/Resina Laricis D3; Dil. Plumbum 0,4 %; Ungt. (Milzgegend)
Narbenbeschwerden siehe auch Keloid	Argentum D8; Dil., Trit. Graphit D6; Trit. Quarz 1%; Oleum Tabacum D6; Dil. Vespa Crabro D4; Dil.

Narkose	
– Vorbehandlung	Aurum D10/Stibium D8; Dil., Trit.
– Nachbehandlung	Cardiodoron; Dil.
	Lavendel Bademilch, WELEDA
	Phosphorus D6; Dil.
Nasenbluten	
siehe Epistaxis	
Nasen-/ Nebenhöhlenentzündung	
siehe Sinusitis	
Nausea	Anagallis D3; Inj., Dil.
siehe auch	Nausyn; Tabl.
Brechdurchfall,	Nux vomica D6; Dil.
Emesis gravidarium,	Tabacum D6; Inj.
Erbrechen, Übelkeit	Valeriana D3; Inj.; Aurum D6; Inj.
Nephritis	
siehe auch	Equisetum/Serum Lactis; Dil.
Glomerulonephritis	Equisetum cum Sulfure tostum D3; Trit.
	Ren D6; Inj. + Argentum nitricum D20; Dil.
Nephrolithiasis	Berberis Planta tota D2; Dil.
	Cuprum 0,4 %; Ungt.
	Cuprum-Ren D4, D6; Inj.
	Juniperus communis D2; Dil.
	Lycopodium D6; Glob.
	Renodoron; Tabl.
Nephrose	Arsenicum album; D6, D20, D30; Dil.
Nephrotisches Syndrom	Aspidium filix-mas D2–D3; Dil.
siehe auch Albuminurie	Carbo Betulae D20; Inj.
	Carbo Pteridii aquilini D8; Inj./D6; Trit.
	Cuprum 0,4 %; Ungt.
	Cuprum-Ren D6; Inj.
	Equisetum arvense D6–D15; Inj./D3–D6; Dil.
	Ferrum sidereum D3, D4; Trit.
	Pankreas D1, D3; Trit.

	Phosphorus D5; Dil.
	Pteridium aquilinum D3; Dil.
	Ren D6; Inj.
	*Scolopendrium D3; Dil.
	Viscum Mali D3; Inj.
Nervenerkrankungen	Apis comp.; Inj., Dil.
(degenerative)	Arsenicum album D6, D20, D30; Dil.
siehe auch	Lavandula D3; Inj.
Avitaminosen,	Levisticum D6; Dil.
Fazialisparese,	Magnesium phosphoricum D6; Trit.
Lähmung, Neuritis,	Rhus toxicodendron D6, D30; Inj.; 5 %; Ungt.
Paresen	
Nervosität	Aurum D10–D15, D30; Dil., Trit.
siehe auch	Avena sativa comp.; Dil.
Angst,	Chamomilla Cupro culta 0,1 %/Ren D3 aa; Inj.
Erregungszustände,	Humulus comp.; Dil.
Examensangst,	Malva D3; Dil.
Unruhe	Passiflora 30 %; Dil.
	Phosphorus D6; Dil.
	Valeriana 20 %, D1; Dil.
	Biodoron 5 %, 0,1 %; Tabl.
	Fragador; Tabl.
	für Kinder:
	Bryophyllum 50 %; Trit.
Netzhauterkrankungen	
– Ablösung	
siehe Ablatio Retinae	
– Blutungen	Arnica D3; Augentr.
	Capsella bursa-pastoris D4; Augentr.
– Degeneration	Resina Laricis comp.; Augentr., Ungt.
Neuralgien	*Aconitum napellus 1%–10 %; Oleum
siehe auch	Aconitum napellus D10/Apis D3/
Brachialgia	Belladonna D3/Stannum D30; Inj.
paraesthetica nocturna,	Aconitum/Nicotiana comp.; Oleum
Karpaltunnelsyndrom,	Apis comp.; Inj.

Nervenerkrankungen, Neuritis	Apis D3/Bryonia D3 aa; Inj. Apis D3 cum Levistico; Inj. Arnica comp./Apis; Oleum, Ungt. *Arnica comp./Formica; Ungt. Arnica/Levisticum D3 comp.; Inj. Belladonna D20; Inj., Dil. Chamomilla, Planta tota D15; Inj. Naja comp.; Inj. Rheumasalbe, WELEDA Rhus toxicodendron D30; Dil. Rhus toxicodendron 5 %; Ungt.
Neurasthenie siehe auch Erschöpfungszustände (Präparatewahl hier ganz besonders nach indiv. Gegebenheiten)	Acidum benzoicum D6; Dil. Acidum nitricum D6, D30; Dil. Ambra D6; Dil. Apis mellifica D6; Inj., Dil. Argentum nitricum D4–D12; Dil. Arsenicum album D6–D30; Dil. Aurum chloratum D6; Dil. Avena sativa 50 %; Dil. Coffea tosta D30; Dil. Conchae D6–D30; Dil. Kalium phosphoricum D6; Dil. Levico D3, D6; Inj., Dil. Nux vomica D6; Dil. Prunus spinosa D4; Dil. Quarz D6–D30; Trit. Thuja D6; Dil.
Neuritis (Polyneuropathie) siehe auch Lähmungen, Nervenerkrankungen, Neuralgien, Paresen	Aconitum napellus D6, D20; Dil. *Aconitum napellus 1 %–10 %; Oleum Aconitum napellus D10/Apis D3/ Belladonna D3/Stannum D30; Inj. Aconitum napellus D30; Inj. Apis D30; Inj. Apis D10–D30; Dil. Apis D3/Belladonna D3; Inj.

	Apis D2 cum Levistico; Inj.
	Arnica D10–D20; Dil.
	Arnica comp./Apis; Ungt.
	Belladonna D30; Inj.
	Bryonia D30; Inj. + Stannum D8; Inj.
	*Discus intervertebralis embryonalis D6; Inj.
	Rhus toxicodendron D30; Inj.
	Rhus toxicodendron 5 %; Ungt.
Neurodermitis	Kalium aceticum comp. 1 %; Ungt.
siehe auch	Quarz 10 %; Ungt.
Ekzem	Quarz D20; Inj., Tabl., Trit.
	Quercus 5 %; Ungt.
Nierenkrankheiten	
siehe auch	
Glomerulonephritis,	
Hydronephrose,	
Nephritis, Nephroli-	
thiasis, Nephrose,	
Pyelonephritis	
– Blutung	Capsella bursa-pastoris D3; Dil.
	Lachesis D12; Inj., Dil.
	Stibium D6; Inj., Dil., Trit.
– Insuffizienz	Apis D30; Inj.
	Arsenicum album D6, D20, D30; Dil.
	Carbo Equiseti arvensis D6; Inj.
	Cuprum D8; Inj.
	Equisetum cum Sulfure tostum D3; Trit.
	Equisetum/Serum Lactis; Dil.
	Formica D30; Inj.
	Lachesis D10; Inj.
	Ren D6; Inj.
	Scilla comp.; Dil.
	Viscum Mali D3, D20; Inj.
– Kolik	Belladonna D6; Inj.
	Belladonna/Papaver comp.; Inj.

	Equisetum arvense D6/Pelvis Renis D6 aa; Inj.
	Oxalis D3, D4; Dil.
	Oxalis comp.; Inj., Dil.
	Tabacum D6; Inj.
– Steine	Renodoron; Tabl.
	*Rubia tinctorum D1, D2; Dil.
Nymphomanie	Agnus castus D3; Dil.
sexuelle Überreiztheit	Hyoscyamus D3; Dil.
bei der Frau	Stramonium D3; Dil.
Nystagmus	Agaricus muscarius D3, D6; Dil.
siehe auch	
Schwindel,	
Vertigo	

O

Obstipation	
siehe Constipatio	
Ödeme	Apocynum cannabinum D1, D2; Dil.
siehe auch	Betula/Gummi Cerasi; Dil.
Ascites,	Carduus benedictus D2/Paeonia officinalis D2 aa; Dil.
Herzinsuffizienz,	Convallaria D3; Dil.
Lymphstau bzw. -ödem	Cuprum 0,1 %/Hyoscyamus D6 aa; Ungt.
Niereninsuffizienz,	Equisetum arvense D6; Inj.
	Hirudo 1 %; Salbe
	Kalium aceticum comp. D3; Trit.
	Kalium carbonicum D3; Dil.
	*Primula Auro culta comp; Inj.
	Scilla maritima D1; Dil.
	Scilla comp.; Dil.
Ohnmacht	Balsamischer Melissengeist, WELEDA
(Neigung)	Ferrum hydroxydatum 5 %; Trit.
siehe auch	*Primula Auro culta comp; Inj.
Hypotonie,	Veratrum album D3/Aurum D30; Dil.

Orthostase	
Ohrenerkrankungen	
siehe Otitis	
Ohrensausen	
siehe Tinnitus	
Operation	
siehe auch Narkose	
– Vorbereitung	Aurum D10; Dil. Cardiodoron; Tropfen
Orchitis	
siehe Epididymitis	
Orthostase-Syndrom siehe auch Hypotonie, Ohnmacht, vegetat. Dystonie	Cardiodoron; Tropfen Onopordon comp. 5 %; Inj. *Primula Auro culta comp; Inj.
Osteogenesis imperfecta	Aufbaukalk 1 und 2, WELEDA; Gran. Fluorit D6; Trit. Quarz D20; Tabl., Trit.
Osteomalazie siehe auch Förderung der Kalkbildung	Apatit D3; Trit. Aufbaukalk 1 und 2, WELEDA; Gran. Epiphysis D6; Inj., Dil. Cerussit D6; Trit. Phosphorus D6; Dil. Plumbum D20; Inj., Dil.
Osteomyelitis	Agaricus comp.; Inj. Apis D3/Belladonna D3; Dil., Glob. Aragonit D4; Trit. (Calcium carbonicum) Argentum D30; Inj. Aufbaukalk 1 und 2, WELEDA; Gran. Cerussit D4; Dil., Trit. Conchae D10; Inj., Dil., Trit. Lachesis D12; Inj. Mercurialis perennis 10 %; Ungt. Pyromorphit D8; Inj.

	Thuja D3–D12; Dil.
Osteoporose	Agaricus comp./Phosphorus; Inj.
siehe auch	Agaricus comp; Inj.
Kalkbildung, Förderung	Cerussit D8; Inj.
	*Discus intervertebralis embryonalis D6; Inj.
	Epiphysis D6; Inj.
	Fluorit D4; Trit.
	Plumbum mellitum D12; Inj., Dil.
	Plumbum silicicum D20; Dil., Trit.
	Pyromorphit D8; Inj.
Otitis media	Apis D3/ Belladonna D3; Dil., Glob.
– acuta	Apis D3 cum Levistico; Inj.
	Belladonna D3/Levisticum D3/Thuja D3 aa; Dil.
	Cepa 10 %; Ungt.
	Lachesis D10; Inj.
	Levisticum D3; Dil., Glob.; 10 %; Oleum
	Quarz D12, D20; Inj., Dil., Trit.
	Thuja D3; Inj.
	Thuja Argento culta 0,1 %; Dil.
– chronica	Ferrum phosphoricum D6; Tabl., Trit.
	Onyx D12; Inj., Trit.
	Plumbum mellitum D12; Trit.
	Quarz D20; Tabl., Trit.; 1 %; Oleum
– externa	Heilsalbe, WELEDA
	Mercurius vivus naturalis D15; Trit.
	Quarz 1%; Oleum
Otosklerose	Arnica D20; Inj.; D10; Dil.
	Arnica-Cerebrum D6; Inj.
	Betula, Folium D6; Inj.
	Cucumis Melo D30/Gnaphalium leontopodium D15 aa; Trit.
	Gnaphalium leontopodium D3, D6; Inj.
	Plumbum D10, D20; Inj.; D10, D20; Dil.
Ovarialzysten	Hypophysis D6; Inj.
	Mixtura Stanni comp.; Dil.

	Ovarium D3–D10; Dil. Ovarium comp.; Trit. Vespa Crabro D4, D6; Dil.
Oxyuriasis	Cina comp.; Dil. Eucalyptus D3; Dil.
Ozäna siehe Rhinitis atrophicans	

P

Paget, Morbus (Ostitis deformans)	Aufbaukalk 1 und 2, WELEDA; Gran. *Kombinationstherapie:* Formica D3 und D15; Dil. wechselweise Phosphorus D5; Dil. Plumbum D8; Trit. Stannum D10; Dil., Trit.; 0,1 %; Ungt. Symphytum D6; Dil.
Panaritium siehe auch Abszesse, Eiterungen	Heilsalbe WELEDA Thuja Argento culta 0,1 %; Inj.
Panarteriitis nodosa siehe auch Arteriosklerose, Hypertonie, Vaskulitis	Antimonit D6; Dil. Viscum Mali D3; Dil.
Pankreasinsuffizienz **Pankreopathie**	Basilicum comp.; Dil. Ferrum sidereum D10/Pankreas D6 aa; Inj., Dil.
Pankreatitis	*Im Akutstadium:* Argentum D20; Inj. + Pankreas D10; Inj. Barium citricum D6; Trit. Digestodoron; Tropfen Ferrum sidereum D10/Pankreas D6 aa; Inj., Dil. Oxalis D3, D10; Inj.; 10 %; Ungt. Pankreas comp.; Trit.

	Siderit D8; Trit.
Parästhesien	Calamus 20 %; äußerl. Flüssigkeit (für Fußbäder)
siehe auch	Cuprum 0,1 %; Ungt
Durchblutungsstörungen	Equisetum arvense 10 %;.
(periphere),	äußerl. Flüssigkeit (für Fußbäder)
Nervenerkrankungen,	Galenit comp.; Dil.
Neuralgien,	*Secale cornutum D6; Inj., Dil.
Neuritis	Siderit D10; Trit.
	Venadoron, WELEDA; Venen-Gel
Parasiten	
intestinale	
siehe Darmerkrankungen	
Paresen	Conium maculatum D6; Dil.
siehe auch	Plumbum D20; Inj., Trit.
Fazialis Parese,	
Lähmungen	
Parkinson, Morbus	Apis comp.; Inj.
	Agaricus bulbosus D6; Inj.; D3, D4; Dil.
	Agaricus muscarius D20/Thuja D20/Cerebellum D4/Belladonna, Radix D3/Stannum mellitum D20 aa; Dil.
	Aranea diadema D10; Inj.
	Arnica-Cerebrum D6; Inj.
	Belladonna D6–D60; Dil.
	Equisetum arvense 10 %; äußerl. Flüssigkeit für Bäder
	Ferrum sidereum D30; Inj.; D20; Dil.
	Biodoron 150 mg; Caps.
	Formica 5 %; äußerl. Flüssigkeit
	Hypophysis D3; Dil.
	Lamina quadrigemina D4, D6; Inj.
	Phosphorus 0,1 %; Oleum 2–3 Tropfen täglich in die Schädelhaut oder Schläfen einmassieren
	Sepia D30; Inj.; D2–D6; Dil.

	Stannum mellitum D6; Trit.
Parodontose siehe auch Avitaminosen, Gingivitis, Stomatitis	Argentum nitricum D20, D30; Inj., Dil. Quarz D30; Inj. Zahnfleischbalsam, WELEDA; Gel
Parotitis epidemica siehe Mumps	
Paroxysmale Tachycardie siehe Tachycardie, Arrhythmien	
Pavor nocturnus siehe auch Angst, Erregungszustände, Examensangst	Aconitum napellus D30; Dil. Bryophyllum Argento cultum 1 %; Dil.
Pemphigus	
– neonatorum	Argentum D20; Dil. Conchae D6; Trit. Phosphorus D30; Dil. Quercus 20 %; äußerl. Flüssigkeit für Umschläge
– vulgaris	Absinthium D1/Resina Laricis D3 aa; Dil. Urtica dioica D6; Dil.; 10 %; Ungt.
Periarthritis humero-scapularis (PHS) siehe auch Weichteilrheumatismus	Aconitum/Nicotiana comp.; Oleum Arnica, Planta tota D30; Inj. Arnica comp./Apis; Ungt., Oleum Arnica D20/Equisetum arvense D20 aa; Inj. Betulae comp.; Inj. *Discus intervertebralis embryonalis D6; Inj. + Argentum D6; Inj. Formica D6; Inj., Dil. Magnesium phosphoricum D6; Dil., Trit. Viscum Mali D4; Inj.
Pericarditis	Bryonia D3–D6; Dil. Equisetum arvense D10, D15; Inj.

	Formica 5 %; äußerl. Füssigkeit für Umschläge Kalmia latifolia D2; Dil. Stannum D10; Dil., Trit.
Periostitis	Arnica D3–D6; Dil. Arnica-Essenz, WELEDA Arnica-Salbe, WELEDA Phosphorus D6; Dil. Symphytum 5 %; Ungt.
Peritonitis	Argentum D30/Echinacea D6 aa; Inj., Dil. Apis D3; Inj. Bryonia D3; Inj. + Stannum D8; Inj.
Peritonsillarabszeß siehe auch Abszesse, Angina tonsillaris	Argentum D30/Echinacea D6 aa; Inj., Dil. Lachesis D10; Inj., Dil. Apis D30; Inj., Dil.
Perniziöse Anaemie siehe auch Anaemie, megaloblastische	Cuprum D4; Trit.
Perniones siehe auch Akrozyanose, Frostschäden, Raynaud, Morbus	Abrotanum 10 %; Ungt. Agaricus muscarius D10; Dil. Viscum Mali 10 %; Ungt. Rheumasalbe, WELEDA
Perthes, Morbus siehe auch Schlatter, Morbus	Cerussit D8; Inj.; D4, D6; Trit. Hypophysis D10; Dil. Plumbum 0,1 %; Ungt. Stannum comp.; Trit.
Pertussis	*Bryonia/Spongia comp. aa; Dil. Cuprum 0,4 %; Ungt. (zw. den Schulterblättern einreiben) Ferrum rosatum D3/Graphites D15 aa; Inj., Dil. Formica D60; Inj. Oleum Eucalypti comp. Pertudoron; Tropfen Quarz D60; Inj.

Petechien siehe auch hämor- rrhagische Diathese	Phosphorus D6; Inj.
Pfeiffersches Drüsenfieber	Mercurius vivus naturalis D3, D4; Trit.
Pfortaderstauung	Kalium aceticum comp. D6; Trit.
Phantomschmerzen siehe auch Schmerzen	Aconitum napellus D30; Inj., Dil. Arsenicum album D12, D30; Inj., Dil. Bryonia D30; Inj., Dil. Olibanum comp.; Dil. Prunus spinosa D6/Succinum D6 aa; Dil. Saccharum Sacchari D10; Inj., Dil./ Argentum D6; Inj., Dil. Rhus toxicodendron D6, D30; Inj.
Pharyngitis siehe auch Angina tonsillaris	Anis-Pyrit D3; Tabl. Pyrit D3; Tabl., Trit. Pyrit D3/Zinnober D20; Tabl.
Phlebitis	Borago 5 %; Ungt. Combudoron Konzentrat
Phlegmone siehe auch Abszesse, Eiterungen	Eucalyptus comp.; Pasta
Phobien siehe auch Angst, Examensangst, Lampenfieber, Pavor nocturnus	Aurum D10/Ferrum sidereum D10 aa; Inj. Cinis Urticae Ferro cultae D6; Inj.; D3; Trit. Ferrum sidereum D20; Inj., Dil. Skorodit D10; Dil. Siderit D4; Trit. Stramonium D6, D15; Trit.
Photosensibilität	Halit 30; Dil. Hepatodoron; Tabl. *Vitis comp.; Tabl.
Platzangst siehe auch Phobien, Angst	Ferrum sidereum D10, D20; Dil., Trit. Skorodit D10; Dil.

Pleuritis	
– exsudative	Bryonia D3–D6; Dil.
	Bryonia D6/Stannum D8; Inj.
	(Mischampulle)
	Kalium carbonicum D6; Dil.
– trockene	Stannum D8, D10; Dil.
	Ferrum rosatum D3/Graphites D15 aa; Dil.
Pneumonie	Aconitum napellus 0,05 %/Bryonia D3; Dil.
Bronchopneumonie	Bryonia D3; Inj.
	Equisetum arvense D15; Inj., Dil.
	Ferrum D8, D10; Inj., Dil.
	Ferrum phosphoricum D8; Inj.
	Ferrum rosatum D3/Graphites D15 aa; Dil.
	Gelsemium comp; Dil.
	Phosphorus D5/Tartarus stibiatus D3; Dil.
	Prunus spinosa D6; Inj., Dil.
	+ Ferrum D6; Inj., Dil.
	Pulmo D6; Inj., Dil.
	Tartarus stibiatus D8; Inj.
	Veratrum album D6; Inj., Dil./
	Camphora D3; Inj., Dil.
	Vivianit D10; Inj.
Poliomyelitis	Arnica D3; Inj.
siehe auch	Cerebellum D4; Dil.
Nervenerkrankungen	Phosphorus D6; Dil.
	Skorodit D30; Inj.
Pollakisurie	Aristolochia clematitis D6; Dil.
siehe auch Cystitis,	Equisetum arvense D6, D15; Inj., Dil.
Pyelonephritis	Equisetum/Serum Lactis; Dil.
Polyarthritis rheumatica, PCP	
siehe Arthritis	
– in der akut	Apis D30; Inj.
entzündlichen Phase	Formica D30; Inj.
	Mercurius vivus naturalis D6, D8; Inj.
	Mercurius vivus naturalis D6/Quarz D12/Sulfur D30/

	sterile NaCl 0,9 %ig ad 10 ml als Mischspritze
– im schubfreien Intervall	Betula D2, D3; Dil. Ferrum D6, D10, D20; Inj. Formica D6; Inj. Mercurius vivus naturalis D3; Trit. Stannum D8; Inj. Tartarus stibiatus D3, D4; Dil.
Polypen (Nase)	Barium comp.; Trit. Teucrium scorodonia D3; Dil., Dil. aquosa
Polyneuropathie siehe unter Avitaminosen, Karpaltunnelsyndrom (CTS) Neuralgien, Neuritis	
Postkommotionelle Beschwerden siehe auch Gehirnerschütterung	Arnica D3; Dil. Biodoron 5 %; Tabl.
Prämenstruelles Syndrom siehe auch Mastodynie	Amygdalae amarae 15 %; Ungt. Bryophyllum Argento cultum 1 %; Inj., Dil. *Kombinationstherapie:* Sepia D30; Dil., 1mal wöchentlich/ Stannum D6; Trit., 2mal tägl.
Prellungen siehe auch Trauma, Verstauchung	Arnica comp./Apis; Oleum Arnica-Essenz, WELEDA Arnica-Salbe, WELEDA Rheumasalbe, WELEDA
Proktitis, Prolapsus ani siehe auch Anitis, Fissura ani	Achillea comp.; Dil. Hämorrhoidal-Suppositorien, WELEDA
Prostatahypertrophie	Berberis D2/Urtica urens, Herba D3 aa; Inj., Dil. Conium maculatum D6; Inj.; D3–D6; Dil. Iscador; siehe ISCADOR-Richtlinien Populus tremula D2/Sabal serrulata D3/

	Solidago virgaurea D3 aa; Dil.
	Berberis D2/Urtica urens, Herba D3 aa; Inj., Dil.
Prostatitis	Apis D3/Belladonna D3 aa; Dil., Glob.
	Argentit D6; Inj.
	Argentum 0,4 %; Ungt.
	Berberis, Radix D2; Dil.
	Populus tremula D2; Dil.
	Sabal serrulata D3; Dil.
Prüfungsangst	
siehe Examensangst	
Prurigo	
siehe Ekzem,	
Insektenstiche	
Pruritus	
siehe auch Kraurosis	
– ani et vulvae	Argentum 0,4 %; Supp.
	Arsenicum album D6; Trit.
	Betula D1, D2; Dil.
	Dermatodoron; Tropfen
	* Mercurialis comp.; Supp.
	Quarz D20; Tabl., Trit.
	Quercus 10 %; Ungt.
	Sabal serrulata D3; Dil.
	Sulfur jodatum D4, D6; Dil.
– cutaneus et senilis	Antimonit D8; Dil.
	Arsenicum album D30; Inj., Dil.
	Betula D2; Inj.
	*Dermatodoron; Gelee
	Dolichos pruriens D3; Dil.
	Formica D30; Inj., Dil.; 5 %; äußerl. Flüssigkeit
	Heilsalbe, WELEDA
	*Quarz 0,4 %; Gelat
	Quarz D30; Inj.
	Sulfur D4; Trit.
	Thuja D3; Dil., Dil. aquosa

Pseudokrupp siehe auch Laryngitis	Apis D3/Belladonna D3/Bryonia D3/ Spongia D3 aa; Dil.
Psoriasis	Antimonit 0,4 %; Gelat Antimonit/Anisum; Ungt. Arnica/Betula comp.; Inj. Aurum D15, D20; Dil., Trit. Betula D2, D3; Inj. Berberis Aquifolium D3; Dil. *Berberis, Fructus 10 %; Ungt. Carbo Betulae D10/Stannum D10 aa; Dil. Cerit D4; Trit. Dermatodoron; Tropfen Formica D5; Dil. Gallae 10 %; Ungt. Graphit D20; Inj. Plumbum mellitum D20; Inj. *Rubia comp.; Dil. Quarz D30; Trit. *Quebracho D30; Dil. Stibium 0,1 %; Ungt.
Psychomotorisches Syndrom siehe auch Unruhe	Bryophyllum 50 %; Trit.
Psychosen siehe Depression, Schizophrenie, manische Zustände	
Pubertätsmagersucht siehe auch Anorexia nervosa	Cuprum D4; Trit. Halit D10; Dil.
Puerperalfieber siehe Sepsis	
Pyelonephritis	
– akute	Apis D3/Belladonna D3 aa; Inj.

	Argentum D30/Carbo Betulae D30 aa; Inj. Argentum D30/Echinacea D6 aa; Inj. Argentum nitricum D6; Dil. Equisetum arvense D6/Pelvis Renis D6 aa; Inj. Equisetum/Serum Lactis; Dil. Lachesis D12, D20; Inj.; Ren D6; Inj.
– chronische	Carbo Betulae D15; Inj. Equisetum arvense D6/Pelvis Renis D6 aa; Inj. Equisetum/Serum Lactis; Dil. Equisetum cum Sulfure tostum D3; Trit. Kalium/Teucrium comp.; Dil. Resina Laricis D3; Dil. Thuja comp.; Trit. Ren D6; Inj.
Pylorospasmus siehe auch Dyspepsie	Belladonna D3, D4, D6; Dil. Chamomilla Cupro culta 0,1 %; Dil. Cuprum 0,4 %; Ungt.
Pyodermie siehe auch Impetigo	Apis D3/Belladonna D3; Dil. Calendula-Essenz, WELEDA Mercurius vivus 0,1 %; Ungt. Quarz D12, D20, D30; Trit. Wecesin; Streupuder

Q

Quetschungen siehe auch Trauma	Arnica-Essenz, WELEDA Arnica-Salbe, WELEDA 30 %, 10 % Symphytum 10 %; Ungt.
Quincke Ödem siehe auch Allergie	Apis D30; Inj. Biodoron 150 mg; Kapseln Conchae/Quercus comp. S. od. K.; Trit. Formica D6; Dil. Quarz D20; Inj.

R

Rachenschleimhaut-entzündung siehe auch Pharingitis, Peritonsillarabszeß	Bolus-Gurgelpulver, WELEDA
Rachitisprophylaxe	Apatit/Phosphorus comp. S. bzw. K.; Dil. Conchae/Quercus comp. S. bzw. K.; Trit. *Kombinationstherapie:* Phosphorus D6; Dil. und *Plumbum D30; Inj.
Raynaud, Morbus siehe auch Akrozyanose, Endarteriitis obl., Gangrän	Apis D3/Belladonna D3 aa; Inj., Glob. und/oder Arsenicum album D6, D20, D30; Dil. Cuprum aceticum D4; Inj. Ren D6; Inj. Secale cornutum D6; Inj., Dil.
Rechtsherzinsuffizienz siehe Herzinsuffizienz	
Reflux, gastroösophagealer siehe auch Dyspepsie, Pylorospasmus	Anagallis/Malachit comp.; Inj., Dil. Amara-Tropfen, WELEDA Digestodoron; Tropfen *Robinia pseudoacacia, D3; Dil.
Regelkopfschmerz siehe auch Migräne, Kopfschmerz	Aristolochia clematitis D3; Dil. Biodoron 150 mg; Caps. Bryophyllum Argento cultum D3; Inj. Cimicifuga racemosa D3; Dil. Conchae 5 %; Trit. Ignatia D3; Dil. Lachesis D10; Dil. Pulsatilla D3; Dil. Sanguinaria D3; Dil. Sepia D3; Dil.

Reisekrankheit	Nausyn; Tabl.
siehe auch Nausea	
Reizblase	
siehe Cystitis	
Reizbronchitis	Pertudoron; Tropfen
	Cetraria islandica D3; Inj.; D2; Dil.
	Hustentropfen Doron, WELEDA
	Hustenelixier, WELEDA
	Hustentee Sytra, WELEDA
	Lichenes comp.; Sirup
	Plantago lanceolata 10 %; Salbe
	Sticta D3; Dil.
Reizmagen	Nux vomica comp.; Dil.
Rekonvaleszenz	Crataegus 20 %; Tabl.
	Crataegus comp.; Dil.
Retinopathia diabetica	Arnica D20/Equisetum arvense D20 aa; Inj.
siehe auch	Antimonit D30; Inj., Dil.
Diabetes mellitus	Capsella bursa-pastoris D4; Augentr.
Rhagaden	Antimonit D30; Inj., Dil.
siehe auch	Hamamelis, Folium 10 %; Ungt.
Fissura ani,	Hamamelis destillata 10 %/
Stomatitis	Stibium 0,4 %; Ungt.
	Heilsalbe, WELEDA
	Stibium 0,4 %; Ungt.
– der Brustwarzen	Chamomilla, Flos 10 %; Oleum
	Heilsalbe, WELEDA
	Mercurialis perennis 10%; Ungt.
Rheumatismus	Birken-Elixier, WELEDA
siehe auch Arthritis,	Birkenherb, WELEDA
Epicondylitis,	Mandragora comp.; Dil.
Gelenkrheumatismus,	Rheumadoron; Tropfen
Muskelrheumatismus,	Rheumasalbe, WELEDA
Periarthritis	
humeroscapularis,	
Weichteilrheumatismus	

Rheumatoide Arthritis	
siehe auch Polyarthritis, Arthritis	
Rhinitis	
siehe auch Grippe	
– acuta (Schnupfen)	Cepa D4; Dil.
	Oleum rhinale; Nasenöl (auch für Kleinkinder)
	Schnupfencreme, WELEDA
– allergica	Gencydo 1 %; Inj. (Inhalation mit Nasalapplikator)
– atrophicans	Asa foetida D2; Dil.
	Argentit D6; Dil., Trit.
	Kalium bichromicum D4; Dil.
	Thuja 10 %; Ungt.
– vasomotorica	Berberis D2, D3; Dil.
	Equisetum arvense Silicea cultum 1 %; Dil.
	Euphrasia D3; Dil.
	Gencydo 1 %; Inj. (Inhalation mit Nasalapplikator)
	Quarz 5 %; Ungt.
	Schnupfencreme, WELEDA
Rhythmusstörungen (Herz)	
siehe Arrhythmien	
Röteln	Archangelica 5 %; Ungt.
	Chamomilla comp.; Supp.
Rückenschmerzen	*Discus intervertebralis embryonalis D6; Inj.
siehe auch Discopathie, Kreuzschmerzen, Lumbago, Wirbelsäulenbeschwerden	Hypericum, Flos 30 %; Oleum

S

Salpingitis	Argentit D6/Tuba uterina D6; Inj.
siehe auch Adnexitis	
Sarkoidose	Argentum D6/Mercurius vivus naturalis D6/ Phosphorus D5 aa; Dil.
	Formica D3; Inj., Dil.
Scharlach	*Kombinationstherapie:*
	Apis D3/Belladonna D3; Dil., Glob. + Carbo Betulae 5 %/Sulfur 1%; Tabl.
	Belladonna D6; Dil.
	Gelsemium D6; Glob.
	*Mercurius solubilis Hahnemanni D8; Inj.
	Vaucheria D3; Dil.
Scheuermann, Morbus (Kyphosis adolescentium)	Aufbaukalk 1 und 2, WELEDA; Gran.
	*Discus intervertebralis embryonalis D6/ Solutio Silicea comp. D6 aa; Inj.
	Plumbum D8; Dil., Trit.
	Plumbum silicicum D10–D20; Inj.
	Pulsatilla D6; Dil.
	Stannum D8; Dil., Trit.
	Symphytum 10 %; Ungt.
Schilddrüsenüberfunktion	
siehe Basedow, Morbus	
Schizophrenie	Anhalonium D6; Inj.
	Plumbum aceticum D4; Dil.
	Stibium D6; Inj.
Schlafstörungen	
– Einschlaf-	Aconitum napellus D20; Dil.
	Avena sativa comp.; Dil.
	Beruhigungs- und Schlaftee Malvon
	Bryophyllum 5 %; Dil.
	Bryophyllum D5/Conchae D7; Inj. i. v.
	Bryophyllum Argento cultum 1%; Dil.
	Chamomilla D3; Dil.
	Coffea tosta D30; Dil.

	Conchae D1; Trit. Humulus comp.; Dil. Passiflora comp.; Dil. Papaver somniferum D3; Inj., Dil. Phosphorus D25/Malva 5 %; Dil. Phosphorus D25/Sulfur D25 aa; Dil. Sulfur D6; Dil., Tabl., Trit. Zincum valerianicum D3; Dil.
– Durchschlaf-	Argentit D6; Dil., Trit. Argentum D8/Hyoscyamus D3 aa; Dil. Chamomilla D6; Dil. (auch für Kinder) Passiflora 30 %; Dil. Valeriana 20 %; Dil.
Schlatter, Morbus siehe auch Perthes, Morbus	Apatit D6/Stannum D6 aa; Trit. Arandisit D15; Inj. Stannum D8; Dil., Trit. Symphytum 10 %; Ungt.
Schleimbeutelentzündung siehe Bursitis, Weichteilrheumatismus	
Schleimhautentzündung siehe Stomatitis	
Schmerzbekämpfung siehe auch Trauma	Aurum D30/Equisetum arvense D20 aa; Inj. (bei chron. Schmerz) Cerussit D8; Inj. und Pyromorphit D8; Inj. (bei Knochenmetastasen) Formica comp.; Inj. Naja comp; Inj. Rhus toxicodendron comp.; Inj., Dil.
Schock siehe Anaphylaxie, Herzinsuffizienz, Hypotonie, Sepsis	

Schockerlebnis	Argentit D6; Dil., Trit. Argentum D6; Trit. Bryophyllum Argento cultum 1 %; Dil. Oxalis 20 %; äußerl. Flüssigkeit für Herzkompressen
Schreckhaftigkeit	Phosphorus D12; Dil.
Schrumpfniere	Olivenit D6, D8; Dil.
Schulschwierigkeiten siehe Konzentrationsschwäche beim Kind	
Schulter-Arm-Syndrom siehe Periarthritis humeroscapularis (PHS)	
Schuppenflechte siehe Psoriasis	
Schwäche, allgemeine siehe auch Erschöpfungszustände, Neurasthenie, Rekonvaleszenz	Cardiodoron; Tropfen Ferrum rosatum D3/Graphit D15; Dil. Ferrum sidereum comp.; Inj. Fragador; Tabl. Hippophan; Sanddorn-Tonicum, WELEDA Prunus spinosa 5 %; Inj. Sanddorn-Ursaft, WELEDA
Schwangerschaftsbeschwerden siehe Gravidität	
Schwerhörigkeit	Betula D10; Dil. Gnaphalium leontopodium D2; Dil. Onyx D20; Dil., Trit.
Schwindelanfälle siehe auch Vertigo, Ménière, Morbus	Arnica D4; Inj. Balsamischer Melissengeist, WELEDA Cocculus D6; Inj. Conium maculatum D6; Inj. Tabacum D30; Inj., Dil.
Schwitzen, übermäßiges siehe Hyperhydrosis	

Seborrhoe (seborrhoisches Ekzem) siehe auch Akne vulgaris	Graphit D6; Trit. Stibium D4; Trit. Sulfur D4; Trit.
Sedativa siehe auch Schlafstörungen	Avena sativa comp.; Dil. Beruhigungs- und Schlaftee Malvon WELEDA Bryophyllum Argento cultum 1 %; Dil. Bryophyllum D5/Conchae D7; Dil. Humulus comp.; Dii. Passiflora comp.; Dil. Valeriana 20 %; Dil.
Sehnenscheiden-entzündung siehe auch Tendovaginitis, Weichteilrheumatismus	Arnica D20/Vespa Crabro D6 aa; Inj.
Sehschwäche	Cineraria maritima D3; Dil., Augentr. Euphrasia-WELEDA; Augentr.
Sepsis septische Prozesse Abszeß, Eiterung Endometritis	Apis D3/Belladonna D3; Dil., Glob. Argentum D20; Dil., Trit. Carbo Betulae D6, D30; Dil., Trit. Carbo Betulae 5 %/Sulfur 1 %; Tabl. Echinacea D1; Dil. Lachesis D20, D30; Dil. Naja comp.; Inj.
Sexuelle Überreiztheit siehe Nymphomanie	
Singultus	Belladonna D3; Dil. Ignatia D6; Dil. Magnesium phosphoricum D3; Dil. Nux vomica D3; Dil. Tabacum D6; Dil.

Sinusitis	Ammonium carbonicum D3; Dil. Argentum/Berberis comp.; Inj., Dil. Berberis D2, D3; Dil. Berberis D6/Chamomilla D3; Inj. Berberis D2/Prunus D2 aa; Dil. Berberis 10 %/Cochlearia armoracia 10 %; Ungt. Berberis/Prunus; Ungt. Carex arenaria 5 %; Ungt. Echinacea D3; Dil. Equisetum arvense Silicea cultum 1%; Dil. Gencydo 1%, 3%; Inj. Hydrastis canadensis D2; Dil. Kalium bichromicum D4, D6; Dil. Mercurialis perennis 10 %; Ungt. Myriastica sebifera D4; Inj. *Sambucus comp.; Dil. Schnupfencreme, WELEDA Thuja D6; Dil. Zinnober D4–D20; Trit.
Sklerodermie systemat. progressive	Calamus 20 %; äußerl. Flüssigkeit Dermatodoron; Tropfen Echinacea D3; Dil. Formica D3; Dil. Iscador P, Serie I; Inj. Quarz D30; Inj. Rosmarin-Bademich, WELEDA (für Waschungen) Stibium 0,4 %; Ungt. Agaricus muscarius D4; Dil./Quarz D20; Tabl.
Sklerose siehe auch Apoplexie, drohende Athero- bzw. Arteriosklerose	 Arnica/Betula comp.; Inj. Betula, Folium D3; Dil. Birken-Elixier, WELEDA Birkenherb, WELEDA Plumbum mellitum D20; Trit.

	Scleron; Tabl.
Skoliose siehe Scheuermann, Morbus	
Skorbut siehe Avitaminosen	
Skotome siehe auch Migräne	Biodoron 5 %; Tabl. Quarz D30; Inj.
Skrofulose siehe auch Tuberkulose	Conchae D6; Trit. Dermatodoron; Tropfen Ferrum rosatum D3/Graphit D15; Dil.
Sodbrennen siehe auch Dyspepsie, Hyperacidität	Amara-Tropfen, WELEDA Pulvis stomachicus cum Belladonna *Robinia pseudoacacia D2; Dil.
Sonnenallergie siehe auch Lichtdermatosen	Combudoron; Spray Halit D10; Dil. Sonnenschutzcreme
Sonnenbrand siehe auch Lichtdermatosen	Combudoron; Gel Combudoron; Konzentrat Combudoron; Salbe Combudoron; Spray
Sonnenstich	Apis D30; Dil.
Soor siehe auch Stomatitis	Calendula-Essenz, WELEDA Bolus-Gurgelpulver, WELEDA Mercurius cyanatus D4; Dil. Mundwasser, WELEDA Ratanhia comp.; äußerl. Flüssigkeit
Spasmen siehe auch Abdominalkrämpfe Darmkolik, Gallenkolik Kolik	Belladonna D6; Dil. Chamomilla 2%; Dil. Cuprum aceticum D4; Dil. Melissa Cupro culta 1 %; Dil. Zincum valerianicum D3, D4; Dil.

Spondylarthrose	
siehe Arthrose,	
Bechterew, Morbus	
Sprue	
siehe Zöliakie	
Star, grauer	
siehe Katarakt	
Stärkungsmittel	Fragador; Tabl.
	Hippophan, Sanddorn-Tonicum, WELEDA
	Sanddorn-Ursaft, WELEDA
	Schlehen-Elixier, WELEDA
	Schlehen-Ursaft, WELEDA
Stauungen	
– im Oberbauch	Kalium aceticum comp. D3; Trit.
– venöse	Aesculus D1/Borago D2/Hamamelis D3/ Kalmia latifolia D3/Paeonia officinalis D1/ Skorodit D10/Spartium scoparium D2 aa; Dil.
	Venadoron; Venen-Gel
Steatorrhoe	Artemisia comp.; Dil.
	Carbo Betulae cum Methano D4; Trit.
	Pankreas D3; Inj.
Stenokardie	Ammi visnaga D1; Dil.
siehe auch	Cactus grandiflorus D1; Dil.
Angina pectoris	Cardiodoron; Tropfen
	Crataegus 30 %/Kalmia latifolia D1aa; Dil.
	Magnesium phosphoricum D6; Dil., Trit.
	Oleum Strophanthi 0,5 mg; Caps.
	Spigelia anthelmia D4; Dil.
Sterilität	Alumen/Berberis comp.; Dil.
weibliche	Argentum D12; Dil.
	Aristolochia clematitis D3; Dil.
	Berberis D3; Dil.
	Cuprum 0,4 %; Ungt. (auf die Waden)
	Helleborus niger D3; Inj.

	Majorana 10 %; Ungt. Majorana/Melissa; Globuli. vag. Ovarium D3; Trit.
Stirnhöhlenerkrankung siehe Sinusitis	
Stoffwechselschwäche	Aufbaukalk 1 und 2, WELEDA; Gran. Cassis-Preiselbeer-Elixier, WELEDA Chelidonium Ferro cultum 1 %; Dil. Cochlearia officinalis D1; Dil.
Stomatitis siehe auch Aphthen, Gingivitis, Soor	
– aphthosa	Calendula-Essenz, WELEDA Mercurius vivus naturalis D6; Tabl., Trit. Ratanhia comp.; äußerl. Flüssigkeit
– ulcerosa	Apis D3/Belladonna D3/Echinacea D3; Inj. Bolus-Gurgelpulver, WELEDA Calendula-Essenz, WELEDA Cochlearia officinalis D1; Dil. Zahnfleischbalsam, WELEDA
Strabismus convergens/divergens	Arnica comp./Formica; Oleum, Ungt. Equisetum arvense 10 %/Tabacum 0,1 % aa; Ungt. Lamina quadrigemina D4, D6; Inj., Dil.
Strahlenschäden	siehe auch »Richtlinien für die ISCADOR-Behandlung« Calendula-Salbe (bei Ulceration) Combudoron; Flüssigkeit, Konzentrat, Hauttonikum *Plumbum jodatum 5 %; Ungt. (bei Kopfbestrahlung) Quarz 1 %; Oleum *Stibium 0,4 %; Gelatum
Striae gravidarium	Citrus-Hautgel, WELEDA Massageöl mit Arnica, WELEDA
Struma	Chelidonium, Flos D3; Dil. Chelidonium/Colchicum/Quercus; Ungt.

	Chelidonium/Colchicum/Spongia; Ungt.
	Colchicum D3; Dil.
	Cytisus/Terra rubra D3; Trit.
	Fucus vesiculosus D1, D2; Dil.
	Glandula thyreoidea D6; Inj.
	Spongia tosta D3, D6, D12; Dil.
Stypticum	Arnica D3; Inj., Dil., Glob.
(Adstringens)	Corallium rubrum D6/Stibium D6 aa; Trit.
Sudeck-Syndrom	Arnica-Salbe, WELEDA
	Hypericum D3/Symphytum D3 aa; Dil.
	Oleum aethereum Rosmarini 10 %
	Stannum comp.; Trit.
	Symphytum D3; Inj., Dil., Ungt.
Syringobulbie	Medulla oblongata D10; Inj./D4, D6; Dil.
Syringomyelie	Medulla spinalis comp.; Inj.

T

Tachycardie	Aconitum napellus D10, D15; Dil.
siehe Arrhythmien	Aurum/Hyoscyamus comp.; Dil.
	Cardiodoron; Tropfen
	Crataegus comp.; Dil.
	Chinetum arsenicosum D4; Trit.
	Glandula thyreoidea D6; Inj.
	Leonurus cardiaca 30 %, D1; Dil.
	Oleum Strophanthi 0,5 mg; Caps.
	Phosphorus D20; Inj., Dil.
	Primula Auro culta 1 %; Inj.
	Stibium D6/Thuja D6; Dil.
– paroxysmale	Adonis vernalis D4; Dil.
	Aurum D10/Stibium D8; Inj.
Tendopathien	Aconitum napellus 5 %; Oleum
(Tendovaginitis)	Antimonit D3; Trit.
siehe auch	Apis D3; Dil., Glob.
Epikondylitis, Peri-,	Arnica D20/Vespa Crabro D6 aa; Inj.

arthritis humero-scapularis (PHS), Weichteilrheumatismus	Rheumasalbe, WELEDA Stannum 0,4 %; Ungt. Symphytum 10 %; Ungt. Symphytum comp.; Dil. Symphytum D3; Inj.
Tenesmen siehe auch Cystitis, Enteritis, Spasmen	Oxalis D3; Dil. Oxalis comp.; Dil. Papaver somniferum D3; Inj.
Tennis-Ellbogen siehe Epikondylitis, Tendovaginitis, Weichteilrheumatismus	
Tetanie	Berthierit D6; Trit. Glandula parathyreoidea comp.; Inj. Pharmakolith comp.; Inj., Dil. Pyrargyrit D6; Trit.
Thrombocytopenie	Iscador P Serie I + II; Inj. Sassafras D3/Spinacia D3 aa; Dil.
Thrombophlebitis	Arnica D3–D6; Dil. Borago D3; Dil.; 20 %; äußerl. Flüssigkeit für Umschläge Chamomilla Cupro culta 0,1 %; Inj., Dil. Galenit D10; Inj. Kalium aceticum comp. D3; Trit. Lachesis D10; Inj. Melilotus officinalis D3; Dil. Oleum aethereum Rosmarini 10 %; Ungt. Skorodit D10; Inj. Vipera Berus D12; Inj. Olivenit D8; Inj., zur Nachbehandlung
Thrombose	Aesculus, Semen 20 %; äußerl. Flüssigkeit Aesculus D3; Inj. Borago D3; Dil. /20 %; äußerl. Flüssigkeit Crotalus terrificus D30; Inj. Lachesis D12, D30; Inj.

	Melilotus officinalis D3; Dil. Naja comp.; Inj.
Thyreotoxikose siehe Basedow, Morbus	
Tics	Saccharum Sacchari D10; Inj. Zincum valerianicum D4, D6; Dil.
Tinnitus siehe auch Hypertonie, Schwindel, Vertigo	Arnica/Betula comp.; Inj. Arnica-Cerebrum D6; Inj. Betula, Folium D3; Dil. Chininum sulfuricum D4; Dil. Lac Papaveris somniferi D6; Dil. Plumbum jodatum 5 %; Ungt. (auf Mastoid einreiben) Plumbum mellitum D20, D30; Inj. Jüngere Patienten: Aurum/Hyoscyamus comp.; Inj.; Dil.
– pulsierend	Belladonna D30; Inj., Dil., Glob.
Tokolyse	Bryophyllum 5 %; Inj. Bryophyllum 30 %; Dil.
Tonsillitis siehe Angina tonsillaris	
Tracheitis siehe auch Laryngitis	Archangelica D3; Dil. Anis-Pyrit D3; Tabl. Hepar Sulfuris D6; Dil., Trit. Oleum aethereum Eucalypti comp. (zum Einreiben) Pyrit D8; Inj./D3; Tabl., Trit. Pyrit D3/Zinnober D20; Tabl. Spongia tosta D6; Dil.
Tränenwegstenose siehe auch Dakryostenose	Euphrasia-Augentropfen, WELEDA Schnupfencreme, WELEDA

Trauma	Arnica D3–D6; Dil.
siehe auch	Arnica-Essenz, WELEDA
Hämatome,	Arnica-Salbe, WELEDA
Prellungen,	
Quetschungen,	
Verstauchungen	
– Schmerzbekämpfung	Apis D3/Arnica D6/
	Carbo Betulae D15/Stannum D20; Inj.
Trigeminusneuralgie	Aconitum/Nicotiania comp.; Oleum
siehe auch	Aconitum napellus D4, D30; Dil.
Gesichtsneuralgie,	Agaricus muscarius D30; Inj.
Neuralgien	Apis D3/Bryonia D3 aa; Inj.
	Balsamischer Melissengeist, WELEDA
	Colocynthis D4; Dil.
	Formica D30; Inj.
	Formica comp.; Inj.
	Gelsemium D6, D30; Dil.
	Levisticum D4, D6; Dil., Inj.
	Naja comp.; Inj.
	Rhus toxicodendron D30; Inj., Dil.
Tuberkulose	
– Lungentuberkulose	Ferrum rosatum D3/Graphites D15 aa; Inj., Dil.
	Ferrum chloratum comp.; Dil.
	Formica D6, D10; Inj., Dil.
	Petasites D3; Dil.
	Phosphorus D5; Dil.
	Quarz D12; Inj.
	Salvia officinalis D1; Dil.
	Scordium D5; Dil.
– Knochentuberkulose	zusätzlich:
siehe auch	Agaricus comp.; Inj.
Lungen-TB	Agaricus comp./Phosphorus; Inj.
	Aurum D6; Inj.
	Calcium D6; Trit.
	Conchae D10; Inj.

– Nierentuberkulose siehe auch Lungen-TB	zusätzlich: Malachit D6; Inj.
Typhus abdominalis	Stibium D6; Inj., Dil. Carbo Betulae cum Methano D3; Trit. Argentum D30; Inj. Argentum D30/Carbo Betulae D30 aa; Inj. Argentum D30/Echinacea D6 aa; Inj. Cichorium D1; Dil. Choleodoron; Tropfen

U

Übelkeit	
unspezifische, siehe auch Emesis gravidarium Nausea	Balsamischer Melissengeist, WELEDA Gentiana lutea 5 %; Dil. Nausyn; Tabl.
Überbein siehe Ganglion	
Übererregbarbeit siehe auch Angst, Erregungszustände, Nervosität, Schlafstörungen	Beruhigungs- und Schlaftee Malvon Bryophyllum Argento cultum 1 %; Dil.
Übergewicht siehe Adipositas	
Ulcerationen siehe auch Decubitus, Ulcus crurum, Wundbehandlung	Arnica/Echinacea comp.; Gel Borago D3; Dil. Calendula-Essenz, WELEDA Heilsalbe, WELEDA Lachesis D10; Inj. Mercurialis perennis 10 %; Ungt. Wecesin; Streupuder
– Ulcus cruris	Arnica/Echinacea comp.; Gel

siehe auch Varikosis, Varizen	Calendula-Salbe, WELEDA Wecesin; Streupuder
– Ulcus duodeni et ventriculi	Anagallis/Malachit comp.; Inj., *Dil. Chamomilla/Malachit comp.; Inj. Kalium aceticum comp.; D2, D3, D6; Trit. Kalium bichromicum D6; Dil. Pulvis stomachicus cum Belladonna; Trit.
Unruhe motorische siehe auch Erregungszustände, Nervosität	Argentit D6; Dil., Trit. Bryophyllum 50 %; Trit. Bryophyllum Argento cultum 1%; Dil. Chamomilla comp.; Supp. Dyskrasit D30; Dil. Mygale avicularis D6; Dil. Passiflora comp.; Dil. Valeriana 20 %; Dil.
Unterernährung	Argentit D6; Dil., Trit. Argentum D6; Dil., Tabl., Trit. Aufbaukalk 1 und 2, WELEDA; Gran. Cuprum 0,4 %; Ungt. Fragador; Tabl. Hypophysis D4, D6; Dil.
Urämie siehe Anurie, Niereninsuffizienz	
Urethritis siehe auch Cystitis, Harnwegsinfekt	Apis D3/Belladonna D3 aa; Inj. Argentum D30/Echinacea D6 aa; Inj. Argentum nitricum D4, D6; Dil. Cantharis D4; Dil. Echinacea D1, D3; Dil. Equisetum arvense D3–D6; Dil. Kalium/Teucrium comp.; Dil. Thuja D3, D6; Dil. Thuja comp.; Trit.
Urtikaria siehe auch Allergie,	Apis D30; Inj./Quarz D20; Inj. Aufbaukalk 1 und 2, WELEDA; Gran.

Ekzem	Equisetum arvense D6; Dil. Equisetum arvense Silicea cultum 1%; Dil. Flores Tritrici comp.; Inj./Quarz D10; Inj., Dil. Plumbum D8; Dil., Trit. Quarz D20, D30; Trit. Rhus toxicodendron D6; Inj. Thuja 10 %; Ungt. Urtica urens D6; Inj., Dil.
Uterusblutung siehe auch Blutungen, Hypermenorrhöe, Menorrhagie, Metrorrhagie, Myom	Corallium comp.; Ungt. Glacies Mariae D6; Inj. Ignatia D6; Inj. Secale cornutum D6; Inj.
Uveitis siehe Choroiditis	

V

Vaginalmykose siehe auch Fluor albus	Majorana/Melissa; Glob. vag.
Varizellen	Apis D3/Belladonna D3; Glob. Aurum chloratum D6; Dil. Rhus toxicodendron D3; Glob. Thuja D6; Glob. Urtica dioica 20 %; äußerl. Flüssigkeit Urtica urens D3; Dil. Wecesin, Wundstreupuder
Varizen, Varikosis siehe auch Krampfadern, Ulcus cruris	Aesculus 10 %; äußerl. Flüssigkeit Borago D3; Dil. Cuprum 0,4 %; Ungt. Cuprum 0,4 %/Tabacum 5 %; Ungt. Fluorit D4–D12; Trit. Glandula suprarenalis D3/Solutio Ferri comp. D6 aa; Dil.

	Hamamelis destillata 10 %; Ungt. Kalium aceticum comp. D3; Trit. Kastanien-Badezusatz, WELEDA Quarz D6; Trit. Quercus 10 %; Ungt. Skorodit D6; Inj., Dil. Tabacum D3; Dil. Venadoron; Venen-Gel
Vaskulitis siehe Angina pectoris, Atherosklerose, Endarteriitis obliterans, Gangrän, Raynaud (Morbus), Panarteriitis nodosa, Claudicatio intermittens	
Vasomotorischer Kopfschmerz siehe Migräne	
Vegetative Dystonie siehe auch Orthostase, Hypotonie	Argentum D6; Trit. Aurum D10; Dil., Trit. Ignatia D6; Glob. Levico D3, D6; Inj. Passiflora 30 %; Dil. Prunus spinosa D6; Dil. Skorodit D6; Inj. Veratrum album D3, D4; Dil., Inj.
Venenentzündung siehe Thrombophlebitis	
Venenstauung siehe auch Lymphödem, Lymphstau, Ödeme, Varikosis	Amaryllis D6; Inj. Kalium aceticum comp. D3; Trit. Scilla comp.; Dil.
Verätzungen siehe auch	Wecesin; Wundstreupuder

Verbrennungen	Arnica D3–D6; Dil. *Arnica, Planta tota D3/Echinacea D4 aa; Inj. Combudoron; Gel Combudoron; Konzentrat Combudoron; Salbe Combudoron; Spray Urtica urens D3; Inj., Dil. Wecesin; Wundstreupuder
Verdauungsschwäche siehe auch Dyspepsie	Amara-Tropfen, WELEDA Artemisia comp.; Dil. Choleodoron; Tropfen Gentiana lutea D3; Dil. Hepatodoron; Tabl. Levisticum D6; Glob.
Verrucae vulgaris	Arsenicum album D6; Dil., Trit. Bismutum/Stibium aa 0,4 %; Ungt. Chelidonium 10 %; Ungt. Thuja D4, D6; Dil. Vespa Crabro D3; Inj.
Verstauchungen siehe auch Trauma	Arnica D3–D6; Dil. Arnica-Essenz, WELEDA (für Umschläge) Arnica-Salbe, WELEDA
Vertigo siehe auch Ménière Symptom- komplex, Schwindelanfälle	Arnica D4; Dil. Balsamischer Melissengeist, WELEDA Belladonna D15; Dil. Bryophyllum 5 %; Dil. Cocculus D6; Inj. Conium maculatum D6; Inj., Dil. Ferrum hydroxydatum D6; Trit. Nausyn; Tabl. Phosphorus D30; Dil. Tabacum D30; Inj., Dil.
Vitamin-C-Mangel siehe Avitaminosen	

Vitiligo	Cuprum D8; Inj./0,4; Ungt.
	Dermatodoron; Tropfen
	Glandula suprarenalis D3, D6; Dil.
	Taraxacum Stanno cultum 1 %; Dil.
	Urtica dioica Ferro culta 1 %; Dil.
Völlegefühl	Amara-Tropfen, WELEDA
siehe auch Verdauungs-	Digestodoron; Tabl.,Tropfen
schwäche, Dyspepsie	Magentee Pinella, WELEDA
Vomitus gravidarum	
siehe	
Emesis gravidarum	
Vulvitis	Argentum 0,4 %; Tabl. vag.
siehe auch	Majorana/Melissa; Vag.-Tabl.
Kraurosis vulvae	

W

Wachstumsstörungen	
– Akzeleration	Argentum D8–D15; Dil., Trit.
	Belladonna D20; Dil.
	Epiphysis D4; Dil.
	Ferrum D6–D20; Dil., Trit.
– Hemmung	Argentit D6; Dil., Trit.
	Argentum D6; Dil., Trit.
	Glandula Thymus D4; Dil.
	Hypophysis D4; Dil.
– Mikrozephalie,	Argentum D20; Dil., Trit.
Craniostenose	Hypophysis D4–D6; Dil.
Wadenkrämpfe	Cuprum D6; Dil., Trit.
	Kastanien-Badezusatz, WELEDA
	Magnesium phosphoricum D3; Dil.
	Prunus spinosa, Fructus 20 %; äußerl. Flüssigkeit
	Venadoron; Venen-Gel
	Zincum valerianicum D4; Dil.

Wallungen siehe auch Klimakterium	Amygdalae amarae 15 %; Ungt. Aristolochia clematitis D3; Dil. Belladonna D6/Lachesis D12 aa; Dil. Cimicifuga racemosa D2–D6; Dil. Ignatia D6; Dil. Lachesis D10; Dil. + Melissa/Phosphorus comp.; Inj., Dil. Ovarium D3; Trit. Sambucus nigra D5; Dil. Sanguinaria D3; Dil. Sepia D6; Dil., Glob. Sepia comp.; Dil.
Warzen siehe Verrucae vulgaris	
Wehentätigkeit siehe Geburt, Tokolyse	
Weichteilrheumatismus siehe auch Bursitis, Epicondylitis, Periarthritis humeroscapularis, Tendopathien	Aconitum napellus 5 %; Oleum Apis D3/Arnica D6/Carbo Betulae D15/Stannum D20; Inj. Apis D3 cum Levistico; Inj. Arandisit D15; Inj. Argentum metallicum praeparatum D8; Inj., Dil. *Arnica/Levisticum D3 comp.; Inj. Arnica D20/Equisetum arvense D20 aa; Inj. Arnica D6/Formica D6 aa; Inj. Arnica/Formica comp.; Inj. *Arnica comp./ Apis; Salbe, Öl Betula D2; Inj./D4; Dil. Betula, Folium D6; Inj. Betula comp.; Inj., Dil. Birken-Elixier, WELEDA Cepa D3; Inj., Dil. Formica D3; Dil. Hypericum, Flos 25 %; Oleum Rheumasalbe, WELEDA Sulfur D6; Inj., Dil.

Wetterfühligkeit	Biodoron 5 %; Tabl.
übermäßige	Ferrum sidereum D20; Dil., Trit.
	Formica D6; Dil.
	Nux vomica D6; Dil.
	Skorodit D30; Inj.
	Veratrum album D4, D6; Dil.
	Vivianit D6; Dil., Trit.
Windeldermatitis	Calendula-Babybalsam, WELEDA
	Calendula-Salbe, WELEDA
Windpocken siehe Varizellen	
Wirbelsäulen-beschwerden	Aconitum/Nicotiana comp.; Oleum
unspezifische	*Arandisit D1 5/Discus intervertebralis embryonalis D6 aa; Inj.
siehe auch Facettensyndrom, Ischialgie, Kreuzschmerzen, Lumbago, Rückenschmerzen	Arandisit D30; Inj.
	Aurum D15; Inj.
	Betonica D3/Rosmarinus D3 aa; Inj.
	*Discus intervertebralis embryonalis D6/ Solutio Silicea comp. D6 aa; Inj.
	Fluorit D4; Trit.
	bei Bindegewebsschwäche:
	Nontronit D15; Inj.
Wundbehandlung	Calendula 10 %; Ungt.
siehe auch Ulcerationen, Ulcus cruris	Calendula-Essenz, WELEDA
	Calendula-Salbe, WELEDA
	Heilsalbe, WELEDA
	Mercurialis perennis 10 %; Ungt.
	Wecesin; Wundstreupuder
Würmer siehe Darmerkrankungen, -parasiten	
Wurzelreizsyndrom der Wirbelsäule siehe auch Wirbelsäulenbeschwerden	Hypericum 30 %; Oleum

Z

Zahnabszesse	Calendula-Essenz, WELEDA
siehe auch	Cepa D3; Dil.
Abszesse, Stomatitis	
Zahnen	
erschwertes	
siehe Dentitio difficilis	
Zahnfleischentzündung	Kieserit D6; Inj.
siehe auch	
Gingivitis,	
Stomatitis	
Zahnschadenprophylaxe	
siehe Kariesprophylaxe	
Zahnschmerzen	
– bei Graviden	Fluorit D6; Tabl., Trit.
– neuralgische	Balsamischer Melissengeist, WELEDA
	Cepa D3; Dil.
	Kieserit D6–D20; Dil.
Zähneknirschen	
(Bruxismus)	Stannum D4; Pvis
	China D4; Dil.
Zerebralsklerose	
siehe Atherosklerose,	
Sklerose	
Zerrungen	Arnica-Essenz, WELEDA
siehe Trauma,	Arnica-Salbe, WELEDA
Verstauchung	
Zervikalsyndrom	Arnica D4/HypericumD3/
siehe auch	Ruta graveolens D4 aa; Dil.
Wirbelsäulen-	Gelsemium D4 aa; Dil.
beschwerden	*Discus intervertebralis embryonalis D6; Inj.
Zirrhose	Carduus benedictus D2/Paeonia officinalis D2 aa; Inj.
(Leber-)	Carduus marianus D1, D4; Caps., Dil.
siehe auch	Formica D3–D6; Dil.
Ascites,	Hepar-Stannum D4; Inj., Dil.

Hepatopathien	Lycopodium D3; Inj. Magnesit D3; Trit. Mercurius auratus D15; Inj. Onopordon comp. praeparatum; Inj., Dil. Phosphorus D5, D6; Dil. Taraxacum 30 %; Dil.
Zöliakie siehe auch Colitis	Alkali comp. D3; Trit., Tabl. Carbo Betulae cum Methano D4; Trit.
Zosterneuralgie siehe auch Herpes zoster	Apis D20; Dil. Arnica, Radix D10, D20; Dil. Combudoron, Konzentrat (für Umschläge) Naja comp.; Inj. Rhus toxicodendron D30; Inj.
Zystitis, Zystopyelitis siehe Cystitis, Harnwegsinfektion	

Präparate-Index

Literaturverzeichnis

Das folgende Verzeichnis beinhaltet eine Auswahl der benutzten Literatur. Für den allgemeinen Teil sowie für das Kapitel »Metalle und Mineralien« wie auch für einzelne weitere Heilmittel findet sich ein ausführliches Literaturverzeichnis in der ersten Auflage dieses Buches wie auch in dem Buch »Metalle und Mineralien in der Therapie. Heilmittel-Kompendium zur anthroposophischen Medizin« vom selben Autor.

Grundlegende Aspekte der anthroposophisch orientierten Medizin und Pharmazeutik: Kapitel 1

Biesantz, H.: Rudolf Steiners Anthroposophie als Geisteswissenschaft. Weleda, Korrespondenzblätter für Ärzte, Nr. 88, 1975, S. 3–16

Büttner, G./Hensel, H. u. a.: Biologische Medizin. Grundlagen ihrer Wirksamkeit. Verlag für Medizin Dr. E. Fisch, Heidelberg 1977

Deggeler, L.: Intuition und Weltanschauung. Referat zum VI. Kumpfmühler Symposium zum Thema Intuition und Weltbild vom 21. bis 24. Juni 1979 in Regensburg. Veröffentlicht in: Der Deutsche Apotheker, Sonderdruck April 1980

Scheurle, H. J.: Überwindung der Subjekt-Objekt-Spaltung in der Sinneslehre. Georg Thieme Verlag, Stuttgart 1977

Schneider, P.: Einführung in die Waldorf-Pädagogik. Klett-Cotta, Stuttgart 1982

Steiner, R.: Geisteswissenschaft und Medizin. Zwanzig Vorträge für Ärzte und Medizinstudierende, Dornach 1920, Erster Ärztekurs, GA 312; Rudolf Steiner-Verlag, Dornach, 6. Aufl. 1985

Steiner, R.: Geisteswissenschaftliche Gesichtspunkte zur Therapie. Neun Vorträge für Ärzte und Medizinstudierende, Dornach 1921, Zweiter Ärztekurs, GA 313; Rudolf Steiner-Verlag, Dornach, 4. Aufl. 1984

Steiner, R.: Physiologisch-Therapeutisches auf Grundlage der Geisteswissenschaft. Zur Therapie und Hygiene. Zwölf Vorträge, Dornach und Stuttgart 1920, 1922 bis 1924. GA 314; Rudolf Steiner-Verlag, Dornach, 3. Aufl. 1989

Steiner, R.: Anthroposophische Menschenerkenntnis und Medizin. Elf öffentliche Vorträge 1923 und 1924. GA 319; Rudolf Steiner-Verlag, Dornach, 2. Aufl. 1982

Steiner, R./Wegman, I.: Grundlegendes für eine Erweiterung der Heilkunst nach geisteswissenschaftlichen Erkenntnissen. GA 27; Rudolf Steiner-Verlag, Dornach, 1984

Wutte, H.: Der Begriff des menschlichen Leibes bei Rudolf Steiner. Dissertation. Technische Universität München, 1977

Grundlegende Aspekte der anthroposophisch orientierten Medizin und Pharmazeutik: Kapitel 2 bis 6

Bott, V.: Anthroposophische Medizin – eine Möglichkeit, die Heilkunst zu erweitern. Verlag Karl F. Haug, Heidelberg 1987

Bott, V.: Anthroposophische Medizin. Planeten und Metalle, Bd. 2, Verlag Karl F. Haug, Heidelberg 1987

Bott, V./Schramm, H. M.: Mensch und Heilmittel. Novalis Verlag, Schaffhausen 1992

Cloos, W.: Menschengemäße Heilmittel. Verlag Die Kommenden, Freiburg 1971

Fintelmann, V.: Intuitive Medizin – Einführung in eine anthroposophisch ergänzte Medizin. Hippokrates Verlag, Stuttgart 1987

Glöckler M./Schürholz, J./Walker, M.: Anthroposophische Medizin. Ein Weg zum Patienten. Verlag Freies Geistesleben, Stuttgart 1993

Hauschka, R.: Substanzlehre. Verlag Vittorio Klostermann, Frankfurt a. M. 1946

Holtzapfel, W.: Im Kraftfeld der Organe Leber, Lunge, Niere und Herz. Verlag am Goetheanum, Dornach 1990

Holtzapfel, W.: Medizin und Mysterien. Verlag am Goetheanum, Dornach 1984

Husemann, F./Wolff, O. (Hrsg): Das Bild des Menschen als Grundlage der Heilkunst. Entwurf einer geisteswissenschaftlichen Medizin, Bd. 1: Zur Anatomie und Physiologie;
Bd. 2: Zur allgemeinen Pathologie und Therapie; Bd. 3: Zur speziellen Pathologie und Therapie. Verlag Freies Geistesleben, Stuttgart 1986

Koob, O.: Gesundheit, Krankheit, Heilung – Grundbegriffe einer menschengemäßen Heilkunst in der Anthroposophie Rudolf Steiners. Verlag Freies Geistesleben, Stuttgart 1974

Overstolz, A.: Dokumentation anthroposophisch-medizinischer Zeitschriften 1926–1994. Verlag am Goetheanum, Dornach 1995

Reinhard, J./Baumann, A.: Unerhörtes aus der Medizin. Hallwag Verlag, Bern u. Stuttgart 1989

Siber, H.: PatientenratgeberAnthroposophische Medizin. Facultas Universitätsverlag, Wien 1995

Sieweke, H.: Anthroposophische Medizin. Philosophisch-Anthroposophischer Verlag, Dornach 1982

Sieweke, H.: Gesundheit und Krankheit als Verwirklichungsformen menschlichen Daseins. Philosophisch-Anthroposophischer Verlag, Dornach 1967

Vogel, H. H.: Beiträge zu einer medizinischen Menschenkunde, Bd.1; 2 Teile. Verlag

Karl F. Haug, Heidelberg 1984
Wolff, O.: Anthroposophisch orientierte Medizin und ihre Heilmittel. Verlag Freies Geistesleben, Stuttgart 1987

Heilmittelcharakterisierungen: Kapitel 1 und 2

Glöckler, M./Zech, R. (Hrsg.): Heilmittel für typische Krankheiten nach Angaben von Rudolf Steiner. Verlag am Goetheanum, Dornach 1995
Lievegoed, B.: Der Mensch an der Schwelle. Biographische Krisen und Entwicklungsmöglichkeiten. Verlag Freies Geistesleben, Stuttgart 1986
Mees, L. F. C.: Lebende Metalle. Verlag J. Ch. Mellinger, Stuttgart 1983
Pelikan, W.: Sieben Metalle. Verlag am Goetheanum, Dornach 1981
Schramm, H. M.: Märchen und Heilmittel. Novalis Verlag, Schaffhausen 1993
Schramm, H. M.: Metalle und Mineralien in der Therapie. Novalis Verlag, Schaffhausen 1991
Selawry, A.: Metall-Funktionstypen in Psychologie und Medizin. Verlag K. F. Haug, Heidelberg 1985
Walter, H.: Die sieben Hauptmetalle. Philosophisch-Anthroposophischer Verlag, Dornach 1966

Heilmittelcharakterisierungen: Kapitel 3

Adams, G./Whicher, O.: Die Pflanze in Raum und Gegenraum. Verlag Freies Geistesleben, Stuttgart 1979
Bockemühl, J.: Lebenszusammenhänge erkennen, erleben und gestalten. Verlag am Goetheanum, Dornach 1980
Bockemühl, J.: Sterbende Wälder – eine Bewußtseinsfrage. Verlag am Goetheanum, Dornach 1984
Bockemühl, J. (Hrsg.): Erscheinungsformen des Ätherischen. Verlag Freies Geistesleben, Stuttgart 1977
Göbel, T.: Die Pflanzenidee als Organon angewandt auf die Rosenverwandten Europas. Tycho Brahe Verlag, Niefern-Öschelbronn 1988
Grohmann, G.: Botanische Beiträge und Erläuterungen. Novalis Verlag, Freiburg 1945
Grohmann, G.: Botanik. Verlag Emil Weises Buchhandlung, Dresden 1933
Grohmann, G.: Die Pflanze. Novalis Verlag, Freiburg 1951
Grohmann, G.: Die Pflanze als Lichtsinnesorgan der Erde. Verlag Freies Geistesleben, Stuttgart 1981

Grohmann, G.: Metamorphosen im Pflanzenreich. Verlag Emil Weises Buchandlung, Dresden 1935

Julius, F. H. u. Kranich E. M.: Bäume und Planeten. Verlag Freies Geistesleben, Stuttgart 1985

Kranich, E. M.: Die Formensprache der Pflanze. Verlag Freies Geistesleben, Stuttgart 1976

Madaus, G.: Lehrbuch der biologischen Heilmittel, Bd. 1, 2 u. 3. Georg Thieme Verlag, Leipzig 1938

Martin, M.: Die Pflanze zwischen Erde und Kosmos. Novalis Verlag, Schaffhausen 1980

Pelikan, W.: Heilpflanzenkunde, Bd. 1, 2 u. 3. Verlag am Goetheanum, Dornach 1962, 1978 u. 1980

Rissmann, R.: Evolution der Pflanze. Verlag Freies Geistesleben, Stuttgart 1969

Simonis, W. Chr.: Medizinisch-botanische Wesensdarstellungen einzelner Heilpflanzen, Bd. 1, 2, u. 3. Novalis Verlag, Schaffhausen 1981, 1981 u. 1983

Simonis, W. Chr.: Die einblättrigen Heilpflanzen. Karl F. Haug Verlag, Ulm 1965

Simonis, W. Chr.: Die niederen Heilpflanzen. Karl F. Haug Verlag, Heidelberg 1970

Simonis, W. Chr.: Die unbekannte Heilpflanze. Klostermann Verlag, Frankfurt 1955

Walter, H.: Die Pflanzenwelt. Natura Verlag, Arlesheim 1971

Heilmittelcharakterisierungen: Kapitel 5

Martini, M./Rabe, H./Upham, R.: Schlangengift und Insektengifte. Karl F. Haug Verlag, Ulm 1953

Poppelbaum, H.: Tier-Wesenskunde. Philosophisch-Anthroposophischer Verlag am Goetheanum, Dornach 1954

Schindler, H./Frank, H.: Tiere in Pharmazie und Medizin. Hippokrates Verlag, Stuttgart 1961

Simonis, W.: Arzneitiere. Verlag Freies Geistesleben, Stuttgart 1962

Werr, J.: Tierzucht und Tiermedizin. Schriftenreihe Lebendige Erde, Stuttgart 1953

Heilmittelcharakterisierungen: Kapitel 6

Glöckler, M./Zech, R. (Hrsg.): Heilmittel für typische Krankheiten nach Angaben Rudolf Steiners. Verlag am Goetheanum, Dornach 1995

Wolff, O.: Heilmittel für typische Krankheiten. Zu den von Rudolf Steiner methodisch neu konzipierten Heilmitteln. Verlag Freies Geistesleben, Stuttgart 1990